緣

(부제: 형산강)

연緣
사랑은 시처럼 오지 않는다

초판 1쇄 발행 | 2021년 5월 28일
초판 2쇄 발행 | 2021년 6월 12일

지은이   金判圭
펴낸이   안호헌
편집인   윌리스

펴낸곳   도서출판 흔들의자
        출판등록   2011. 10. 14(제311-2011-52호)
        주소   서울 강서구 가로공원로84길 77
        전화   (02)387-2175
        팩스   (02)387-2176
        이메일   rcpbooks@daum.net (원고 투고)
        블로그   http://blog.naver.com/rcpbooks

ISBN 979-11-86787-36-6 03510
ⓒ 김판규(金判圭)

한방임상
장편소설

연
사랑은 시처럼 오지 않는다

金判圭 지음

끝없는 연(緣)의 강을 따라

이 글은 39년도 더 지난 과거 어느 한의학도의 삶을 픽션으로 극화한 스토리입니다. 책의 형식은 소설도 아니고 시집도 수필집도 자서전도 아니지만, 손 가는 대로 적다 보니 이 모든 것이 다 들어있기도 합니다. 농사도 모르는 욕심 많은 도시인이 손바닥만 한 텃밭에다 온갖 채소를 심어 가꾸는 것과 같다고 하면 정확한 비유가 되겠습니다. 평론가들이 보면 참 어이없고 우스운 글이 되겠지만 그럴 수밖에 없는 나름의 이유가 있습니다.

아주 길고 긴 꿈같기도 하고 전생의 환영 같기도 한 이야기가 세월이 흐를수록 자꾸만 선명해지던 어느 날 글을 쓰기 시작했습니다. 아무 목적도 의도도 없이 자판을 두드리다가 2개월 만에 480페이지의 초고를 완성하고 나서야 왜 글을 쓰게 되었는지 알게 되었습니다.

한의원 문을 열고 한창 진료에 매진하던 시절, 이해관계에 있는 검은 손들에 의해 점점 음해가 심해지자 한의학에 대한 편견과 오해가 하루가 다르게 깊어져 갔습니다. 어느 날부터는 그 편견과 오해를 푸는 대화로 진료시간의 절반을 허비하는 지경에 이르렀습니다. 견디다 못한 저는 수많은 환자분의 간곡한 손길을 뿌리치고 백수의 길을 선택하고 말았습니다.

대체적인 세상 삶의 구조가 그렇다 하더라도… 끝도 없이 진실과 정의가 왜곡되고 있는데 멀찌감치 떨어진 거리에서 뒷짐을 지고 있는 제 모습이 안타까웠습니다. 일기로라도 기록하지 않으면 배신자나 도피자가 되는 비겁함을 견디기 어렵다는 사실을 깨달았습니다. 얼마나 간절함이 깊었으면… 아무리 손질을 하고 뜯어고쳐도 제가 걸어온 지난(至難)한 삶의 아픔처럼 종래 끝이 나지 않았습니다. 그렇게 3년의 세월이 흘러갔습니다.

　한글파일로 이 글을 읽은 친구나 지인 여러분이 책으로 펴내기를 권고했지만 저는 매번 고개를 가로저었습니다. 대부분의 독자는 스토리의 재미를 즐기기 급급했으며 간혹 진지하게 공감하던 분들도 잠시 고개를 끄덕이다 멀어져 갔습니다. '나는 누구인가?'에 대한 속 깊은 천착(穿鑿)과 진정한 한의학의 가치를 공감하는 사람은 찾기 어려웠습니다. 일상과 욕심에 파묻혀 자아에 무관심해지고 한의학을 외면하고 돌아서는 대중들과 감히 어깨동무를 해보겠다는 용기를 낼 자신이 없었던 건지도 모르겠습니다.

　그렇게 또 무심한 시간이 흘러갔습니다. 그런 어느 날 침구학회 출신 선후배 한의사와 학생들이 이구동성으로 출판을 권고하기에 이르렀습니다.

　"백 명 혹은 천 명 중 한 명이라도 이 글의 참뜻을 새길 수 있다면 삶의 궁극적 의미에 대한 접근과 한의학의 불씨는 절대로 꺼지지 않을 것입니다."

후학들의 가르침과 한의학 발전에 지대한 공헌을 하신 금오 김홍경 선생님께 늦게나마 감사의 마음을 전합니다. 선생님의 저서 '동양의학혁명' 강의록을 작성한 인연이 있어 만나 뵙고 출연허락을 받고자 했지만, 건강이 좋지 않으시다는 가족분의 반려로 무산되었습니다.

글을 읽다가 등장인물 가운데 '이 사람이 혹시 내가 아닐까?'하는 대목을 만날 수도 있을 것입니다. 그 역할이나 언행이 마음에 들지 않거나 그릇 묘사되어 화가 날 수 있을지도 모릅니다. 그런 분들에게는 미리 사과의 말씀을 드립니다. 또한, 한의과대학의 학풍이나 교수님들의 실력과 인품에 대한 평가, 그리고 학교생활의 어려움 등은 모든 한의과대학에 적용되는 것이 아닐뿐더러 상당 부분 픽션이 가미되었으므로 오해가 없기를 바랍니다. 특히 주인공 김한영이 너무 미화되었거나 능력이 과장된 부분이 없지 않습니다만 글의 재미와 흥미를 위한 순수의지로 이해해주시면 고맙겠습니다.

익명을 쓰기는 했지만, 거의 모든 임상케이스가 오랜 기간 직접 환자를 보았던 현장감 있는 내용이라 일반인의 건강 궁금증을 푸는데 상당한 도움이 될 것으로 기대합니다. 이 글을 한의사나 한의대 학생이 읽는다면 임상에 보탬이 되기를, 마음공부에 관심이 있는 분이라면 영적 진화에 다소나마 도움이 되기를 소망해봅니다.

왜 자유로워져야 하는가? 왜 어리석은 삶의 틀에 박힌 루틴을 벗어나야 하는 가? 하는 의문은 뼛속 깊이 새겨진 화인처럼 나이가 들수록 더 절실한 화두가 되었습니다. 의식주와 일상이 삶의 전부인 분, 부자인데 더 부자가 되고 싶으신 분, 나이보다 마음이 더 늙어버린 분, 남의 허물을 삼으면 스스로 거룩해지는 분, 자기가 누구인지 조금도 궁금하지 않은 분들에게 이 책을 바칩니다.

연(緣)은 인(因)이 전제된 만남입니다. 아무것도 모르고 어떤 의도도 하지 않는 주인공에게 강물의 흐름과도 같이 여러 개의 연(緣)이 다가옵니다. 그것은 사람일 수도 있고 마음공부나 한의학일 수도 있습니다. 이 운명적인 연(緣)들은 어느 하나도 손쉬운 것이 없습니다. 허투루 시(詩)가 써질 수 없음과 같이 주인 공을 혹독하게 독려하지만, 그 속에는 지극한 사랑이 담겨있습니다.
소설의 시작부터 끝맺음할 때까지 언제나 형산강(兄山江)이 함께합니다. 다소 판타지 성격을 띤 그는 마치 큰형이나 아버지처럼 주인공을 위로하고 이끌어줍니다. 자연의 일부인 인간이 자연을 통해 심신의 고뇌와 고통을 치유 할 수 있음을 믿습니다.
허준 선생은 살아있습니다. 우리 모두의 가슴속에….

2021년 따스한 봄날에
金判圭

차례

뜻밖의 세 인연

합격자 명단에 '김한영(金韓英)'이라는 이름은 없었다.

위에서 아래로 아래에서 위로 몇 번을 살펴 읽어도 김한수(金韓守)라는 이름만 인쇄되어 있을 뿐 김한영은 불합격이었다.

'혹시 오타가 아닐까? 아니 오타가 틀림없을 거야. 저 수(守)가 영(英)인데 워드 입력을 잘못한 것이야…'

그렇다. 그건 분명히 오타이거나 프린팅이 잘못된 것이어야 했다.

'이 정도 간절함이면 수를 처넣어도 영으로 기록이 되어야 하는 게 아닐까?'

어처구니없는 의심과 갈망은 시간이 갈수록 그를 더욱 처참하게 했다.

자주 간절해 하면 이루어질 줄 알았다. 그게 아니라면 한 번쯤은 요행으로라도 덜커덕 붙어줄 때가 되었다고 믿었다. 어떤 학교든 졸업만 하면 언제나 재수생 꼬리표를 달고 살았지만, 성적이 나빴던 적도 없었다. 그런데도 결과는 언제나 딱 일 점 차이로 갈리고 말았다.

한참이나 시간이 흘렀음에도 차마 그 자리를 떠날 수 없었다. 발이 땅에 붙어 도무지 떨어지지 않았다.

현역으로 군 복무를 마친 그의 나이가 벌써 스물여섯. 1983년 3월 21일 스물다섯 살 병장으로 전역하고 겨우 8개월간의 입시준비로 쉽게 합격을 하리라곤 기대하지 않았다. 한 번만 기회를 주면 일 년 내에 꼭 뜻을 이루어보겠다고 무작정 밀어붙였던 부모와의 약속이 문제였다. 자기를 독려하는 효과가 있을지 모르지만 섣부른 장담은 언제나 기대를 저버리기 일쑤였다.

'이번에 합격해도 일 학년이 스물여섯. 내년이면 스물일곱이나 되는데…' 마치 이듬해 합격을 보장받은 것처럼 나이를 셈하다 그만 쓴웃음을 짓고 말았다.

"내년에 누가 입학을 시켜주기라도 한다던? 하하하하."

합격생들이 일제히 주위를 에워싸고 조롱을 하는 것만 같았다.

아무리 궁리를 해도 한의학을 전공할 방법은 단 하나밖에 없었다.

'힘들고 어려운 선택이긴 하지만… 그래 일단 부모님께는 무조건 합격을 했다고 하자. 그다음 일은 그때 고민하기로 하고.'

약간의 시차가 나긴 하지만 내년에 합격증을 손에 쥐어 드릴 수만 있다면 아주 못할 일만은 아니라는 간 큰 용기가 불쑥 솟구쳤다. 참말을 백번 하는 것보다 거짓말 한 번이 어렵지만, 부모에게 거짓말을 고하기로 작정한 이상 내년엔 무조건 건한대학교(建韓大學校)를 지원해야 하는 밑그림이 그려졌다. 커트라인이 높아지거나 건한대학교 한의예과로 지원자가 몰린다면 아무리 열심히 준비한다 해도 합격을 장담할 수 없지만, 선택의 여지가 없어졌다.

'합격증과 등록금 고지서 교부 날짜는 1월 17일입니다.'

참담함과 부러움에 합격자명단 아래 적혀있는 공지를 읽고 또 읽으며 장승이 되어 여전히 게시판을 벗어나지 못했다.

그때 테니스공 하나가 날아와 정확하게 발등에 떨어졌다. 깜짝 놀라 둘러보니 게시판 바로 너머 테니스코트에서 재학생들이 테니스를 하고 있었다.

여유롭게 운동을 하는 학생들이 부럽다 못해 얄밉기까지 했다. 마치 난파선 구명정에 매달려 유유자적하게 지나가는 유람선을 바라보는 심정이었다.

그때 무지막지하게 어깨를 밀치며 한 무리의 군중들이 합격생을 헹가래 치기 시작했다. 같은 장소에 서 있지만, 희비가 엇갈리는 두 부류가 공존한다는 사실이 마치 삼류드라마의 억지로 엮어 만든 스토리처럼 끔찍했다.

송학산 들머리에 해가 걸렸는데 미련이 남은 발걸음은 정문으로 향하지 않고 한의학관 앞 허준 동산을 걷고 있었다. 근엄한 표정의 허준 선생이 힘없이 걸어가는 그를 뚫어지게 쳐다보았다.

"너는 왜 무엇 때문에 한의학을 전공하려 하느냐?"

갑작스러운 물음에 그만 말문이 콱 막히고 말았다. 입시를 준비하면서 수없이 많은 자문을 했지만, 허준 선생의 하문에는 선뜻 입이 떨어지지 않았다. 가난하고 병약한 환자들에게 양질의 의료를 제공하리라던 다짐들이 갑자기 소신을 잃고 방황하기 시작했다.

"먹고살기 좋은 직업을 구하려는 것이 아니냐?"

숨겨놓은 꿍꿍이가 허준 선생 앞에서 낱낱이 까발려지는 것 같았다.

'아니다! 그건 절대 아니야!' 세차게 머리를 가로저었다.

만약 편한 삶의 방편을 원했다면 늦은 나이에 새로이 진학을 꿈꾸지는 않았을 것이다. 그의 부친은 꽤 큰 두부 공장을 운영하고 있었고 칠순 가까운 연세라 수차례 뒤를 이으라고 손을 내밀고 있던 차였다.

얼마나 시간이 흘렀을까…. 퍼뜩 정신을 추스르고 보니 인기척이 사라진 지 오래인 합격자 게시판 앞으로 되돌아와 서 있었다. 아무리 멀리 달아나도 두 다리는 언제까지나 다시 이 자리로 되돌려 놓을 것만 같았다.

'이제는 떠나야 한다. 더는 유치해질 수 없다.'

벚나무 가로수 길을 걸어 정문으로 향하는 발걸음은 천근만근 무겁고도 느렸다. 수많은 가지마다 머지않아 꽃 폭죽이 될 벚꽃 망울이 서서히 부풀고 있음을 보지 못한 채. 그 꽃 폭죽이 명의(名醫) 김한영의 머리 위에서 눈부시게 터뜨려질 미래, 벅찬 축복의 날들을 꿈에도 알지 못한 채.

　경주 고속버스터미널에 도착하자마자 공중전화 부스 문을 열고 들어서서 잠시 망설이다 전화기를 집어 들었다.

　051·8··5···3····6·····9······8·······2 번호를 눌러갈수록 손가락 동작이 점점 더 느려졌다. 서툰 거짓말을 여린 성격의 이십 대 청년이 헛기침 한 번으로 처리하기는 이만저만 어려운 일이 아니었다.

　"여보시오~."

　어머니의 통화음에 말도 꺼내기 전 덜컥 심장이 먼저 내려앉았다. 눈을 질끈 감고 짐짓 큰소리를 냈다.

　"어머니 저 합격 했어요~!!"

　오로지 이 한마디밖에는 떠오르지 않았다.

　"뭐라꼬?"

　"합격 했다꼬예!!"

　어머니가 알아듣기 쉽게 경상도 억양을 더 강하게 했다.

　"그래에? 하이고 고생했다~!!"

　떨리는 어머니의 목소리에 감격을 머금은 눈물이 그렁거렸다.

　"고생은요. 매일 도시락 싸주시고 뒷바라지해주신 어머니가 고생하셨죠."

　태어나서 이렇게 큰 거짓말은 처음이었다. 쿵쿵 뛰는 심장 소리가 전화기로 전해질 것만 같아 절로 몸이 움츠러들었다.

　"니가 효자다. 으응 니가 효자야. 고맙다 한영아… 고마워… 훌쩍."

　어머니는 기어이 울음을 터뜨리고 말았다. 어머니가 기뻐하면 할수록 빠개질 듯 가슴이 아리기 시작했다. 급기야 통화를 끝내지도 못하고 송수화기를 전화통에 걸고 말았다.

태어나서 처음으로 집으로 들어가기가 두려웠다. 착잡하게 어둠이 내려앉은 터미널 주위를 몇 바퀴나 배회하다 부산행 버스에 올라앉아 지그시 눈을 감았다. 앞으로 전개될 수많은 상황마다 계속 이어가야 할 거짓말을 어찌 감당할 수 있을지 목이 바싹바싹 타들어 갔다.

지정좌석에 앉자 버스는 기다렸다는 듯이 출발을 했다. 갈 길이 바쁠 때는 그렇게도 느리던 버스가 어서 가서 사실을 자백하라고 부추기듯 쏜살같이 내달렸다. 전조등 불빛에 난반사 되는 도로 표지판과 수목들이 버스가 지나칠 때마다 까무러치듯 블랙홀 같은 어둠 속으로 빨려 들어갔다.

사직동 고속버스터미널에 도착하고도 맨정신으로는 도저히 귀가할 수 없어 집 근처 포장마차를 찾아들었다. 오재수를 부를까 하다 혼자 마시기로 했다. 오늘만은 아무리 친한 친구라도 위로가 되지 않을 것 같았다.

한 병이 치사량인 그가 눈물을 안주 삼아 소주 세 병을 마시고서야 집으로 들어갈 용기가 생겼다. 술은 영혼을 자유롭게 하는 만큼 육체를 구속했다. 대문 앞에서 마신 술을 고스란히 토해내고도 중심을 잡을 수 없어 거북이처럼 계단을 기어올랐다. 현관 앞에서 무릎을 꿇고 한참을 더듬고 나서야 겨우 초인종 버튼이 손끝에 걸렸다.

"하이고 와 이래 늦었노? 밥은 묵었나?"

어머니가 뛸 듯이 반겼다.

"전화 받고 곧장 가서 장 보고 니 좋아하는 소고깃국 끓여놓았다 아이가!"

세 식구 사는 집에 큰 솥 가득 넘치도록 소고깃국을 끓여 놓으셨다.

"술 묵었나? 그래 오늘같이 기쁜 날은 술 한 잔 묵어야제, 아암."

아무것도 모르고 기뻐하는 어머니를 보자 목이 메어 밥 한술 뜨지 못하고 방으로 들어가 외출복을 입은 채 침대 위로 고꾸라졌다. 과음으로 정신 줄을 놓아도 불합격의 아픔은 사그라지지 않았다.

"사주에 학마(學魔)가 들어 죽어도 대학은 못 간다던 점쟁이 말도 다 믿을 기 아인기라."

침대 머리맡에 물 주전자를 갖다 놓으며 웅얼거리는 어머니의 독백에 애간장이 타다 못해 시꺼먼 재가 되고 말았다.

"저 좀 쉴 테니 가만히 내버려 두세요."

입학시험의 피로를 가장하여 방문을 걸어 잠그고 부모와의 대면을 피했다. 눈을 마주치고선 아무리 능청스레 행동하려 해도 감당이 되지 않았다.

"다녀오겠습니다."

17일 먼동이 트자 억지로 아침밥을 욱여넣고 경주로 향하는 무거운 발걸음은 거의 땅에 끌리다시피 무기력했다. 불합격한 놈이 합격증을 받는 분들 틈에 끼어든다는 것이 제 발로 도살장을 걸어 들어가는 소가 되는 심정이었다.

오후 1시 소집이지만 여유로운 준비를 위해 12시가 되기도 전에 집합장소를 찾아갔다. 텅 비어있는 인문학관 203호실의 공기는 생경한 이질감으로 착 가라앉아 있었다. 눈부신 창밖의 햇살에 한껏 몸집을 부풀린 목련꽃 봉오리 은빛 깃털이 오늘따라 유난히 반짝거렸다. 서정적인 정물은 왜 꼭 처참한 상황을 골라 눈을 희롱하는지 알 수 없었다.

1시가 가까워지자 낯익은 얼굴들이 하나둘 들어와 자리를 잡고 앉기 시작했다. 인원이 늘어갈수록 도둑질을 하는 것처럼 쿵쿵거리는 심장박동 소리가 커져만 갔다. 동기가 되는 합격생들은 서로서로 축하하고 덕담을 나누며 즐거워했고 강의실 안 여기저기에서 명랑한 웃음소리가 끊이지 않았다.

누군가 얼굴을 알아보고 악수를 청하기라도 할까 봐 맨 뒷자리에 앉아 손으로 이마를 짚는 척 안면을 가리고 손가락 사이로 상황을 살폈다. 두 개의 큼직한 서류봉투를 든 교직원이 들어와 합격증과 등록금 고지서를 나누어 줄 때, 누구에게 부탁해야 잘 들어줄까… 나이 든 예비역 가운데 인심 좋게 생긴 인물을 집중적으로 탐색했다.

그런데 그게 예사로운 일이 아니었다. '어… 어…' 하는 잠깐 사이 합격생들이 순식간에 빠져나가고 어느새 몇 명 남지 않았다. 나머지가 대부분 현역인 걸 확인하자 부리나케 인문학관 현관으로 달려 내려갔다.

때마침 저만치 걸어가는 예비역 하나가 눈에 들어왔다. 조급하게 다가서는 발걸음마다 단내가 풀풀거렸다. 거절을 당하면 어쩌나 하는 불안감에 몇 걸음 내닫지도 않았는데 숨이 턱까지 차올랐다.

"잠깐만요!!"

일단 무조건 불러놓고 보았다.

"뭔데요?"

눈이 가늘게 찢어지고 툭 튀어나온 광대뼈에 턱은 호미 날처럼 뾰족해서 얼굴이 역삼각인 예비역이 시큰둥한 표정으로 뒤를 돌아보았다. 셀 수 없이 많은 여드름 흉터가 그의 인상을 더욱 비정하게 만들었다.

"저… 잠깐 대화를 좀 나눌 수 있을까요?"

눈이 마주치는 순간 맥이 탁 풀렸다.

"제가 불합격을 하고 도저히 부모님께 사실을 말씀드릴 수 없어서 그런데 합격증과 등록금 고지서를 좀 복사해주실 수 없을까 하고요…."

모래를 한 줌 털어 넣은 것처럼 메마른 입이 버석거렸다.

'커피를 한잔 하자고 해도 어려울 상황에 지금 무슨 성급한 소리를 하고 있는 거야?' 스스로 자책을 미처 정리하기도 전에 아래위로 눈을 부라리고는 다시 성큼성큼 멀어져 갔다.

"저 잠깐만 시간을 좀 내주시면…."

거의 울상이 되어 따라붙었지만, 그는 뒤도 돌아보지 않고 어깨를 우쭐거리며 달아나버렸다. 폭격을 맞은 듯 가슴이 황폐하게 타들어 가자 다리가 풀려 그 자리에 털썩 주저앉고 말았다.

'아니야! 이러고 있을 때가 아니지. 어서 다른 합격생을 찾아야지.' 정신을 수습하고 다시 주위를 두리번거려도 그새 모두 어디로 사라졌는지 겨울바람에 마른 낙엽 몇 장 몸을 뒤척일 뿐 인문학관 입구는 삽시간에 인기척 하나 없는 절간이 되어 있었다.

일 년이 훨씬 지난 후 알게 된 그 예비역의 이름은 '나상반'이었다.

'합격증을 확보하지 못한다면 부모님께 사실을 고하는 수밖에 없는 일이다.'

불과 며칠 사이 두 번이나 일생일대 참담한 수모를 겪게 되자 자포자기 상태로 걸음을 내디뎠다. 정문 앞에 대기 중인 버스를 지나 얼이 빠진 채 흐느적거리는데 저만치서 건대교(建大橋) 다리가 다가왔다. 다리를 건너면 오른쪽으로 강둑을 따라 벚나무 가로수가 끝없이 이어져 있고 그 아스라한 끝에 고속버스 터미널이 신기루처럼 흐릿하게 자리하고 있었다.

'이제 어디로 가야 하나…' 주위의 모든 풍경이 일제히 간유리를 한 꺼풀씩 둘러쓰고 등을 돌렸다. 터벅터벅 강둑을 따라 걸어가는데 누군가가 말을 붙여왔다.

"어이 친구. 좀 쉬었다 가지."

그랬다. 쉬고 싶었다. 상실감에 맥이 빠진 다리가 무너지듯 스르르 강변으로 흘러내려 갔다. 내리막의 가속도를 이기지 못해 거꾸러지듯 강변 모래톱에 털썩 주저앉고 말았다.

"반갑네, 젊은 친구."

처음엔 잔물결 소리거나 환청이겠거니 흘려듣고 넘겼다.

"나는 나이를 좀 많이 먹었는데 자네는 몇 살인가?"

그다음엔 강변을 산책하는 노인의 상투적인 인사말이겠거니 시큰둥하게 강물을 바라보기만 했다.

"스물여섯이면 한창 젊은 나인데 어깨가 왜 그리 처져 있나?"

이어지는 물음에 깜짝 놀라 주위를 두리번거렸지만 아무도 없었다.

'아니? 내 나이를 알고 있다니!'

무관심이 순식간에 먼지가 되어 흩어졌다.

'누구일까?'

아직 상대를 확인하진 못했지만 무언가를 알고 던지는 이야기에 슬며시 호기심이 동하기 시작했다.

"젊은 사람이 그깟 일로 너무 의기소침해 하는 거 아닌가? 바람이 쉽게 이루어지면 싱거울 텐데."

급기야 두 눈을 부릅뜨고 말았다.

'바람이 너무 쉽게 이루어지면 싱거울 텐데.' 이 한 마디가 심장 깊숙이 콱 들어와 박혔다.

'맞는 말이다. 왜 매사 계획대로 진행되지 않으면 불안해했을까…. 왜 남들처럼 때맞춰 착착 이루어지지 않는다고 몸살을 했을까…. 정말이지 왜 빨리 성공하지 못해 안달했을까….'

분명히 질문을 받기만 했는데 대화는 저절로 진행되었고 또 그렇게 저 혼자 해답을 찾아가자 경직된 마음이 촛농처럼 스르르 녹아내렸다. 그것은 마치 악몽을 꾸며 허우적대다 어렵사리 빠져나온 객석에 앉아 가슴을 쓸어내리는 딱 그런 기분이었다.

긴장이 풀려서일까… 눈꺼풀이 무거워지며 천천히 눈이 감겼다. 그윽하게 눈을 감은 청년의 이마가 푸른 강물에 물들어가고 있었다. 투명하게 반짝이는 수면과 같이 평온을 되찾은 얼굴은 밝고 맑은 윤기가 흐르기 시작했다. 어느새 한영이 강이 되고 강이 한영이 되었다. 모든 감각이 일시적으로 정지되자 무심의 시간이 강물처럼 흘러갔다.

"이제 때가 되었네. 어서 가서 좋은 인연 만나시게나."

흰 여울을 찰박이며 발끝을 적셔왔다.

"친구. 또 보세나…."

그렇게 한영은 형산강과 친구가 되었다.

한결 홀가분한 마음으로 버스표를 받아 지정 좌석을 찾아 앉았지만 한 시간
만 지나면 부산이라는 사실이 다시금 불안과 초조의 불씨를 댕기기 시작했다.
이런저런 걱정의 무게를 이기지 못해 눈을 감고 긴 한숨을 내쉬었다.

"저… 혹시 이번에 한의대 입학하는 분입니까?"

옆 좌석에 먼저와 앉아있던 늙수그레한 중늙은이가 말을 붙여왔다. 예상 밖
의 질문에 깜짝 놀라 돌아보니 원서접수와 면접 등 몇 번의 소집에서 마주쳤던
기억이 났다. 남자의 머리는 앞이마에서 정수리까지 벗겨져 반들거렸고 낮술을
마신 듯 얼굴빛이 불콰한데도 인상과 어울리지 않게 눈망울이 순하고 맑았다.

"아… 아닙니다."

의외의 물음에 말을 더듬고 말았다.

"그래요? 그런데 오늘 왜 학교를 다녀가시나요? 아까 강의실에서 언뜻 본 것
도 같은데."

훔치지도 못한 도둑질을 들키게 되자 그만 얼굴이 벌겋게 달아올랐다.

박순재(朴淳在).

그가 바로 형산강이 이어준 인연이었다. 잠시 강변으로 한영을 이끌었던 이
유가 이 사람을 만나게 해주려 발걸음을 늦춘 것임을 알지 못할 뿐이었다.

비밀을 아는 사람과 마주하기 껄끄러워 못 들은 척 고개를 돌려 반대편 창밖
으로 시선을 고정시켰다.

"말실수했거나 제 말이 부담스러웠다면 죄송합니다…"

짜디 짠 구취가 훅하고 들숨을 따라 들어오자 통로 쪽으로 체중을 옮기며
퉁명스럽게 대답을 했다.

"아닙니다. 그런 거 아니니 신경 쓰지 마세요."

"아, 네에…"

언제 출발을 했는지 버스가 경주 시내를 벗어나 고속도로에 첫발을 내디디고 있었다. 어색하고 불편한 분위기를 접으려 자는 척을 했다. 눈을 감자 머릿속이 더욱 명료해지며 앞으로 다가올 수많은 걱정이 아귀처럼 물고 늘어졌다.

"으음…"

양미간을 찌푸리며 저도 모르게 신음을 흘렸다.

"어디 몸이 불편하세요? 제가 지압을 좀 배웠는데 원하시면…"

조심스러운 제안에 엉겁결 눈이 떠졌다.

"아뇨. 그냥 좀."

대화를 피하려 건조하게 대답을 하는데도 자꾸 다가서는 순수한 정겨움에 마음 한구석이 조금 밝아졌다.

"이렇게 같이 앉게 된 것도 인연인데 통성명이나 하시지요. 저는 박순재라고 합니다. 허허."

이제 더는 도망을 갈 수가 없게 되었다.

"아, 네… 김한영입니다."

그는 나이가 마흔이라고 했다. 무려 14살이나 많은 중년 아저씨가 몇 차례 낙방 끝에 문턱 높은 한의대에 합격했던 것이다.

놀라지 않을 수 없었다. 아니 믿기지 않았다. 그 나이에 얼마나 열심히 노력했으면 한의대를 합격할 수 있단 말인가!

불혹의 나이에 한의예과 일학년 신입생이 되는 그는 쑥스러워하면서도 세상 다 가진 행복한 미소를 지었다.

그가 더없이 부러웠다. 부러움은 잠깐 사이 그 부피만큼 부끄러움으로 변화이 되었다. 나이가 십수 년도 더 많은 노땅의 합격은 동년배의 그것과 비교할 수 없는 경외감을 자극했다. 오죽하면 드문드문 핀 검버섯이나 눈가에 자글거리는 잔주름조차도 거룩해 보일 정도였을까.

"직장생활을 하시고 가정이 있으실 텐데 어쩌면 그렇게 해내셨을까 보고도 믿기지 않습니다."

"네에… 허허허."

다시금 계면쩍은 웃음을 지었다.

"합격을 진심으로 축하드립니다…"

"아이고 아닙니다. 이 나이에 대학을 간다는 게 창피해서 아무에게 알리지도 못했습니다. 제가 워낙 하고 싶은 공부라 나이 불문하고 달려들었지만, 직장생활을 하면서 도전하기는 불가능했어요. 그래서 가장의 의무를 아내에게 떠맡기고 죽기 살기로 매달렸지요. 한 해 한 해 점수가 올라가자 이거 잘하면 되겠구나 하는 확신이 서더군요, 허허허."

나이 차가 많이 나는데도 조카뻘인 청년에게 꼭꼭 존대를 했다. 그리고 작은 몸짓 하나에도 겸손과 배려의 달콤한 향기가 잘 익은 과일처럼 우러나왔다.

"아무리 원하는 공부라 해도 그 연세에 감당해내기 쉽지 않았을 텐데요…"

갑자기 표정이 사뭇 진지해졌다. 소눈처럼 마냥 순하기만 하던 두 눈에서 잠깐사이 광채가 뿜어져 나오는 것 같았다.

"인체의 건강을 되살리고 지켜주는 한의학보다 좋은 전공은 세상에 둘도 없다고 봐요. 오로지 오장육부의 기운을 조절해서 병을 치료하거나 양생을 하는 직업이니 그보다 좋은 일이 어디 있겠어요? 일시적으로 증상을 눈가림하는 대증요법이 아니라 질병의 원인을 철저히 탐색하여 근원을 치료하니까요. 이렇게 위대한 한의학이야말로 인간의 능력을 초월한 천상의 의술이 아닌가 합니다. 신의 능력을 인간이 빌어다 사용하는 것이지요. 그래서 늦었지만 지금 하지 않으면 금생(今生)엔 기회가 없겠다 싶어 도전을 하게 되었어요. 허허허."

열정뿐만 아니라 한의학에 대한 아주 구체적이고 전문적인 식견이 놀라웠다. 온 힘으로 한의학에 다가서는 그에 비해 너무도 안일하고 막연한 기대감으로 임했던 자신이 부끄러웠다.

"근데… 한영 씨, 이번에 한의대에 지원하신 건 맞지요?"

배려하면서도 속을 훤히 들여다보는 상대에게 이젠 가면을 벗어야 할 때가 되고 말았다.

"네. 그렇습니다. 근데 저는 합격을 하지 못했습니다…"

"네에. 그렇다면 오늘 학교 올 일이 없었을 텐데 혹 다른 볼일이라도?"

묘하게도 물음표가 마침표보다 더 정확하게 정곡을 찔렀다. 이제 더는 둘러댈 말이 없게 되었다.

"사실은… 부모님께 불합격했다는 말씀을 차마 드릴 수가 없어서."

지그시 눈을 감고 이야기를 듣던 박순재가 고개를 끄덕였다. 그 역시도 수차례 낙방하며 더 깊고 뼈아픈 좌절을 경험했던 것이다. 갑자기 무릎을 탁 치더니 파격적인 말을 꺼내 들었다.

"그렇다면 제 합격증을 복사해가시면 되겠네요. 허허."

그냥 푸념이라도 한 번 하자 하는 심정이었는데 예상치 못한 제안에 그만 깜짝 놀라고 말았다. 불합격했다는 사실을 알리기 어렵다고만 했지 합격을 속였다는 말은 하지도 않았는데 상대방의 의중을 꿰뚫어보는 안목이 놀라웠다. 무엇보다 합격증 복사를 구걸하러 온 사실을 바로 짚어내는 추리력은 가슴이 철렁할 정도였다.

"네에!! 그 … 그 말씀 사실입니까?"

"그게 뭐 그렇게 어려운 일입니까."

여전히 서슴없는 대답이었다.

'첫 대면에 나라면 과연 이런 아량을 베풀 수 있을까?' 아무리 헤집어보아도 자신의 속내에서 그런 선행의 씨앗은 찾기 어려웠다. 잠시 상념에 잠기던 한영이 천천히 고개를 가로저었다. 나상반과의 일도 일조를 했지만 형산강을 만나고 모든 것을 내려놓았다. 더 이상은 비굴하거나 비겁해지고 싶지 않았다.

"좀 전까지는 간절한 일이었지만 지금은 그렇지 않습니다. 자칫 그로 인해 혹시 모를 불이익이 발생할 수도 있습니다. 그러니 베풀어주신 선의만 고맙게 받겠습니다."

솔직하고 사심 없는 청년을 지그시 바라보며 빙그레 웃었다.

"이게 중대한 기밀문서도 아니고 부모님을 편하게 해드린다는데 그게 무슨 문제가 될 수 있겠어요? 허허허."

큰 아픔을 겪었다고 누구나 베푸는 그릇이 커지는 것은 아닐 텐데 이젠 합격자가 도리어 불합격자를 설득하기 시작했다.

"일단 제집으로 갑시다. 가서 저녁부터 먹고, 가까운 곳에 구청이 있으니 그 앞에 가서 복사하면 됩니다."

사직동 고속버스터미널에 내리자마자 손목을 잡아끌었다. 권고의 말투와 달리 그의 의지는 완강했다.

"아닙니다, 처음 뵙는 분 댁을 가기도 그렇고 또 가족 간의 오붓한 식사자리에 낯선 사람이 합석하면 불편하실 테니 호의는 고맙지만 저는 여기서 집으로 가겠습니다."

솔직히 합격 축하연에 불합격자가 들러리를 서는 부담은 없었다. 가족들이 눈치를 보느라 흔쾌하게 합격의 기쁨을 즐기지 못할까 저어할 뿐이었다. 감사와 사양을 한 그릇에 담아 버물기는 쉽지 않다. 완곡하게 고사했지만 그는 고집을 꺾지 않았다. 터미널 건물을 나서자 벼락같이 택시를 잡고는 눈 깜짝할 새 뒷좌석으로 밀어 넣었다. 그의 완력에 그만 엉겁결 착석을 하고 말았다.

"기사님. 구포역으로 갑시다."

부산이 가까워질수록 침울해지던 가슴의 무게를 집과 반대방향으로 내달리는 택시가 한결 덜어주었다. 차가 신나게 달려가고 있는데도 어디로 날아가 버릴까 그는 끝내 꼭 쥔 손목을 놓지 않았다. 만덕터널을 통과하고 덕천로터리를 지나 구포역에서 좌회전하고도 좁은 이면도로를 한참 동안 달리더니 '멋쟁이 양장점'이라는 간판이 걸린 가게 앞에서 멈추어 섰다. 미처 지갑을 꺼내기도 전에 재빠르게 택시비를 지급하고 거스름돈을 받고 있었다.

상호이름만큼이나 촌스러운 간판과 오래된 임시건물의 쇠락한 가게가 어린 시절 시장골목에서 자란 청년에게 정겹게 팔을 벌렸다. 친숙한 시골친척 집을 방문하는 듯 편안한 마음으로 유리문을 열고 들어서자 맛있는 음식냄새가 순식간에 허기를 자극했다.

"어서 오이소~."

간결한 인사말과 달리 맨발로 뛰어나와 머리가 땅에 닿도록 절을 하는 아내의 장난기 넘치는 몸짓에 절로 웃음이 나왔다.

"식사준비 다 되었심더."

구수한 경상도사투리가 정겨웠다.

"수고했소…. 맛난 냄새가 겁나게 진동허네이."

더 구수한 전라도 사투리가 화답을 했다.

"인사하시오. 이번에 학교에서 만난 친구요."

"처음 뵙겠습니다, 김한영입니다."

"아. 예 반갑습니다, 그라모 같이 입학하는 동급생인 갑지예?"

어찌할 줄 몰라 머뭇거리자 박순재가 활짝 웃으며 대답을 대신해주었다.

"뭐 그와 비슷하요, 허허허."

"아이고 참 잘됐다. 이 사람 친구도 별로 없는데…."

미온적인 답변임에도 아내는 반가움을 우선했다.

"어서 방으로 드가입시더. 음식 다 식겠심더."

허름한 골목집 큼직한 밥상에는 합격을 축하하는 진수성찬이 차려져 있었다.

"흐미~ 겁나 푸지요, 근데 이건 못 보던 밥상인디?"

"우리 밥상이 작아 주인집에서 빌려왔심더. 어서들 앉으시이소. 인자 밥 퍼고 국만 뜨면 됩니더."

아내도 그와 닮아서일까? 남편을 따라온 생면부지의 청년이 누군지 어떻게 만났는지 더는 묻지 않았다.

평범한 말에도 웃기 잘하는 아내는 가게 문을 일찍 닫고 신나게 도마질을 했을 것이다. 어떻게 학비 조달을 하고 생계를 꾸려갈지는 그다음이다. 학부형의 나이로 입학해서 제때 졸업을 할 수 있을지도 걱정하고 애쓸 문제가 아니다. 사십년간 살아오면서 오늘처럼 간절히 원하던 것을 이루기는 처음이었을 것이다. 지금은 그저 행복하기만 하면 되는 시간이다. 그런 그가 대견하고 고마워서 아무리 축하를 해도 부족할 것만 같았다. 어느새 한영은 자신이 불합격한 사실조차 잊어가고 있었다.

소 갈비찜에 잡채, 조기 찌개, 생선회까지 없는 반찬이 없었다. 중학생 아들과 초등학교 사학년 딸이 겸상을 했다.

"아빠 생신 때보다 맛난 음식이 훨씬 많아요! 이래 푸짐하게 잘 차린 밥상은 처음 아이가 오빠야~"

"오늘이 세상에서 제일 기쁜 날인 갑다. 아부지 맞지예?"

끝없이 이어지는 아이들의 재잘거림이 정겹다.

"정말 맛있게 잘 먹었습니다."

여전히 입안은 깔깔했지만 밥 한 그릇을 맛있게 비우며 감사인사를 전했다.

"형수님 뵈니 형님이 만학도가 되신 이유를 알 것 같습니다."

친형님 댁 같은 분위기여서일까? 저절로 형수님이란 호칭이 우러나왔다.

"허허허 그래요? 직장생활을 하면서도 늘 한의대 꿈을 접을 수가 없었어요. 넉넉지 않은 살림에 직장까지 그만두고 새로 입시를 준비하겠다는 말은 도저히 할 수 없었죠. 그런데 꿈결에 헛소릴했는지 뜻을 알아차린 아내가 적극적으로 밀어주었어요."

퇴직금으로 살림집이 딸린 가게 전세를 구하고 솜씨 좋은 아내는 자그마한 양장점을 열어 뒷바라지를 시작했다고 한다.

이제 겨우 스물여섯인 한영은 입학 나이를 운운했던 자신이 한없이 부끄러워졌다. 한의대 입학 평균나이가 24세인 것을 모르기도 했지만, 군대를 갔다 온 예비역들의 통속적인 노인행세를 흉내 낸 꼴이 더욱 그랬다.

"한의대 공부가 어려워 제때 졸업을 못 하면 아내에겐 미안한 일이 되겠지만 한 일 년이나 이년 늦으면 어때요…? 늦는 만큼 더 잘 익은 한의사가 되면 되지요…. 그러니 한영씨도 여유를 가지고 소신껏 해보세요. 허허."

반나절이나 대화를 나누었음에도 말끝마다 항상 허허하며 웃는다는 걸 커피 잔을 비울 때쯤에야 알게 되었다. 그 웃음소리가 어떤 위로나 격려의 말보다 상대의 마음을 따뜻하게 만든다는 것도.

"초면인데 이리도 반겨주시고 귀한 음식까지 대접해주셔서 어떻게 감사해야 할지 모르겠습니다."

화목하고 따뜻한 가정에 깃든 목소리가 한결 명랑해졌다.

"인자 이리 알게 되었으니 언제라도 자주 오이소."

친동기간보다 더 다정한 아내의 배웅에 집을 나서며 맞는 겨울바람이 훈훈하기만 했다.

북구청 정문에서 횡단보도신호를 기다리며 바라보니 복사 집은 영업을 끝내고 셔터를 내리는 중이었다. 말릴 새도 없이 도로를 가로질러 내달리며 소리를 질렀다.

"사장님, 잠깐만요!"

"오늘 영업 끝났는데. 에이…."

투덜거리면서도 복사가게 주인이 셔터를 밀어 올리기 시작하자 졸였던 가슴을 쓸어내렸다. 합격증 복사를 사양했던 기억은 온데간데없고 다시 부풀어 오른 집착을 확인하자 얼굴이 화끈거렸다.

복사기 전원을 켜자 버튼의 파란불이 절해고도의 등대처럼 깜빡이기 시작했다. 따끈한 복사지에서 피어오르는 잉크냄새가 어린 시절 뒤쫓아 가며 맡던 자동차 배기가스보다 달콤했다. 검은 줄이 여럿 그어진 구형복사기의 프린트 상태가 가짜로 보이지 않을까 불안했지만 소중하게 품속에 보듬어 안았다.

"이제 가보겠습니다. 부모님이 기다리고 계셔서요."

맥주라도 한잔 더하고 가라고 붙잡았지만 깊이 허리 숙여 감사인사를 하고 집으로 발길을 돌렸다. 합격증을 확보한 기쁨과 내키지 않는 일을 꾸미는 슬픔이 서로 주인을 차지하려 다툴수록 훔친 음식을 숨어서 먹는 서러움만 끝없이 울컥거렸다.

"다녀왔습니다!!"

과장된 몸짓으로 현관문을 들어서자 쿵쿵거리는 어머니의 빠른 발걸음 소리가 먼저 마중을 나왔다.

"하이고 아들아. 어서 오이라!!"

외아들의 두 손을 잡고 눈물을 글썽이는 어머니 뒤에는 만면에 흐뭇한 미소를 머금은 아버지가 서 계셨다.

"와 이래 늦었노? 저녁은 묵었나?"

가난하게 자란 어머니의 관심은 언제나 아들의 허기와 마른 몸이 우선이었다.

"같은 과 형님댁에 가서 배터지게 먹었어요."

평소 입 짧은 아들이 과장해서 하는 말인 줄도 모르고 기특해 죽겠다며 꼭 잡은 손을 놓을 줄 몰랐다. '같은 과 형님'이라는 말이 묘하게도 거짓말에 대한 불안의 무게를 반은 덜어주는 것 같았다.

"아이고 잘했다. 그라모 벌써 친구도 사귀었나?"

"친구가 아니라 우리 과 연세 많은 형님인데 우연히…"

계속 이야기를 하다가는 거짓이 들통 날 것 같아 말꼬리를 흐렸는데 '우리'라는 말 바늘이 자꾸만 옆구리를 콕콕 찔러댔다.

방에 들어가 문을 잠그자마자 침대에 쓰러져 끝내 오열을 하고 말았다. 아무리 울고 또 울어도 목젖까지 차오른 슬픔은 끝없이 끝도 없이 눈물을 길어 올렸다.

헛 새내기의 봄

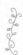

맞이할 준비가 되지 않아도 봄은 어김없이 찾아들었고 반가워할 여유는 없어도 꽃들은 산야를 장식하느라 분주했다.

버스 차창 밖으로 스쳐 보이는 3월의 캠퍼스는 새내기들의 기운으로 눈이 부시게 활기가 넘쳤다. 교문을 나서면 온통 논밭이었지만 홍매화 향기로 붉게 물든 교정은 축제전야와 같은 설렘으로 출렁였다. 노란 산수유 꽃으로 둘러싸인 학생회관 건물 위로 살짝만 건드려도 쪽빛 물감을 주르르 쏟아낼 것 같은 파란 하늘이 싱그러웠다. 새내기를 유혹하는 각 서클 안내 플래카드는 재치 넘치는 문구로 봄바람에 펄럭였고 상큼한 인사말과 부풀려진 웃음소리가 스쳐 가는 버스 안까지 흘러들어왔다.

학교 정문 앞을 지나가며 교정으로 향하는 눈길을 거두지 못하는 간절함에 애간장이 탔지만, 한의학과건물을 바라보며 각오를 다잡았다.

'머지않아 나도 가슴 쫙 펴고 이 길을 걸으리라…'

2월 말 경주로 올라온 한영은 학교에서 1km 정도 떨어진 금정리에 하숙집을 구했다. 건한대학교 후문에서 자그마한 언덕을 하나 넘는 동네 금정리는 사과 과수원과 농토가 전부인 전형적인 시골마을이었다. 스무 가옥 남짓한 금정리 본동에서 저만치 떨어진 언덕 위에 자리한 하숙집은 재취(再娶)가 데리고 온 자식처럼 행색이 남루했다.

동행하시겠다는 어머니를 극구 만류하고 홀로 찾아든 하숙집은 60대 농사꾼 부부와 노총각아들이 사는 어수룩한 시골집이었다. 학교정문 앞에 있는 건대교 건너 마을인 성언동은 꽤나 도시풍이 났지만, 금정리는 버스정류장 앞 칠순 넘은 할머니가 온종일 졸고 앉은 코딱지만 한 선술집만 하나 있을 뿐 그 흔한 구멍가게조차 눈에 띄지 않았다.

하숙집 사립문을 들어설 때마다 소똥냄새가 후끈 달려들었다. 마당은 퇴비와 소똥이 뒤섞여 발을 내디딜만한 빠끔한 공간 하나 찾기 어려웠다. 본채가 이고 있는 낡은 기와는 반백이 된 지 오래고 하숙생들이 사는 사랑채는 곰삭은 슬레이트 지붕에 방문 앞으로 한 뼘 남짓 되는 툇마루가 벌어진 이를 드러내며 헤벌쭉 웃고 있었다.

주인 부부와 아들이 사는 본채는 그나마 한옥의 구색을 갖추었지만, 좌측으로 달아낸 5칸의 사랑채는 언제 주저앉을지 모를 만큼 쇠락했다. 대나무를 잘라 격자로 엮은 방문은 구멍에 덧대어 붙인 창호지 자락이 약한 바람에도 산만하게 흔들렸다. 아귀가 맞지 않아 덜컹거리는 방문을 열고 들어서면 땜질을 한 벽지나 장판도 방문과 별반 다르지 않았다.

아무리 시골 하숙집이라지만 기대거나 누울 때 울퉁불퉁한 벽이나 방바닥에 편하게 등짝 하나 맞추기 어려웠다. 두꺼운 요를 깔아도 배기기는 마찬가지였다. 그럼에도 원두막보다 못한 이 집으로 하숙을 정한 이유는 하숙비가 싸기도 했지만 바로 집 앞으로 형산강이 흐르고 있기 때문이었다. 무엇보다 거짓말을 하고 받아온 하숙비로는 적어도 이 정도 불편은 감내해야 양심의 가책이 좀 덜어질 것만 같았다.

합격증을 교부하던 날 만난 형산강.

1,500년 전 화랑의 친구였던 그가 이제는 입시생 김한영의 친구이자 이웃이 되었다. 대문만 나서면 어김없이 형산강이 달려와 두 팔을 벌렸다. 자주 대화를 나누지 않아도 강이 보이기만 하면 박하사탕을 오도독 씹어 삼키듯 가슴이 탁 트였다.

개학을 코앞에 두고 하숙을 구한 그는 선택의 여지 없이 딱 하나 남은 방을 배정받았는데 하필이면 바로 옆이 소 마구간이었다.

방문을 열어보지도 않고 그 방을 사용하겠다고 수락하자 하숙집주인의 입꼬리가 슬며시 올라가던 이유를 알게 되는 데는 그다지 오랜 시간이 걸리지 않았다. 마구간과 붙어있는 방을 들고날 때마다 쇠지랑물을 밟지 않을 수 없었고 낮에는 마구간이 비어 조용했지만, 밤만 되면 날이 샐 때까지 '푸우… 푸우…' 힘들게 내뿜는 소 한숨소리가 사무쳤다. 처음 며칠간은 힘겹게 몰아쉬는 한숨소리에 가슴이 미어져 제대로 잠을 이루지 못했다.

소와 함께 끝내 잠들지 못하는 밤에는 가부좌를 틀고 앉았다. 정서가 불안하거나 끊임없이 잡념이 들썩일 때 가부좌를 하고 앉아 마음속을 들여다보면 수많은 감정의 승강부침이 손바닥처럼 낱낱이 보였다.

대부분의 사람은 하루 24시간 내내 생각이 끊이지 않는다는 사실을 알지 못한다. 아니 생각을 하는 사실조차 알지 못한 채 생각을 거듭한다. 그러므로 그 생각의 가치를 평가하거나 무의미한 생각들로부터 자유로워져야 한다는 시도는 거의 불가능하다. 생각을 주도하거나 생각에 끌려가거나 둘 중 어느 것에 속해도 생각의 우물로부터 자유로워지기는 어렵다.

그런데 그 하찮고 무의미한 생각들이 관조의 대상이라는 사실을 아는 이는 지극히 드물다. 생각은 화두요 백척간두에 벗어놓은 고무신 한 짝이다.

백척간두에 벗어놓은 고무신 한 짝.

누가 벗어놓았을까? 나머지 한 짝은 어디로 갔을까? 왜 뛰어내렸을까? 여자일까 남자일까? 무슨 사연이 있었을까? 살았을까 죽었을까? 시체는 찾았을까? 보통사람들의 사고는 늘 이 정도에 머물러 있다. 이런 생각들은 명상이나 관조의 대상이 아니다. 아무리 오래 붙들고 있어도 영적진화에 아무런 도움이 되지 않는다.

'어느 누가 백 척이나 되는 절벽 위에서 뛰어내릴 용단을 내릴까?'를 먼저 알아차려야 한다. 자살할 의도가 아니라면 고통과 죽음이 기다리는 높은 절벽 위에서 서슴없이 발을 내디딜 사람이 있을까? 뛰어내리라는 것이 아니라 주저하지 않고 그럴 수 있어야 한다는 말이다. 그 비움의 의지가 완성되면 당연히 뛰어내릴 필요가 없는 것이다. 선뜻 목숨을 내놓을 줄 아는 자만이 진입할 수 있는 세계가 있다는 말이다. 언제라도 서슴없이 백척간두에 나설 수 있다면 그는 진정한 자유인이다.

그런데 왜 무슨 이유로 자유로워져야 하는가?

어느 고매한 스님을 찾아온 신도들이 차례로 상담을 요청했다.

"기도를 열심히 했는데 우리 아이 대학에 합격할 수 있을까요?"

"자유로워져라…."

"매일 삼천 배를 했으니 이번엔 남편이 진급할 수 있겠죠?"

"자유로워져라…."

답변을 들은 대중들은 더는 아무 말도 못 하고 삼배를 하고 돌아갔다.

내가 믿는 신(神)이 기도를 가상히 여겨 부족한 나에게 합격과 진급의 축복을 내린다면 신을 믿지 않는다는 이유로 능력자가 도태되어야 하는가? 개가 들어도 웃을 일이다. 개보다 못나고 모자라지 않으려면 자유로워져야 한다.

그렇다면 어떻게 해야 자유로워질 수 있을까? 절대적이라 할 수는 없지만, 관조를 통해 상당한 해답을 찾을 수 있다. 관조의 사전적인 해석은 '고요한 마음으로 사물이나 현상을 관찰하거나 비추어 봄'이라 되어 있다. 이 해석은 장님이 코끼리를 만지는 것과 다르지 않다. 관조를 제대로 관조할 수 있게 하려면 저 사전적인 해석 앞에 꼭 한마디를 첨가해야 한다.

내가 남이 되어.

스스로 제삼자가 되지 않고는 나를 객관적으로 볼 수가 없다. 제삼자의 눈을 통하지 않고는 나의 주관이 얼마나 나를 기만하고 있는지 알지 못한다.

그렇지만 내가 남이 되기는 어렵다. 내 안에서 일어나는 사소한 감정이나 제대로 인식하지 못할 때가 허다한데 나의 모든 생각과 감정을 온전히 남의 안목과 시선으로 바라보기는 결코 쉬운 일이 아니다.

그렇다. 연습이 필요하다. 처음에는 잠자리에 누워 하루에 10분 정도 제삼자의 시선으로 들여다보다 점차 시간을 늘려 가면 된다. 그렇게 들여다보는 훈련을 하기만 하면 오래지 않아 자연스레 몸에 배게 된다.

고요한 밤 마음속을 들여다보고 있노라면 셀 수 없이 많은 일과 생각들이 죽 끓듯 들썩이며 일어날 것이다. 그렇지만 그 생각들에 다시 다른 생각을 덧칠하거나 지나간 일들에 또 다른 감정을 추가하면 안 된다. 그건 관조가 아니라 잡념을 증폭시키는 어리석은 행위에 불과하다.

바로 이때, 제 삼자의 안목으로 마음속에서 일어나는 생각과 잡념들을 그저 들여다보기만 하면 된다. 생소한 시도라 처음에는 객관적인 안목으로 바라보기 어려울 수도 있다. 그렇지만 시도를 하기만 하면 아주 쉽고 간단하다는 것을 바로 알게 된다. 결코, 인위적으로 무엇을 만들거나 어떤 결과가 나오기를 의도하면 안 된다. 그것 역시 또 다른 잡념이기 때문이다. 그저 들여다보기만 하면 모든 과정과 결과가 그만의 자연스러운 흐름으로 착착 진행이 되어 나간다.

그렇게 들여다보면 어떤 결과로 귀결되는가?

내 허물보다 남의 허물이 잘 보이듯 남의 시선으로 들여다보는 내 생각들은 그저 생각으로 끝나지 않고 저절로 평가와 반성을 이끌어낸다. 객관적인 냉정한 평가와 반성은 상상할 수 없는 힘으로 마음을 자유롭게 만들어간다.

'내가 남이 되어 제삼자의 입장에서' 마음속을 들여다보면 어떤 일이 생길까? 에고의 지배를 받고 있는 생각과 감정들이 부끄러워진다. 한마디로 말하자면 스스로 '쪽'이 팔린다. 쪽팔림을 부끄러움이나 열등감으로 치부하지만 않는다면 그것은 나를 변화시키는 막강한 힘을 발휘한다. 그렇지만 쪽팔림을 떳떳하게 받아들이는 데는 엄청난 용기가 필요하다. 마치 백척간두에서 한 발을 더 내딛는 것과 다르지 않다. 그렇게 할 수만 있다면 어떤 해석도 어떤 해결 방법도 필요가 없다. 저절로 마음이 열리고 바뀌게 된다. 똥 묻은 손을 씻지 않을 사람이 없는 것과 같이.

관조를 어렵게 만드는 것 중에는 포장과 화장이 있다. 대부분의 사람은 무의식적으로 자신의 삶을 포장한다. 바보가 되는 것을 싫어하거나 못난 것을 부인하면 그때부터 괴로움이 달려들기 때문이다. 바보가 되기를 거부하면 영리한 척해야 하고 못난이를 부인할 때부터 화장을 하게 된다. 포장하면 남을 속일 수 있다고 영악한 계산을 놓지만, 사실은 자기 자신이 먼저 속는다. 아니 스스로를 속이고 기만하고 싶어서 하는 것이 포장이고 화장이다.

성자가 된 청소부는 오늘도 더러운 거리를 청소하고 있는데 우리는 언제나 멋있고 찬란하고 거룩하고 싶은 것이다.

새벽같이 잠을 깬 한영이 어둠을 헤집고 세심대(洗心臺)에 올랐다. 형산강이 끼고 도는 세심대는 건한대학교와 금정마을 사이에 위치한 높은 바위절벽인데 정상부가 편평한 마당처럼 되어 있어 운동을 하거나 정좌하고 앉아 단전호흡이나 명상을 하기 좋았다.

맞은 편 강변에서 올려다보면 상당히 높고 멋진 이 바위절벽을 하숙집이 있는 금정리에서 가자면 1km 남짓 형산강을 끼고 오솔길을 걸어 작은 동산을 하나 넘어야 했다. 금정리에 거주하는 학생 수가 늘어나자 경주시에서 금정리로 통하는 번듯한 신작로를 내주었지만, 그는 언제나 형산강을 끼고 걷는 오솔길을 이용했다.

　세심대에 올라서서 호흡을 가다듬은 후 여명을 향해 눈을 감고 정수리를 열었다. 어젯밤 칠흑 같은 어둠을 온몸 가득 받아들였던 정수리로 떠오르는 태양의 눈부신 양기를 받아들일 준비를 마쳤다.

　마루금이 선명해지는가 싶더니 이내 태양이 황금빛 얼굴을 내밀었다. 감았던 눈을 뜨고는 눈이 부셔서 바라보기 어려울 때까지 태양빛을 가득 눈으로 담았다. 눈과 정수리로 쏟아져 들어 온 찬란한 태양빛이 폭포수처럼 몸 전체를 채워가기 시작했다. 온몸이 황금빛 태양으로 충만해짐에 따라 의식이 남김없이 지워졌다. 그때부터는 눈을 감아도 태양빛이 지속하였고 몸을 충분히 충전시키고 나서는 몸과 하나가 되었다.

　세상 모든 것이 그에겐 관조와 명상의 대상이었다. 깊은 명상에 들면 들수록 불합격에 대한 안타까움도, 부모를 속인 죄책감도, 진학에 대한 불안함도 모두 사그라지며 자연스레 공부에 탄력이 붙었다.

　어느 날 소똥과 소여물 냄새가 허브 티를 떠올릴 만큼 향긋해지자 울퉁불퉁한 벽과 방바닥도 더는 배기거나 불편하지 않았다. 하루가 다르게 자유로워지는 한영은 진학을 해야 된다는 사실조차 잊은 듯 그저 책과 하나가 되어갔다.

두 번의 첫사랑

　세심대로 통하는 강가 오솔길은 바람 난 처녀인 양 매일 다른 봄옷을 갈아입었다. 그냥 지나쳐갈 뿐인데 자꾸 눈을 맞추는 봄꽃들은 무슨 말을 할 듯 말 듯 하던 오학년 때 전학 온 여자아이 같았다.

　시골에서 생활하게 되면서 풋풋한 신록이 꽃보다 고운 줄 처음 알았고, 진달래 붉은 열정보다 비탈에 홀로 선 산 벚꽃 여린 분홍이 더 설레게 한다는 사실도 알게 되었다.

　쓰러진 나뭇등걸 위에 서서 지그시 눈을 감고 노란 생강나무 꽃에 코를 갖다대다 꽃향기에 취해 중심을 잃고 넘어지고 말았다. 풀밭에 쓰러져 누워 아픔도 잊고 한참을 그대로 있었다. 은은한 풀 내음에 시간마저 잊고 언제까지나 그 자리에서 풀이되고 나무가 되고 싶었다.

　세상 모든 의미와 아름다움은 찾는 이에게만 문을 열어준다. 진리와 진실이 그러하듯 지천으로 고운 야생화가 흐드러지게 피어있어도 스쳐 지나가는 사람에게는 그저 하찮은 잡초에 불과한 것이다. 소중하고 귀한 걸 모르는 사람들의 마음 뜰에는 봄날 다 가도록 개나리와 진달래만 만발할 뿐이다.

　　　사 랑

　　들꽃을 사랑하고 보면
　　세상에
　　빈 뜰이 없고

　　진실로 사랑할 줄 알게 되면
　　한순간도
　　그립지 않은 이가 없다.

　집으로 돌아오자 방문 앞에 편지 한통이 놓여있다. 이름을 보지 않아도 손으로 만든 정성스런 봉투가 '저예요. 인애…'라고 정겹게 속삭인다.

　박인애(朴仁愛).

　국문학을 전공한다는 스물두 살 아가씨는 첫 데이트에 차이콥스키 피아노콘체르토 1번을 들고 왔었다.

　"당신이 이 곡처럼 신나고 경쾌하고 때로는 장엄하게 사셨으면 좋겠어요."

　신이 나서 이야기하던 인애는 꿈꾸는 눈망울로 어둠이 내려앉는 저녁 하늘을 올려다보았다.

　"노을이 사그라지고 나면 낮과 밤사이 잠시 아스라한 푸른빛이 저리도 아름다운 커튼을 쳐요."

　하늘과 산등성이가 맞닿는 곳을 손을 들어 가리켰다.

　"잠깐 사이 어둠 속으로 녹아들어 가지만 그래서 더 매력적이죠."

　국문학과학생다운 이야기는 놀랄 만큼 심미적이었다.

1982년 가을, 말년휴가를 나왔을 때 우연히 그녀를 처음 만났다. 동사무소에서 방위병으로 근무하는 친구 오재수를 만나고 돌아오는 버스 안 그가 서 있던 앞자리에 앉아 책을 읽고 있었다.

'이 어두운 조명에 지가 무슨 책벌레도 아니고…'

심사가 틀어져 아무나 붙들고 트집이라도 잡고 싶었다. 낮술로 시작해서 해가 질 때까지, 동사무소 방위병 일 년 차의 고충을 지겹도록 들어준 답답함을 미처 다 삭이지 못했다. 최전방 수색대에서 죽을 고생을 하다 어렵사리 휴가를 받아 내려온 아까운 일정을 오재수의 끝없는 하소연으로 소진한 억울함이 명치끝에 걸려 내려가지 않았다.

"한 살 어린 방위병 선임이 반말에다 예사로 욕을 하질 않나 중대장은 구둣발로 조인트를 까질 않나. 더러워서."

"야, 군대생활 다 그렇지 뭐. 오늘부로 기분 싹 다 풀어라. 왜 낯선 당감동으로 이사를 해서 그 고생이냐 그래."

오로지 친구의 푸념에 맞장구를 쳐 줄 뿐 자신의 고충은 한 마디도 꺼내지 못한 채 금쪽같은 휴가 하루를 허비하고 말았으니 부아가 날만도 했다.

구보를 하면 30kg이 넘는 무거운 장비를 갖추고 10km를 쉬지 않고 달려야 하고, 수색을 나가면 지뢰밭을 자기 집 앞마당처럼 쓸고 다니고, 집합을 당하면 자다가도 일어나 알몸으로 눈밭에 가슴을 대고 낮은 포복을 해야 하는 현역병이 철없는 방위병에게 해줄 수 있는 말은 오직 '수고 많다'는 위로 외에 아무것도 없었다.

"양정동에서 방위를 했으면 편했을 텐데 어떻게 하나…"

친구의 위로를 무시한 채 술병을 빼앗고는 다시 맥주잔에 벌컥벌컥 소주를 따랐다.

"방위가 편하다고 얘기들을 하지만 니들 현역은 방위병의 고충을 몰라!"

말도 되지 않는 술주정을 끝까지 받아주고 등 두드려 오바이트까지 시켜 택시 태워 보내고 막 양정 가는 버스에 오른 참이었다. 서면로터리를 돌아 부전동 방향으로 우회전하던 버스가 취객이 뛰어들자 갑자기 급정거를 했다. 왼쪽으로 중심을 잃고 발을 내딛다 그만 그녀의 발등을 밟고 말았다.

"아~!!"

짧은 탄식과 함께 책이 바닥으로 굴러떨어졌다. 딱딱하고 무거운 군화에 짓밟힌 극심한 통증을 견디느라 고개를 들지 못했다.

"죄송합니다. 많이 다치진 않으셨는지 정말 죄송합니다…"

거듭 머리를 주억이며 얼른 책을 주워 무릎 위에 올려놓았다.

"괜찮아요"

짧고 단호한 응답이 그를 더욱 무안하게 했다. 밤의 깊이만큼이나 버스 안의 시간이 무겁게 흘러갔다.

양정로터리 정류소에서 하차하며 뒤돌아보니 다리를 절뚝거리며 따라 내리고 있었다. 당황스러웠다. 새삼스레 따지려는 게 아니라면 그녀의 집도 여기서 멀지 않다는 것이다. 뒤통수가 간지러워지자 길옆으로 비켜서서 군화 끈을 고쳐 매는 척하며 앞서 가도록 어정거렸다. 로터리 횡단보도를 건넌 그녀가 로터리당구장 앞을 지나 양정초등학교 방향으로 길을 잡았다.

'저쪽으로 가면 우리 집인데…'

양정초등학교로 진입하는 도로입구에 마지막 갈림길이 있지만, 집과 가까워질수록 따라 걷기가 부자연스러워졌다. 힐끗 뒤를 돌아보고는 발길을 서두르자 아무 잘못도 없이 다시 무안해졌다. 곧 갈 길이 달라지겠거니 했지만 끝내 그녀는 그의 집 골목어귀로 돌아들고 있었다. 간격이 멀어지긴 했지만, 특수부대의 요란한 문장(紋章)을 여러 개 붙인 군인이 계속 따라온다고 오해를 하고는 절뚝거리면서도 거의 달리다시피 골목길을 다잡아 내려갔다.

천천히 골목입구를 돌아들다 더는 걸음을 내딛지 못하고 다시 멈춰 서고 말았다. 그것은 상대를 편하게 해주려는 배려가 아니라 그녀가 그의 집 대문 안으로 뛰어들어갔기 때문이었다. 눈을 씻고 봐도 믿기지 않아 한참 동안을 그 자리에 서 있어야 했다. 몇 차례 숨 고르기를 한 후 발끝으로 조심스럽게 대문 안을 들어서며 주위를 둘러보았지만 다행히 그녀는 보이지 않았다.

실컷 늦잠을 자고 일어나 아침 겸 점심을 먹고 오재수와 만나기로 한 로터리 당구장으로 향했다. 입대하기 전 자주 갔던 단골당구장은 지적인 양정로터리에 인접하고 있었다.

"여기야 여기."

도어를 밀고 들어서자 맨 구석 당구대에서 연습구를 치던 오재수가 손을 흔들었다.

"어제 잘 들어갔어? 술은 좀 깼나?"

가까이 다가서는데 대답대신 턱으로 카운터를 가리켰다.

"야. 저기 저 캐시아가씨 삼삼하지 않냐? 뉴 페이스인데…"

미처 말을 끝맺지도 않고 킥킥거렸다.

"어이구~ 방위병도 군바리라고 밝히시기는!!"

오재수의 머리를 쥐어박는 시늉을 하는 사이 아가씨가 새 당구공을 가지고 다가왔다. 무심히 눈이 마주친 두 사람은 누가 먼저랄 것도 없이 입을 딱 벌린 채 장승처럼 굳어지고 말았다.

'어젯밤 버스에서 만났던 사람을, 아니 우리 집으로 들어가던 그 사람을 여기서 다시 만나다니…' 너무 뜻밖의 상황에 그만 전신이 얼어 붙었다.

'우연이라 해도 어쩌면 이럴 수가!' 당혹해 하고 있을 때가 아니라 우선 어색한 분위기를 모면해야 했다. 헛기침으로 태연을 가장하며 인사를 건넸다.

"어험 흠… 안녕하세요? 발은 괜찮으세요?"

믿기지 않는지 몇 번이나 눈을 껌뻑이다 얼굴을 붉히며 종종걸음으로 멀어져 갔다.

'어제 일로 아직 화가 덜 풀린 걸까? 부끄러워서일까?' 머릿속이 복잡해지는데 오재수가 옆구리를 쿡 찔렀다.

"야? 어제 휴가 나온 놈이 언제 그렇게 작업을 했냐? 최전방 군바리라 확실히 다르네."

가자미눈을 치뜨며 시샘을 했다.

"그런 일이 있었어."

애매한 대답은 그를 더욱 궁금하게 만들었다.

"바른대로 말 안 하면 오늘 니가 포차 사는 거다."

포장마차가 바라보이는 길 건너 창밖을 손가락으로 찔러댔다. 의지와 달리 자꾸만 카운터로 쏠리는 시선에 집중이 되지 않았다.

"야야~ 너 지금 마음이 콩밭에 가 있지? 군기가 빠져가지고."

오재수가 정확하게 약점을 파고들었다. 당구는 3대 0으로 졌다. 당구비를 지불하고 있는데 손을 씻고 다가오며 약을 올렸다.

"이래저래 포차는 니가 살 수밖에 없는 날이구나."

계산을 마치고 그냥 나가자니 궁금해서 발이 떨어지지 않았다. 우물쭈물하다 용기를 내어 말을 붙였다.

"저… 혹시 어제 그 집에 사세요?"

뜻밖의 물음에 살짝 경계의 눈빛을 띠다 이내 수줍은 미소를 머금었다.

"제가 휴학을 하고 잠시 언니 집에 와 있어요."

대답을 하고는 다시 빨개진 볼을 살며시 옆으로 돌렸다. 부끄러워하는 셈치고는 상당히 구체적인 답변이었다. 그다지 부담스러워하지 않는다는 걸 짐작하고는 웃으며 말했다.

"그랬군요…. 사실 저도 그 대문으로 출입하거든요."

좀 전 당구장에서 맞닥뜨릴 때와 똑같이 다시 한 번 놀란 토끼 눈을 뜨고는 손으로 입을 가렸다. 군대에 간 사이 언니부부가 일층에 세를 들어 살고 있었던 것이다.

 오후의 포장마차는 영업준비를 하느라 손님을 받지 않지만, 한동네에서 나고
자란 그들은 어느 집에서나 오케이였다. 고삐 풀린 두 청년이 '온새미로'라 삐뚤
삐뚤하게 적힌 천막을 들추고 들어서자 인심 좋은 양산댁이 반가이 맞았다.

 "하이고 한영이 휴가 나왔나. 재수도 같이 왔구마. 다들 몸은 건강하고?"

 건성인 아줌마의 안부를 오재수가 진지하게 되물었다.

 "그러고 보니 너 안색이 좋지 않아. 아프거나 무슨 고민이 있는 거 아냐?"

 "휴우…."

 대답대신 길게 한숨을 내쉬었다. 그가 풀어놓은 스토리에 너무 놀란 친구는
안주 집던 젓가락을 떨어뜨리고 말았다.

 수색대 본부중대장은 36살 노총각이었다. 그는 편지 잘 쓰는 부대원에게
'샘터' 같은 여성잡지 투고란에 실려 있는 독자의 주소를 골라 펜팔을 대필시키
고 있었는데 선임인 이 병장이 중대장에게 김한영 상병을 추천했던 것이다.

 어느 날 중대장의 호출명령이 전달되었다.

 "전진~! 상병 김한영 중대장님의 부름을 받고 왔습니다. 저언진~!"

 "어서와."

 군화를 신은 채로 양다리를 포개어 책상 위에 올려놓은 중대장이 빙글거리
며 반겼다.

 "그래… 알고 왔겠지? 오늘부터 김상병이 편지를 좀 써줘야겠다."

 권고 같기도 강압 같기도 한 말끝에 음흉한 눈웃음이 매달려있었다.

 "저는 글을 잘 쓰지 못합니다."

 단호하게 거절하지 않으면 무조건 지는 게임이었다. 어금니를 깨물며 얼굴을
일그러뜨리던 중대장이 다리를 거두어 내리고는 천천히 몸을 일으켰다.

 "절대 그럴 순 없습니다."

지휘봉을 잡은 팔이 움찔했다. 자칫 후려칠 수도 있겠다는 생각이 드는 순간 경직된 표정이 그로테스크한 미소로 바뀌었다.

"그래? 그렇다면 할 수 없지. 가봐~."

예상 밖의 순순한 수긍이 더 찜찜하고 불편했다. 내무반으로 걸어가는데 등에서 식은땀이 주르르 흘러내렸다. 장차 중대장이 어떤 불량한 행동을 할지 모른다는 불안감에 뒤척이다 충혈된 눈으로 아침을 맞았다. 일주일을 넘기면서 서서히 걱정이 누그러들 즈음 선임하사가 급하게 그를 찾아왔다.

"김 상병. 너 큰일 났다."

"네에? 무슨 일입니까?"

"어젯밤 너의 경계근무 기록이 없어. 그건 네가 경계근무를 서지 않았다고 해도 할 말이 없는 거야 인마."

어제 당직사관이 중대장이었다는 사실에 부르르 몸이 떨렸다.

"저는 3조로 이 병장님과 경계근무를 섰습니다."

"이 병장은 다른 초소에서 박 일병과 근무를 섰다는데?"

"빨리 중대장실로 가봐. 지금 난리가 났어!!"

"어떻게 제가 경계근무를 빠질 수가 있어요?"

"그야 그렇지만 중대장이 저런 식으로 나오면 어쩔 도리가 없어. 너 잘못하면 남한산성감이야."

눈앞이 캄캄했다. 올 것이 오고야 말았다는 낭패감뿐 아무런 대처도 할 수 없는 처지가 야속했다. 다급하게 이 병장을 찾았지만 아무도 그의 소재를 알지 못했다. 어쩔 수 없이 발길을 중대장실로 돌렸다. 문을 열고 들어서자 중대장은 노골적이었다.

"엄청난 얼차려와 무지막지한 고통 속에서 콩밥을 실컷 먹어봐야 정신을 차리겠지."

화가 나 중대장을 노려보았다.

"이 새끼가 무얼 잘했다고 째려봐 째려보길."

주먹과 발길질이 몇 차례 이어졌다. 분명히 폭행을 당하는데 강도에 무언가 모를 가벼움이 느껴졌다. 편지를 구길하는데 멍을 들이거나 상처를 낼 수는 없었을 것이다. 중대장의 야비한 짓거리에 욕지기가 올라왔다. 항명이라 하건 말건 뒤돌아서서 문을 박차고 나와 버렸다.

"야~!! 인마. 어디가? 거기 안 서?"

힘든 훈련과 어려운 작전을 수없이 겪어온 24개월 군 생활 동안 한 번도 눈물을 흘린 적이 없었지만, 중대장의 고함을 무시하고 걸어가는 눈앞이 부옇게 흐려졌다. 행정반 앞에서 초조하게 기다리고 서 있는 이 병장의 모습이 보였다.

"김 상병. 미안하다. 정말 미안해…."

다가서는 이 병장을 밀쳐내고 내무반을 향해 걸음을 내딛자 황급히 따라오며 팔을 붙잡았다.

"이거 놓아요!!"

"김 상병. 내가 사과할게. 우리 잠깐만 얘기 좀 하자 응?"

"됐어요. 나 남한산성 가도 좋으니까 알아서들 하세요!"

단호한 태도에 기가 죽어 몸 둘 바를 몰라 했다.

"내가 잘못했어. 정말이야. 다 내 잘못이야. 그러니 해명하고 사과할 기회를 한 번만 주라…."

말년병장의 간곡한 부탁에 맘 여린 한영이 PX로 이끌려 들어갔다. 부리나케 음료수를 사 들고 와 뚜껑을 따서 내밀었다.

"사실은 내가 너를 중대장에게 추천했던 게 아니야."

의외의 말에 정색을 하고 바라보았다.

"중대장은 니가 여러 차례 사단정훈부 문학상 받은 걸 이미 알고 있었어. 내 문장력이 부족한 걸 알고는 널 끌어들이라고 종용했던 거야. 그게 쉬운 일이 아니라고 했지만 내 약점을 잡고는 협박을 하기에 이르렀지."

"중대장에게 무슨 약점을 잡혔단 거요?"

"그게 말이야…"

조심스레 주위를 둘러보던 이 병장이 숨을 죽이며 꺼내 든 이야기는 의외였다.

"내가 실탄관리를 잘못해 150발가량 펑크가 났는데 보고를 안 할 수 없어서…"

"네에~? 그래서요?"

"근데 중대장이 자기가 해결을 해주겠대."

"그 인간이 원래 그렇게 의리가 있었어요?"

"거기까진 좋았는데 대신 조건이 있다 하더라고."

직접 부탁을 하면 들어줄 리 없으니 선임을 이용했다는 속셈이 기가 막혔다. 어쩌면 펑크 난 150발의 실탄도 중대장의 소행일지 모른다는 의혹이 언뜻 뇌리를 스쳐 갔다.

"선을 수십 번도 더 봤는데 다 실패했다는 거야."

매번 퇴짜를 맞고 돌아섰을 중대장이 불쌍하다는 생각이 들 만큼 그의 인물이나 인품은 절대적 비호감이었다. 무표정하게 테이블 맞은편에 앉은 한영의 손을 잡고 간절히 쓰다듬던 이 병장은 급기야 울상이 되고 말았다.

"목숨 하나 살리는 셈 치고, 응 딱 한 번만 부탁할게… 말년에 조심해야 한다는 말이 이런 건가 싶어."

상관의 권한으로 업무를 조작하는 교활한 중대장의 잔머리에 치가 떨렸다.

"더 얘기하지 마세요. 제가 써드릴 테니."

미우나 고우나 이년 가까이 동고동락한 내무반 동료가 아닌가. 전역을 얼마 남겨두지 않은 말년 병장의 간절해 하는 모습이 안쓰러워 흔쾌하게 대답하고 깨끗하게 받아들이고 말았다. 편지를 써준다는 말을 듣자마자 옆자리로 돌아와 어깨를 껴안고 등을 두드리며 감사와 기쁨의 몸부림을 쳐대는 그가 측은했다.

"고맙다 한영아… 내가 제대 말년에 거꾸로 매달려 살 줄 알았는데 이제야 두 다리 뻗고 잘 수 있겠구나, 흑…"

마음 한구석이 찜찜했지만, 별일 없을 거라 자위하며 편지를 써내려갔다. 한 장씩 쓸 때마다 이 병장과 행정반 졸병들이 유려한 문장을 감탄해 마지않았다.

"와우~!! 김 상병님 너무 감동이에요. 제가 여자라도 바로 답장 않고는 못 배기겠어요. 캬~!!"

"이거 좀 먹어가면서 써라. 글고 졸병들은 노가리까지 말고 빨리 안 베껴?"

언제 PX를 다녀왔는지 빵과 음료수를 책상 위에다 수북이 쏟아내고 있었다.

"답장 오면 저도 하나 주시는 거죠?"

볼이 터져라 크림빵을 씹으며 최 일병이 눈웃음을 쳤다.

"제일 많이 쓰는 사람에게 우선권을 줄 테니 열심히 하도록."

신이 나 어깨를 으쓱했다.

그렇게 만들어진 수십 통의 편지가 특정다수의 여성들에게 전달되었는데 그 반응은 가히 폭발적이었다. 하루 스무 통 넘는 답장이 몰려오자 행정반이 발칵 뒤집혔다.

모든 관리는 최고참인 이 병장이 주도했다. 맨 먼저 편지를 개봉해서 읽은 다음 상중하로 등급을 매겼다. 상급의 편지에 대한 절대적인 선택권은 당연히 중대장의 몫이었다.

그날 이후 집합이 없어졌고 부대 분위기가 평온하기 이를 데 없었지만 그럴수록 더욱 불안은 가중되었다. 답장이 오는 개수만큼 고뇌는 깊어졌지만, 중대장은 연신 벌어진 입을 다물지 못했고 그로 인해 깊어지는 팔자주름은 노총각을 나이조차 가늠키 어려운 중년으로 만들었다.

한 통만 쓰면 된다고 꼬드겼던 이 병장이 초췌한 몰골로 다시 찾아왔다.

"너와의 약속도 있고, 전번 일로 미안해서 어떻게든 내가 해결해보려 했는데 첫 편지가 너무 멋져서 사흘간 편지지를 붙잡고 고민했지만 단 한 줄도 쓸 수가 없어…."

그의 표정은 침통하다 못해 절망적이었다. 이미 화살이 시위를 떠난 뒤였고 진심 어린 부탁에 또다시 머리를 끄덕이지 않을 수 없었다.

"그 대신 답장 온 여성들 주소를 내게 넘겨주세요. 당장 어떻게 하지는 않겠지만 정말 아니다 싶을 때는 나도 최소한의 도리는 지켜야 하니까."

"알았어. 오래 가진 않을 거야. 상대가 정해지면 그땐 전화로 직접 소통하기로 했으니까."

'별일이야 생기겠어…. 그래 그저 한두 번만 더 해주자. 중대장과 만나게 되는 인연도 어차피 그들의 운명이 아닐까.'

그렇게 다시 이어진 편지에도 셀 수 없이 많은 답장이 전령가방으로부터 쏟아져 나왔다. 그런데 이 병장은 쉽사리 주소록을 넘겨주지 않았다.

그러던 어느 날, 중대장이 근무복을 벗고 주름이 칼날 같이 잡힌 정복을 입고는 휴가를 떠났다.

"중대장이 말이야. 펜팔 여성들 만나러 간 거야."

마치 자기 일인 양 이 병장도 들떠 있었다.

"나도 다음 달 전역하면 바로 만나기로 했지. 대충 5명 정도 확보했거든."

얼마 전 그렇게 절망하고 난감해하던 표정을 씻은 듯이 지우고 덩실덩실 춤을 추었다.

우려했던 일이 전 방위로 전개되는데 그저 바라볼 수밖에 없는 한영은 깊은 고민에 빠졌지만 일주일간의 휴가를 마친 중대장은 만면에 희색을 띤 채 개선장군처럼 복귀했다. 곧이어 휴가 중 만난 여성들에 대한 무용담이 이 병장의 입을 통해 흘러나오기 시작했다. 귀를 막거나 자리를 피하며 듣지 않으려 몸부림치자 이 병장이 독대를 청해왔다.

"너 왜 자꾸 피하냐? 상황을 알아야 답장을 쓸 거 아냐?"

다가서는 그를 외면하고 돌아섰다.

"아무 말도 듣고 싶지 않아요…."

중대장의 무용담에 들뜬 이 병장은 상대방의 고뇌 따위는 안중에도 없었다.

"대부분 감쪽같이 속더래. 편지에 아주 감동해서 후진 인물은 아무 문제도 아니더라는 거야."

머지않아 자기도 그러리라는 기대감에 고무되어 벌어진 입을 다물지 못했다.

"아무것도 모르는 선량한 여성들을 속였으면 최소한의 반성은 해야 하는 것 아니요? 애인이나 배우자 하나를 고르려 했던 게 아니었어요?"

"무슨 소리야? 인마 여자는 다다익선 일단 접수하고 봐야지! 이번에 중대장도 꽤나 재미를 보았다는 것 같던데. 크크."

상대의 마음을 움직일 줄 아는 이 병장에게 철저하게 속았음을 그제야 깨닫게 되었다.

당사자들에게 면목없음은 그저 사치에 불과했다. 더군다나 이미 돌아갈 수 없는 강을 건넌 다음이었다. 그리고 약속했던 것과 달리 이 병장은 끝내 주소록을 공개하지 않았다.

"그래 지금까지 한 이야기가 모두 사실이란 말이야?"

말없이 고개를 끄덕였다.

"설마 했는데 정말 그런 일도 있구나…."

안주는 손도 대지 않고 소주 두 병을 비우고 난 한영이 독백처럼 중얼거렸다.

"어쩌면 좀 일찍 부산을 떠나야 할지 몰라. 만날 사람이 있거든."

무슨 생뚱맞은 일이냐는 표정으로 되물었다.

"누굴? 애인도 없는 놈이."

"그럴 일이 있어…."

귀대 날짜를 하루 남기고 서울행열차에 올랐다. 그의 손에는 주소가 적힌 작은 메모지가 들려 있었다. 그것은 휴가 출발 전 이 병장에게서 받은 손혜진이라는 여성의 주소였다.

"아무래도 이 분은 니가 좀 만나고 왔으면 좋겠어."

이 병장이 자발적으로 주소를 전해주는 데는 그 나름 이유가 있었다.

"중대장이 몹쓸 짓을 한 것 같아. 나도 중대장과 똑같은 놈이지만 저 비열한 인간이 상처를 주기에는 너무 순수한 사람인 것 같아서."

한영은 귀를 의심했다. 일은 자기가 다 벌려놓고 책임을 떠넘기는 그가 중대 장보다 더 비열하고 비겁해 보였다.

"아무 내용도 모르는 내가 가서 무슨 말을 하라는 거요?"

"그냥 모르고 가는 편이 더 나을지도 몰라."

"이제 곧 전역하는데 이 병장님이 해결하세요. 나는 죽어도 못해."

이 병장이 천천히 도리질했다.

"그렇게 고민 해봤는데 내가 쓴 편지가 아니기도 하지만 양심상 도저히 그럴 수가 없어. 만난 장본인도 아니고 또 편지를 쓴 당사자도 아닌 내가 가면 오히려 더 큰 상처를 주는 게 아닐까?"

"그런 양심적인 인간이 그렇게 비양심적인 짓을 했단 말이야? 그러고는 발뺌 을 해?"

주먹을 쥐고 벌떡 일어섰다.

"그래… 때리고 싶으면 때려라. 니 분이 풀릴 때까지."

따라 일어나 열중쉬어 자세를 취하고 눈을 감았다. 멱살을 잡은 채 씩씩거리 는데 이 병장의 차분한 음성이 다가섰다.

"미안하다…. 그동안 늘 부탁만 하고 살았지만, 마지막으로 하는 착한 부탁 이라 여기고 부디 결자해지의 심정으로 잘 해결해주기 바래…. 정말 미안해…."

무심한 열차는 울적한 심사는 안중에도 없는 듯 신나게 앞만 보고 내달렸다. 휴가 출발 직전 그와의 일들이 마치 드라마 재방영을 보는 것처럼 열차 창밖 풍경에 오버랩 되고 있었다. 무거운 발걸음으로 서울역을 빠져나와 지하철로 동대문역으로 향했다.

지하철을 내려 마을버스정류장을 찾는 것도 호락호락하지 않았다. 한참을 두리번거리는데 낯익은 지명을 큼직하게 이마에 새긴 마을버스가 어슬렁거리며 다가왔다. 버스 층계를 오르며 기사에게 조심스레 주소를 내보이자 고개도 돌리지 않고 곁눈질을 하고는 가타부타 말이 없었다.

"어디서 내려야 되죠?"

묵언수행 중인지 턱으로 앞쪽을 가리키고는 오로지 운전에 몰두할 뿐이었다.

그런데 낯선 서울 땅, 그것도 달동네에서 주소만으로 집을 찾는다는 것은 여간 어려운 일이 아니었다. 눈대중으로 훑어봐도 홀림길이 거미줄처럼 얽혀있는 달동네의 구조는 예상했던 것보다 훨씬 복잡했다. 종점 옆에 있는 자그마한 구멍가게로 들어가 음료수를 하나 사고 아주머니에게 주소를 내보였다.

'서울시 종로구 대신동 산 000-0번지'

쪽지를 받아들고 무성의로 여겨지지 않을 만큼만 들여다보고는 되돌려주었다.

"이 동네에서 주소로 집을 찾기는 어려울 거예요. 저쪽으로 가서 한번 알아보시든가…"

손짓하면서도 아주머니는 머리를 설레설레 흔들었다. 그제야 운전기사의 불친절에 대한 오해가 풀렸다.

집을 제대로 찾아도 걱정인 발걸음은 한층 더 무거워졌다. 주소의 번지를 맞춰보며 달동네 좁디좁은 골목길을 요리조리 오르내렸지만 번지는 일련성이 없었고 문패가 있는 집도 드물었다. 아무도 살지 않아 폐허가 된 집들은 대낮인데도 음침한 기운이 머리끝을 쭈뼛하게 했다.

서둘러야겠다는 조바심에 이리저리 골목길을 뛰어다니다 급기야 길을 잃고 말았다. 숨을 헐떡이며 오르내려도 번번이 막다른 골목이 발목을 잡았다. 구름 한 점 없는 하늘이 갑자기 캄캄해졌다. 맥이 빠져 한숨을 내쉬는 그에게 기울어가는 오후의 햇살이 이제 그만하라며 등을 떠밀었다. 집 찾기를 포기하고 어깨를 축 늘어뜨린 채 내리막만 보고 터벅터벅 걷는데 녹이 슨 철 대문에 매직펜으로 비뚤비뚤하게 적힌 낯익은 이름 하나가 눈에 들어왔다.

손혜진.

뜻밖의 행운이 믿기지 않아 눈을 껌뻑이며 한참동안 서서 멍하니 바라보았다. 포기하고 내려놓아야 이루어지는 징크스가 백척간두에 벗어놓은 신발 한 짝을 떠올리게 했다. 우편배달부가 찾기 쉽게 매직펜으로 어눌하게 적어 놓은 이름이 미아가 된 불쌍한 군인을 살렸다.

그가 도착할 때까지만 버티기로 한 것처럼 파란색 페인트가 군데군데 벗겨진 철 대문은 녹이 슨 철사 한 줄로 아슬아슬하게 빨간색 편지함을 붙들고 있었다. 낮은 담 너머로 집안을 살폈다. 손바닥만 한 마당에 노란 국화꽃 몇 송이 애잔하게 피어있을 뿐 너무 정갈해서 인기척조차 느끼지 못할 정도였다.

"계세요…?"

기어들어가는 목소리를 근근이 끄집어 올렸다. 아무런 반응이 없었다.

"안에 누구 계십니까?"

다시 불러도 마찬가지였다. 언제라도 방문을 하면 그녀가 기다리고 있을 거라는 막연한 기대를 했던 자신이 원망스러웠다.

'마지막으로 한 번만 더 불러보고 안되면 이쯤에서 포기하자.' 아랫배에 힘을 주고 목청을 가다듬는데 스르륵 방문 열리는 소리가 났다.

"잠깐만요…."

안색이 백지장처럼 새하얀 이십 대 초반의 아가씨가 외출복차림으로 한 뼘 남짓한 마루를 내려서고 있었다.

"저… 혹시 손… 혜진 씨?"

긴장감으로 혀가 굳어져 제대로 발음이 되지 않았다.

"네, 저예요."

반가움에 호흡이 가빠졌다.

"창문으로 군복 입은 모습을 내다보고 저를 찾아오신 줄은 알았지만 무서워서 한참을 숨죽이고 있었어요."

부담스러워하면서도 상대를 배려하려는 듯 수줍은 미소를 지어 보였다.

"인상을 보니 나쁜 분 같지가 않고 간절한 무슨 사연이 있음을 짐작하게 되었어요."

당황스러웠다. 그녀가 만난 건 장교였는데 사병의 방문을 예상이라도 한 것 같은 반응을 이해할 수 없었다. 해거름의 골목길을 그녀가 앞장을 섰고 한영이 뒤를 따랐다. 마음을 훔쳐보기라도 한 듯 때마침 가로등이 하나 둘 켜지기 시작했다.

얼굴을 마주 보고는 말을 건네기 어려워 등 뒤에 대고 자기소개를 했다.

"저… 저는 김한영이라고 합니다."

"조금만 더 내려가면 마을버스종점에 찻집이 하나 있어요."

대답 대신 목적지를 안내하는 가녀린 음색은 차분하다 못해 착잡했다.

마을버스종점 옆에 있는 자그마한 찻집은 꽤나 키가 큰 산다화나무 뒤에 수줍게 자리하고 있었다. 초저녁 가로등불빛에 난반사 된 산다화 흰 꽃이 눈이 부시게 아름다웠다.

작은 종이 매달린 문을 열고 들어서자 테이블이 세 개밖에 되지 않는 찻집은 마침 손님이 한 명도 없었다. 소박한 실내장식이 무슨 말을 해도 될 것 같은 편하고 담담한 분위기였다. 약속이나 한 듯 창가에 마주 앉았다.

찻집 조명 아래에서 제대로 마주 보니 달동네주민이라고는 믿기 어려울 만큼 귀티가 났고 청순하면서 다정다감한 인상이 아주 호감 가는 미인이었다.

"제 이름은 아시니 따로 인사는 드리지 않을게요. 그래 무슨 일로 저를 찾아오셨나요?"

사명감에 떠밀려 무작정 오긴 했지만 차마 서두를 꺼내기가 어려웠다. 한참을 머뭇거리자 보기 딱했는지 먼저 말문을 열었다.

"혹시 중대장님 심부름이라도?"

구체적인 질문이 이어지자 대답을 하지 않을 수 없게 되었다.

"저… 중대장 심부름으로 온 건 아닙니다."

어눌한 답변을 하고 나서 지그시 눈을 감고 말았다. 한동안 이어지던 침묵을 깬 것도 그녀였다.

"왜 찾아오셨는지 대강은 알 것 같습니다만…"

예상 밖의 이야기였다. 어떻게 해석해야 할지 몰라 일단 한 발을 뺐다.

"그게 무슨 뜻이신지?"

"아… 아녜요. 짐작을 잘못했을 수도 있으니."

말꼬리를 흐렸다. 중대장과의 관계는 모르지만 이젠 무슨 말이라도 해야 할 시점이었다.

"사실은 제가 혜진씨께 잘못한 일이 있어서 사과하러… 아니 용서를 구하러 왔습니다."

두서없이 서두를 꺼내는데 이마에 진땀이 맺히기 시작했다. 그녀는 그윽하게 창밖을 응시한 채 보일 듯 말듯 고개를 끄덕였다. 어느새 창밖은 켜켜이 어둠이 내려 쌓이고 있었다.

"오늘 처음 뵙는 분이 잘못하신 일이 있을 리가요."

예상외로 담담한 어조였다.

"사실… 그동안 편지를 보낸 사람은 중대장이 아닙니다."

목소리가 심하게 떨렸지만 이번에도 놀라거나 당황하지 않았다.

"아… 당신이었군요…"

고개를 숙이며 손수건을 매만지는 그녀의 입술도 가늘게 떨렸다. 잠시 후 찬찬히 들여다보는 그녀의 맑고 고운 두 눈이 촉촉하게 젖어있었다. 따라놓은 녹차가 싸늘해지도록 아무도 말이 없었다.

"죄송합니다…. 어떻게 용서를 빌어야 할지, 정말 면목이 없습니다."

"괜찮아요. 이렇게 찾아와 알려주시니 고맙네요."

감정을 정리한 안색이 잠깐 사이 퍽이나 밝아져 있었다. 어쩌면 편지를 보낸 장본인에 대한 반가움 때문인지도 몰랐다.

"그분이 당사자가 아니라는 건 만나고 삼십 분이 채 되기 전에 알았어요. 그래도 짐작일 뿐이라 티 내지 않고 친절하게 대해드렸죠."

그녀의 미소가 한결 편안해졌다. 감출 수 없는 반가움이 그날의 씁쓸한 기억을 지우고 있는 것도 같았다. 중대장은 억지로 술을 먹였고 나중에는 여관입구까지 손목을 잡아끌었다고 했다.

"편지와 사뭇 다른 행동이었지만 마지막까지 예의를 갖춰 드렸어요."

초긴장상태로 듣고 있는 그의 이마에서 식은땀이 주르르 흘러내렸다.

"사실 이렇게 귀한 시간 쪼개서 오실 필요는 없었어요. 중대장님은 어떤 가능성을 기대하고 있을지 모르지만 저도 바보는 아니잖아요."

바보 아닌 혜진이 바보처럼 티 없이 활짝 웃었다. 그제야 그의 어깨가 조금씩 펴지기 시작했다.

"그렇게 이해해주시니 너무 감사합니다…."

단 한 마디로 결론을 내리는 그녀가 고맙기 그지없었다.

"염치없는 부탁입니다만 제가 다녀갔다는 말은 하지 말아주셨으면 합니다…."

천천히 고개를 끄덕였다.

"그 대신 제 부탁도 하나 들어주세요."

혜진이 그윽한 눈으로 바라보았다.

"무어라도 말씀해보세요."

새하얀 볼에 어느 사이 발그레한 꽃물이 들어있었다.

"서울분이 아니신 것 같은데… 이다음 전역하시면 귀향하기 전에 한 번만 더 만나주세요."

정말 뜻밖의 제안이었다.

"그게 무슨 의미이신지?"

"이렇게 말씀드리자니 참 그렇긴 한데요…. 한 번도 만나지 않았지만, 그동안 편지를 보내주신 분을 진심으로 연모하고 있었답니다. 그래서 중대장님의 지나친 행동에도 불구하고 한 번은 더 만나 확인을 해봐야 하지 않을까 고려를 할 정도였으니까요."

부끄러워 어쩔 줄 몰라 하면서도 감정을 숨김없이 털어놓았다. 크게 용기를 낸 부탁을 거절할 수가 없었다. 작은 위로가 될 만큼 최소한의 교류는 해야 면책을 할 수 있을 것 같았다.

짧은 만남이지만 그 역시도 그녀에게로 기우는 마음을 부인하기 어려웠다. 그동안 그녀의 편지는 오로지 그를 전제하고 쓴 것이었고, 그 역시 편지를 읽을 때마다 연정이 은근히 가슴을 물들이던 것도 사실이었다.

"샘터에 제 글이 나간 후 참 많은 편지를 받았어요. 그렇지만 아무에게도 답장하지 않았죠. 그런데 중대장님 아니 한영 씨 편지를 읽으면서 군인이 어쩌면 이렇게 순수한 감성을 가질 수 있을까 하고 무척 놀랐어요. 저도 모르는 힘에 이끌려 답장을 쓰게 된 거구요."

대화가 이어질수록 친한 친구나 연인에게 하듯 다정하고 자연스럽게 대했다. 정이 듬뿍 담긴 말 한마디마다 그의 가슴도 점점 따뜻해져 갔다.

"사실 혜진씨 만나러 오면서 엄청 걱정 많이 했거든요…."

이제는 사뭇 편하게 대화를 나눌 수 있게 되었다.

"아까 집 앞을 서성이던 한영씨를 처음 보는 순간 제 심장이 덜컹했어요. 아… 저분이구나, 사실은 한눈에 알아보았어요."

그녀의 볼이 다시 붉어지고 있었다. 매를 맞으러 왔다가 사랑을 얻게 된 한영은 밀물 같은 설렘에 숨쉬기가 벅찰 정도였다.

어느새 일어서야 할 시간이 되었다. 찻집에서 나온 두 사람은 산다화나무 그늘에 마주 섰다.

"집 앞까지 배웅하겠습니다."

"그러면 다시 길을 잃을지 모르니 서로 배웅하느라 밤을 새야 할걸요."

손으로 입을 가리며 까르륵 웃었다.

"그러면 전역하는 날 다시 뵙도록 하겠습니다."

혜진이 마주 선 한영의 두 손을 살포시 잡았다. 첫 만남이지만 오랜 친구를 대하는 듯 자연스런 동작은 진작부터 그를 속 깊이 새기고 있었다는 의미였다. 따뜻하고 부드러운 손길에 감전된 듯 몸이 말을 듣지 않았다.

"앞으로는 한영 씨에게 편지할게요…"

"혜진씨 이름을 다 아는데 그러면 큰일 납니다."

펄쩍 뛰는 시늉을 했다.

"아직도 제가 그렇게 바보로 보이세요?"

가지런한 치아를 드러내며 환하게 웃는 모습이 볼수록 더욱 예쁘고 사랑스러웠다.

"안녕히 가세요…"

배웅하는 호수 같은 눈망울에 아쉬운 눈물이 가득 담겼다. 오래 준비되었던 첫 만남. 만나지도 않고 먼저 사랑하게 된 연인. 그리고 애틋한 이별.

버스가 시동을 걸고 모퉁이를 돌아내려 가도록 손을 흔들고 서 있는 가녀린 모습에 가슴이 아렸다. 말갛게 어둠이 걷힌 은은한 미소가 하얀 산다화 꽃빛으로 물들어가고 있었다.

귀대하고 열흘이 지났음에도 다행히 중대장은 별다른 반응을 보이지 않았다. 서서히 평온을 찾아가던 어느 날 이 병장이 병기창고로 그를 불렀다. 물끄러미 바라보던 한동안의 침묵을 깨고 천천히 입을 열었다.

"손혜진 씨가 중대장에게 편지를 보냈어. 그것도 아주 센 강도로…"

간이 철렁 내려앉았다.

"너무 걱정은 마. 예상하였던 일이라 내가 미리 빼돌렸어."

다행히 중대장에게 보낸 편지는 그 하나로 끝이었고 며칠 지나지 않아 낯선 남자 이름의 편지 한 통이 배달되었다.

한영 씨에게…

무사히 귀대하셨으리라 여깁니다. 잘 지내고 계시죠?

먼저 약속을 어겨 용서를 구하려 해요. 그날 그렇게 배웅하고 난 후 중대장과의 일을 잊으려 애를 썼지만, 또 다른 피해자가 생길 것 같아 그냥 넘어가선 안 되겠다 싶었어요. 당신을 전제하거나 거론한 글이 아니어서 직접적으로 문제가 될 일은 없겠지만, 막상 편지를 부치고 나서 얼마나 후회를 했는지 모른답니다. 제 편지를 읽는다고 중대장이 뉘우치거나 반성을 할 것도 아닌데 말이어요…. 약속도 어겼고 정말 바보 같은 짓은 했지만 절 용서해 주실 거죠…? 아니면 이다음 만날 때 혼내주세요. 꿀밤을 때려도 좋구요.^^

한영 씨…. 저를 만나러 와주셔서 너무 감사해요. 그러지 않았다면 '진실'에 대한 가치관의 혼란으로 아마 오랫동안 아파했을 거예요. 그리고 더욱 감사한 것은요, 아무것도 모르는 숙맥에게 사랑을 가르쳐주신 거랍니다. 스무 살 넘도록 사랑이 어떤 건지 몰랐거든요. 우리 집이 불우해서 누군가 가까이 다가오면 놀라서 도망치기 바빴으니까요.

그동안 보내주신 편지를 읽으면 너무 행복해서 지금도 매일 당신 편지를 읽고 또 읽는답니다. 근데 왜 읽을 때마다 늘 새로이 심장이 두근거리는지 모르겠어요. 아… 누군가를 사랑한다는 것이 이렇게도 행복한 일인 줄은 꿈에도 몰랐어요. 한 번밖에 만나지 않았지만, 당신은 참 오랜 연인 같이 여겨져요. 저만 그런 게 아니었으면 좋겠어요….

우리가 편지는 자주 주고받았지만, 저에 대해 아는 게 별로 없네요. 그날은 남 이야기하느라 시간 다 보냈고… 저 역시도 당신을 잘 모르는데 이렇게 가까워질 수 있다는 게 참 신기해요. 그렇지만 오늘은 아무것도 알려드리지 않을 거예요. 그럴 일은 없겠지만 다 알면 시시해지니 전역하고 찾지 않을 수도 있잖아요? 저 역시 한영 씨에 대해 아무것도 모르니 서로 억울해하기 없기예요. 당신을 만난 이후 누구에게나 인연이란 게 따로 있구나 하는 생각이 자주 들어요. 아무 연고도 어떤 확률도 없이 우리가 만난 것처럼…. 그러니 더 소중하고 귀하게 지켜나가야겠죠.

한영 씨에게 편지를 쓰고 있노라니 또다시 가슴이 두근거리고 얼굴이 달아올라요. 그날 당신께 들키지 않으려 얼마나 애를 썼는지 몰라요. 앞으로는 제 마음 감추지 않을게요.

이제 6개월만 지나면 만날 수 있겠죠. 남은 복무 기간 건강하게 잘 지내시길 기도할게요.

그날을 손꼽아 기다리며… 안녕…

1982년 9월 29일 손 혜진

한 학기 교련 수업 혜택으로 만기보다 일 개월 빠른 특명을 받은 김한영은 1983년 3월 21일 자로 전역을 했다. 무엇보다 이 루틴(routine)한 세계를 벗어날 수 있다는 것이 가장 기뻤다.

마지막 보급품인 예비군 군복과 모자를 매만지는 그의 눈에서 툭하고 눈물 한 방울이 무릎 위로 떨어졌다. 보석같이 투명한 눈물은 루틴으로부터 3년간 지켜낸 스스로에 대한 보상이었다. 그것은 아픔이 아니라 인내의 결실이었고 슬픔이 아니라 승화의 열매였다.

가방에서 자그마한 노트 한 권을 꺼냈다. 표지에는 '루틴으로부터의 탈출'이라는 제목이 적혀있었다. 노트를 펼치자 다양한 종류의 루틴에 대한 설명과 예시가 빼곡하게 기록이 되어 있었다.

제목 : 루틴으로부터의 탈출

어리석지 않으려면 틀에 박힌 고정관념으로부터 탈출해야 한다.

루틴에 세뇌당한 영혼은 내가 아니다. 나를 잃어버린 군중들은 아무런 고민이나 대책 없이 너무도 쉽게 루틴에 지배당하고 말았다.

인간은 태어나는 시점부터 무엇이든 배우기 시작한다. 좋게 표현하면 '학습'이고 정확하게 표현하면 '틀에 박힌 삶'을 익히며 획일화되어 개인의 판단력과 개성을 잃어가는 것이다.

나쁜 틀에 박힌 사고와 행동과 삶을 묶어서 '루틴(routine)'이라 명명한다. 이것은 삶의 전 방위에 적용되므로 시간이 흐르고 나이를 먹어가면서 점점 더 헤어날 수 없는 틀에 갇히게 된다.

수많은 루틴을 실행하며 스스로 루틴에 빠진 줄 모른다면 어른이 되고 나이를 먹을수록 영혼이 자유로워질 수 있는 조건은 점점 불리해진다. 매 순간 정신을 바짝 차리고 몸과 마음이 루틴의 비에 젖지 않도록 경계하고 깨어 있어야 한다.

[루틴의 구체적인 예]

■ 앵그리 루틴(Angry routine) : 감정은 묘하게도 습관성이 있다. 특히 화를 내는 일은 더욱 그렇다. 여러 감정 가운데 화를 내는 것이 가장 습관성이 강하고 질이 나쁘다. 기쁨이나 슬픔과 달리 상대방을 아프게 하기 때문이다. 말의 매와 버럭 질의 상처는 평생을 가기도 한다. 누구라도 '버럭' 하지 않고 살아가기는 어렵다. 사소한 일이라 겉으로 드러내지 않는 버럭을 포함한다면 거의 모든 사람은 앵그리 루틴에 중독되어 있다고 봐야 한다. 이제 오욕칠정의 습관성에서 벗어나 진정한 자기 자신의 감정을 찾아야 할 때가 되었다.

■부자 루틴 : 인생의 목표가 금전적인 부자가 되는 것. 삶의 가치는 돈으로 평가되고 최후에는 명예에 대한 집착으로 종결된다. 가난할 줄 알아야 부(富)의 진정한 가치를 알게 되고, 스스로 자기를 힘들게 할 줄 아는 사람만이 타인의 고충을 이해하게 된다. 수단과 방법을 가리지 않고 부자가 된 것을 부끄러워할 줄은 몰라도 부자인 것을 겸손해할 줄 알아야 한다.

부자가 되면 될수록 세상에 귀한 것이 없어진다. 언제라도 원하는 것을 손에 넣을 수 있게 되는 그 순간부터 불행해진다. 그래서 '나는 모든 것을 다 가졌는데 하나도 즐겁지가 않다'는 말을 하게 되는 것이다. 무언가를 소유하면 다른 무언가를 잃게 된다는 진리를 잊지 말아야 한다. 그것이 음양의 이치이다. '건강이 악화되고 나서야 먹고 살만큼의 금전만 있으면 가장 행복한 삶을 살 수 있는 조건이 된다는 것을 알게 되었다. 나는 부와 명예에 현혹되어 너무 많은 시간과 건강을 허비했다.' 스티브 잡스가 병석에 누워 마지막으로 한 말은 만인의 심금을 울리기에 충분하다.

■과시 루틴 : 우리는 왜 자랑하고 과시하지 못해 안달하는 것일까? 과시는 어릴 때부터 잘하면 칭찬받고, 못하면 핀잔을 받는 교육의 문제에서 비롯되는 비정상적인 욕심이다. 일등제일주의는 과시 루틴의 전형적인 표본이다. 무한경쟁을 부추기는 사회와 오로지 내 자식이 잘되어야 한다는 이기적인 부모의 잘못이 크다. 우등한 자는 계속 우등하려 애를 쓰고, 열등한 자는 작은 무엇 하나라도 내세워보려고 악을 쓰고 산다. 이제는 왜곡된 가치관으로부터 자신의 세계로 돌아와야 할 때가 되었다. 지금부터라도 나만의 진정한 감동과 가치와 보람의 의미를 진지하게 되짚어봐야 한다.

■명품 루틴 : 돈만 있으면 누구나 살 수 있는 물건은 명품이 아니다. 또한, 아무리 멋들어져도 모조품을 만들 수 있다면 그것 역시 명품이 아니다. 생산하

는 물건의 개수가 적다고 명품이 되어서도 안 된다. 이런 물건들은 명품이 아니라 그저 고가품일 뿐이다. 대량생산이 가능한 공산품을 명품이라 하는 것은 표현의 오류요 과장이다. 그것은 명품이 아니라 그냥 값비싼 유명브랜드의 상품이다. 명품을 가지지 않으면 초라해진다고 생각한다면 자존감이 최저의 상태가 아닌지 자신을 되돌아보아야 한다. 그런 사람이 정신적으로 명품이 되는 노력을 한다는 것은 거의 불가능하다. 명품브랜드의 이름을 줄줄 꿰는 것만으로도 어깨를 으쓱거리는 세상이 되었다는 것이 실로 우습고도 슬픈 일이다. 명품의 가치 평가는 내 안에서부터 시작되어야 한다.

■하더라 루틴 : 매스미디어가 발전함에 따라 주워듣고 본 정보로 타인을 설득하거나 동화시키려 하는 경향이 만연해지고 있다. 그렇게 하면 남들이 자기를 유식하거나 뛰어난 인물로 인정해준다는 자아도취에 빠지기 쉽다. 대화 중에 수시로 외래어를 쓰거나 철학자나 유명인의 말이라도 한마디 인용을 해야 품위가 난다는 착각과 그것을 과대평가하는 사람들은 모두 한통속이다.
언론이나 매스컴 혹은 책이나 전문지식에 대한 일반인들의 태도는 너무 수동적이고 무조건적이다. 문제는, 그것의 본질을 확인하거나 독자 자신의 것으로 승화시키지 않고 타인에게 앵무새처럼 전달한다는 것이다. 어떤 구절을 인용할 것이 아니라 그 의미를 인용해야 하는 것이다. 유식해지거나 유식한 척하기 위해서가 아니라 지적으로 진화하기 위해 책을 읽어야 한다. 진화란 지식을 습득하여 유식해지는 게 아니라 정신적으로 자유로워지는 것을 말한다.

■뒤담화 루틴 : 남의 허물을 검증도 하지 않고 맞장구치고 험담하기 좋아하는 위인들이 있다. 칭찬은 인색하거나 가식적이고 대부분 남의 허물을 들추어내는 경우가 많다. 내용을 확인하지도 않고 험담에 동조하고 싶은 욕구가 생긴다면 이미 당신도 뒤 담화 루틴에 물이 든 인간이다. 한술 더 떠 없는 말을 만들어

서 퍼뜨리기도 한다. 이간질은 뒤 담화 루틴의 최고 정점에 있는 죄악이다. 이제 더는 그늘에 숨어서 흉을 보거나 남의 인생을 저울질하는 어리석은 짓을 그만두어야 한다.

■참견 루틴 : 시기나 질투와 유사한 감정으로 자기와 아무 연관 없는 타인의 삶을 참견하고 평가하는 버릇을 가진 사람들이 있다. 이것은 뒤 담화 루틴으로 이어지기 쉬운데 입이 싼 사람들이나 언론이 분위기를 조장하는 주범이다. 당사자의 상처나 고통을 공유하거나 위로를 해주지는 못할망정 정확한 내용을 확인도 하지 않고 손가락질을 하는 풍토는 참으로 보기 민망스럽다. 개념 없는 댓글 하나가 목숨을 좌우할 수도 있다.

■따라 쟁이 루틴 : 남이 하는 대로 따라 하거나 흉내를 내지 않으면 불편하고 불안해진다면 당신은 따라 쟁이 루틴에 빠진 상태다. 현대인은 무조건적으로 유행을 따라 하는 경향이 너무 심하다. 다수의 군중이 하는 대로 따라 하지 않으면 소외되는 기분이 들며 주위를 의식하게 된다면 심각한 수준이라고 보아야 한다. 특히 의상이나 핸드백, 구두, 장신구 등 당장 눈에 보이는 부분에서 따라 쟁이 루틴이 강하게 작용하여 개성을 획일화시키고 만다. 외형이 획일화되면 의식이나 사고도 그렇게 고정이 되어 정신적인 주체성마저 사라져 버릴 위험성이 있다.

■선입견 루틴 : 어느 개인이나 어떤 일에 대해 구체적인 내용을 알지 못하면서 선입견을 품게 될 때가 있다. 좋은 쪽이든 그 반대이든 그다지 바람직한 모양새는 아니다. 한 번 선입견을 갖게 되면 지속적인 오해의 소지가 있고, 본질을 파악하는데 지장이 생긴다. 선입견은 그렇게 틀에 박힌 판단을 유도하고 현명한 인격체를 어리석게 만들고 만다. '후레자식', '저 빨갱이 아들놈', '배운 게 없으

니' 등의 말들이 대표적인 선입견 사례이다. 선입견의 어리석음이 개인과 사회와 나라를 퇴보시켜서는 안 된다.

■ 수없이 많은 루틴을 실행하면서 자기가 루틴에 빠진 줄 모르는 것 : 이 대목이 어쩌면 루틴을 벗어나야 하는 가장 중요한 덕목이 될 수 있다. 회개할 수 있다면 어떤 나쁜 짓도 사면받을 수 있고, 반성할 수 있다면 아무리 나쁜 인간도 선인이 될 수 있다. 이와 마찬가지로 내가 루틴에 빠져 있다는 것을 안다면 시간의 흐름에 따라 하나하나 진정한 자아를 찾아 나갈 것이다. 그렇지만 그것을 모르면 죽는 날까지 자신을 속이고 루틴으로부터 세뇌당하며 군중의 일원으로 엑스트라의 삶을 살다 갈 것이다. 루틴을 벗어난다는 것은 회개하는 길이요 나를 찾는 지름길이며 인류가 진화하는 진정한 깨달음이다.

루틴에 대한 기록은 노트 한 권을 가득 채우고 있었다. 들고 다니면서 그때그때 현장을 기록했는지 모서리가 닳았고 비닐커버는 일부 찢어져 있었다. 이렇게 꼼꼼하게 기록을 하고 자주 펼쳐보는 까닭은 아직도 수시로 루틴에 발목을 잡히기 때문이다. 오래된 습관의 때를 벗기는 데는 적지 않은 시간과 노력이 필요하다. 보물을 다루듯 노트를 정성껏 가방 깊숙이 챙겨 넣고는 지퍼를 채웠다. 마치 자신의 영혼을 누구도 어떤 관념도 침범하지 못하게 지키려는 것처럼.

문산역에서 환송식을 마친 전역 병들을 군용 열차가 서울역까지 배웅을 해주었다. 예비군 군복을 입고 서울역을 나서자 바깥세상은 이전과 완전히 다른 색깔과 기운으로 눈을 뜨기 어려울 만큼 화려했다. 옷 하나 바꿔 입었을 뿐인데 통제된 구속의 사슬들이 모두 끊어진 자유는 서울역 앞 매연조차도 향기롭게 느껴지게 했다.

가장 먼저 해야 할 일이 있었다. 서울역 앞 공중전화부스를 찾아 깊게 심호흡을 했다. 손혜진이 적어준 전화번호를 누르는 손끝이 긴장감으로 떨렸다. 그런데 신호음이 울리고 한참을 지나도록 아무도 전화를 받지 않았다. 다시 버튼을 눌렀지만 역시 전화는 벨소리만 전달할 뿐 아무 기척이 없었다. 진즉에 확인전화를 해야 했지만 수색대가 민간인 통제구역이라 여의치 않았고 무엇보다 그녀의 사랑에 대한 믿음이 견고했다.

그러고 보니 귀대하고 얼마 지나지 않아 첫 편지를 받은 후 5개월이 지나도록 소식이 없었다. 그 이후 몇 차례 보낸 편지가 반송되지 않아 잘 전달되었으리라 낙관했다. 처음에는 바쁘겠거니 했고 그다음은 곧 전역할 것이므로 나가서 만나면 되겠다고 단순하게 생각했었다.

'일단 집 근처로 가자.'

지하철 역사로 내려가 서둘러 티켓을 끊고는 동대문역으로 내달렸다. 급히 지상으로 뛰어올라 마을버스정류소를 찾았다. 한참을 기다린 끝에 저만치서 다가오는 낯익은 마을버스를 보자 마치 그녀가 다가오는 것처럼 심장이 뛰었다. 빈 좌석이 많았지만 앉아 갈 여유가 없어 운전석 옆에 서서 유리창만 내다보며 발을 동동 굴렀다.

'혹시 중대장이 다시 찾아갔던 건 아닐까?' 어이없는 상상들이 꼬리를 물고 늘어졌다. 좌우로 머리를 흔들어 상념을 털어내는데 저 멀리서 산다화나무가 손을 흔들며 그를 맞았다.

마을버스종점에 내리자마자 쏜살같이 오르막 골목길을 뛰어올랐다. 목적지와의 거리가 좁혀질수록 점점 걱정이 커지며 판단력이 가물거리기 시작했다. 금방 찾을 것 같았던 그녀의 집이 손에 잡히지 않았다. 한 시간이 넘도록 조잡한 계단과 골목길을 헤맨 끝에 극적으로 집을 찾아냈다. 파란 대문에 적혀있는 이름을 확인하자 다리가 풀려 주저앉을 뻔했다. 6개월 사이 색깔이 바래 희미해진 글씨가 그녀와의 거리를 더욱 멀어지게 하는 것 같았다. 녹이 슨 철사는 끊어져 있고 어디로 굴러갔는지 우편함조차 사라지고 없었다. 담장 너머로 보이는 집안은 예전과 달라진 것이 없었지만, 툇마루에 쌓여 있는 허연 먼지와 그 위에 찍혀있는 발자국 몇 개가 알 수 없는 불행을 예감케 했다.

"계세요? 안에 누구 계십니까?"

수차례 목을 빼고 불러도 아무런 기척이 없었다. 그뿐 아니라 사람이 사는 흔적이나 온기가 전혀 느껴지지 않았다. 스산한 바람이 골목을 훑고 지나가자 고향으로 돌아가지 못한 마른 이파리들이 진저리를 치며 떨어댔다. 갑자기 인적 하나 없이 해가 기우는 달동네의 오막조막한 집들이 공동묘지처럼 섬뜩하게 느껴졌다. 쫓기듯 허겁지겁 마을버스종점으로 뛰어 내려가 뒤를 돌아보며 가쁜 숨을 몰아쉬었다.

그녀와 다정하게 손을 맞잡았던 산다화나무 그늘에 서서 하늘을 올려다보았다. 하얀 낮달이 창백한 얼굴로 마주보았다. 낮달 위로 자꾸만 그녀의 새하얀 얼굴이 겹쳐지고 있었다. 한참동안 숨을 고른 후 찻집 문을 열고 들어갔다. 다행히 찻집은 6개월 전과 거의 달라진 것이 없었다. 반가웠다. 안면 있는 여주인을 마주하자 얼어붙은 가슴이 서서히 녹아내렸다.

"어서 오세요."

"안녕하셨어요? 6개월 전에 군복을 입고 제가 이 자리에서 차를 마시고 간 적이 있었어요."

그녀와 앉았던 창가자리를 가리켰다.

"그때 저와 같이 왔던 여자 분이 이 동네 사셨는데 이사를 간 것 같아요. 혹시 메모 같은 거 남기고 가지 않았을까 해서요."

현실성 없는 질문을 하는 먹먹함이 자꾸 서러움을 부추겼다. 팔짱을 낀 채 턱을 괴고 한참동안 기억을 되짚어보던 여주인이 천천히 고개를 끄덕였다.

"음… 그때 기억이 어렴풋이 나네요. 그 아가씨가 이 근동에서 눈에 띄는 미인이라 그 이후로 한 번인가 더 다녀간 것 같아요. 근데 못 본 지 꽤 되었는데…"

"혹시 편지나 쪽지 같은 거 맡겨둔 거 없으세요?"

확률제로인 기대의 끈을 붙잡고 선 눈빛이 간절해졌다.

"그런 기억은 없는데… 어쩌죠?"

서랍을 열어보고 바구니나 카운터 주위를 이리저리 뒤지며 안타까움을 달래주려 애를 썼다.

지난번 함께 했던 자리를 찾아 앉았다. 맞은편에 앉아 혜진이 미소를 짓고 있는 것만 같았다.

"찻물이 다 식었어요."

주인아주머니가 뜨거운 물을 다시 내왔다. 넋을 놓고 멍하니 앉은 모습에 딱하다는 듯 혀를 끌끌 찼다.

해가 기울며 그림자가 길어지기 시작했지만 여전히 자리에서 일어나지 못했다.

그리움을 진정시키려 눈을 감고 단전호흡을 했다. 군입대전 잠시 배웠던 기억을 더듬으며 단전에 기가 모이도록 의념을 집중했다. 들숨과 날숨에 의식이 모아지자 안타까움이 서서히 누그러지기 시작했다.

간절함이 통했던 것일까… 어느 순간 몸이 둥실 솟아오르며 구름 속을 유영하는 자신의 모습이 보였다. 어디를 얼마나 흘러갔는지 새하얀 뭉게구름 사이로 얼핏 손혜진이 보이는 것 같았다. 최대한 감정을 자제하며 집중을 하자 그다지 선명하진 않지만, 아스라이 떨어진 거리의 한 병상에 그녀가 누워있고 그 곁에서 고등학생정도 되는 소녀가 손을 잡고 울고 있었다.

'혜진 씨가 아픈 걸까? 다친 걸까?' 꿈이라 여기면서도 환영의 현실감을 부인하기 어려웠다.

사위를 잊고 몰입하는데 조심스레 다가오는 슬리퍼소리가 의식을 깨웠다.

"안색이 너무 좋지 않은데 어디 편찮으신 건 아니죠?"

핏기없는 얼굴로 미동조차 하지 않자 지켜보던 아주머니가 걱정이 되었던가 보았다.

"아, 죄송합니다. 제가 너무 오래 앉아있었죠."

시계를 보니 어느새 오후 4시가 가까워져 있었다.

벌떡 일어나 가방을 메고 프런트로 가서 찻값을 치렀다.

"그분을 만나지 못해 어떻게 해요…"

아주머니의 위로에 다시 목이 메어왔다.

"덕분에 많이 안정되었습니다. 감사합니다."

출입문을 열고 나서자 산다화이파리가 살며시 머리를 쓰다듬어주었다.

그 환영이 꿈이든 현실이든 지금 할 수 있는 일은 아무것도 없었다. 그리고 아직은 슬퍼할 수도 아파할 수도 없는 일이다.

'이젠 가야 할 시간이다. 두 번의 방문에 한 여인을 한 번 만난 것일 뿐, 어떤 주목할 일도 스토리의 전개도 없었다. 그냥 그것이 전부다.'

한결 홀가분한 심정으로 마을버스에 올라탔다. 서서히 출발하는 마을버스에 앉아 뒤를 돌아보니 끝물의 산다화가 칙칙하게 색 바랜 꽃 몇 송이를 흔들며 그녀와의 결별을 배웅해주었다.

저녁기차에 앉아 서서히 멀어져가는 서울을 향해 손을 흔들었다.

모든 인연이 이별을 전제하고 있듯이 헤어짐 뒤에는 다시 만남이 기다리고 있을 것이다. 앞도 뒤도 없고 추측조차 할 수 없는 이별을 감당하기는 쉽지 않지만 받아들여야 한다. 나와 연결되지 않는, 내가 해결할 수 없는 어떤 사유는 나의 의지와 무관하다. 그토록 애틋한 사랑을 포기할 때는 차마 밝힐 수 없는 크나큰 아픔이나 슬픔이 있을 것이다. 다시 만날 인연이라면 언제 어디서라도 다시 만나게 될 것이다. 인생이 그렇듯 사랑 또한 그러하리라…

귀향 그리고 새로운 시작

"한영아!!"

부산역 광장을 걸어 나오는데 훈훈한 봄바람을 타고 귀에 익은 목소리가 날아들었다. 최고의 절친 오재수는 밤 9시가 넘은 시각임에도 부산역까지 마중을 나와 기다리고 있었다.

"참말로 고생 마이 했다이. 그동안 말은 안 했어도 니 죽도록 고생한 거 내가 다 안다."

굳은살이 박인 친구의 손을 꼭 쥐었다.

"우예 고참 필이 좀 나나 했더니 역시."

어느새 그도 방위병 말년이 되어 있었다. 둘은 얼싸안고 팔짝거리며 부산역 광장을 한 바퀴 돌았다. 젊음이 익어가는 공간은 언제나 좀 거칠어야 되었다. 청춘이 성숙해가는 시간은 언제나 좀 치열해야 되는 것이었다.

"야 제대 기념으로 한 게임하자. 지는 사람이 술값 내기다."

"그래 뼈아픈 군바리 월급으로 내가 술 살게."

실로 오랜만에 두 우정이 구김 없이 웃었다.

지하철 양정역에 내리자 어머니가 미리 나와 기다리고 있었다. 초조하게 발을 동동거리다 아들을 발견하자마자 득달같이 달려왔다.

"아이고~ 한영아. 고생 많았제."

아들의 손을 잡고 주르륵 눈물을 흘리는 어머니의 두 손도 따라 울먹였다. 아직도 아들이 살육의 전장에서 살아 돌아온 것이라 믿고 있었다.

처음 입대를 하고 창원 39사단훈련소에서 신병교육을 받고 있을 때, 시장에서 두부 장사를 하는 어머니는 가게를 팽개치고 창원훈련소를 사흘에 한 번꼴로 다녀갔다.

아버지가 두부공장을 운영하고 있어서 경제적으로 여유로웠음에도 어머니는 사모님호칭을 버리고 시장통아지매를 고집했다. 젊은 시절 아버지가 투전판에서 전 재산을 날린 이후 난전에 좌판을 펴고 가족을 부양한 강한 생활력이 두부공장을 일군 근간이었다. 손님이 있거나 없거나 새벽 4시에 가게 문을 열고 자정이 되어야 마감을 하는 억척스러운 분이 훈련소를 다니느라 사흘에 한 번씩 휴업한다는 것은 상상조차 할 수 없는 일이었다.

"훈련병은 면회가 안 되는데 뭐하러 그렇게 애써 다녀가셨어요?"

아들의 핀잔에도 어머니의 의지는 확고했다.

"그곳에서 훈련을 받는 군인이면 누구라도 고마 다 너인 기라. 니를 만나지는 못해도 한나절 앉아 군인들 훈련하는 거 보고 오모 한 며칠은 살 것 같더구마. 휴우…."

애당초 아들을 볼 기대를 하고 간 것이 아니었다. 3년이라는 짧지 않은 세월이 지났음에도 어머니 한숨의 무게는 조금도 가벼워지지 않았다.

신병훈련을 마치고 최전방 1사단으로 배치되었을 때 뜬눈으로 밤을 새웠고 최전방보다 더 북한에 가까운 수색대에 배속되었을 땐 아무것도 먹지 못하고 사흘간이나 몸져누웠다. 이대로 두면 두 번 다시 아들을 보지 못하게 될 것 같아 몸을 추스르고 바로 집을 나섰다고 했다.

보따리 하나를 양팔로 껴안고 무작정 서울행열차를 탄 어머니는 아들을 만나지 못한다 해도 아들을 데려갔을 그 길을 따라가 보고, 아들이 사는 곳에 한 발짝이라도 가까이 가는 것만으로 더는 바람이 없었다. 한글을 모르는 어머니는 행인을 붙잡고 매번 주소가 적힌 편지봉투를 보여주며 수십 차례 묻고 또 물어 해거름이 되어서야 겨우 경기도 파주군 파평면 장파리에 도착할 수 있었다.

아들 가까이 간다는 일념에 온종일 물 한 모금 마시지 않아도 목이 마르거나 배가 고프지 않았고 피로조차 느끼지 못했다. 어디로 가서 어떻게 면회를 신청해야 하는지 알 수가 없어 무작정 장파리 버스정류소 앞 국밥집을 찾아들었다.

"우리 아들이 무슨 강 너머에 있다 카는데 우야모 면회를 할 수 있을랑가요?"

"아하 아드님이 DMZ(민간인 통제구역)로 배치가 되었나 보죠."

웃으며 응대를 하자 어머니의 얼굴이 살며시 펴졌다. 웃는다는 게 아주 위험하지만은 않다는 뜻으로 여겨졌던 것이다.

"요 길 끝에서 왼쪽으로 돌아가면 다리가 하나 보일 거예요. 거기 초소에 가서 무슨 부대 누구를 면회하러 왔다 하시면 됩니다."

식당 주인 이야기를 듣다 말고 국밥 먹던 숟가락을 던져 버리고는 리비교 다리를 향해 내달렸다. 첫새벽 부산에서 출발하여 무려 12시간 만에 목적지에 도착한 어머니는 쇠창살이 뾰족하게 박힌 바리케이드 앞에서 무장한 군인들의 저지를 받고 말았다.

"아이고 한영아. 이기 우짠 일이고 니가 무슨 잘못이 있어 이런 데서 살아야 한단 말이고!"

어린 아들이 이런 험한 곳에서 생활을 한다니 억장이 무너져 땅을 치며 대성통곡을 했다. 수색대가 작전 중이라 면회가 안 된다는 헌병의 말은 아무 소용이 없었다.

"우리 아들 한영이 불러 주이소. 나는 우리 아들 안 보고는 절대 돌아갈 수 없심더. 당신들도 내 같은 엄마가 있을 거 아인기요?"

리비교 초소 바닥에 주저앉아 목을 놓고 우는 어머니는 어떤 말에도 요지부동이었다. 해가 저물어도 돌아갈 기미를 보이지 않자 헌병이 통사정하여 장파리 여관으로 안내를 해주었다.

그런데 날이 밝기도 전 아침식사도 거른 채 어머니는 다시 리비교 초소를 찾아왔다. 만 하루가 넘도록 국밥 몇 술 뜬 게 전부인데도 전혀 배가 고프지 않았다. 저 다리 건너에 아들이 있기나 한지… 어리고 유약해서 군인이라는 사실조차 믿기지 않는데 이런 험지에서 어떻게 살아남았는지… 그 어느 것도 현실로 받아들여지지 않았다.

"면회는 9시가 되어야 신청이 가능합니다. 아직 6시도 되지 않았으니 가서 좀 쉬시다 오세요."

초소 헌병의 말을 듣는 둥 마는 둥 보따리를 끌어안고 초소 앞에 퍼질러 앉았다. 아들을 만나기 전에는 절대 이 자리를 뜨지 않겠다는 무언의 시위였다. 사태의 심각성을 간파한 중사가 나서서 전화기를 들었다.

"수색 수색 여기는 리비교. 김한영 이병 면회가 안 되더라도 경내에 있으면 통화라도 좀 할 수 없겠나. 이거야 원…."

쓰러져 있던 어머니는 벌떡 일어나 중사에게 다가가 귀를 기울였다.

"아무리 작전 중이라도 어떻게 좀 해봐. 도저히 통제가 안 되는 어머니가 계신다니까."

한참동안 전화기를 들고 옥신각신하던 중사가 풀죽은 한숨을 내쉬며 전화기를 내려놓았다.

"죄송해서 어떻게 하죠…? 수색대 작전이 끝나려면 일주일 후에나 면회가 가능하답니다."

늦가을 차디찬 강바람 휘몰아치는 임진강변에서 어머니는 기어이 혼절을 하고 말았다.

두 청년이 나란히 서서 아버지 어머니에게 큰절을 올렸다.

"그래 가실은 잘 쇠고 부모님은 건강하시고…."

"아이고~ 부산에서 농사짓고 추수하는 사람이 어디 있어요? 어머니는~."

애완견처럼 짓궂게 말꼬리를 물었다.

"농사가 어디 곡식농사 뿐이것나. 사람농사 공부농사…."

문맹인 어머니는 어눌하고 평범하게 이야기하는데 아들은 그 말의 매에 호되게 뒤통수를 얻어맞고 말았다.

허기진 두 청춘은 온 정성을 다해 준비한 진수성찬을 받았다. 소고깃국만 끓이면 최고의 밥상이라는 고집을 어머니는 여전히 고수하고 있었다. 아니 바꾸고 싶지 않은 건지도 몰랐다.

"오늘은 국이 별로 짜지 않고 맛있네요."

국그릇은 국물이 넘치기 직전이었다. 숟가락으로 뜰 수가 없어 입을 대고 호로록 국물 맛을 보다 의외라는 듯이 물었다. 국뿐 아니라 어머니의 모든 음식은 항상 간이 짰다. 대가족식탁이라 어쩔 수 없던 시절이 있었지만 누나 셋이 출가를 하고 아들만 남은 지금은 간을 싱겁게 해도 되련만 어머니의 음식은 여전히 짜디짰다. 그런데 오늘은 신기하게도 간이 딱 맞았던 것이다.

"오늘은 간을 한 개도 안했다 아이가."

아들의 칭찬에 수줍은 새댁의 미소를 지었다. 살림살이가 어려웠던 시절, 설과 추석을 제외하면 일 년에 딱 두 번 소고깃국 맛을 볼 수 있었다. 한 번은 아버지 생신이었고 그다음은 하나뿐인 아들의 생일이었다. 정육점을 갈 때마다 고기는 애기 손바닥만큼만 사고 하얀 비계를 한주먹 뺏다시피 얻어왔다. 할머니를 포함해 7인 가족이 먹자면 가난한 살림에 어쩔 수 없는 일이었다. 살점은 찾아보기 어렵고 노란 비계만 동동 떴지만 구수한 소고기냄새에 파와 마늘이 어우러져 알큰하면서도 향긋한 그 맛은 어디에서 먹어도 옆자리에 어머니가 동행을 해주는 것만 같았다. 군복무를 할 때도 어머니가 보고 싶으면 소고기국밥을 사 먹었다.

배가 터지도록 포식을 한 두 청년이 벌떡 일어섰다.

"저희는 전역축하주를 한잔 하고 오겠습니다."

오랜만에 만난 아들과 밤새 이야기를 나누고 싶지만 순순히 손을 놓아주었다.

"아암… 젊은이들끼리 노는 기 좋제."

짧게 깎은 머리가 파릇한 두 청년은 팔짱을 끼고 로터리당구장을 향해 걸어갔다. 잠깐 손혜진에 대한 걱정이 되살아났지만 가볍게 털어냈다. 그 짧은 기간 그녀의 신변에 치명적인 문제가 발생했을 확률이 지극히 낮을뿐더러 객관적으로 바람을 맞았거나 팽을 당했다 해도 틀린 말은 아니었고, 산비탈을 오르내리며 온종일 고생한 걸 생각하면 슬며시 부아가 나는 것도 사실이었다.

'그래, 나 혼자 너무 진지했던 거야. 군바리가 사랑은 무슨….' 군대에서 흔히 있을만한 해프닝 정도로 관계를 정리하고 나니 기분이 한결 나아졌다.

저만치 로터리당구장 간판이 눈에 들어오자 6개월 전 휴가 때 버스 안에서 처음 만났던 기억이 어제 일인 듯 되살아났다. 혹시 휴학 기간이 끝나 서울로 영영 올라가 버린 건 아닐까? 불길한 상념들이 자꾸 꼬리를 물었다.

"야, 너 무슨 생각을 그렇게 골똘히 하나?"

옆구리를 쿡 찌르고는 재수가 먼저 계단을 뛰어 올라갔다. 문 앞에 서서 심호흡을 한번하고 도어를 열었다. 프런트에 앉아 있어야 할 그녀가 보이지 않았다.

"한영아, 여기야 여기."

실내를 두리번거리다 돌아보니 재수가 선택한 당구대에 인애가 당구공을 내려놓고 있었다. 졸인 가슴을 들키지 않으려 일부러 천천히 다가갔다.

"안… 안녕하셨어요?"

너무 반가워 그만 말을 더듬고 말았다.

"안 안녕하셨어요? 라니 그냥 안녕하셨어요? 해야지. 어디 몸이라도 아파야 한단 말이야?"

재수가 짓궂게 놀려댔다. 그사이 몇 번 더 다녀갔는지 그녀를 한결 편하게 대했다.

손으로 입을 가리며 인애가 쿡쿡쿡 웃었다.

"언제 전역을 하신 거예요?"

"아 예… 오늘."

"예비군 군복이 참 잘 어울리세요…"

반가움에 오늘도 당구공이 눈에 잘 들어오지 않았다. 거푸 트러블샷을 해대자 오재수는 신이 났다.

"오늘은 니가 져도 축하주는 내가 살게."

프런트에 앉은 인애가 흐뭇하게 바라보았다. 그런데 그녀의 안색은 보면 볼수록 오재수의 헛말처럼 병색이 느껴졌다.

언제나 그랬듯 또다시 내리 세 판을 지고 포장마차로 옮겨 앉았다.

'그녀를 합석시킬 수 있으면 얼마나 좋을까…' 아직 이름도 모르는 사람을 그리워하는 시선은 도로 건너편 당구장을 벗어나지 못했다.

"야야~ 눈에 초점 잡고!! 전역했다고 그 새 군기가 빠져가지고 멍한 눈으로 무슨 잡념이 그렇게 많아!"

승리감에 도취한 오재수는 의기양양했다.

"자아 한 잔 쭉 들이켜. 다시 한 번 전역을 축하한다."

두 청춘은 태어나서 처음으로 만사를 잊고 술을 마셨다. 쉼 없이 잔을 채우고 거침없이 들이켰다. 술병의 개수는 취기와 무관했고 필름이 끊기고도 건배는 끝없이 이어졌다. 마치 25년 청춘의 고뇌를 소주로 모두 씻어버리기라도 할 것처럼.

어떻게 집으로 돌아왔는지 오재수와는 어디서 헤어졌는지 아무것도 기억이 나지 않았지만 눈을 떠보니 제 방 침대에 누워 있었다.

'아… 집을 찾아오긴 했구나.' 의식이 돌아옴과 동시에 고통이 달려들었다. 머리가 빠개질 듯 아프고 온몸의 뼈와 근육이 분리되는 것처럼 괴로웠다. 어쩌면 군인의 탈을 제대로 벗는 것인지도 몰랐다. 그렇지만 술은 손쉬운 거래를 허락하지 않았다. 눈꺼풀만 천천히 열리고 닫힐 뿐 거동은커녕 손끝 하나 까딱할 수 없고 쏟아낸 토사물이 침대시트와 이부자리에 어지러이 묻어있었다. 목이 타들어가는 갈증과 함께 천장이 빙빙 돌기 시작하더니 다시 툭하고 필름이 끊어져버렸다.

일주일간을 침대 위에서 한 번도 내려와 보지 못한 아들을 되살린 명의는 역시 어머니였다. 헛소리를 해대는 아들의 대소변까지 받아내며 지극한 정성을 기울이면서도 죽을 만큼 과음한 아들을 타박하지 않았다.

"그래도 니가 군대 있을 때보다는 지금이 덜 힘들구나."

일주일 만에 몸을 추스른 아들을 바라보며 밝은 미소를 지었다.

오랜만에 목욕하고 수염을 깎고 예비군 군복을 벗어던진 스물다섯 살 청년은 제법 봐 줄 만했다. 앳된 인상이 이제 막 대학에 입학한 새내기처럼 상큼했.

아침밥을 먹는 둥 마는 둥 외출복을 갖춰 입었다. 문을 열기는 좀 이른 시간이었지만 서둘러 당구장으로 달려갔다. 단숨에 계단을 뛰어올라 허겁지겁 문을 밀고 들어가자 무슨 일이라도 났느냐는 생뚱한 표정으로 바라보는 사람은 당구공을 닦고 있던 그녀의 형부였다.

이리저리 둘러보아도 그녀의 모습이 보이지 않았다. 드라이플라워를 만지는 것처럼 순식간에 실내가 건조해졌다. 처제 어디 갔느냐고 물어보기엔 명분도 안면도 부족했다.

"제가 너무 일찍 왔군요… 나중에 다시 올게요."

"아! 잠깐만요."

출입문을 향해 돌아서는데 형부가 불러 세웠다.

"이거 처제가 군인 아저씨 오면 전해달라고 했는데 깜빡할 뻔했네요."

프런트 서랍에서 예쁘게 포장이 된 물건을 꺼냈다.

"인애 씨는 어디 갔습니까?"

그제야 눈치 보지 않고 안부를 물을 수 있었다.

"아 네. 복학준비도 하고 볼일이 있다며 그저께 서울 갔어요."

"그랬군요… 고맙습니다. 그럼 이만 가 볼게요. 수고하세요."

궁금한 것은 많았지만 더는 묻기가 쑥스러웠고 기대보다 많은 소식을 알게 되어 돌아서는 발길이 섭섭지 않았다. 직접적인 언급을 하진 않았지만, 그녀가 다시 돌아오리라는 짐작을 하기엔 충분한 대화였고 예상치 못했던 선물을 받은 설렘과 기쁨으로 번져나는 미소를 감추기 어려웠다.

전해 받은 선물은 은은한 퍼플 톤 포장지에 정성스레 끈으로 묶은 책과 음반이었다. 떨리는 손으로 끈을 풀고 포장지를 벗겨내자 꽃무늬가 그려진 작은 봉투가 책갈피 사이에 끼워져 있었다.

갑자기 일이 생겨 서울 집으로 갑니다.
오시면 말씀드리려 했는데…
기다리다
인사도 드리지 못하고 가게 되어 죄송합니다.
다시 한 번 전역 축하드려요.
소망하는 일 이루시고 큰 뜻 펼치시기 바랍니다.
그동안 고마웠습니다.

짧은 메모지를 읽고 또 읽었다. '그동안 고마웠습니다.'는 끝말이 다신 만나지 못할 것 같은 예감을 부추겼다. 읽으면 빈 가슴이 채워졌지만 이내 비워졌고 다시 읽으면 심장이 따뜻해졌지만 금방 다시 서늘해졌다. 메모지를 접어 넣어도 '기다리다'는 접히지 않았다.

'음악을 들으면 좀 나아지지 않을까…' 전원을 켜고 턴테이블에 음반을 걸었다. 그녀가 선물한 곡은 세르게이 라흐마니노프 피아노협주곡 2번이었다. 도입부의 피아노 독주가 놀라울 만큼 장중해서 저도 모르게 의자에서 벌떡 일어섰다.

'아니! 피아노 솔로가 콘체르토의 깊이와 힘을 능가할 수 있다니!!'

곧이어 오케스트라의 협연이 이어지자 가슴이 벅차올라 크게 심호흡을 하기에 이르렀다. 불과 3분이 지나지 않았는데 완전히 다른 분위기의 슬픈 듯 감미롭고 우울한 듯 서정적인 피아노 선율이 심금을 휘젓기 시작했다. 미처 감정을 헤아릴 새도 없이 갑자기 눈물이 터져 나왔다. 의식이 하얗게 지워진 상태로 걷잡을 수 없이 가슴이 울컥거리며 눈물이 줄줄 흘러내렸다. 방 한가운데 우뚝 선 채로 얼굴을 가리지도 않고 엉엉 소리 내어 울고 또 울었다. 10분여 이어지던 1악장의 피날레가 콰쾅 쾅하고 끝이 나자 온몸이 날아갈 듯 시원해지며 가슴이 뻥 뚫렸다.

'처음 듣는 곡인데 어떻게 이런 일이 가능한 걸까?' 어떤 감정에도 소속되지 않은 벅찬 감동에 지난날의 스트레스와 앙금들이 흔적도 없이 사라졌으며 심신이 평온하고 평화롭기 그지없었다.

간접적으로 전달하는 메시지는 이것만이 아니었다.

'책은 또 어떤 내용일까?' 정자세로 앉아 책을 펼쳐 들었다. '마하무드라의 노래'라는 제목의 책은 인도명상가인 '바그완 쉬르 라즈니쉬'의 저서였다. 역시 처음 보는 이름이었다. 그녀와 대화를 하듯 읽어보리라는 로맨틱한 기대는 첫 페이지부터 크게 빗나가고 말았다. 어떤 페이지를 열어보아도 이해할만한 대목이 거의 없었다. 처음엔 설마 했지만, 눈을 닦고 집중을 하고 보아도 해석이 되지 않았다. 정확히 말하자면 해석이 되고 모르는 단어는 하나도 없는데 무슨 뜻인지 도통 알 수가 없었다. 고등학교 일 학년 문예반시절 선배들이 독후감 숙제로 내 준 생텍쥐페리의 '어린 왕자'를 읽던 기억이 새로이 떠올랐다. 동화책으로 읽기는 너무 싱거웠고 딱 한 뼘 차이로 손에 잡히지 않는 은유가 감질이 났었다.

시험공부를 하듯이 온종일 책과 씨름을 하고도 기껏 15페이지를 넘기기 어려웠다. 그 말이 이 말 같고 이 말이 그 말 같이 되풀이되는데 해독할 수 없는 암호와 같아서 그저 입으로만 중얼거릴 뿐이었다. 음식사진을 갖다 놓고 맛을 말해보라고 하는 것과 조금도 다르지 않았다.

견디다 못해 책을 덮고 말았다. 자기를 잊으라고 일부러 이런 책을 남기고 간 건 아닐까 하는 서운한 생각마저 들었다.

'이래서는 안 되지.' 수험생처럼 작정하고 다시 독서에 몰두하기 시작했다. 집중력을 총동원해서 읽어내려 가다 이번에도 결국 50페이지를 넘기지 못하고 다시 책을 덮고 말았다.

'휴우…' 저절로 한숨이 터져 나왔다. 점점 자신이 더없이 작고 초라하게 여겨졌다. 상당량의 독서와 사색 그리고 문학창작을 통해 누구보다 강한 지적 자부심을 가진 자신의 수준이 부끄럽기까지 했다.

이번에는 소리 내어 책을 읽기 시작했다. 내용도 모르는 300페이지가 넘는 책을 소리 내어 읽는다는 것이 그렇게 고통스러울 수 없었다. 기존의 상식적인 개념을 지우고 자존심을 모두 내려놓은 다음 다시 첫 페이지로 돌아와 읽기 시작했다. 의미는 알지 못하지만 두 번째 독서는 한결 편하게 발음이 되었고 읽는 속도도 조금씩 빨라졌다. 그러더니 어쩌다 살짝 고개가 끄덕여지기도 하는 것이었다. 아직 별반 이해하지는 못했지만 그러구러 2회 차 독서를 마칠 수 있었다.

다시 첫 페이지로 돌아왔다. 똑같은 책인데 세 번째 독서는 이전과 사뭇 다른 느낌이 들었다. 생경한 단어들이 서서히 본질을 드러내기 시작하고 토씨도 꿈틀거리며 이해를 도왔다.

어찌 된 일일까! 어느 순간부터는 독서를 하는 게 아니라 단어와 문장들이 밀물처럼 뭉클뭉클 가슴을 열고 들어오기 시작했다. 스토리 하나 없이 그저 명상과 진아(眞我)에 대한 가르침을 나열한 책이 어떤 드라마보다 재미있는 감동으로 반전되기 시작했다. 그 설레는 공감은 깊은 잠재의식의 잠든 문을 활짝 열어젖혀 그로 하여금 '제3의 눈'을 뜰 수 있도록 이끌었다.

그렇다. 그건 분명히 문이었다. 지식으로는 절대 통과할 수 없는 지혜의 문, 육안으로는 결코 찾을 수 없는 마음의 문이 서서히 열리고 있었다. 늘 바깥의 물리적인 세상만을 바라보던 김한영이 태어나서 처음으로 마음과 영혼을 들여다보는 심안을 뜨고 있었다. 시간이 어떻게 흘러가는지 배가 고픈지 목이 마른지 아무것도 느끼지 못한 채 오로지 책과 하나가 되어갔다.

'이럴 수가!!' 읽어갈수록 거대한 해일처럼 밀려오는 벅찬 감동은 숨을 쉬기조차 어려웠고 머릿속에서 터지는 폭죽 같은 환희에 온 세상을 다 가진 듯 전율했다. 그것은 어떤 보물과도 바꿀 수 없는 최고의 선물이자 축복이었다.

네 번째 독서는 진도가 너무 빨라져 감동을 오래 음미하기 위해 아껴 읽을 정도로 공감의 단계가 진화해갔다. 힘들었던 지난 일들이 하나둘 다가와 등짐을 내려놓았고 응어리졌던 아픔들이 면죄부를 받고 고향으로 돌아갔다. 극도로 정신이 맑아지며 형용하기 어려운 감동으로 설레는 가슴을 주체할 수 없었다. 눈을 들어 창밖을 바라보니 어두운 밤하늘이 대낮같이 밝아지더니 오관(五官)이 저절로 열리기 시작했다. 어둠과 밝음의 경계가 지워졌고, 세상 모든 이치와 개념이 투명해지며 선과 악, 옳고 그름, 좋고 싫음, 사랑과 미움의 감정들이 두 개의 물길이 만나듯 하나가 되었다.

오도의 기쁨이 이런 것일까? 견성의 감동이 이런 것일까?

태생으로 준비된 구도자의 영적 능력이 용암이 분출하듯 일취월장하고 있었다.

그날부로 대자유의 영적 세계에 '김한영'이라는 이름 석 자를 등재하게 되었다.

그녀를 만난 이후 의식에 많은 변화가 생겼다. 마음공부에 크게 고무되어 아버지에게 어렵사리 대학진학 재도전의 뜻을 밝혔다. 뜻밖에도 부모의 반응은 긍정적이었다. 젊을 때 잠깐 서당에 다닌 아버지나 문맹인 어머니는 학업에 대한 아쉬움을 하나뿐인 아들이 풀어주기를 기대하고 있었지만, 입대 전까지 재수를 하고도 원하는 대학에 진학하지 못했고 떠밀려 입학한 사회학과는 적성에 맞지 않았다.

아들이 수색대로 자대배치를 받은 후 면회를 하러 장파리를 다녀오고 얼마 지나지 않아 가게를 접고 자그마한 마당이 있는 이층양옥으로 이사를 했다. 아들바라기로 삶을 전환한 부모가 큰 부자는 아니었지만, 외아들 대학 뒷바라지를 하기에는 전혀 부담이 없는 가세였다. 그렇지만 아들의 입장은 다를 수밖에 없었다. 나이가 이십 대 중반이나 되었으니 벌써 대학을 졸업하고 직장을 다니는 친구가 드물지 않았다.

"일 년만 기회를 주시면 꼭 합격할 수 있도록 하겠습니다."

늦깎이공부에 대한 송구함으로 단 한 번의 기회를 간구하는 아들을 흔쾌히 승낙해주었다.

"그 힘든 군대를 갔다 왔는데 못할 일이 뭐가 있겠노."

기대에 찬 어머니는 아직 시작도 하지 않은 아들을 대견스러워했다.

그 다음 날부터 집에서 그리 멀지 않은 동의공업전문대학 빈 강의실에서 강행군을 시작했다. 이 학교는 높고 가파른 황령산 중턱에 있어서 저자거리로 내려갔다 하면 그날 공부는 그걸로 끝이었다.

'군(軍)에서 했던 고생의 반만 하면 원하는 대학에 갈 수 있으리라.' 단단히 작심하고 야심차게 공부에 돌입했다.

바람결에 수수꽃다리 향기가 은은하게 배어들자 4월도 중순을 넘어서며 그녀가 떠난 지 어느덧 한 달이 가까워졌다. 무언가 자꾸만 이끄는 기운에 평소보다 이른 오후 5시경 가방을 챙겨 내리막길을 쏜살같이 내달렸다. 양정로터리를 지나 양정초등학교 초입에서 한숨을 돌리며 이마에 흐르는 땀을 닦았다.

집 앞에 도착해서 대문을 열다 인기척을 느끼고 그 자리에 멈추어 서자 반쯤 열린 대문 안에서 귀에 익은 목소리가 정겹게 다가왔다.

"안녕… 하셨어요…?"

해거름 어스름에 비추인 실루엣이 낯설지 않았다. 설마 하며 눈을 의심하는 사이 청바지에 하얀 블라우스를 입고 환하게 웃고 서 있는 박인애의 모습이 클로즈업되었다.

"아…!!"

"2층 작은방에 커튼이 쳐져 있어 대문에서 기다리고 있었어요."

"아직은 저녁 바람이 찬데 너무 오래 기다리신 거 아녜요?"

언제 귀가할지도 모르면서 마당 한구석에 숨어서 하염없이 기다렸을 모습이 떠올라 태연하려 애를 써도 자꾸만 목이 메었다.

"아뇨… 아 참, 제 이름은 인애예요. 박인애."

부끄럼타는 남자를 장난꾸러기 같은 눈길로 바라보다 다시 환하게 웃었다.

"김… 한영이라고 합니다."

두 사람은 천천히 복개도로를 걸어 양정초등학교 교정을 들어섰다. 저녁 어스름이 첫 데이트의 쑥스러움을 한결 덜어주었다.

"저기 앉을까요?"

시소 옆 벤치에 나란히 앉자 인애가 단정하게 포장된 LP판과 책 한 권을 내밀었다.

"저는 아무것도 드린 게 없는데 매번 받기만 하네요."

쑥스러워 뒷머리를 긁적였다.

"아녜요… 제가 좋아서 드리는 건데요."

그는 늘 우연으로 만났지만 그녀는 언제나 많은 배려 끝에 그를 만났다.

"한 달 만에 이리 뵙게 될 줄은 정말 몰랐어요. 아니 영영 만나지 못하면 어쩌나 엄청 마음 졸였거든요."

아무리 가슴을 열어도 전하고픈 간절함에는 반도 미치지 않았다.

"학사일정에 문제가 생겨 급하게 가다 보니… 죄송해요."

말은 그렇게 했지만 서울로 가기 며칠 전부터 그의 방을 몇 번이나 올려다보았는지 모른다. 혹시나 만날까하고 마당을 서성이다 어머니를 마주치기도 했지만 차마 안부를 물어볼 수가 없었다. 한울타리 안에 사는데, 부르면 들리는 몇 발자국 안에 그 사람이 있는데 이름도 모르는 한 남자가 못내 궁금하고 보고 싶었다.

"당구장 다녀가신 그 다음 날 바로 여행 떠나신 줄 알았어요."

"그랬군요… 전역하고 긴장이 풀려서인지 그날 밤부터 심하게 앓았어요. 일주일을 꼬박 누워 있어서 인애 씨를 힘들게 했네요."

"지금은 괜찮으세요?"

놀라서 눈을 동그랗게 떴다.

"네에… 몸이 회복되자마자 주신 책을 읽었어요."

그녀의 눈매가 사뭇 그윽해졌다.

"처음엔 무슨 말인지 도통 모르겠더니 몇 번 읽으며 너무도 놀라운 체험을 하게 되었어요. 상상도 해보지 못한 그런 세계가 존재하고 있다는 사실이 믿기지 않았고, 어디서 그런 감동이 우러나오는 건지… 큰 충격을 받았어요."

"참 다행이어요. 보통 사람들은 그 세계를 알지 못하고 알려줘도 별로 관심을 두지 않아요. 눈에 보이는 이 현실세계가 전부라고 믿고 있으니까요."

열혈동지를 만난 듯 두 눈을 반짝였다.

"책 한 권으로 그리도 큰 감명을 받았다면 한영 씨는 영적 능력이 아주 뛰어나신 분인 것 같아요."

"인애 씨는 그런 세계를 어떻게 알게 되셨어요?"

"성장하면서 자연스럽게 그 쪽으로 관심이 갔고 또 저절로 연결되기도 했어요. 아마 우리가 만난 것 같은 전생인연이 있었겠죠. 저희 집안은 가톨릭이 모태신앙인데도 말예요."

"전생인연이라… 인애 씨는 전생을 믿으세요?"

"전생 없이 어찌 현생이 있을 수 있겠어요. 인연도 마찬가지가 아닐까요?"

추호의 의심도 없는 즉각적인 대답이었다.

"그럼 내생도 있다는 말씀이군요."

"전생에서 현생으로 왔듯이 현생에서 내생으로 가게 되겠죠."

"그렇다면 우리의 만남도 미리 예정되어있었던 거네요."

"그렇겠죠. 이 셀 수 없이 많은 사람 중에서 만나게 된 것도 그렇지만 길고 긴 역사의 흐름 속에서 이 시대에 만난 것도 마찬가지죠."

이해하기 쉽지 않은 이야기를 자연스럽게 풀어나갔다.

"저는 시간과 공간이 유한하다고 여기지 않아요. 지금 이곳에 남아 있는 역사적인 기록은 현대인들이 걸어왔던 발자취이고, 현대인이 윤회해서 과거의 어느 나라에 태어나서 살게 되면 다시 역사는 그 시대의 사람들에 의해 새롭게 써지겠죠. 셀 수 없이 많은 삼차원세계가 사차원의 공간을 가득 채워 우주를 형성하고 있으니까요. 어쩌면 우리가 중세 유럽에 다시 태어날 수 있을지도 몰라요. 근데 로미오와 줄리엣으로 태어나면 어떻게 하죠? 호호."

"아니? 그럼 과거로도 윤회할 수 있다는 겁니까?"

"그러리라 믿어요. 시공이 Step By Step으로 진행되지 않는다면 과거뿐 아니라 미래나 이 우주의 어느 다른 행성에 태어날 수도 있겠죠. 우리가 지구에 태어났듯이 다른 행성에서도 나고 죽으며 윤회를 하지 않을까요?"

너무 놀라서 껌뻑이는 눈을 바라보며 장난기 가득한 표정을 지었다.

"너무 심각해 하진 마세요. 그냥 그럴 수도 있겠구나. 수용만 해도 세상이 달라져 보일 수 있고 삶에 대한 해석이 다양하고 폭넓어질 수 있는 거니까요."

한 번도 들어보지 못한 말이었지만 저절로 공감이 되었다.

"그러니 우리의 만남이 얼마나 엄청난 인연인지 짐작이 가시죠? 이렇게 의미

있는 만남을 위해 이름 말고 우리만의 호칭을 하나 지어 부르면 어떨까요? 한번 생각해보세요."

진지하게 숙고를 하던 한영이 더듬거리며 제안을 했다.

"음… 다소 어린애 같긴 하지만 '우리 편'이라 하면 어떨까요?"

말을 듣자마자 두 눈이 샛별처럼 빛이 났다.

"아! 그거 좋아요. 우리 편이라… 우리 편! 너무 맘에 들어요."

'우리 편'이란 서로 돕지만 욕심을 내지 않는 사이를 일컫는다. 하찮은 놀이 하나에도 우리 편은 언제나 생사를 같이한다. 그러므로 미래에 어떤 관계로 살게 된다 해도 둘은 영원히 그 의미 그대로 이어질 것이다.

서늘한 4월의 밤 기류가 두 사람 사이를 빠르게 스쳐가자 한기를 느낀 그녀가 가까이 다가앉았다. 어쩌면 남자의 어깨너머로 흘러가는 별똥별을 따라가느라 그랬는지도 몰랐다.

"이제 이거 풀어보세요."

그의 무릎 위에 놓인 선물을 가리켰다.

"이 음반은 차이콥스키 피아노협주곡 1번이어요. 당신이 이 곡처럼 신나고 경쾌하고 때로는 장엄하게 사셨으면 좋겠어요. 그리고 책은 라즈니쉬의 '명상비법(冥想秘法)'이고요."

"저는 준비한 선물이 없는데 어쩌죠…"

"저를 만날 줄 모르셨으니 당연한 일이죠. 비싸거나 고급스러운 물건이 아니니 편히 하세요."

"네… 이 고마움의 복수는 다음에 할게요. 음악 잘 듣고 책 열심히 읽고 명상도 해보겠습니다."

흐뭇하게 눈을 감고 감미로운 라일락 향을 음미하며 고개를 끄덕였다.

"우리 편은 어떤 전공을 해보고 싶으세요."

"네… 책을 읽고 나니 동양철학에 자꾸 관심이 가네요."

"아, 그거 한영 씨랑 잘 맞을 것 같아요."

두 사람의 대화는 밤이 이슥하도록 이어졌다.

"지구에서 200광년 떨어진 별이 있어요. 근데 그 별이 100년 전에 폭발해서 없어졌어요. 그래도 우리는 앞으로 100년간 그 별을 볼 수 있대요. 참 신기하고 재미있죠. 그렇지만 공간이동을 해서 가보면 그 별은 흔적도 없이 사라진 거잖아요? 그렇다면 인간의 오관을 어떻게 믿을 수 있을까요? 우리의 존재는 무엇일까? 나는 과연 실존하는 것일까? 하는 의문들이 끝도 없이 이어지죠. 그러고 보면 우리가 지금 이렇게 같이 앉아 있다는 사실이 기적처럼 여겨지지 않으세요?"

꿈결 같은 목소리로 이야기하는 인애의 크고 까만 눈망울에 밤하늘 별들이 모두 내려와 앉았고, 교정을 지키던 사자와 곰과 호랑이 석상들도 그 밤만은 싸우지 않고 조용히 그들의 대화를 경청하고 있었다.

색즉시공 공즉시색

200광년 떨어진 별이 있다 쳐요.
그 별이 100년 전 폭발해서
흔적도 없이 사라졌다 쳐요.
그래도 향후 100년간은 그 별을 볼 수 있겠죠.
그럼 그 별은 있는 거예요? 없는 거예요?

우리가 있다 치는 그 별을 가상의 별이라 쳐요.
그럼 그 별의 존재를 상상하는
우리는 존재하는 걸까요?
상상 속을 살아가는 가상의 우리일까요?
가상의 우리가 상상하는 걸까요?

외로이 우주를 떠돌다

블랙홀 속으로 빨려 들어간 수많은 별은

그냥 그렇게 사라져 버린 걸까요?

지금도 그 속에서 반짝이고 있을까요?

잊힌 기억 저편에서 저 혼자

뒤척이고 있을 한 방울 눈물과도 같이.

　이튿날 아침 인애는 서울로 떠났다. 사직동 고속버스터미널에서 배웅하고는
단숨에 동의공업전문대학 언덕길을 뛰어 올라갔다. 빈 강의실 구석자리를 잡
고 앉아 책을 펼치자 의식이 깃털처럼 가벼웠고 절로 공부에 탄력이 붙었다.
이제 아무것도 거리낄 게 없었다.

　그녀가 상경하고 며칠 지나지 않아 우편함에 낯익은 필체의 편지 한 통이
담겨있었다.

　우리 편

　당신과 헤어져 가는 길은 어쩌면 이리도 멀기만 한지요. 부산이 멀어지면
질수록 점점 미아(迷兒)가 되는 것만 같았어요. 멀어지는 거리만큼 그리움이
커져 버스가 서울터미널에 도착하자마자 바로 부산행으로 환승을 하고 싶었지
만 방해가 될까 봐 꾹꾹 참았답니다.

　보고지운 우리 편

　여기도 연보라색 라일락꽃이 흐드러지게 피었어요. 양정초등학교 교정에서
함께했던 라일락향기는 아마 평생 잊지 못할 거예요. 엘비라 마디간의 선율보
다 더 감미로웠답니다. 당신을 만나고 온 다음부터 별 뜨는 맑은 밤을 기다리는

습관이 생겼어요. 청명한 밤공기와 별빛은 아무리 자주 만나도 그날 밤처럼 늘 새롭기만 합니다. 그리고 언젠가 이 교정의 라일락 꽃길도 함께 걷게 되기를 소망해봅니다.

편지를 쓰는 이곳은 학교강의실이어요. 빈 강의실에서 공부하는 당신을 상상하며 저도 강의실을 아지트로 삼았어요. 마치 한 공간 안에 있는 것 같은 느낌에 너무 행복하답니다. 오늘은 수업 마치면 독서발표회하고 저녁에는 장애우시설로 국어과목 수업을 하러 갑니다.

우리 편. 당신이 그리우면 저도 모르게 남쪽하늘을 바라봅니다. 하얀 구름을 지나 멀리 더 멀리 푸른 하늘을 따라 내려가면 속없이 편안한 당신의 미소가 저를 반깁니다. 기다림이 익으면 머지않아 서울에서 우리 함께할 수 있겠죠.

아름다울 그날을 기다리며…

1983년 5월 3일 박인애

* 추신 – 답장은 하지 마세요. 시간을 아껴야 되니…

또다시 받기만 하고 아무것도 전하지 못했다. 편지를 보내지 말라는 당부에 애가 탔지만 그 안타까움에는 어머니의 품속 같은 포근함이 깃들어 있었다.

오로지 공부하는 재미에 푹 빠져 살다 달력을 보니 하지(夏至)가 코앞으로 다가섰다. 더위보다 한발 빠르게 집을 나섰음에도 황령산초입에 접어들기도 전 이마가 축축해졌다. 오르막을 반도 오르지 않는데 가방을 멘 등짝이 흥건하게 젖어들 만큼 기온이 상승하고 있었다.

기말고사 기간이 다가와 도서관이 혼잡해지자 학생들이 강의실로 몰려왔다. 눈치가 보여 학생이 적은 강의실을 찾아 뜨내기생활을 하지 않을 수 없었다.

열심히 책을 들여다보는데 시야가 갑자기 정전이 된 듯 깜깜해졌다. 눈을 감았다 다시 떠도 마찬가지였다. 깜짝 놀라 눈을 크게 떠보니 누군가 양손으로 눈앞을 가리고 있었다. 곧이어 등 뒤에서 숨이 차 새근거리는 가쁜 호흡성이 들렸다. 두 팔을 들어 눈을 가리고 있는 손을 살며시 덮어 잡았다. 땀이 촉촉하게 배어난 작은 손은 아주 부드럽고 가녀렸다.

'아!!' 천천히 고개를 돌리자 거짓말처럼 인애가 활짝 웃고 서 있었다. 용수철같이 의자에서 벌떡 일어섰다. 그녀의 두 볼은 상기되어 발그레하고 온몸이 땀에 푹 절어 머리카락 끝에도 땀방울이 맺혀있었다.

서울에서 5시간이상 기차를 타고 와서 시내버스로 동의공전 입구에서 내려 오르막길을 20분이상 걷고 난 후 수십 개의 강의실을 찾아 헤맸을 간절한 모습이 그려지자 가슴이 아렸다. 만나러 오겠다고 미리 연락하면 방해가 될까 봐 자칫 헛걸음할 수도 있는 천리 길을 무작정 달려온 것이었다.

반가움보다 무리한 그녀의 몸 걱정이 앞섰다. 건강이 좋지 않아 휴학했다는 얘기를 언니에게서 들었던 기억이 퍼뜩 떠올랐다. 마주서서 두 손을 꼭 잡고 울먹였지만 인애는 가쁜 숨을 몰아쉬며 연신 웃기만 했다.

"오늘 진도는 여기까지. 지금부터 방학이다!!"

큰소리로 외치며 바로 가방을 챙겼다. 손을 맞잡고 내려가는 발걸음이 새의 깃털처럼 가벼웠고 사랑의 기쁨으로 충만한 가슴은 터질 것만 같았다.

"바람이 서늘도 하여 뜰 앞에 나아 섰더니~ 서산머리에 하늘은 구름을 벗어나고~ 산뜻한 초사흘 달이 별 함께 나아오더라~."

나지막하게 가곡 '별'을 읊조리다 손가락으로 '할매집'을 가리켰다.

"저 집 어때요. 우리 저기 가요~."

"저긴 선술집인걸요."

"로맨틱한 영화처럼 만났으니 한잔해야죠. 호호."

"인애 씨 그럼 우리 파전 먹을까요?"

"막걸리도요~."

"하하하, 술 드실 줄이나 아세요?"

"잘 못 마시지만 오늘은 한잔 해야겠죠."

천진난만하게 종알대는 그녀가 더없이 사랑스러웠다. 간선도로 한 블록 위 입대 전부터 오재수와 가끔 다녀갔던 할매집으로 들어섰다.

"할머니 안녕하세요~."

요리를 하다 주방에서 빠끔 내다보던 할머니가 활짝 웃었다.

"자꾸 할매 할매 하지마라. 개업할 때부터 할매는 아니었다고마."

"하하하… 호호호…"

"늘 머스마들끼리 오더마는 오늘은 우예 이래 이쁜 아가씨랑 같이 왔노?"

맛있는 파전에 인애와 함께 마시는 막걸리는 더위와 땀과 입시공부 스트레스를 한방에 날려버렸다.

이튿날 아침 인애는 언니와 형부에게 작별인사를 하고 일층 현관 앞을 서성거렸다. 계단을 내려온 한영이 대문을 나서자 재빠르게 뒤를 따라가 팔짱을 꼈다. 아무 말 없이 걷는데도 두 연인은 똑같은 충만감으로 꿈길을 걷는 것만 같았다.

시내버스에서 처음 만나 양정로터리에서 집으로 걸어갔던 그 길을 반대로 걸었다. 그때는 부담스러운 관계로 일정한 거리를 두고 걸었지만, 지금은 다정하게 팔짱을 끼고 나란히 걷고 있다는 것이 신기하고도 행복했다.

고속버스터미널로 배웅하겠다는 한영이 동의공전강의실까지 동행하겠다는 그녀의 고집을 꺾기는 역부족이었다. 사랑하는 사람의 일과를 똑같이 느껴보고 싶어 하는 속 깊은 정이 코끝을 찡하게 했다.

양정우체국 앞 육교를 건너 오르막길을 들어섰다. 정겹게 손을 잡고 걸어가는 오르막은 그리도 가까울 수 없었고, 턱까지 숨이 차오르던 수백 개의 계단은 또 그렇게 가뿐할 수가 없었다. 가파른 언덕길을 혼자 오르내리는 한영이 눈에 밟혔을 인애는 땀이 흥건히 배어났지만 한 번도 손을 놓지 않았다. 강의실이 가까워질수록 아쉬움에 점점 발걸음이 느려지기 시작했다.

"우리 편 공부하는 모습을 한 번 더 보고 가고 싶었어요."

어느새 눈시울이 붉어져 있었다. 강의실에 도착해서 가방을 내려놓고 정문까지라도 배웅하겠다 했지만 가만히 도리질을 했다.

"혼자 이 높은 언덕을 오르고 셀 수 없이 많은 계단을 걸으며 얼마나 외로웠겠어요… 이렇게 동행을 했으니 앞으로는 언제나 저랑 함께 걷는 거예요…"

그녀의 깊은 사랑에 그의 두 눈도 촉촉하게 젖어들었다.

마음을 다잡고 앉아 책을 펼치자 인애는 출입문에 기대서서 그윽한 눈길로 바라보고 있었다. 한참을 책에 집중하다 다시 고개를 들었을 때 강의실 출입문은 텅 비어 있었다. 벌떡 일어나 출입문 밖으로 달려나가 좌우를 살폈지만 인적 없는 복도에는 비껴드는 햇살만 소복이 쌓이고 있었다.

그렇게 인애는 서울로 돌아갔다.

높은 산 속 강의실인데도 소서(小暑)를 지나자 땀이 흘러 앉아 있기가 힘들었다. 도시락을 꺼내 들고 시원한 느티나무 그늘을 찾아 앉았다. 양손에는 각각 도시락과 편지 한 통이 쥐어져 있었다. 꽃무늬가 은은하게 그려진 편지는 그녀가 옆에 앉아 속삭여주는 것만 같았다.

'우리 편 힘내세요!!'

맛있게 도시락을 먹고 강의실로 돌아온 그는 깜짝 놀라고 말았다. 책과 가방이 감쪽같이 사라지고 없었다. 아무리 궁리를 해도 도무지 해결 방법이 떠오르지 않았다. 혹시나 하고 행정실을 찾아갔다. 허겁지겁 들어서자 기다리고 있었다는 듯 교직원 하나가 앞으로 쓱 나섰다. 울상이 된 표정을 살펴보더니 고개를 끄덕이며 캐비닛을 열어 가방을 꺼내왔다.

"이거 자네 것인가?"

"예. 그렇습니다."

"우리 학교 학생이 아닌 것 같은데 왜 여기에 와서 공부를 하는가?"

분위기나 상황과 반대로 그에게서 전해지는 기운은 의외로 우호적이었다.

"집이 가까워서 오게 되었습니다."

"그래요? 우리 학교 학생들이 알면 좋지 않은데…."

"폐를 끼쳐드려 죄송합니다."

정중하게 사과를 했다. 한동안 궁리를 하던 총무과장이 앞서 걸으며 따라오라고 손짓을 했다. 개인사무실에 데리고 가서 따지거나 무단거주 따위의 죄목을 적용한다는 엄포 정도는 놓지 않을까 했던 우려는 보기 좋게 빗나갔다.

참고도서실로 그를 데리고 갔다.

"내 지인이니 앞으로 이 학생이 여기 오면 아무것도 묻지 말고 테이블과 교재들을 모두 지원해주세요."

그리고는 다시 교수휴게실로 가서 역시 담당 직원에게 똑같은 당부를 했다. 송구스러워 아무 말도 못 하고 그저 땅바닥만 응시하고 섰을 뿐이었다.

"시험 기간이 되면 강의실이 복잡해지니 이 두 곳을 이용하면 되겠지요. 하하하."

꿈도 꾸지 못한 큰 베풂에 하염없이 두 손바닥을 비벼대기만 했다.

"저는 호되게 꾸지람을 들을 줄 알았는데 어찌 모르는 사람에게 이런 은혜를 베풀어주시는지요?"

"학생들 신고가 들어와서 가방을 거둬왔는데 들여다보니 아주 열심히 하는 학생임을 알겠더군요. 이런 학생이 우리 학교에 진학을 하면 얼마나 좋을까 하는 기대가 되었고 또 어떻게 생긴 청년일까 궁금하기도 했지요."

과장이 다시 빙그레 웃었다.

"만나보니 내 예상이 틀리지 않았음을 알겠네요. 열심히 하세요. 꼭 원하는 대학에 갈 수 있을 겁니다."

이보다 더한 격려가 있을까…. 너무 감격해서 아무 말도 못하고 서있는 그의 어깨를 툭툭 두드려주었다. 멀어져 가는 총무과장의 뒷모습에다 감사인사를 하고는 가방을 메고 돌아왔다.

더는 신세를 질 수 없었다. 총무과장의 특별한 배려는 고마웠지만 진심어린 은혜에 대한 최소한의 도리로 신경을 쓰지 않도록 해야 할 것 같았다. 대학 정문을 지나 내리막길을 걸어 내려오다 멈춰 서서 뒤를 돌아보았다. 지난 몇 개월 간의 일들이 꿈만 같았다.

'인애와의 추억이 가득 담긴 저 학교를 이제 두 번 다시 오르지 못할 것이다…'

공중전화 부스를 찾아 오재수에게 전화를 걸었다. 그 사이 그도 방위복무를 마치고 2학기 복학을 얼마 남기지 않은 상태였다.

먼저 자리를 잡고 앉아 막걸리 첫잔을 다 마시기도 전에 득달같이 달려왔다.

"무슨 고민이라도 있는 거냐? 분위기가 심상찮은데…"

"재수야. 너 조용한 독서실 아는 데 있어?"

"음… 아 그래 옛날 우리 살던 집 옆에 거제리 청과조합 있지? 그 바로 앞에 자그마한 독서실이 하나 있어. 어쩌면 너도 알 텐데."

"그래 기억난다. 거제독서실이었지 아마…"

집에서 도보로 15분 거리에 있는 거제독서실은 가정집을 개조해서 만들어 규모가 작은 만큼 조용하다는 장점이 있었다.

새로운 계획이 세워지자 새벽같이 눈이 떠졌다. 신발 끈을 조여 맨 다음 어머니가 정성스레 지어주신 도시락을 받아 들고 거제독서실을 향해 힘차게 시동을 걸었다. 미지의 세계는 설렘과 기대감으로 나이가 부끄러운 빈손의 허기를 달래주었다. 중학생 시절 오재수가 살던 옛집을 지나자 저만치 외벽에 붉은색 타일을 붙인 거제독서실이 눈에 들어왔다.

"예비역이시군요. 그럼 중고교생들이 많은 일반실보다는 4층에 있는 8인용 성인실이 조용하고 좋을 것 같은데요…"

2만 원을 추가하면 되는 성인실에 빈자리가 하나 남아있다고 했다. 등록을 마치고 올라가니 역시나 출입문 앞자리였다. 가방을 풀고 책을 펼쳤지만 들고 나는 움직임과 수시로 여닫는 문소리에 집중이 되지 않았다. 이럴 줄 알았으면 일반실이 더 나았을 거라는 후회가 스멀거릴 즈음 바로 앞자리에 앉아 있던 청년이 일어나 목을 뽑아 올리며 말을 붙였다.

"반갑습니다. 오늘 처음 등록하셨어요?"

용모가 준수한 청년이 다가와 선뜻 악수를 청해왔다. 엉겁결에 손을 내밀어 인사를 받았다.

"커피 한잔 하시겠어요?"

대답도 듣지 않고 포트 전원 플러그를 꽂았다. 예상 밖의 전개에 머뭇거리는 그에게 커피 잔을 내밀며 '김우성'이라고 자기소개를 했다. 알고 보니 25살 동갑내기였다. 둘은 문밖으로 나와 계단 옆 창가에 마주섰다.

"김형은 무슨… 공부를 하십니까?"

조심스러워하면서도 친근한 어투가 초면의 어색함을 덜어주었다.

"예…. 대학입시를 준비하고 있습니다."

"아 그러시군요. 저는 울산공대생인데 이번에 전역하고 복학준비 중입니다."

커피를 마시고 실내로 들어서던 우성이 두리번거리며 자리를 살피다 창가 맨 안쪽 명당자리에 앉아있는 이십 대 초반의 재수생을 손짓으로 불러냈다.

"미안한데… 너 새로 온 형님에게 자리 좀 양보해야겠다. 니가 내 자리에 앉으면 안 되겠니?"

사실 그 자리도 출입문이 가까운데다 다락방을 오르내리는 계단 옆이라 대놓고 자리바꿈을 요구하기 쉬운 입장은 아니었다.

"아~ 예, 형님. 그렇게 하겠습니다."

두 말도 않고 재수생이 선뜻 자기자리를 내주었다. 불만이 생길만한 상황이었지만 부리나케 책과 소지품을 챙겨 들고 일어났다.

친해지면서 알게 된 사실이지만 김우성은 한없이 여리고 유순한 성품이었다. 그런 사람이 별반 친하지 않은 사람에게 자리를 양보하라고 제안을 한다는 건 상상도 할 수 없는 일이었다. 게다가 그 역시도 독서실에 온 지 겨우 한 달이 갓 지났을 뿐이었다. 생면부지의 동갑내기 늦깎이 수험생이 딱해 보였던 우성은 제 성격으로는 도저히 할 수 없는 큰마음을 냈던 것이다.

"저는 이 자리도 괜찮습니다."

어쩔 줄 몰라 하는 한영을 떠밀다시피 명당자리에 앉게 했다. 그리고 자기 자리는 재수생에게 넘겨주고 문 앞자리로 옮겨 앉았다. 재수생에게 거듭 고맙다는 인사를 하고 앉게 된 명당자리는 창 옆이라 밝았고 구석 자리라 아늑해서 집중하기 안성맞춤이었다.

점심시간이 되자 김우성이 찬합을 싼 보자기를 들고 일어섰다.

"김형. 같이 식사하시죠."

"아, 네."

두 개의 도시락을 먼저 다락에 올려놓고 벽에 부착된 사다리를 타고 올라갔다. 다락방은 엉거주춤 설 수 있는 다소 낮은 높이였지만 머리만 숙이면 보행이 별반 불편하지 않았고 꽤 넓고 안락해서 휴식을 취하거나 식사를 하기 최적의 장소였다.

"그새 청소까지 하신 거예요?"

그는 점심시간 전에 미리 올라가 청소를 해놓았던 것이다. 그뿐 아니라 따뜻한 물과 과일까지 준비가 되어 있었다. 또한, 그의 도시락은 푸짐하고도 맛깔스러웠으며 반찬도 여러 가지였다.

"와~ 정말 맛있어 보이네요."

"저희 어머니 요리솜씨가 좋으세요."

겹겹의 찬합을 하나씩 분리하며 활짝 웃었다. 두 개의 도시락반찬을 합치니 그야말로 진수성찬이 되었다.

마주 앉아 유심히 보니 김우성은 골격이 장대하고 키가 컸다. 이목구비가 수려한 데다 눈썹이 진해서 영화배우가 아닌가 할 만큼 인물 역시 예사롭지 않았다. 또한, 그는 강직하면서도 유연한 성격의 소유자였다. 밀어붙일 줄 아는 저력과 상대방의 마음을 읽고 챙길 줄 아는 섬세함을 겸비하고 있었다. 두 청년은 잠깐사이 허물없는 친구가 되었다.

　"저는 토목을 전공하고 있습니다."

　"아 예. 저는 동양철학에 관심이 많습니다."

　전공이야기를 나누다가 잠시 망설이더니 의외의 제안을 했다.

　"김형이 동양철학을 전공하고 싶으시다면… 한의대로 진학하시는 게 어떨까 합니다. 그러면 동양철학과 한의학을 겸할 수 있지 않을까요?"

　말을 마치고는 조심스레 의중을 살폈다. 그 순간 뇌리를 강하게 치고 가는 섬광에 정신이 번쩍 들었다.

　'아 참! 한의예과가 있었지!! 나는 왜 그걸 깜빡했을까.' 사무치게 절실한 무언가를 감쪽같이 잊고 있었던 딱 그런 각성이었다.

　"여러 이유로 공대로 진학을 했지만 사실은… 늘 한의학을 꿈꾸고 있었어요."

　집안 형편이 넉넉지 않아 등록금이 비싸고 기간도 6년이나 되는 한의학과를 진학하기 어려웠던 그는 2년 남은 대학과정을 마치고 기술직 공무원을 하기로 진로를 정했다고 했다.

　"고맙습니다. 김형 말씀을 듣고 보니 탄복을 할 만큼 공감이 갑니다. 바로 한의예과로 목표를 수정해야겠습니다."

　부모의 도움으로 편하게 진로를 결정할 수 있어 철없이 들떠다 문득 부끄러워졌다. 잠깐 생각에 골몰하던 한영이 똑같은 제안을 했다.

　"김형, 직장생활 하다 혹시라도 한의학에 대한 꿈을 접을 수 없다면 언제라도 말씀해주세요. 제가 도움이 되도록 하겠습니다."

　"마음은 고맙습니다만… 그럴 일이 있겠습니까. 나중에 제가 한의대로 진학을 한다 해도 신세를 질 수는 없는 일이죠."

"아직 우리에게 예비 된 시간이 많고 지금 당장 결정할 문제는 아니지만
제 뜻은 변함이 없을 겁니다."

한영의 강한 의지에 보일 듯 말듯 고개를 끄덕였다. 긍정도 부정도 할 수
없는 그의 간절함에 가슴이 먹먹해졌다.

새로운 도전이 시작되었다. 동양철학과보다 점수가 높은 한의예과에 진학하
려면 지금 실력으로는 무리였지만 그래서 오히려 더 의욕이 용솟음쳤다.

두 청년의 우정이 깊어지는 만큼 여름도 깊어져 갔다. 8월이 저물어감에
따라 김우성이 울산으로 복학할 날이 가까워졌다. 며칠 남지 않은 그와의 이별
이 애틋해지던 어느 날 저녁이었다.

'똑똑똑' 자그마한 성인실을 조용하게 흔드는 노크 소리가 울렸다.

문 앞자리에 앉아 있던 우성이 일어나 문을 열었다.

"저어… 여기 김한영이라는 분 계세요?"

귀에 익은 목소리였다. 설마 하며 돌아보니 문밖에 박인애가 서 있었다. 벌떡
일어나 허겁지겁 옆자리를 비집고 나왔다.

"어쩜 연락도 하지 않고 이렇게 오셨어요?"

배웅한 지 두 달밖에 지나지 않았음에도 뜻밖에 찾아온 환한 미소를 마주하
자 반가움보다 애처로움이 앞섰다.

"김형, 제 친구 박인애입니다."

"김선생님 소식은 한영 씨 통해 자주 들었습니다. 물심양면 도와주신 고마운
분을 이렇게 만나 뵙게 되어 영광입니다."

땀을 닦던 손수건으로 입을 가리며 하얗게 웃었다.

인애는 김우성이 복학하기 전 직접 만나 감사인사를 하고 싶었던 것이다.
사려 깊은 그녀의 마음 씀씀이는 언제나 한 수 위였다.

"여기서 이럴 게 아니라 잠깐 나가시죠."

우성이 앞장을 섰다. 세 사람은 거제시장 앞 켄터키 치킨집으로 자리를 옮겼다. 눈을 씻고 보고 또 봐도 늦여름 더위에 두 볼이 발그레해진 인애가 앞자리에 앉아있다는 사실이 믿기지 않았다. 삭막하고 팍팍한 환경의 독서실에서 오로지 책과 씨름하던 두 청년은 나무꾼이 선녀를 만난 것처럼 행복해졌다.

"이거 변변치 않지만 땀날 때 쓰세요."

예쁘게 포장된 비누와 타월세트를 각각 하나씩 내밀었다. 두 청년은 너무 감복하여 멀뚱멀뚱 선물과 서로의 눈을 번갈아 바라보기만 했다.

"우리 시원하게 건배해요~."

술을 마시지도 못하는 인애가 연거푸 건배 제의를 했다.

"우리의 미래를 위하여~!!"

세 사람의 만남을 위하여, 복학을 위하여, 합격을 위하여 켄터키 치킨을 제물삼아 생맥주 잔을 높이 들었다.

형산강과의 재회

1984년 3월, 한의대 입학시험에서 합격했다고 거짓말을 하고 김한영이 금정리에 하숙을 정한 지도 한 달이 가까워지고 있었다.

신록으로 옷을 갈아입은 형산강 오솔길을 산책하고 돌아와 대문을 들어서던 걸음이 우뚝 멈추어졌다. 방문 앞에 눈에 익은 편지 한 통이 놓여 있었다.

툇마루에 다소곳이 앉아있는 편지는 손으로 만든 예의 그 연보라색 봉투였다. 정겨움이 번져나는 편지는 어서 펼쳐보아 달라는 듯 산들바람에 몸을 들썩였다.

우리 편

기대하지 않던 편지를 받고 어젯밤 잠을 설쳤답니다. 없는 시간 쪼개서 이리도 정겨운 편지를 쓰셨으리라 하니 밤새도록 읽고 또 읽어도 애틋함이 사그라지지 않았어요. 시골집 마구간 옆에서 소 한숨 소리를 들으며 생활하신다는 말씀에 저도 모르게 눈물이 났습니다. 지금은 힘든 시기를 지나고 있지만 머지않아 한의계의 큰 별이 되시리라 믿고 힘을 내셔요.

언제나 그리운 우리 편. 제 편지를 받으면 공부에 방해될까 부치지는 못하지만 저는 매일 당신께 편지를 쓴답니다. 강남 고속버스터미널을 지나가는 저의 등굣길은 아침마다 저를 내리라고 어서 경주행 버스를 타라고 유혹하지만, 꾹꾹 참고 또 참습니다. 오는 4월 20일 제주도로 졸업여행을 가게 되었어요. 여행 마치고 돌아오는 길에 당신을 만나러 가도 될는지요. 혹여 꺼리실까 저어되지만, 그 정도 시간은 허락해주실 거죠? 손잡고 형산강 오솔길을 걸으면 얼마나 행복할까요…. 당신을 좋은 길로 이끌어주는 그 친구가 보고 싶어요. 세심대 야생화도 만나고 함께 명상도 하고 싶답니다. 돌아올 때 형산강 조약돌을 하나 가져올 거예요. 그건 당신이 골라주세요.

우리 편. 당신은 언제나 제 곁에 계셔요. 떨어져 있음이 믿기지 않는 당신의 기운이 언제나 저를 충만케 합니다. 시공을 넘어서는 일체감이 하루가 다르게 깊어만 갑니다. 눈을 감으면 많은 세월이 지난 후 함께 이 시간을 추억하며 행복해할 날들이 선연히 떠오릅니다.

그럼 만나는 날까지 건강하세요. 안녕…

1984년 3월 19일 박인애

보고픔을 힘들게 하지 않는 사람. 그리움이 새로운 힘을 솟아나게 하는 사람. 다시 방문을 걸어 잠그고 공부에 몰입했다. 어느 날부턴가 온종일 소 울음소리가 한 번도 들리지 않았다. 인애의 기운이 전류처럼 심신을 충전시켜 자정을 넘기는 데도 힘이 들거나 집중력이 떨어지지 않았다.

상큼한 봄바람이 쓰다듬고 지나가자 구슬붕이와 얼레지, 현호색 등속의 야생화가 양지바른 언덕을 서로 차지하려 부산을 떨었고 폭죽을 터뜨린 노란 산수유와 벚꽃이 줄지어 피어난 교정은 며칠 사이 한 폭의 수채화로 바뀌었다. 중간고사를 마친 교정이 술렁이기 시작하면서 학생들이 축제를 준비하느라 분주해졌다. 축제일이 다가오자 강촌인 금정리마저 들썩거렸다.

"성님. 저랑 같이 축제 보러가요~ 시끄라서 집중도 안 되실 턴디 헤헤."

옆방 사는 판출이 노크도 없이 방문을 벌컥 열었다.

"연극도 좋은 것이 있고라 그룹사운드 공연도 있지라. 아 또 아주 겁나게 재밌는 장기자랑을 헌다는디 끝내주게 웃긴답디다. 머리도 식힐 겸 막걸리도 한 잔 허고요."

넉살 좋은 판출은 당장 달려들어 매고라도 갈 태세였지만 못 들은 척 돌아보지도 않고 책에 집중했다.

"아따 징그랍네요~ 저도 헐 때는 겁나 열심히 허는디. 인자까지 삼서 성님처럼 허벌나게 책 보는 위인은 보다 첨이요."

불교미술을 전공하기 위해 전라북도 전주에서 경주까지 오게 되었다는 판출은 우락부락한 인상과 산만한 덩치와 달리 언행이 살가웠다.

한영이 하숙을 정한 다음 날 바로 인사를 하러 방문을 두드렸던 그였다.

"성님. 안에 기세요? 저는 옆방 사는 고판출인디요."

늦깎이 예비역이 있다는 이야기를 주인댁에서 듣고 온 것 같았다. 그날부터 하루도 빠짐없이 친동생보다 살뜰하게 한영을 챙겼다.

"아이고. 성니임~."

"다음에 갈게…. 옷 갈아입기도 귀찮고."

간절한 유혹을 떨치기에는 궁색한 변명이었다.

"그냥 싸게 가심 되지라. 성님 우리 걍 같이 가요…."

무성의한 핑계에 못내 섭섭해 하던 그는 집을 나서다 말고 사립문을 붙잡고 서서 똑같은 말을 되풀이했다.

평소에도 판출은 등하교할 때마다 방문을 열고 인사를 했다. 예절이 발라서

라기보다 너무 공부에 몰두하는 예비역 형님의 건강을 살피고 걱정하는 눈치였다. 아무 연고도 없이 전라도에서 유학을 온 판출이 외로워서였을까. 한영을 챙기는 따뜻한 정은 친동기간의 그것에 조금도 뒤지지 않았다.

"성님. 고생허시는디 많이 드쇼."

식사할 때나 간식을 먹을 때도 좋은 음식과 맛있는 부위를 골라 밥그릇에 올려주고는 김치나 하찮은 반찬만으로도 맛있게 밥 두 그릇을 비워냈다. 하숙생들의 젓가락이 맛난 반찬에 자주 가면 아래위로 눈을 부라렸다. 그런데 아무도 토를 달지 못하는 이유는 험상궂게 생긴 인상이나 우람한 덩치가 아니라 청소나 잡일 따위를 솔선수범하기 때문이었다.

"제발 좀 그러지 말거라…"

"우덜은 나감사 이것저것 먹을 게 겁나게 많은디 성님은 이 나물밥상이 전부잖아요? 애는 질로 많이 쓰심서."

봄이 저물기 시작하면서 형산강 물빛도 서서히 연두에서 초록으로 바뀌어 가고 있었다. 해거름 찔레꽃 만발한 오솔길을 산책하다 강물에 투영된 나무들의 초록에 반해 강가로 내려가 발을 담그자 형산강이 잔물결로 다리를 간질였다. 시공이 정지된 고요함 속에서 다시 강과 하나가 되었다.

얼마나 시간이 흘렀을까… 마을 쪽에서 누군가 부르는 소리가 들렸다.

"성니임~~."

익숙한 목소리에 반사적으로 돌아보니 하숙집 앞 강가에 인애와 판출이 손을 흔들고 서 있었다.

'인애 씨가 여기까지 오다니!' 뛰어가며 눈을 씻고 봐도 그녀가 틀림없었다.

"아따 이 이쁜 성수님이 이 집 저 집 찌웃거리는 거 보고 한눈에 알아봤쥬~."

아주 거룩한 일을 한 양 어깨를 으쓱거렸다.

덥석 두 손을 잡았다.

"마중을 나가면 되는데 전화도 하지 않고 이런 고생을 하시다니…."

미리 연락하면 만나는 날까지 공부에 집중할 수 없다는 우려도 있었지만 그보다 몸 상태가 좋지 않아 확실한 날짜를 잡을 수가 없었던 것이다. 얼마나 애를 썼는지 흙먼지가 엷게 내려앉은 얼굴은 보기 딱할 만큼 초췌했다. 피로 때문이라 하기엔 안색이 예전과 확연하게 달랐다. 눈에 띄게 체중이 줄었으며 희고 곱기만 하던 피부가 건조하고 까칠해졌다.

"어디 아프신 거 아녜요?"

"아니… 괜찮아요."

애써 밝은 미소를 지어 보였다.

"졸업여행은 재미있었어요?"

대답을 못하고 잠시 망설였다.

"감기가 심해서… 사실은 졸업여행을 못 갔어요."

찬찬히 살펴보니 가늘게 몸을 떨고 있었다.

"어서 집으로 가요."

손을 꼭 잡고 하숙방으로 돌아왔다. 감기라고 하기엔 상태가 예사롭지 않았다. 발열이나 기침보다도 어두운 눈자위나 바짝 마른 입술로 속 깊은 질병의 예후가 확연히 드러났다. 서둘러 요를 깔고 이불을 폈다. 마구간으로 달려가 새 연탄으로 갈아 넣고 아궁이마개를 빼버렸다.

"방이 차고 바닥이 배기실 텐데…."

"우리 편… 죄송해요."

"죄송하다니요? 아무 염려 말고 좀 쉬세요."

아픈 몸으로 약속을 지키기 위해 경주까지 찾아온 그녀가 애처로웠다. 몇 번 만나지도 않은 남자를 하늘처럼 믿고 천리 길을 달려왔음이 꿈만 같았다.

"시내 가서 저녁 먹거리 좀 사 올 테니 조금만 쉬고 계세요."

뜨거운 물을 한 그릇 떠다놓고 선걸음에 내달렸다. 한길을 나서는데 고맙게도 빈 택시가 때마침 멈추어 섰다.

"아저씨 성동시장갑니다. 급한 일이니 빨리 좀 가 주세요."

아픈 인애를 홀로 두고 나온 초조함에 계속 심호흡이 나왔다. 재래시장 앞 보람한의원에서 내려 곧장 문을 열고 뛰어 들어갔다. 진료마감 시각을 얼마 남기지 않은 한의원은 한산했다.

"원장님. 감기약을 좀 지어주세요."

진맥을 하려고 원장이 손을 이끌어 잡았다.

"제가 아니라 제 친구인데요… 열이 좀 있고 기침도 합니다."

얘기를 듣던 원장이 어이없다는 듯 허허 실소를 했다.

"증상이 같아도 진맥에 따라 처방이 다른데… 본인이 온 것도 아니고, 이래서는 처방을 할 수가 없어요."

"아니요. 괜찮습니다. 그냥 제가 말씀 드린 대로 약을 좀 지어주세요. 네?"

막무가내로 사정할 수밖에 없었다. 발을 동동거리며 졸라대는 강권에 못 이기겠다는 듯 머리를 절레절레 흔들더니 한약 네 첩을 지어주었다.

"여러 정황을 고려해 처방하긴 했지만 잘 낫지 않으면 환자분을 대동하고 다시 오세요."

약을 지어주지 않으면 어쩌나 조바심을 내던 그는 뛸 듯이 기뻤다. 한약을 건네받아 코에 대고는 향긋한 첩약의 그윽한 향내를 깊이 들이마셨다.

마음은 급한데 이 가게 저 가게를 기웃거려도 무얼 사가야 할지 두서가 없었다. 그러고 보면 그들은 막걸리나 생맥주 몇 잔 마신 것 외에 제대로 된 식사 한 번 한 적이 없었다. 하는 수 없이 죽 가게를 들러 전복죽을 사고 우유와 다른 음식 몇 가지를 포장하고는 다급하게 서두르다 우수리를 받을 경황도 없이 뛰어나와 택시를 잡아탔다.

하숙집 안주인에게 약탕기를 빌려 한약을 안치고 방으로 들어가자 언제 일어났는지 아픈 몸으로 방청소를 하고 있었다. 퀴퀴한 총각냄새로 가득한 방바닥을 열심히 쓸고 걸레질을 하느라 여념이 없었다.

"아니 쉬지도 않고 이렇게 몸을 움직이면 어떻게 해요."

잽싸게 달려들어 걸레를 뺏고는 따끈한 전복죽 그릇을 내밀었다. 숟가락으로 죽을 떠 '후후' 분 다음 입으로 가져갔다. 인애가 수줍게 웃으며 전복죽을 받아먹었다. 오물거리며 먹는 입만 바라보면 하나도 아픈 사람 같지 않아 거푸 숟가락질을 하자 몇 번 받아먹지 못하고 고개를 가로저었다.

"억지로 참고 좀만 더 드세요."

애를 태우는 그의 성화를 못 이겨 다시 두어 숟가락 더 받아먹고는 물컵을 들어 입을 헹구고 말았다. 그 사이 한약냄새가 방문을 넘어 들어왔다. 쏜살같이 달려 나가 한약을 짜서 대접에 담아 왔다. 일사분란하게 움직이는 그를 바라보는 인애의 눈빛이 그윽해졌다.

"당신은 심안이 밝은 분이라 반드시 명의가 되실 거예요."

전폭적인 격려에 아직 입학도 하지 않고 정말 명의가 될 것만 같은 착각이 들었다. 언제나 그에게 있어 인애의 말은 그렇게 절대적이었다.

어느새 금정리의 저녁이 이슥해졌다. 해거름은 언제나 까닭 모를 외로움을 저녁연기처럼 피어나게 했지만, 오늘은 방안이 온통 꽃으로 가득 장식된 것만 같았다. 라디오에서 브람스의 '왈츠'가 은은하게 울려 나왔다.

"이 곡은 들으면 하얀 개망초 꽃이 끝없이 펼쳐진 언덕길을 같이 손잡고 걸어가는 영상이 떠올라요."

눈을 크게 뜨며 반가워하는 인애의 얼굴에 티 없이 행복한 미소가 번졌다.

"약효 잘 나게 이제 좀 주무세요."

그러자 가방의 지퍼를 열어 시트와 베개피를 꺼냈다. 새댁처럼 잠자리를 살피는 손길이 더없이 사랑스러웠다.

"인애 씨는 요 위에 주무세요. 저는 바닥에서 담요 말고 자면 돼요."

그의 눈동자를 말갛게 들여다보더니 정색을 하며 강한 의지가 담긴 음성으로 또박또박 대답을 했다.

"오 늘 은 한 영 씨 와 같 이 자 고 싶 어 요."

예상 밖의 단호한 이야기에 얼굴이 홍당무가 되어 안절부절못하는 사이 인애가 손을 잡고 이끌자 최면에 걸린 듯 천천히 이불 속으로 빨려 들어갔다. 어렵사리 옆에 눕긴 했지만, 몸이 마비된 사람처럼 꼼짝달싹할 수가 없었다. 무엇보다 쿵쾅거리는 심장 소리가 부끄러웠다. 한 번도 생각해본 적 없는, 단 한 번도 경험해보지 못한 상황에 전신이 와들와들 떨리기 시작했다.

인애는 한영의 처음 사랑이었다. 한 인간에게 있어, 이어지는 그 어떤 사랑도 첫사랑의 감정과 감동을 넘어설 수 없다. 아무리 열렬히 사랑한다 해도 이듬사랑은 첫사랑의 지극함과 비교가 되지 않는다. 그것은 한 인간에게 주어지는 단 한 번의 기회요 축복이자 운명이다.

결계를 한 듯 가슴 위에 모아 쥔 두 주먹 위로 보드라운 인애의 손이 살며시 얹어지자 서서히 호흡이 안정되어 갔다. 지난 26년 동안 애쓰느라 경직되었던 심신이 그녀의 체온으로 완전히 이완되었고 한 톨의 앙금도 남기지 않고 자유로워졌다. 잠결에 옹알이를 하다 인애가 품을 파고들자 꿈결인 듯 보듬어 안았다. 양정초등학교에서의 밤하늘처럼 유성이 긴 원호를 그리며 지나갈 때 둥지를 찾은 작은 새 한 마리가 날개를 접고 깊고 깊은 휴식에 들었다. 상상인지 꿈인지 알 수 없는 우주의 어느 별을 향해 두 연인은 포옹을 한 채로 끝없이 끝도 없이 날아올랐다.

이튿날 아침 먼저 잠을 깬 한영이 안정적인 호흡으로 숙면에 들어있는 인애의 이마를 살며시 짚어보았다.

'아… 열이 다 내렸어! 그래서 밤새 기침을 하지 않았구나.'

이불 밖으로 살그머니 몸을 빼내고는 한약 한 첩을 들고 부엌으로 갔다. 인기척에 잠을 깬 인애의 몸은 씻은 듯 회복이 되어 있었다. 진맥도 하지 않은 약한 첩의 효과라고 하기엔 너무도 신기했다. 조화로운 전생 인연의 기운이 하나로 모인 하룻밤의 충전이 상상 밖의 결과로 이어졌음을 알지 못할 뿐이었다.

"벌써 일어나셨어요? 좀 더 누워계시지 않고."

약사발을 들고 오는 한영은 마치 주치의인 양 한없이 진지하고 엄숙했다.

"자, 식기 전에 어서 드세요."

미간을 찌푸리며 마시는 모습을 흐뭇하게 바라보는 눈에서 꿀물이 뚝뚝 떨어졌다.

"너무 고마워요…."

언제나 힘들게만 하던 질병으로 인해 이리도 행복한 시간을 가지게 될 줄은 꿈도 꾸지 못했다. 언제까지나 이보다 더 행복한 날은 없을 것 같았으며 어떠한 고통도 더는 아프게 하지 못할 거라는 확신이 들었다.

다정하게 손을 잡은 두 연인이 오솔길을 걸어 강변으로 내려갔다.

"안녕~ 친구들."

형산강이 먼저 아침 인사를 해오자 밝은 미소로 화답했다. 오늘따라 형산강이 유난히 더 맑고 푸르게 반짝였다. 나란히 강변에 앉아 세심대를 바라보며 눈을 감았다. 싱그러운 봄바람이 그녀의 머릿결을 부드럽게 어루만지고 지나갔다. 하늘거리는 머릿결이 더할 수 없이 평화로워 보였다.

스스로도 인식하지 못한 채 한영이 조약돌을 만지작거렸다. 그 손은 온전히 강과 인애의 기운에 따라 움직였다. 무심히 손을 움직이는데 동그란 돌 하나가 손바닥에 착 감겼다. 군더더기 하나 없이 꼭 맞는 옷을 입는 것 같은 일체감이 전신을 휘감았다. 살그머니 인애의 손바닥에 돌을 쥐여주었다. 조약돌을 건네받는 손이 가늘게 떨렸다. 그의 기운이 손바닥을 타고 감전이 되는 것처럼 쩌릿하게 심장으로 전달되었다. 그녀의 몸이 순식간에 알 수 없는 온기로 충전되며 기운이 용솟음쳤고 창백한 얼굴에 화색이 돌기 시작했다.

사랑하는 사람의 따스한 배웅을 받은 인애는 행복했다. 그 행복 안에는 그의 분신을 데려간다는 덤이 들어있었다. 배웅하는 한영이나 떠나는 인애는 이별이 아쉽거나 섭섭지 않았다. 헤어짐과 만남이 둘이 아님을 아는 그들은 서로를 향해 밝게 웃으며 손을 흔들었다.

건강하게 일상으로 돌아온 인애는 졸업준비를 시작했고 경주에 남은 한영은 시험 준비에 몰두했다. 두 사람은 헤어지면서 학력고사 시험날인 11월 14일 이전에는 만나지 않기로 했고, 편지는 인애가 보내고 한영은 수신만 하기로 약속했다.

그의 하루는 극도로 단순했다. 아침저녁 명상과 낮에 잠깐 강가를 거니는 것 외에는 책상을 떠나지 않았다. 지칠만하면 인애의 편지가 날아들어 기운을 북돋워 주었다.

우리 편

잘 지내고 계시죠? 경주를 다녀온 지 채 한 달이 되지 않았음에도 오랜 시간을 건넌 듯 행복했던 그 날이 아득하기만 합니다. 사랑은 언제나 멀고 먼 사막을 건너가는 허기지고 목마른 방랑자인가 봐요. 그렇지만 그 허기와 갈증은 행복한 투정일 뿐 저를 지탱하는 유일한 희망입니다.

요즘 보고 싶다는 말을 글로 쓰는 재미에 맛을 들였어요. 매일 한 통씩 쓰는 편지에 가득 담긴 그리움이 저를 이끄는 힘이 됨을 알게 되었습니다. 어느새 책상서랍 하나를 가득 채우고 넘쳐나는 이 편지를 받아 들고 기뻐서 어쩔 줄 몰라 하실 당신을 떠올리며 미소 지어봅니다.

형산강 잔물결에 보석처럼 반짝이던 햇살이 그립습니다. 시간을 잊고 몰입했던 세심대에서의 명상과 강변을 따라 정겹게 이어지던 조붓한 오솔길이 너무도 간절한 밤입니다.

가만 생각해보니 지금까지 단 한 번도 당신께 사랑한다는 말을 전하지 못했어요. 사랑이 너무 깊으면 그럴 수 있으리라 여겨지지만, 오늘 밤은 처음으로 사랑 고백을 하고 싶어요. 제 목숨보다 더 귀한 우리 편… 당신을 사랑합니다….

견디기 힘들 만큼 그리울 때면 밤하늘별을 보아요. 함께 다녀왔던 우리별이 밝게 빛나는 걸 보며 당신이 건강하심을 알아요. 그리고 힘들지 않게 공부를 하신다는 것도요.

어느새 바람결이 매워지기 시작했어요. 외풍이 드센 방에 외로이 앉아 계실 모습을 그릴 때마다 눈물 글썽여지지만, 함께 했던 시간이 따뜻이 보듬어 주리라 믿어요. 당신은 크고 중요한 일을 하실 분이어요. 어떤 힘든 일이 닥쳐도 이겨내셔야 해요…. 우리 편. 오늘 밤 꿈길에 만나 뵈러 갈게요.

사랑해요. 언제까지나…

1984년 11월 5일 박인애

편지지를 펼쳐 든 한영은 더없이 반갑고 행복했지만, 이것이 그녀의 마지막 인사임을 알지 못했다. '어떤 힘든 일이 닥쳐도 이겨내셔야 해요…'라고 적으며 인애는 두 번 다시 그를 만나지 못하리라 짐작했다.

대학입학학력고사일이 다가오자 하루 전날 부산으로 와 오재수의 집에서 최종점검을 했다. 방위병 소집해제를 한 재수는 마지막 학년을 마감하며 졸업논문준비에 한창이었다.

이튿날 동생 은경이 차려준 아침을 간단하게 먹고 시험장으로 향했다.

"대충 찍고 빨리 나와서 나랑 소주나 한잔 하자."

시험장을 들어서는데 마치 영화관에 입장하는 사람처럼 기대감에 부풀었다. 지난 일 년 동안 열심히 살아왔던 시간이 파노라마처럼 생생하게 떠올랐다. 최선을 다한 그의 호흡은 수평선처럼 고요하기만 했다.

시험문제를 받아들자 신나게 춤이라도 한 판 추고 싶은 경쾌한 기운에 절로 어깨가 들썩였다. 한영이 문제를 푸는 것이 아니라 문제가 제 발로 머릿속으로 들어와 저절로 해답을 찾아 나가는 것만 같았다. 마지막 과목의 OMR카드를 제출하고 나오는 투명한 눈에서 은은한 광채가 피어났다. 스스로 선택한 고행이 여리고 유약했던 한 청년의 정신력을 완벽하게 승화시켰다.

"고생했다. 오늘은 내가 위로주를 한 잔 살게."

친구의 제안에 천천히 고개를 가로저었다.

"고맙지만 내가 변변치 못해서 벌인 일이라 위로주를 얻어 마실 명분이 없구나."

시험을 보는 동안은 집중하느라 몰랐지만, 교정을 나설 때부터 자꾸 먹먹해지는 가슴이 이상했다. 양정 시장 칼국수로 간단하게 저녁을 때우고 젓가락을 놓자마자 서둘러 일어섰다.

"가봐야 할 데가 있어. 어서 버스 타고 집에 가…."

시험결과를 불안해하지나 않을까 눈치를 살피는 친구가 고마웠지만 억지로 등을 떠밀어 배웅했다. 버스정류소 앞에서 발길을 돌리지 못하고 걱정스레 바라보는 서 있는 친구에게 손을 흔들어주고 양정로터리 횡단보도를 건너 로터리 당구장으로 올라갔다.

"안녕하셨어요?"

"아… 어서… 오세요."

인사를 받는 언니와 형부의 표정이 예전과 달리 매우 침통했다. 가까이 다가갈수록 눈길을 피하는 기색이 역력했고 급기야 어깨를 웅크리며 몸을 떨기까지 했다.

"혹시 무슨 일이라도…?"

불길한 예감에 숨이 턱 막혔다. 후우 한숨을 쉬며 형부가 외면하며 돌아섰고 손으로 얼굴을 가린 언니는 기어이 울음을 터뜨리고 말았다.

"혹시… 인애 씨에게 무슨 일이 있는 거죠?"

급하게 다가서며 다그치듯 물었다. 그러고 보니 며칠째 전해져오는 기운이 아주 미미했지만 학력고사가 코앞이라 간과해왔던 터였다.

목이 차올라 한참동안 숨을 고르던 언니가 더듬거리며 대답을 했다.

"인애는… 인애는 먼저… 갔어요."

"네에??"

극심한 충격에 그만 그 자리에서 얼어붙고 말았다. 영혼과 육신의 모든 시스템이 정지되는 데 걸리는 시간이 단 일 초도 걸리지 않았다. 심장이 정지되고 의식이 끊어지는 데에도 일정한 시간이 필요하고 혼절을 하거나 쓰러질 때도 최소한의 인지(認知)는 가동되는데 너무도 큰 충격에 그의 정신과 육체는 순식간에 완전히 방전이 되고 말았다.

찰나가 무한 같고 무한 같은 찰나의 시간이 얼마나 흘렀을까….

"우리 편…."

아득한 곳으로부터 인애의 청아한 목소리가 들리기 시작했다. 그 소리는 청각으로 전해지는 것이 아니었다.

"저는 언제나 당신 곁에 있어요…. 그러니 너무 슬퍼하지 마세요…."

메아리처럼 울리는 음색은 밝고도 맑았다.

"당신은 꼭 해야 될 일이 있잖아요…. 저는 그런 당신을 도우러 온 메신저였어요…. 이젠 떠날 시각이 되었어요…."

"인애 씨 어디예요? 어디에 계세요? 인애 씨~!!"

"우리 편… 안녕… 안녕히 계세요. 그렇지만 언제까지나 당신과 함께임을 잊지 마시고 힘내세요."

작별 인사가 끝나자 어느 결인지 가위눌림이 풀리듯 의식이 조금씩 돌아왔다. 당구공 부딪치는 소리와 웅성거리는 소음들이 간간이 들리고 놀라서 안색을 살피는 언니와 형부의 모습이 흐릿하게 눈에 들어오기 시작했다.

"괜찮으세요? 낯빛이 너무 좋지 않은데…"

한참동안 걱정스레 살피던 언니가 천천히 말문을 열었다.

"그 애가 원래 몸이 허약하고 선천성면역결핍증으로 늘 고생을 했는데 이번 독감을 이기지 못하고 그만…"

그냥 몸이 허약하다고만 여겼을 뿐 그런 난치성 질환을 앓고 있는 줄은 전혀 알지 못했다. 걱정할까 홀로 고통을 삭였을 애처로운 모습을 떠올리자 왈칵 눈물이 솟구쳐 올랐다.

고열로 몸이 불덩이가 되어 의식을 잃고도 그의 이름을 되뇌던 인애는 마지막 숨을 거두면서도 조약돌을 꼭 쥐고 있었다고 했다.

눈에서 걷잡을 수 없이 눈물이 쏟아져 내렸다. 고통을 대신해주지 못한 상심의 눈물이, 마지막을 지켜주지 못한 회한의 눈물이 폭포수처럼 흘러내렸다.

"마음을 크게 가지셔야죠. 그래야 인애가 편하게 가지 않겠어요…"

언니가 비통해하는 그의 등을 쓸어주고 토닥여주었다. 서서히 진정이 되어가자 형부가 커다란 박스를 가지고 왔다. 그 속에는 지난 일 년간 인애가 쓴 편지들로 가득했다. 몇 권의 책과 일기장 그리고 유골함 위에 하얀색 봉투에 담긴 마지막 편지가 얹어져 있고 그 옆에서 조약돌이 신비로운 빛을 발하며 반짝이고 있었다.

"마지막 편지 외에는 진작부터 처제가 준비해둔 유품입니다. 꼭 전해달라고 유언을 했어요…"

아직도 눈물이 마르지 않은 뺨을 손등으로 닦으며 언니 부부에게 인사를 했다.

"덕분에 마지막까지 인애가 행복해했으니 이제 마음 추스르세요."

그 길로 유품을 품에 꼭 안고 경주로 돌아왔다. 경주 고속버스터미널에 내린 한영은 시내버스를 타지 않고 형산강과 함께 걸었다.

"친구여 인애를 지켜주지 못해 미안하네…"

그의 목소리가 떨리기는 처음이었다. 옷깃을 파고드는 싸늘한 강바람의 냉기를 느끼지 못했고, 기우는 햇살이 정면으로 다가섰지만 눈이 부시지도 않았다. 영점을 잃어버린 오관은 어떤 빛도 소리도 제대로 인식하지 못했다.

어떻게 걸었는지 얼마나 걸어갔는지 이윽고 세심대 벼랑 끝에 섰다. 명상하며 같이 서 있을 때처럼 그녀의 작은 손이 쥐어져 있었다. 아직 체온이 따스하게 남아있는데 어떻게 손을 놓을 수가 있을까… 이제 이 손을 놓으면 두 번 다시 잡기 어렵겠지만 떠나보내야 할 때가 오고야 말았다. 하얀 나비 한 마리가 어깨 위에 앉아 하염없는 날갯짓을 했다. 천천히 발걸음을 돌려 금정리 하숙집에 도착했을 때는 어둠이 저녁 안개를 진회색으로 물들이고 있었다.

한참을 우두커니 서 있던 한영이 박스를 열어 인애의 마지막 편지를 꺼냈다.

그리운 우리 편

오늘 많이 우셨죠? 죄송해요… 언니에게 일부러 연락 못하게 한 거 이해해 주세요. 제가 떠나는 시점이 시험날짜와 거의 일치했거든요… 사실 저는 울지 않았어요. 고열보다 통증보다 그리움이 더 힘들었지만… 제가 당신을 만난 건 크나큰 행운이었어요. 마주 보고 한 번도 사랑한다는 말은 하지 않았지만 늘 지극한 사랑으로 이 세상 누구보다 행복했어요. 조약돌은 제가 가져가도 되죠? 가만히 들여다보고 있으면 마알간 당신의 얼굴이 보이고 살며시 쥐어보면 따스한 체온이 전해져요…

보고지운 우리 편. 저는 200광년 떨어진 그 별에 가 있을게요. 외로울 때는 우리별을 바라보세요. 제가 곁에 있거나 당신이 저를 바라보는 건 조금도 다르지 않아요. 그동안 우리가 만났던 날들을 모두 합쳐도 아마 채 열흘에 미치지 못할 거예요. 그럼에도 우리가 이렇게 하나인 이유가 그것이어요. 그리움이나 외로움은 100광년 남은 그 별빛과 같은 것이니까요. 미래의 만남을 기약하는 건 참 우스운 일이겠죠. 언제 어디서나 늘 하나인 우리가… 이 우주의 무한한 시공간 어디에서라도 우리가 만난 사실은 그 전부를 가진 것과 같아요.

우리 편. 고통받고 힘들어하는 사람들을 치료하는 미래의 당신 모습이 보여요. 환자를 치료하다 보면 괴롭고 어려운 일이 많을 거예요. 그렇지만 그게 시련이 아님을 고통이 아님을 당신이 증명해주세요. 그래야 이 세상의 진실이 루틴으로부터 자유로워지는 것이니까요. 척박한 땅에서 피는 꽃의 그윽한 향기로 모든 이들의 심신을 자유롭게 해주세요. 아무도 대신해줄 수 없는 의료의 외로운 길에 언제 어디서나 감내해야 할 당신의 고통이 최고의 에너지로 승화된다면 제 별빛은 더욱 밝아지겠죠.

우리 편. 헤어짐이 슬프지 않은 건 우리가 영원히 함께할 수 있기 때문이겠죠.

사랑해요. 언제나 건강하셔야 해요…

1984년 11월 13일   박인애

그녀의 마지막 편지는 행간이 맞지 않았고 글씨도 컸다 작았다 가까스로 적은 흔적이 역력했다. 고열로 인해 정신이 혼미하고 통증으로 일 분 일 초를 견디기 어려워하면서도 사랑하는 이의 슬픔과 아픔을 덜어주기 위해 초인적인 힘으로 마지막 편지를 썼을 것이다. 가끔 의식이 돌아오면 한 줄 또 한 줄 사력을 다해 펜을 들었을 것이다.

인애의 마지막을 지키지 못한 안타까움과 아쉬움은 어쩌면 세속의 욕심일지도 모른다. 온밤을 새워 그 많은 편지를 읽으면서도 더는 울지 않았다. 처음 만난 날부터 지금까지 함께한 시간이 서로가 하나임을 증명해가는 과정이었다는 것이 너무도 행복했다. 어쩌면 두 사람은 200광년 떨어진 별이 사라진 100광년 그 시점에서 헤어진 동일인이었는지도 모른다.

밤을 하얗게 지새운 한영이 유골함을 보듬어 안고 징검다리를 건너 조약돌 무지가 늘어선 강가로 나아갔다. 함께 앉았던 자리에는 아직도 그녀의 체온이 남아 있는 것만 같았다. 유골함을 열고 천천히 분골을 어루만졌다. 따스하고 부드러운 손길이 느껴졌다.

'인애 씨…' 가슴으로 이름을 되뇌며 분골을 천천히 강물에 흘려보냈다. 그렇게 인애를 떠나보낸 한영은 밤이 이슥하도록 강가를 떠나지 못했다.

한의예과 신입생

인애를 배웅한 후 한영의 생활은 극도로 단순해졌다. 함께 걸었던 강변과 오솔길을 산책하는 것 외에는 명상이나 독서를 하는 게 전부였다. 온종일 방에서 나오지 않았고 식사시간을 놓쳐 끼니를 거르기 예사였다.

그러구러 1985학년도 건한대학교 한의과대학 합격자발표일이 얼마 남지 않았다. 부모에게는 학교 핑계를 대고 부산으로 내려가지 않았다. 방학특강 토플 강의를 듣는 학생들로 오랜만에 하숙집이 붐볐다.

"성님… 그 짝에 기셔요?"

판출이 조심스레 방문을 두드렸다. 거의 말이 없어진 데다 지속적인 칩거에 시험을 잘 보지 못한 것으로 짐작하는 눈치였다.

"저그요… 저 판출인디요."

아무 반응을 보이지 않자 방문 앞을 자박거리던 실루엣이 초조하게 흔들리다 멀어져갔다.

합격자발표 하루 전날 김우성이 금정리를 찾아왔다.

"합격 여부는 확인하지 못하고 내일 새벽에 돌아가야 하지만 이렇게 다녀가지 않고는 견딜 수가 있어야지요. 하하."

대학교 졸업을 앞두고 공무원으로 취직된 그는 대구 생활을 시작한 지 얼마 되지 않았다. 합격을 확신한 우성은 미리 축하해주고 싶은 조급함을 가눌 수 없어 안달이 났다며 호탕하게 웃었다.

"참 고생 많았습니다. 지난 한 해 애쓰시는 모습 보며 괜히 한의대를 권했던 게 아닐까 후회를 하기도 했어요."

"무슨 말씀을요. 새삼스레."

합격축하케이크와 치킨을 한 아름 내려놓았다. 방문 밖으로 목을 길게 빼고 하숙생들을 소집했다.

"판출아. 다들 내방으로 건너오라고 해라."

후다닥 소리와 동시에 판출이 방문을 열고 뛰어나왔다.

"야~ 모두들 성님 방으로 모이 봐!!"

우렁찬 목소리가 하숙집을 들었다 놓았다. 신이 난 판출은 맨발로 달려왔다. 하숙생 6명 전원이 눈 깜짝할 새 집합이 되었다.

"야야 일동차렷. 감사 인사부터 해야 쓰것네."

마치 자기가 베푸는 만찬인 양 판출이 으스댔다.

"어린 양들을 보살핀 성님의 선행으로 낼 틀림없이 합격할 꺼구먼요."

큰 덩치와 어울리지 않는 재롱이 귀엽기만 했다.

"아 근디 성님. 머스마 여덟이서 이러코롬 좋은 안주를 두고 술을 한 잔 안할 순 없지 않겠어요? 선불 합격주잉게요."

쏜살같이 달려나가더니 제 호주머니를 털어 맥주를 10병이나 사들고 숨을 헐떡이며 돌아왔다.

"야 무슨 돈으로 이렇게 술을 많이 사왔냐?"

"성님. 잉간 사는 맛이 뭐 이런 거 아니 것슈… 흐흐."

"근데 세 병이 남는데?"

"이건 낭중에 성님 두 분이 따로 잡술 양식이지요."

밤이 이슥하도록 금정리 하숙방은 왁자한 웃음소리가 끊이지 않았다.

잠깐 눈을 붙인 김우성은 첫차로 출근했다.

합격자 발표는 오전 9시였지만 오랜만에 늦잠을 자고 느긋하게 집을 나섰다. 싸늘한 겨울바람이 훈훈한 미풍으로 다가왔고 언덕길을 차오르는 발걸음은 새털처럼 가벼웠다. 세심대를 지나 한의학관과 이어지는 학교 후문으로 들어서는데 저만치서 누군가 부르는 소리가 들렸다.

"한영 씨~~."

박순재였다. 게시판 앞에서 기다리다 못해 후문까지 걸어와 서성이다 그를 발견하자 두 손을 흔들며 환호하고 있었다. 마주 손을 흔들며 달려갔다. 그가 오늘처럼 파안이 되도록 활짝 웃는 모습은 처음이었다.

"합격이어요! 한영 씨 합격이라고요!!"

작년에 자기가 합격했을 때보다 더 감격스러운 탄성을 터뜨리며 껴안고는 등을 두드렸다.

"형님 방학 중이신데 학교에는 어쩐 일이세요?"

"볼 일이 좀 있어서요…."

방학 중인 학생이 일월 중순 학교에 다녀갈 일이 있을 리 만무했다. 그는 합격을 축하해주려 부산에서 마음먹고 달려온 것이었다. 합격자 발표 시각이 9시라면 성격상 부산에서 적어도 7시에는 집을 나섰을 것이고 학교에 도착해서 송학산 골바람에 시린 발을 동동 구르며 4시간은 족히 기다렸을 것이다. 그의 깊은 정에 가슴이 뭉클했다. 일 년 전 고속버스에서 처음 만난 이후 언제나 변함없는 마음씀씀이는 감사인사조차 하기 어려울 만큼 지극했다.

"형님… 고맙습니다."

"그런 말씀 마시요이. 나가 헌 것이 머시 있다고… 갑시다. 오늘 같이 기쁜 날 축하주 한 잔 혀야 안허것소."

신이 난 박순재는 번져나는 웃음을 가누지 못했다. 어떤 점이 좋았는지 모르지만 처음 본 순간부터 한영의 절대적인 지지자가 되어 있었다.

팔짱을 끼고 합격자게시판 앞으로 걸어와 멈춰 섰다. 일 년 전 철벽같이 견고하고 표연하던 게시판이 감쪽같이 아군의 탈을 쓰고 웃고 있다는 것이 반가우면서도 씁쓸했다. 게시판을 발로 건드리자 맥없이 흔들리는 모양을 보며 함께 박장대소를 했다. 실로 얼마만의 구김 없는 웃음인가… 불합격의 처참함과 나상반으로부터 당한 수모가 바로 어제일 같은데.

교정을 걸어 나오는 한영의 뇌리에 만감이 교차하고 있었다. 부모님 박인애 오재수 김우성 동의공업전문대 총무과장 고판출… 지지하고 도와준 분들의 얼굴이 보름달처럼 환하게 떠올랐다.

"얼마나 열심히 했으면 그래 차석을 할 수가 있어요?"

"형님의 도움이 아니었으면 불가능했을 겁니다. 고맙습니다. 형님…"

아무리 간곡히 고마움을 전해도 그동안 베푼 은혜에는 반의반도 미치지 못할 것 같았다.

"난 무엇보다 한영 씨와 한 짝으로 학교 댕길 생각헝께 좋아브러서 입이 안닫히요. 허허허…"

기분에 비례하여 점점 사투리가 강해지자 배를 잡고 따라 웃었다. 합격축하를 하러 온 사람이 합격자보다 더 기뻐하는 모습은 오래도록 기억에서 지워지지 않을 것 같았다.

교문을 나선 두 사람은 팔짱을 끼고 건대교를 걸었다.

"친구여. 합격을 축하하네."

형산강의 축하를 받으며 다리난간에 양팔을 걸치고는 시간을 잊고 반짝이는 수면을 바라보았다.

"우리 편 합격 축하해요~!!"

인애의 음성이 강 메아리로 은은하게 울려왔다. 하나를 잃어야 하나를 얻는 것인가…. 그녀의 목숨과 합격을 맞바꾼 듯한 착잡한 심사는 이제 그만 가자고 박순재가 헛기침할 때까지 결별의 아쉬움을 붙들고 있었다.

성언동에 도착한 그들은 허름한 민속주점에서 시간 가는 줄 모르고 막걸릿잔을 기울였다.

"형님. 예과 일 학년 다니신 소감 좀 얘기해주세요."

선배가 된 박순재를 흥미진진하게 바라보았다. 6명의 동급생이 유급했지만 당당하게 진급을 한 그가 자랑스러웠다. 그런데 손바닥으로 턱을 괴고 한참 뜸을 들이더니 기대와 달리 무겁게 입을 열었다.

"처음 예상했던 것보다 솔찬이 힘이 드네요."

흔쾌한 대답을 기대하다 그만 깜짝 놀라고 말았다.

"입시준비 할 때가 봄날이 아니었나 싶어요…."

"아니? 예과 일 학년인데도 그 정도로 어려웠습니까?"

자기도 모르게 목소리가 커졌다.

"죽기 살기로 하면 못할 게 어디 있겠어요? 허허."

씁쓸한 웃음자락에서 지난 한 해의 애환이 먹물처럼 배어 나왔다.

"까짓거 여의치 않으면 한두 번 유급하면 되지요. 열심히 하는데 퇴출이야 당하겠어요? 허허허."

소탈하게 말을 했지만 웃음으로도 눈가의 그늘은 지워지지 않았다.

"너무 걱정 마세요 형님… 좀 적응되면 별 탈 없이 잘 넘어가실 거예요."

책임지지 못 할 위로를 하는 가슴 한편이 시렸다.

치열한 삶의 한가운데에서 잠시 발을 뺀 두 주당은 무려 5시간이 넘도록 낮술을 들이키다 8시 고속버스를 타고서야 겨우 부산으로 내려올 수 있었다.

"형님. 저 화장실 좀 다녀오겠습니다."

터미널상가에 위치한 꽃집으로 달려가 장미꽃을 한 다발 사고는 버스정류장 앞에 기다리고 선 그의 품에 안겨주었다.

"이거 형수님 갖다 드리세요. 감사 인사는 나중에 따로 드리러 간다고 전해주시고예."

엉겁결에 꽃을 받아들고 '어어'하던 박순재가 횡단보도를 뛰어 건너다 뒤돌아보는 한영에게 손을 흔들며 호탕하게 웃었다.

"허허허 … 허허허허."

정문 앞이 온통 꽃다발을 파는 장사치들로 북적이는 2월 24일. 강당에서는 1985학년도 건한대학교 한의예과 입학식이 성대하게 거행되고 있었다. 뜻깊은 자리에 부모를 모시지 못하는 죄스러움을 더 열심히 공부하는 것으로 보답하리라 굳게 다짐했다.

입학 성적이 96명 정원에 차석이었으므로 일정한 성적만 유지한다면 6년간 등록금의 반을 면제받을 수 있었다. 그러면 부모를 속인 불효에 대한 전화위복의 기회가 될 수 있겠다는 기대로 마음이 한결 가벼워졌다.

교수 소개가 끝나자 학장의 축하 인사가 이어졌다.

"신입생 여러분 명문대학인 건한대학교 한의예과 입학을 진심으로 축하합니다. 먼저 여러분이 이 자리에 앉을 수 있도록 물심양면 뒷바라지해주신 부모님들께 충심어린 감사인사를 드립니다. 여러분의 자녀들은 장차 제2의 허준이 되어 여러 가지 질병으로 고통받는 수많은 환자에게 건강과 희망을 선사하게 될 것입니다. 한의사가 된다는 것은 일반 직업인들과는 그 의미나 가치가 아주 다릅니다. 우리나라는 양방의료와 한의가 공존하는 세계에서 몇 되지 않는 특수한 의료체계를 가진 나라입니다. 그것은 의사와 한의사의 역할이 사뭇 다르다는 의미입니다. 병원에서 치료되지 않는 질병이 한의원에서 쉽게 완치가 되는 경우가 많다는 뜻이기도 합니다. 게다가 무엇보다 질병의 근본적인 치료에 대한 효과는 한의가 월등히 우수합니다. 그만큼 장차 여러분의 역할이 지대하다 할 것입니다. 그러므로 여러분은 자기 자신의 안위를 추구할 것이 아니라 국민을 위한 헌신과 사명감을 가지고 자기의 임상능력을 최고수준에 도달할 수 있도록 전력을 다해야 합니다. 한의학은 학문의 특성상 도제식 교육이 필요한데 96명이 넘는 인원을 그렇게 교육하지 못하는 현실이 아쉽지만, 저를 비롯한 여러 교수님이 최선을 다해서 그 공백을 메울 수 있도록 노력하겠습니다. 여러분의 건투를 빌어마지 않습니다…"

인사말이 끝나자 입학식장은 우레와 같은 박수소리가 넘쳐나며 분위기가 한껏 달아올랐다. 앞으로 겪게 될 혹독한 수업과 시험과 학점의 압박을 알지 못하는 입학생들은 그저 즐겁고 행복한 시간을 만끽하고 있을 따름이었다.

드디어 3월 2일 개학일 아침이 밝았다. 기분 좋은 심박동에 가방을 챙기는 손길이 두서가 없었다.

"성님. 학교 가시죠."

같이 등교를 하게 된 판출이 신이 나서 방문을 두드렸다.

"워메~ 우리 성님 합격하고 나시드만 신수가 훤하요이~"

그의 농에 쑥스럽게 웃으며 머리에 알밤을 먹였다. 여유로운 걸음걸이로 학의학관이 위치한 후문으로 들어서자 그렇게도 낯설던 캠퍼스가 제 집 같이 정겨운 모습으로 그를 반겼다.

"형님. 저녁에 뵈어요. 파이팅~!!"

테니스코트 옆을 지나 한의학관으로 걸어가며 크게 심호흡을 했다. 앞으로 6년간 희로애락을 겪게 될 곳이요 한의사로 거듭날 터전이라는 크나큰 부담과 기대감에 전율을 느꼈다.

허준동상 앞을 지나며 충심 어린 인사를 하자 거대한 한의학의 문안으로 들어서는 경건함이 전신을 휘감아 도는 듯했다. 작년과 달리 허준선생의 인상이 그지없이 평온했다.

등교하는 학생들의 표정이나 몸짓이 하나같이 진지해보였다. 현관을 들어서자 각 학년 강의실과 몇 가지 공지가 적혀 있는 게시판이 눈에 들어왔다. 예과 일 학년은 201호였다. 계단을 걸어올라 육중한 201호실 문을 열고 들어서자 교단을 중심으로 부채꼴로 전개된 큰 강의실이 시원하게 펼쳐져 있었다.

8시가 조금 지났음에도 벌써 학생들이 반 넘게 자리를 잡고 있었는데 언제 친해졌는지 반말을 하며 장난을 치는 학생이 있는가 하면 한의학사전이나 한의서적을 뒤적이는 친구도 보였다. 찬찬히 동급생들의 얼굴을 둘러보고 있는데 젊은 직원 하나가 성큼성큼 교단으로 올라섰다.

"여러분 반갑습니다. 먼저 합격을 축하드립니다. 저는 여러분의 지도교수인 이학봉 교수님의 조교 강의수입니다."

인사를 마치자 우레와 같은 박수가 터져 나왔다.

"제가 오늘 여러분을 방문한 것은 동문이자 선배로서 몇 가지 안내와 정보를 드리고자 함입니다. 그리고 어떻게 하면 한의대생활을 잘할 수 있을지에 대한 조언과 질의응답시간을 가져볼까 합니다."

반가운 이야기에 모두들 귀를 쫑긋 세웠다.

"자아… 이번에 유급을 했거나 복학한 학생이 9명이면 총원이 105명이죠? 그런데 여러분들의 졸업정원은 80명입니다. 졸업정원제를 시행하므로 20%를 더 선발해서 96명이 된 것은 아시죠. 단순한 계산만으로도 여러분들 중 16명은 유급이 되거나 퇴학을 당할 수 있다는 말입니다. 그런데 9명이 추가되었으니 결국 졸업정원제에 해당하는 인원이 25명으로 늘어난 셈이죠."

여기저기서 웅성거리는 소리가 들리자 잠깐 말을 끊은 강조교가 좌우를 둘러보고는 다시 말을 이었다.

"그렇다고 지레 겁을 먹지는 마세요. 여러분은 모두들 명석하니 열심히만 한다면 무난하게 졸업을 할 수 있지 않겠어요? 개학첫날부터 이런 조언을 하는 이유는 쓸데없이 시간을 허비해서 스스로 불행을 자초하지 말라는 겁니다."

분명히 조언하는 것은 맞는데 누가 들어도 썩 기분 좋은 분위기라 할 수는 없었다. 입학첫날 첫 수업도 시작하기 전 등장한 선배의 이야기는 신입생들에게 작지 않은 충격을 주었다.

입학 정원이 많다고는 하나 예과 1학년을 6명이나 유급시킨다는 건 수치상 6년간 40명 가까이 유급이 될 수도 있다는 계산이 나온다. 그나마 두 번 유급을 당하면 자동퇴학이라 하니 합격의 기쁨을 채 누려보지도 못하고 당장 진급이나 졸업을 걱정해야 할 판이었다. 강의실 공기가 순식간에 냉랭해지며 기침소리 하나 들리지 않았다.

"궁금하거나 어려운 일 있으면 언제라도 문의해주시고 졸업할 때까지 계속 보게 될 거니까 잘 지내봅시다. 질문 있는 사람?"

찬물을 끼얹은 것 같은 정적을 깨고 누군가가 손도 들지 않고 불쑥 일어섰다.

"졸업정원이 정해진 마당에 모두들 열심히 한다 해서 유급이 되지 않는 건 아니지 않습니까? 상대평가를 하므로 동기를 적으로 삼고 6년을 살아야 하는 구조인데 열심히 하면 할수록 모두에게 힘든 과정이 될 뿐이 아니겠습니까? 그리고 시키는 대로 열심히 하면 학교나 교수님들이 우리를 명의로 만들어 준다고 보장할 수 있습니까?"

두 가지 주제의 질문이 어느 하나 쉽게 답을 할 수 없을 만큼 예리했다. 중년 냄새 풀풀 나는 그 아저씨학생의 이름은 이인도였다.

강조교의 표정이 얼어붙은 것처럼 굳어졌다. 신입생들의 기를 죽여 다루기 쉽게 만들려던 의도가 그의 말 몇 마디에 노출이 된 모양새가 되고 말았다.

"그… 그런 뜻이 아니라 열심히 잘해보자고 선배로서 격려하는 것이니 너무 심각하게 받아들이지는 마세요…"

대충 이야기를 얼버무린 강조교는 도망치듯 강의실을 빠져나갔다. 첫 교시 시작 시각인 9시를 15분이나 남기고 삼십 대 중반 정도로 보이는 교수가 빠른 걸음으로 교단을 올라섰다.

"저는 여러분에게 한의학개론을 가르치게 된 박영달입니다. 자 먼저 출석을 불러볼 테니 호명이 되면 대답을 하면서 손을 들어주세요."

인사말 한마디 없이 수업시작시간이 되기도 전 출석부를 펼치는 교수를 보며 신입생들은 하나같이 아연실색해 마지않았다. 첫 수업인데도 대부분 과목이 간단한 교수소개만 하고는 진도를 나갔다. 비전공 과목도 별반 다르지 않았지만, 특히 한의학 과목은 용어들이 외계의 언어로 수업하는 것 같아서 무슨 말을 하는지 거의 한 마디도 알아들을 수가 없었다.

개학첫날인데도 결강이나 휴강은 한 차례도 없었고 진도를 내는 교수들의 분위기는 마치 저승사자처럼 엄숙했다. 점심시간이 되자 학생들이 웅성거리기 시작하더니 곧이어 여기저기에서 탄식성이 들리기 시작했다.

"이야 이거 우리 전공 선택을 잘못한 거 아냐?"

"고등학교 3학년 아니 고시생도 이렇게 생활하지는 않을 거야. 이리도 어려운 수업을 아침 9시부터 저녁 6시까지 들어야 하다니…."

아홉 시간을 억지로 버틴 한의예과 일 학년 전원은 얼이 빠진 채 수업이 끝나고도 자리에서 일어나지 못했다. 가방을 싸지 않고 퍼져버린 학생이 있는가 하면 어깨를 두드리거나 스트레칭을 하는 학생도 눈에 띄었다.

"무슨 수업이 이래? 도무지 이해할 수가 없어!"

"필기를 하려 해도 적을 수가 있어야지. 녹음하던지 해야지 원…."

"야야 녹음을 하면 듣고 정리할 시간이 있기나 하겠어?"

"아니 그럼 이대로 유급을 당해야 한단 말이야?"

유급을 당하면 일 년을 더 다녀야 하는 생활비도 문제였지만 동료들보다 한 학년 아래로 내려가는 수모가 더 비참했다. 그것보다 더 난감한 일은 공부 분량이나 시험범위가 너무 방대해서 다시 시험을 친다 해도 제대로 학점을 받는다는 보장이 없다는 것이었다.

전공은 한의학이지만 수강신청과목의 절반은 조직학, 약리학, 양방생리나 병리, 해부학 등의 양방과목이었다. 그리고 미생물학이나 유기화학, 생화학 같은 이과과목들도 무서운 복병이었다. 중국어와 몇 개의 교양과목 이외에는 전부 전공필수였으므로 한 과목이라도 놓치면 바로 유급이 되었다. 특히 한영과 같이 문과로 진학한 학생들은 일반물리학이나 일반화학, 수학 등의 이과교양 과목도 적지 않은 부담이 되었다.

수강신청과목이 한 학기마다 적게는 9개 많게는 18개 과목이나 되었으니 정신을 바짝 차려도 유급이 호시탐탐 학생들의 뒤통수를 노리고 있었다. 한글이 섞인 교과서는 찾아보기 어려웠으며 한의학 과목은 거의 한문이었고 양방과 그 부속 과목은 거의 영어로 되어 있었다. 수업은 오후 6시까지지만 실습이 있는 날은 밤 9시가 넘어야 하교를 했다.

특히 여러 시험에 대한 안내는 아연실색하지 않을 수 없었다. 매 학기 중간고사 기말고사만 해도 6년간 24회이고, 번개시험에 쪽지시험, 실습시험은 매 학기 각각 10여 차례씩 시행되었으며 본과 4학년 2학기가 되면 국가고시 모의고사만 15회 이상 치러야 했다. 그러니 한의대를 졸업하기까지 대략 거쳐야 하는 시험을 합산해보면 도합 390회를 웃돌았다.

대부분의 수업은 교수가 원문을 읽고 해석을 하는 방식이었다. 그러니 한 시간에 나가는 진도가 달리는 말보다 빨랐다. 선생이 읽고 해석을 하면 학생은 복사기로 찍듯이 외워야 하는 구조였다. 그런데 단순한 암기만으로 전공서적을 이해한다는 것은 불가능에 가까웠다.

삼 일차 수업을 마치고 일어서려는데 학생 하나가 교단으로 올라갔다.

"여러분 저는 박병훈이라고 합니다. 오늘 제가 앞으로 나선 이유는 언제까지 이렇게 정신없이 수업만 들어서 되겠느냐 해서입니다."

"옳소~ 신속히 과대표를 뽑고 앞으로의 대책을 마련합시다."

큰소리로 제안을 한 사람은 한영의 고교후배 이태열이었다. 절박한 상황이라 동의를 구할 것도 없이 뜻이 모아졌다.

"자 그럼 지원하실 분 신청해주십시오."

박병훈이 후보자등록을 요청했다. 몇 번을 독촉해도 이런 살벌한 분위기에 개인시간을 손해 보는 과대표를 하겠다고 나설 인물이 있을 리 없었다.

"신청자가 없으면 제가 한번 해보겠습니다. 이거 아무래도 제가 좀 설쳐야 할 것 같네요."

모범생처럼 반듯하게 생긴 박병훈은 말을 하거나 인상을 쓰면 아주 유들유들하게 이미지가 바뀌는 독특한 캐릭터였다.

"성격 좋고 융통성 있는 저 같은 능력자가 총대를 해야 여러분이 편하지 않겠습니까?"

대놓고 자기자랑을 하는데도 왜 그런지 밉지가 않았다. 누가 먼저랄 것도 없이 박수가 터져 나오며 만장일치로 박병훈이 과대표로 선출되었다.

"감사합니다. 이렇게 열렬히 지지를 해주시니 힘이 펄펄 납니다. 자 그럼 번호순대로 간단하게 자기소개를 하면서 각자 나름의 소견을 피력해주시기 바랍니다. 인원이 많은 관계로 개인발표시간을 2분으로 제한하겠습니다."

입학원서 접수순으로 매겨진 번호에 따라 학생들이 줄줄이 일어섰다 앉았다. 지그시 눈을 감고 있던 이인도는 자기차례가 되자 슬그머니 교단으로 걸어 올라갔다. 전원의 시선을 한몸에 받으며 헛기침을 한 번 하고 뜸을 들이더니 천천히 말문을 열었다.

"여러분… 이건 그냥 고생을 시키려고 작정한 것이지 정상적인 수업이 아닙니다아… 우리는 높은 학점을 따러 온 것도 아니고, 공부 열심히 하고 말 잘 듣는 착한 학생이 되려고 여기에 온 것이 아닙니다아… 오로지 병 잘 고치는 명의가 되기 위해 개고생해가며 한의대를 온 것입니다아…"

행정고시를 패스하고 국회에서 근무하다 35살 늦깎이로 입학한 이인도가 내뱉은 첫마디는 파격적이었다.

"고시를 패스한 내가 이 정도로 부담을 받는다면 여러분들은 어떻겠어요? 더욱이 이 부담이 한의학적인 사고나 임상에 도움이 된다면 당연히 감수해야 되겠지만 한의학은 이렇게 달달 외우고 암기하는 공부가 아니라는 말입니다."

날카로운 눈매의 이인도가 좌우로 좌중을 둘러보자 모두 다 숨을 죽인 채 눈만 껌뻑거릴 뿐이었다. 자기소개가 정원의 반도 진행되지 않았는데 2분으로 제한된 시간을 10분 넘게 붙들고 있었다.

"여러분, 교수님들이 진도 팍팍 내고 학생이 학점을 아무리 잘 받아도 명의가 되는 것은 아니예요오. 책 많이 읽고 공부 열심히 하고 좋은 성적 받아 수석 졸업해도 병을 잘 고칠 수 있는 게 아니다 그런 말입니다아. 쓸데없는 이론이나 암기에 시간 다 소모하면 언제 임상을 익힐 수 있겠습니까아. 한의학은 도(道)예요. 불립문자와 같이 증득하지 않으면 안 된단 말입니다아. 증득이란 모든 한의학 서적을 깡그리 다 외운다고 되는 게 아니예요오. 선방스님이 화두를 들고 면벽좌선을 하듯이 문자 내면의 의미를 깨우쳐야 된다 그런 말입니다아. 그러자면 개인적으로 궁구하는 시간이 필요하지 않겠어요? 이렇게 암기력 테스트만 한다면 우리는 그저 인간 복사기가 될 뿐이란 말입니다아. 뜻을 새기지 못하는 암기는 불과 며칠이면 다 지워져 버리고 마니까요오…"

15분이 지나도록 이야기를 하는데도 제지하기는커녕 누구 하나 크게 숨소리조차 내지 않았다. 그만큼 그의 말은 직관적이었고 통찰력이 있었다.

"인도 형님께서 저희들을 잘 좀 인도해주십시오."

박병훈이 환하게 웃으며 다소곳이 절을 했다.

"수재들만 다 모였는데 내가 여러분을 인도할 능력이 되겠습니까아? 그러니 좋은 자료나 정보가 있으면 공유하고 협조해서 분위기 좋고 고생 덜 하는 한의대생활이 되기를 바라는 바이다 그런 말입니다아…"

개인적으로 대화할 때는 말끝이 짧은데 대중을 상대하기만 하면 언제나 말끝이 길어지는 영감 같은 말투에 자꾸만 웃음이 나왔다.

저녁 8시를 훨씬 넘기고서야 첫 회의가 끝이 났다.

'예비역은 잠깐만 남아주세요.'

이인도의 입김이 작용했는지 과대표가 칠판에 큼직하게 공지를 했다. 놀랍게도 예비역이 25명이나 되었다. 나이별 분포는 35세 2명, 32세 2명, 20대 후반이 한영을 포함해서 10명, 20대 초중반이 11명이었다. 재수생까지는 현역으로 분류되었지만 박병훈은 과대표 자격으로 예비역 모임에 동참했다.

"형님들 배고프시죠? 가까운 식당으로 가서 허기를 달래며 대화를 하심이 어떠하올런지요?"

성언동 버스정류소 앞에 있는 삼겹살집에서 다시 모인 예비역들은 한결 친숙한 분위기로 대화를 나누었다.

"여러분들은 다들 수재에다 1등을 했겠지만, 순발력에서 현역을 따라갈 수 없어요. 그러니 우리가 합심해서 서로 돕지 않으면 탈락자가 예비역에서 나올 확률이 높지 않겠어요?"

강의실에서 했던 이야기를 다시 이어갔다. 그런데 방금 입학한 예과 일 학년생이 자꾸만 임상을 강조하는 것은 잘 이해가 되지 않았다.

"우리는 6년간 유급하지 않고 심신을 상하지 않으며 효율적으로 한의학적 경지와 임상을 완성해야 합니다. 그게 앞으로 우리 예비역의 가장 큰 숙제가 될 것입니다. 교수님들 믿지 마세요. 그분들은 각기 전공이 달라서 자기 과목만 가르칠 뿐이므로 전체적인 한의학을 통찰하는 능력은 우리 각자의 몫입니다."

청산유수와도 같은 이인도의 충고는 한마디도 흘려들을 것이 없었다.

'아하! 그래서 자꾸 임상을 강조했던 거로구나…' 얼마나 현실성 있는 주장인지 아직 다 이해할 수는 없지만 공감하지 않을 수 없었다.

예비역들은 한마음으로 동의하고 향후의 생활에 대해 구체적인 방안들을 쏟아냈다. 고등학교 선배나 후배를 고학년으로 둔 친구는 전년도 기출문제의

족보를 구해오기로 했으며 매 시험 전 공유할 압축된 모범답안은 한영이 정리하기로 자청했다. 모범답안지는 최소한의 노력으로 유급을 피하는 것이어서 A학점 이상을 받기는 어려울지 몰라도 시험기간 어쩔 수 없는 개인사정으로 준비가 부족해도 유급을 당하지 않을 만큼의 학점을 따보자는 복안이었다.

"제가 '85학번 예비역의 찬란한 미래를' 하면 여러분은 '위하여' 하는 겁니다."

대구 사대부고를 졸업한 김용진이 건배제의를 했다.

"85학번 예비역의 찬란한 미래를~."

"위하여~!!"

내일부터 또다시 혹독한 수업과 시험에 시달릴지언정 희망하던 대학을 다니게 된 기쁨과 어설픈 졸업대책으로 시간 가는 줄 모르고 술잔을 비웠다.

시계 알람소리에 겨우 눈을 뜨고는 속이 매스꺼워 식사도 하지 않고 집을 나섰다. 숙취가 풀리지 않아 시뻘건 얼굴로 등교를 하다 한의학관 외부 게시판 앞에서 멈추어 섰다. 이미 여러 명의 학생이 수군거리며 대자보를 들여다보고 있었다. 손등으로 충혈된 눈을 쓱쓱 비비며 술기운을 걷어내다 말고 '헉' 소리를 질렀다.

대자보

저는 농부의 아들로 태어난 예과 1학년 학생입니다. 가난한 집안 형편에 어렵게 대학을 진학했습니다. 장차 훌륭한 한의사가 되리라는 청운의 꿈을 품고 학업에 매진하리라 굳은 의지를 다지고 왔습니다만 일부 불순한 학생들로 인해 제 꿈이 수포가 되게 되었습니다.

그건 바로 입학을 하자마자 쉽고 편하게 졸업할 궁리를 하는 학생, 학교와 교수님들을 불신하고 학업 분위기를 흐리는 학생들 때문입니다. 공부는 요령으로 하는 게 아닙니다. 훌륭하신 교수님들을 따르고 교과서에 매진해도 어려운 것이 한의학이 아니겠습니까?

그런데 그 불량학생들이 105명이나 되는 우리 예과 일 학년 전체를 선동하고 있습니다. 이건 결코 용인될 수도 용납할 수도 없는 중차대한 일입니다. 아무것도 모르는 예과 일 학년 학생이 어찌 임상과 한의학을 저울질할 수 있으며 평생 스승이 될 유능한 교수님들을 오도할 수 있다는 말입니까? 저는 이학봉 지도교수님의 따뜻한 보살핌 아래에서 강의수 조교선생님이 이끌어주시는 대로 함께 학업에 매진할 학우님들을 찾고 있습니다.

여러분! 결단코 작금의 분위기에 동화되거나 휩쓸려서는 안 됩니다. 왜 우리가 비싼 등록금을 내고 싸구려 교육을 받아야 한다는 말입니까? 고매하신 교수님들에게 열심히 배우고 그 가르침 아래에서 임상을 완성해야 한다는 것은 세 살 먹은 아이라도 알만한 사실이 아니겠습니까? 이 시각 이후로 저는 학업 분위기를 망치는 일부 선동자들을 절대 좌시하지 않을 것입니다…

대자보는 예과 일 학년이라고만 밝힌 익명의 글이었다. 명분은 충분했다. 그렇지만 입학한 지 며칠도 되지 않아 대자보를 내건다는 건 이해가 가지 않았다. 서둘러 강의실로 뛰어 올라가니 모두들 웅성거리며 설전을 벌이고 있었다.

"병훈아. 이게 대체 어찌 된 일이야?"

"형님. 이거 참 난감하네요."

"오늘 수업 마치고 과대표 주제로 학급회의를 좀 해야 하지 않을까?"

"저도 그렇게 생각하고 있습니다. 학급회의를 할 때는 입도 벙긋하지 않던 놈이 이렇게 뒤통수를 치면 앞으로 학급 분위기가 어떻게 되겠습니까? 이름을 밝히지도 못하는 비겁한 놈."

눈에 힘이 잔뜩 들어간 병훈이 씩씩거렸다.

"자기 하나 잘 보이려고 우리 전부를 매도하는 나쁜 자식. 이건 우리 학년

전체를 이간시키려는 수작이라고요. 저도 어제 들은 사실인데요. 학교 측의 야
비한 행정과 교수들의 갑질에 5년 전부터 이미 데모가 진행 중이랍니다. 한의
학관 외벽에 걸려있는 플래카드 형님도 보셨잖아요?"

처음에는 플래카드를 대수롭지 않게 흘려보았다. 한의대에서 데모할 일이
있을까 심상하게 여겼다.

"우리 학년 전체의 단합을 위해 어쩌면 잘된 일인지도 모른다. 일단 수업부터
듣고 보자."

과대표가 칠판에 공지를 적었다.

'오늘 수업 마치고 긴급학급회의 있습니다. 한 분도 가지 마세요.'

8교시 수업이 끝나자 박병훈이 교단에 올라섰다.

"오늘도 수업받느라 고생했습니다. 자, 지금부터 예과 일 학년 학급회의를
시작하겠습니다. 게시판에 내걸린 대자보 다들 읽어보셨죠? 거기에 대한 여러
분들의 의견을 피력해주시면 좋겠습니다."

채 말이 끝나기도 전에 김용진이 벌떡 일어섰다.

"어떤 놈이야? 여기 누구 교수 편 있어? 잘 보이려면 저 혼자 아양을 떨든지
왜 우리를 끌어들여? 아 자기만 열심히 하면 되잖아!!"

"형님. 회의 중이니 말씀을 좀 순화시켜 주세요."

과대표의 권고는 아무 소용이 없었다.

"지금 내가 점잖게 말할 기분이 되겠어? 욕이 튀어나오는 걸 얼마나 참고
있는데, 지 말대로라면 지는 뭐 한의학을 알아? 교수 실력을 알아?"

감정을 실어 내뱉는 말 치고는 상당히 냉철한 발언이었다.

"형님. 너무 그렇게 일방적으로 몰아붙이면 어쩝니까? 대자보 내용에 공감
하는 친구들도 있을 수 있는 거 아닙니까?"

충청도 출신의 재수생 김대용이었다.

"너 말 잘했다. 그래 대자보를 내건 놈이 바로 너였구나."

입에서 침이 튀기며 달려들었다.

"용진아 잠깐만."

보다 못한 한영이 제지하며 일어섰다.

"만에 하나 대용이가 대자보를 썼다면 절대 저렇게 말 못해."

그리고는 성큼성큼 교단으로 걸어 올라갔다.

"여러분 이번 일은 그냥 단순하게 해석할 수 있다고 봅니다. 글을 쓴 사람이 누군지는 그다지 중요하지 않습니다. 또 그 내용을 틀렸다고 단정하기도 어렵습니다. 이제 갓 입학한 예과 일 학년인데 너무 임상을 강조하는 게 아닌가 하는 견해는 지극히 당연한 것입니다. 그리고 아직 임상 과목수업을 받는 것이 아니므로 수준 높은 임상에 대해 기대를 하는 것이 시기적으로 맞는다고 할 수도 없습니다."

잠시 말을 끊고는 이인도를 바라보았다. 대자보의 주된 타깃이었지만 편안하게 눈을 감은 채 아무 사심 없는 어린아이처럼 조는 것 같았다.

"그런데 몇 가지 짚어봐야 할 문제가 있습니다. 첫째, 글을 쓴 당사자는 그럴 의도가 없었는지 몰라도 소수의견을 전체의 공통된 의지로 전제했다는 것입니다. 둘째, 학급 내에서 회의를 통해 충분히 대화하고 조율할 수 있는 문제를 너무 성급하게 대외적으로 노출했다는 점입니다. 셋째, 이런 대립각은 동료들의 편 가르기나 반목의 소지가 있다는 것입니다. 그것도 6년이라는 긴 세월 한솥밥을 먹어야 하는 동기들끼리…."

대부분의 학생이 고개를 끄덕이고 있었다.

"이건 제 개인적인 소견입니다만 만에 하나 의도가 불순한 인물이나 조직의 입김이 개입된 일이라면 저는 그게 누구든 어떤 지위에 있는 사람이든 용서치 않을 겁니다. 비록 저 하나의 힘은 미약할지 모르지만, 우리 학년 전원이 다치지 않고 한의사 면허증을 받고 웃으며 졸업하는 그날까지 끝까지 맞서 싸울 것입니다. 이상입니다."

말을 마치고 교단을 내려오는 한영에게 휘파람소리와 박수세례가 쏟아졌다.

"한영 선배. 멋져요~!!"

이태열이 엄지를 치켜세웠고 교단 앞까지 마중을 나온 김범진은 손을 붙잡고 흔들었다.

"아이고 한영 씨 잘했어요. 제 속이 다 후련합니다. 하하하."

과대표 박병훈이 교탁을 탁탁 치며 좌중의 흥분을 가라앉혔다.

"자자 주목하시고 또 말씀하실 분 있으세요? 아무도 안 계시면 회의는 이것으로 마감하겠습니다."

"형님, 교수들이 선수 치려다가 한 방 맞았네요. 첫날 강조교 하는 거 보고 저도 쪼매 눈치를 챘걸랑요."

금정리 하숙집으로 걸어가는 그의 뒤를 병훈이 쪼르르 따라붙었다.

"너는 집이 이쪽이 아니잖아?"

"헤헤 오늘 형님 하숙방 구경 좀 할라꼬예."

"초대도 안 했는데 구경은 무슨."

"너무 그렇게 인색하게 하지 마이소. 제가 형님 급격히 좋아하고 있는데…"

후문을 지나 금정리로 걸어가는 두 개의 긴 그림자가 키 큰 미루나무처럼 한없이 평화로워 보였다. 하숙집에 도착한 두 청년이 녹차 잔을 앞에 두고 마주 앉았다.

"지금 선배 학년들 분위기가 만만치 않습니다."

"그건 또 무슨 말이냐?"

"에헤~ 형님도 아시다시피 데모가 그냥 하는 데모가 아닙니다. 데모와 관련해서 유급이 된 선배들 숫자도 적지 않고요. 죽도록 고생해서 학점을 받고 고학년이 되어도 임상능력이 절대적으로 부족하다고 합니다. 예과 때는 본과 진입을 하고 전공과목을 배우면 다르겠거니 하다가 본과생이 되고 나서도 달라지는 게 없어 아차차 한답니다. 학생들 가운데 임상에 관심이 없거나 책만 줄창 파고

드는 친구도 있겠지만 인도 형님 말씀처럼 교수로 남거나 의정장교로 간다고 해도 최우선으로 임상능력을 갖춰야 하는 건 사실 아니겠습니꺼?"

이인도의 열변을 들을 때만 해도 설마 했는데 과대표를 통해 선배들의 전언까지 듣게 되자 눈앞이 캄캄했다.

"머지않아 우리 학년도 데모 참가를 해야 할 날이 올 겁니다. 사안이 너무 커서 대충 정리하고 끝날 문제가 아니더라꼬예."

"네 말은 잘 알겠다만 이제 예과 일 학년인데 무슨 힘이 있겠니?"

"그건 그렇지만 우리 학년이 똘똘 뭉쳐 서로 돕지 않으면 우리도 피해를 볼 수밖에 없다는 건 자명한 사실인 것 같습니다."

"잘 알겠다. 나도 힘을 보탤 테니 합심해서 잘 극복하도록 노력해보자."

"네 형님. 그래도 우리 학년에 뜻있는 형님들이 몇 분 계셔서 얼마나 다행인지 모릅니다."

그는 속없이 덜렁대는 것 같으면서도 생각이 깊었다. 새내기 두 청년은 밤이 이슥하도록 많은 대화를 나누고 헤어졌다.

생전 듣도 보도 못한 용어와 단어와 개념들과 숨 가쁘게 씨름하는 나날이 계속되었다. 온종일 강의를 듣고 필기를 했지만, 뒤죽박죽이 된 머릿속에는 아무것도 정리가 되지 않았다. 하나같이 추상적인 개념들이 12년 동안 암기만 하다 고등학교를 졸업한 신입생들에게 우주의 학문처럼 여겨졌다.

그 와중에도 쉬는 시간마다 동아리를 소개하는 선배들이 들락거렸다. 차를 마시며 경주의 문화를 탐색하는 서클, 한의학 원론을 연구하는 서클, 본초학(한약재 전공)서클, 연극서클, 보컬그룹 등등 학문과 취미 서클들이 수없이 많았지만 간절히 기다리는 침구학 서클은 끝내 나타나지 않았다. 그 이유는 건한대학교에 침구학회가 없었던 것이다.

치료는 나이와 학년의 고하가 없다. 한의사가 아니면 한의학과 연관된 거의 모든 의료종사가가 무면허인데 도처에서 침구치료가 이루어지고 있는 실정이다. 맹인도 침 치료를 하는데 한의과대학에 침구학회가 없다는 것이 도무지 이해가 되지 않았다.

본과 3학년이 되어야 침구학수업이 시작되지만 그 전에 고학년 선배들로부터 경혈학과 침구치료법을 배운다면 예과생이라고 시침을 하지 못할 이유가 없다. 무엇보다 경혈학이 본과 2학년, 침구학이 본과 3학년 커리큘럼에 들어있다는 것 자체가 의문이었다. 침구학은 한의학의 꽃이다. 가공된 약물이나 수술과 같은 인위적인 행위 없이 침구로만 치료하지 못하는 질병이 없다. 본과로 진급하면 반드시 '침구학회'를 만들어야겠다고 굳게 다짐을 했다.

"내일… 약용식물학 쪽지시험 있습니다."

쭈뼛거리며 난처해 하는 몸짓이 평소의 분위기와 사뭇 달랐다.

"범위가 어디까지요?"

누군가 질문을 했다.

"지금까지 배운 거 전부랍니다. 주관식이니 확실한 준비를 해야 할 겁니다…."

학생들 눈치를 살피며 말끝을 흐렸다.

"아니? 미쳤어? 지금 그걸 말이라고 해?"

벌떡 일어선 사람은 성질 급한 김용진이었다.

"그 많은 걸 오늘 하루 만에 다 외우라는 거야?"

"네… 그렇습니다. 형님."

아무 죄도 없는 과대표는 죄인처럼 풀이 죽었다.

두 시간짜리 수업에 약용식물 30개 이상의 진도가 나갔는데 세 번 강의를 들었으니 거의 90개를 외워야 된다는 말이었다.

가령, 대추를 예로 들어보면,

學名 - Zizyphus jujuba Mill var. inermis Rehder.

韓藥名 - 大棗

成分 - carbohydrate 22.8% protein 2.2% fat 0.1% natrum 1mg1/100%

效能 - 補脾和胃, 養血安神, 緩和藥性, 益氣生津, 解諸藥毒.

主治 - 健忘, 氣血津液不調, 脾虛便溏, 心悸, 不安不眠, 胃虛食少, 臟躁, 怔忡

歸經 - 心, 脾, 胃.

하나의 자료가 이 정도 분량인데 입학한 지 얼마 되지도 않은 새내기가 얼거리만 잡고가도 하루만에 100개 가까운 자료를 외워 시험을 친다는 건 거의 불가능한 일이었다. 특히 라틴어로 되어 있는 학명은 영어와 비슷해서 볼수록 혼란스러웠다. 차라리 영어를 몰랐다면 더 수월했을 것이다. 다른 과목 수시시험이 있거나, 리포트가 하루 평균 2개정도 된다고 보면 어느 누구도 온전히 쪽지시험을 보아낼 학생은 없을 것 같았다.

"야. 그럼 미리 알려주어야지 갑자기 시험을 본다면 어떻게 하자는 말이야?"

용진의 음성은 점점 더 격앙되었고 여기저기서 터져 나오는 불평으로 강의실이 삽시간에 소란스러워졌다.

"저도 말씀을 드렸는데 교수님께서 매년 이렇게 해오셨다니 어쩔 수가 없었어요. 쪽지시험 보면 중간고사 칠 때 부담이 줄어드니 미리 매를 맞는 심정으로 준비하시면 안 될까요."

아무 잘못도 없는 과대표는 거의 울상이 되었다.

"작년에도 이 과목에서 다섯 명이나 유급을 당했대요. 쪽지시험이지만 점수가 학점에 반영되니 잘 봐야 한다고 선배들이 겁을 팍팍 주더라꼬예. 그라고 답을 적어도 부분적으로 틀리면 그것도 감점을 한다네에."

고교 후배 이태열의 여드름 많은 얼굴이 검붉게 달아올랐다. 전원이 다 망칠 정도의 시험이라면 차라리 속이 편할 것 같지만 그래도 그 쪽지시험을 만점

받는 학생이 나온다는 것이 실로 기가 막힐 일이었다.

다음날 거의 밤을 새우고 등교를 한 예과 일 학년생 대부분의 얼굴은 마치 대량 출혈을 한 아편쟁이처럼 창백하고 피폐했다. 약용식물학수업이 시작되기 전 조교가 먼저 들어와 백지를 한 장씩 돌리고 나서 칠판에다 5개의 약초 이름을 적었다.

"15분이면 다 적을 수 있겠죠?"

5문제 중 2문제를 놓친 한영은 다들 비슷한 수준이니 적당히 넘어가지 않겠느냐는 심정으로 걱정을 가라앉혔다. 한 문제밖에 적어내지 못한 용진이 인상을 쓰며 다가왔다.

"한영아. 수업 마치고 술 한잔하자."

나이가 같은 용진은 개학 첫날 바로 너나들이를 하자며 먼저 말을 놓았던 화통한 성격의 소유자였다. 수업을 파하고 성언동으로 나와 술자리에 앉자마자 연거푸 막걸리 석 잔을 털어 넣고 내뱉은 첫 마디는 놀라웠다.

"야~. 나는 아무래도 한의대 체질이 아닌 것 같아."

"너. 어제 공부 안 했냐?"

"했지! 근데 그걸 어떻게 다 하냐? 나올 만한 걸 찍어야지. 그나마도 하다가 열 받아서 한잔 하고 말았지만…"

대책 없는 배포가 부럽기까지 했다.

"너는 그게 외워지더냐?"

술기운이 올라 얼굴이 불콰해진 용진은 진지했다.

"나도 시험 잘 못 봤어. 너무 걱정 마. 이건 그냥 우리에게 주는 충격요법 같아. 그러니 편하게 받아들이자."

어떻게든 달래는 수밖에 없었다.

"그것도 그거지만… 한의학개론 수업만 들으면 난 정말 미치겠어."

부스럭거리며 호주머니에서 '오행귀류표(五行歸類表)'라는 제목의 도표가 그려진 복사물을 한 장 꺼냈다.

五行	五行歸類表(오행귀류표)											
	五臟	五腑	官竅	五色	五味	形體	情志	五聲	變動	五榮	五精	五液
木	肝 간	膽 담	目 목	靑 청	酸 산	筋 근	怒 노	呼 호	握 악	爪 조	魂 혼	淚 루
火	心 심	小腸 소장	舌 설	赤 적	苦 고	脈 맥	喜 희	笑 소	憂 우	色 색	神 신	汗 한
土	脾 비	胃 위	口 구	黃 황	甘 감	肉 육	思 사	歌 가	噦 얼	脣 순	意 의	涎 연
金	肺 폐	大腸 대장	鼻 비	白 백	辛 신	皮毛 피모	悲 비	哭 곡	咳 해	毛 모	魄 백	涕 체
水	腎 신	膀胱 방광	耳 이	黑 흑	鹹 함	骨 골	恐 공	呻 신	慄 율	髮 발	志 지	唾 타

"목(木)이 왜 간(肝)과 담(膽)이며, 신맛이며, 청색이냐고… 나무가 신맛만 나나? 나무가 청색만 있냐고? 또 무슨 이유로 목생화 화생토 토생금 금생수 수생목이 상생(相生)이 되고, 목극토 화극금 토극수 금극목 수극화는 상극(相剋)이 되느냐 이 말이야~!!"

상한 음식을 한입 가득 머금고 삼키지도 뱉지도 못하는 표정이 되어 있었다. 모르는 단어가 하나도 없는데 전혀 무관하게 보이는 개념들을 연결시키지 못해 힘들어 하는 것이었다.

"내가 보기엔 니가 너무 사전적인 해석으로 접근하는 것 같아."

이 문제는 김용진뿐만 아니라 이과를 전공한 학생들의 공통된 고민이었다. 빙그레 웃으며 이야기를 이어갔다.

"하늘을 하늘이라 하고 땅을 땅이라 명명하듯이 그냥 있는 그대로 수용하면 안 되겠니? 물이 위에서 아래로 떨어지듯이 몸으로 느끼지 못하는 지구의 자전과 공전을 인정하듯 그렇게 받아들이다 보면 그 의미들이 저절로 연결될 것 같은데… 가령 신맛이 간이나 담에 속한다면, 모르는 어떤 약초의 맛이 시다고 가정했을 때 간담의 질환에 사용할 수도 있는 거잖아. 이렇게 상상력을 펼칠 수 있다는 게 흥미롭지 않나?"

"그래 알아. 나도 그렇게 생각은 해… 문제는 수용을 하고 받아들이려 하는 데 자꾸 거부감이 와서…"

테이블에 팔꿈치를 괴고 손바닥으로 이마를 짚은 용진은 양미간을 찌푸린 채 한참동안 말이 없었다. 이과를 전공한 학생들은 대체로 공식과 법칙, 논리에 부합하지 않으면 개념을 수용하는 데 상당한 어려움을 겪고 있었다. 그렇지만 그것은 반드시 극복해야 하는 절대적인 숙제였다.

수리적이고 물리적인 현상세계만을 아는 사람이 추상적인 개념에 눈을 뜨게 되면 지적수준이 영적(靈的)인 단계로 업그레이드가 된다. 그것에 다가가는 공부나 깨달음의 기회는 아무에게나 주어지는 것이 아니다. 오로지 한의학도에 게만 주어진 행복한 고민을 하는 줄 모르고 있었고, 이런 과정을 통해 보통사람은 꿈도 꾸지 못하는 엄청난 자연의 법칙을 깨달아 가고 있음을 알지 못할 뿐이었다. 저 간단한 도표로 치료하지 못할 질병이 없고 우주의 기운을 운용하는 묘법이 나온다는 걸 깨닫게 되는 날 이 두 청년은 잠을 이루지 못하고 환희로워할 것이다. 오행귀류표는 인류 최고의 비밀문서인 동시에 숨겨진 우주의 법칙을 해금(解禁)하는 '천기누설(天機漏洩)'이었다.

대화를 나누고 돌아간 이후 며칠간 좀 밝아지는 것 같던 용진의 얼굴빛이 다시 어두워졌다. 밤 열 시가 넘은 시각 하숙집방문 앞에서 인기척이 났다.

"한영이 안에 있나?"

"무슨 일 있어? 이 늦은 시각에. 얼른 들어와."

평소의 씩씩한 모습과 달리 풀이 죽은 용진이 안쓰러웠다. 방으로 들어서더니 숨 돌릴 새도 없이 점퍼 주머니에서 두툼한 복사물 한 다발을 주섬주섬 꺼냈다.

"정(精)기(氣)신(神)혈(血)이 있잖아…"

낙담한 용진은 끝내 말꼬리를 흐리고 말았다. 그는 그렇게 답답하고 힘든 과정을 어렵사리 인내하고 있었다.

정(精)은 생명이 발생하는 데에 필요한 선천지정(先天之精)과 생명활동을 유지하는 데 필요한 후천지정(後天之精)으로 나뉜다. 정(精)은 수곡지기(水穀之氣)와 호흡지기(呼吸之氣)에 의해 생성되며 신(腎)에 저장된다.

기(氣)는 생명과 생체의 활동을 유지하는 데 중요한 역할을 하는 물질이다. 진기(眞氣) 원기(元氣) 정기(正氣) 등으로 표현하기도 한다. 흉부 중앙에 있는 종기(宗氣) 혈맥 밖에 있으면서 병적요소로부터 몸을 방어하는 위기(衛氣) 혈맥 안에서 몸의 영양을 돕는 영기(營氣) 오장육부의 장기에 들어있는 오장기(五臟氣)와 육부기(六腑氣) 몸의 상중하에 따라 존재하는 상중하초기(上中下焦氣) 경락에 있는 경기(經氣)가 있고 질병의 원인으로 작용하는 사기(邪氣)가 있다. 사기는 풍한서습조화(風寒暑濕燥火) 등 여러 가지로 나뉜다….

책상 위에 복사물을 펼치는 그의 눈빛은 절대 다가갈 수 없는 아스라이 먼 신기루를 바라보는 것 같았지만, 한의학에 다가가려 안간힘을 쓰는 노력이 감동적이었다.

"한의학개론은 책 한 권이 온통 알아들을 수 없는 용어로만 가득해… 아니 용어에 대한 이해는 고사하고 그 용어를 풀이하는 말들도 마찬가지라는 게 사람을 미치게 한다는 거야. 신발을 신어야 가시밭길을 달릴 수가 있겠는데 신발이 내 발에 맞지를 않으니… 나는 정말 마구 달리고 싶은데."

너무 손쉬운 위로가 될까 봐 묵묵히 듣고만 있었다.

"예과 일 학년 초에 벌써 이런 고민을 하고 있는데 학년이 올라가면 어떻게 되겠어? 나 아무래도 한의학을 그만두어야 할 것 같아…."

급기야 자퇴를 해야 할지 모르겠다며 우울해 했다.

"너… 너무 성급한 판단을 하는 것 같다. 한술 밥에 배가 부르겠니? 수업 듣다 보면 차차 이해가 되고 적응이 되지 않을까?"

그 역시도 심각하게 같은 고민을 하고 있던 문제였다. 이런 고뇌는 예과 1학년 105명 전원의 공통된 것이었다. 음양오행과 오행의 상생상극조차 받아들이기 어려운데 정기신혈에 이어 경락과 오장육부론으로 들어가면서 결정적으로 흔들렸다.

그렇게 우왕좌왕하는 사이 기말고사 날짜가 코앞으로 다가왔다. 하루 세 과목씩 사흘 동안 시험을 치러야 했다. 시험준비를 하느라 학생들의 행동이 눈에 띄게 분주해지고 있었다. 발 빠른 친구들은 선배들로부터 기출문제를 받아 익히기도 했고 제각각 나름대로 대책을 세우느라 밤잠을 설치기 예사였다. 그렇지만 어느 누구도 특별한 대책은 없었다. 왜냐하면, 교과서와 참고자료 복사물의 분량이 너무 많아 미리 시험문제를 공개한다고 해도 정답을 머릿속에 제대로 정리하기 어려운 실정이었다. 사실은 시험범위를 그냥 한 번 읽는 것만으로도 시간이 부족했다. 유일한 대책은 '오픈 북 테스트'뿐이라는 자조 섞인 말이 나돌 정도였다.

시험지를 받아들자 예상외의 출제에 숨이 턱 막혔다. 한 과목의 문제지가 3장이 기본이었고 모든 문제는 주관식이었다. 몇 개의 괄호 넣기 문제를 제외하면 매 장마다 3~4개의 문제가 출제되어 있었다. 제한시간은 60분. 모두 아는 문제라 해도 60분 이내에 3장의 답안지에 제대로 된 답을 채워 넣기가 어려울 것 같았다. 다 고만고만한 실력이라 커닝을 할 수도 없고 할 시간도 없고 할 대상도 없었다. 그런 정황을 잘 아는 조교는 시험 감독은 안중에 없는 듯 창가에 앉아 책을 읽고 있을 뿐이었다.

도식화하라면 도표를 그렸고 요약을 하라면 핵심적인 내용을 압축해서 적었다. 문제가 요구하는 대로 답안을 작성하고 나오며 쳐다보니 다른 친구들의 답안지는 빈자리를 찾아볼 수 없을 정도의 깨알 같은 글씨로 가득했다. 그걸 보는 순간 아차 싶었다. 대다수의 학생은 도식화를 요구해도 논술을 했고 요약하라고 해도 기승전결을 구분해서 답을 적고 있었다.

모가 난 바퀴가 굴러가듯 사흘간의 시험이 끝나자 성언동에서는 그야말로 광란의 술판이 벌어졌다. 시험이야 잘 보았든 말았든 모두들 술에 취하지 않고는 견딜 수 없다는 분위기였다. 심신은 지칠 대로 지쳤지만 105명 전원이 술집을 전세라도 낸 것처럼 성언동 모든 술집이 북적였다.

"인도 형님도 저희랑 같이 한잔 하시죠."

용진과 함께 성언동으로 걸어 나오다 자전거를 타고 지나가는 이인도를 불러 세웠다. 자전거를 멈추고 선 그의 몰골은 황폐하기 그지없었다.

"나는 술 안 마셔."

딱 한마디만 하고는 뒤도 돌아보지 않고 부지런히 페달을 밟아 건대교 다리를 건너가 버렸다.

"저 형님 참 특이하시지? 노땅이라 시험 잘 보셨을라나…."

우려를 일축하듯 용진이 말을 받았다.

"우리 걱정이나 하자. 인도형님 장학금 노리는 분이셔."

깜짝 놀라 걸음이 멈추어졌다.

"저 형님 도 닦는 분이래. 그냥 탁 봐도 비범하지 않냐?"

어디서 들었는지 그에 대해 꽤 많은 걸 안다는 눈치였다.

"절에서 고시준비를 하다 한동안 스님이 되었다는 소문도 있어. 대화해 보면 상대방의 속내를 바로 꿰뚫어 본다니까."

아는 것과 달리 별로 관심은 없다는 듯 말투가 건조했다.

"너도 마음공부 하는 거 좋아하잖아. 한번 잘 사귀어봐. 흐흐."

장난기가 발동한 용진이 개구쟁이처럼 실실 웃음을 흘렸다. 걱정할 때와 달리 시험결과야 어찌 되었건 낙천적인 용진은 지나간 일에 별반 얽매이지 않았다. 고민과 고뇌를 말끔히 털어낸 사람처럼 성언동 술집을 여기저기 기웃거리며 한의대생들을 찾아내어 술을 얻어 마셨다.

"야 박병훈 너 과대표 맞지? 이 형님 유급당하면 내 손에 죽는 줄 알아."

헛매질을 하며 달려들더니 목을 틀어쥐고 조르는 시늉을 했다.

"아이고 형님, 저만 믿으세요. 제가 우리 학년 한 사람도 유급 안 되게 할 겁니다. 예예."

취기가 거나한 병훈은 책임 못 질 이야기를 철석같이 내뱉고 있었다.

"야 인마 입술에 침이나 바르고 말해라."

목을 더 강하게 조이는 척하자 병훈은 사지를 버둥거리며 죽겠다고 엄살을 떨었다.

다시 전쟁하듯 하루하루를 버텨낸 예과 일 학년생들은 선풍기 한 대로 무더위와 싸우며 기말고사의 홍역을 치러내야 했다. 기말고사를 준비하는 한영의 눈빛이 이전과 확연히 달라졌다. 중간고사의 부진을 만회하고 장학생 자격을 유지하려면 최소한 평점 3.0은 받아야 했다.

'문제의 논지에 맞는 깔끔한 해답에 100점을 주어야지 암기만으로 뒤죽박죽 써낸 답지에 좋은 점수를 주는 것도 역시 일종의 포장루틴이다.'

어쩔 수 없는 일이었다. 이제 알았으니 내키지는 않지만 그 분위기에 맞는 해답을 적어내면 되는 것이다. 강요에 의한 루틴은 따라 하더라도 알고 행하므로 그건 루틴이 아닌 것이다.

이과 과목인 일반화학이나 일반물리학에서 2점대 학점을 받았지만, 전체평점 3.3이었으니 중간고사의 부진을 만회하기 위해 매일 코피를 한 사발씩 쏟은 보람이 있었다. 김용진도 초반의 어려움과 고민을 극복하고 평점 3.0으로 무난하게 한의학에 적응하는 여유를 보였다.

진정한 자유로움이 무엇인지 귀하게 얻은 휴식이 얼마나 짜릿하고 행복한 것인지 알 것 같았다. 고향으로 가는 사람도 있었지만, 현역들은 대부분 여행을 가거나 서클에서 주도하는 의료봉사를 따라 갔고 예비역들은 임상에 도움이 될 만한 다양한 분야의 고수들을 찾아 길을 떠났다.

경상남도 산청이 고향인 김범진은 동향인 인산(仁山) 선생이라는 분에게 임상을 배우러 갔고, 김용진은 척추측만증으로 고생하는 아버지를 위해 척추교정을 배우러 대구 집으로 돌아갔으며 현역인 이태열은 일본으로 배낭여행을 떠났다.

첫 방학을 맞아 부산 집으로 내려갈 채비를 하고 있는데 순규가 하숙집으로 전화를 걸어왔다.

"한영아. 너 윤경렬 선생님 아니?"

"뭐하시는 분인데?"

답답하다며 주먹으로 쿵쿵 가슴 치는 소리가 통화음을 산만하게 흩어놓았다.

"경주에서 일 년이나 살고서 어떻게 영원한 신라인 고청(古靑) 윤경렬 선생님을 모른단 말이야?"

그랬다. 토우(土偶)제작자인 윤경렬 선생은 몸도 마음도 온전히 신라인이었다. 신라에 대해서 윤경렬 선생 만큼 잘 아는 분이 없기도 했지만, 무엇보다 역사와 고전의 의미와 가치를 이 시대에 전파하려 애를 쓰는 스승이었다.

그런 윤 선생을 만나러 가는데 함께 가 보겠느냐는 제의였다. 이참에 경주 문화체험이라도 해보자는 기대감에 흔쾌히 승낙하고 약속 시각에 맞춰 박물관행버스를 탔다. 박물관 앞 정류소에서 내려 걸어 들어가는 들길을 진분홍색 고운 자운영이 따라 걸었다. 박물관 정문을 들어서는데 저만치에서 윤 선생으로 보이는 백발노인과 순규가 대화를 나누고 있었다.

"선생님. 이 친구가 일전에 말씀드린 김한영입니다."

허리가 직각이 되도록 깍듯이 인사를 했다.

"무얼 그리 힘들게 인사를 하세요? 그냥 가볍게 하면 되지요."

소박하게 미소를 지었다. 그의 첫인상은 '소탈함' 그 자체였다. 말투나 몸짓 하나까지 어떤 형식이나 격식이 없는 천진난만한 소년과 같았다. 그런데 그 뒤로 낯익은 얼굴이 보였다.

"한영 형… 안녕하세요?"

동급생인 손혜은이 수줍게 인사를 했다.

"니가 여기 어쩐 일이냐?"

한 학기를 같은 강의실에서 수업을 들었음에도 숫기 없는 혜은은 얼른 대답을 못하고 살며시 고개를 숙일 뿐이었다.

"너 애 이름이 뭔지나 아니?"

순규의 물음에 선뜻 답을 할 수 없었다. 그리고 보니 대강 안면만 있을 뿐 이름조차 제대로 알지 못했다.

경제적으로 빈곤한 그녀는 고교생 과외를 하러 고향인 서울로 가야 했지만 한영이 참석한다는 말을 듣고는 일정을 하루 연기하고 어렵사리 합석을 했다. 사실 혜은은 입학 초 자기소개식을 할 때부터 김한영을 예의 주시하고 있었다. 거기에는 그 나름 특별한 이유가 따로 있었다.

곧이어 윤 선생의 또 다른 소개가 이어졌다.

"한영 군 인사하세요. 문동옥 선생이에요."

눈을 들어보니 그 뒤로 한 사람이 더 있었다.

"문동옥 선생은 국악을 하는 분이에요. 대금의 명인이지요."

그에 관한 얘기는 그것이 전부였다. 알고 보니 그는 당대 첫손에 드는 유명한 대금연주자인 산해(散海) 선생이었다. 인간문화재인 문 선생을 간결하게 소개한 이유는 선입견이 순수한 만남에 걸림돌이 되지 않게 하려는 배려 때문이었다.

삼릉계곡을 오르는 길은 바깥에서 보기보다 가파르고 험했다. 얼마 걷지 않아 일행들이 숨을 헉헉대자 싱긋이 웃으며 뒤를 돌아보던 윤 선생이 잠시 자리에 앉게 하고는 삼국유사 일화를 하나 꺼내 들었다.

신라 제32대 효소왕이 당나라 황실의 복을 기원하기 위해 망덕사라는 절을 지었다. 왕실에서 지어준 절이라 생색을 내리고 왕이 직접 낙성회 참석을 하게 되었다. 그런데 행색이 거지처럼 남루한 승려 하나가 몸을 굽실거리며 들어왔다.

"빈도도 이 자리에 참석을 좀 시켜 주십시오…"

왕은 내키지 않았지만, 축제의 성격을 띤 행사의 특성상 거절을 할 수 없어 말석에 앉으라고 관대한 척을 했다. 행사가 끝나자 거드름을 피우며 그 비구승에게 말을 걸었다.

"그대는 어디에 사는가?"

"비파암에 있습니다."

"그런 절이 있었나? 아무튼, 돌아가거든 왕이 친히 공양하는 자리에 참석했다고 소문은 내지 말게."

그러자 승려가 웃으며 말을 받았다.

"그럼 폐하께서도 진신석가를 공양했다고 아무에게도 말하지 마십시오."

말을 끝내자마자 눈 깜짝할 사이 몸을 솟구쳐 남쪽하늘로 사라졌다. 왕은 놀랍고 부끄러워 신하를 시켜 그 승려를 찾아오라고 명령했다. 그는 남산을 넘어 삼성곡 어느 바위 위에 지팡이와 바리때를 놓아두고 흔적도 없이 사라져버렸다. 신하가 돌아와 보고하자 왕은 비파암 아래에 석가사를 세우고 그가 사라진 바위에 불무사를 지어 부처의 현신에 보은했다.

이야기를 마친 윤 선생이 자애로운 눈길로 굽어보았다.

"이 스토리가 사실이냐 아니냐는 큰 의미가 없어요. 왕에게 스스로를 낮출 수 있는 계기를 주었다는 것과 왜 부처가 남산으로 사라졌느냐가 중요하지요."

남산은 한마디로 신라불교의 중심이요, 남산 그 자체가 부처의 법신이요, 불국토라는 것이다.

"자… 여기를 보세요. 이 바위에 양각과 음각으로 부처가 새겨져 있지요. 사람들은 그저 부처를 새겨놓았구나 하겠지만, 신라인들은 양각된 이 부분을 부처의 머리로 음각으로 된 바위 전체를 부처의 법신으로 보았어요. 그러니 그 바위를 안고 있는 남산 전체를 부처로 보는 건 당연한 일이지요.”

산길을 몇 발자국만 벗어나도 어디에나 유물과 유적이 산재하고 있었다. 일반인이 보면 그냥 작은 돌덩이에 불과한데 선생의 입을 통하면 보물이 되고 문화재가 되었다.

“남산의 신라 절터가 60여 개였는데 선생님께서 300개나 더 찾아내셨대요.”

바위를 열심히 관찰하고 있는데 혜은이 나지막이 속삭이는 이야기에 눈이 번쩍 뜨였다. 산 하나에 절이 360개가 있었다면 산 전체에 연립주택처럼 절이 빼곡했다는 것이 아닌가!

부처 바위를 지나 정상에 오르니 너럭바위가 평상처럼 펼쳐져 있고 경부고속도로가 형산강과 어깨동무를 하고 나란히 달리는 풍광이 한눈에 들어왔다.

“신라시대 옥보고가 이 바위에서 거문고를 연주했답니다. 그래서 이 바위를 탄금대라고도 불러요.”

문동옥 선생이 대금을 꺼내 입술에 갖다 대었다. 은은한 진양조 가락이 잠시 겨울바람을 멈추게 하고는 일행의 심금을 파고들었다. 문 선생의 소리는 김동진류라 철거성(鐵車聲)의 칼칼한 기개가 강렬하게 뿜어져 나왔다. 한영은 한 귀에 대금소리에 반하고 말았다. 라디오나 TV를 통해 들어보기는 했지만 실황연주를 감상하기는 처음이었다.

진양조는 초반부 자연을 노래하듯 감미롭게 시작했다가 서서히 한(恨)을 끌어올리며 애절하게 속삭였다. 끈끈한 소리는 비탄에 빠지지 않고 그 한을 극복해나가는 엄청난 힘을 발휘했다. 진양조 말미로 갈수록 소리는 상청으로 치달으며 한의 찌꺼기를 한 줌도 남기지 않고 털어냈다. 20분 남짓 이어진 대금산조는 한 편의 드라마였다. 우리 민족은 외침과 핍박으로 맺힌 한을 운명으로 자조하지 않고 자연과 더불어 노래하고 춤을 추며 승화해왔던 것이다.

아무도 숨소리조차 제대로 내지 못했다. 아니 소리와 하나가 되어 숨을 쉬는지 인식조차 못하고 있었다. 대가의 연주에 빠져든 한영은 연주가 끝이 나고도 눈을 감고 가락 속에 잠겨있었다. 연주의 긴 여운이 사그라지자 박수 소리가 남산을 메아리쳤다.

일행은 통일전 방향으로 하산 길을 잡았다. 저만치 앞서 걷던 윤 선생이 발을 헛디뎌 붙잡을 새도 없이 내리막길을 정면으로 곤두박질치며 수차례 앞구르기로 한참을 굴러내려 갔다. 눈 깜짝할 새 벌어진 일이라 아무도 손 한 번 내밀지 못하고 입만 떡 벌린 채 그 광경을 지켜봐야만 했다. 정자세로 땅에 안착하고서야 정신을 차리고 일제히 달려내려 갔다.

"선생님. 괜찮으세요?"

"괜찮습니다… 허허."

칠순 넘은 노인은 놀랍게도 긁힌 자국이나 찰과상 하나 없이 멀쩡했다. 옷에 묻은 풀을 툭툭 털고 일어서며 계면쩍게 웃었다.

"산에 오면 가끔 이런 일이 있어요. 허허허."

"역시 선생님은 남산 산신령님이 보호하시나 봅니다."

하산하고는 문 선생이 운영하는 율맥국악원으로 자리를 옮겼다. 성언동에 있는 율맥국악원은 혜은의 하숙집과는 지척이었다. 순규와 혜은이 막걸리 술상을 준비하는 사이 문 선생에게 다가가 간청을 했다.

"선생님. 저도 대금을 배울 수 있을까요?"

"물론이지요. 한의사가 대금을 연주하면 얼마나 멋있겠어요."

"자주는 아니지만 저도 선생님께 대금을 배우고 있어요."

묵무침을 상위에 내려놓으며 혜은이 어깨를 으쓱했다.

"그래에? 언제부터?"

한영의 관심에 절로 신이 났다.

"율맥국악원 앞을 지나가다 우연히 대금연주를 듣게 되었는데 저도 모르게 소리에 이끌려 한참을 서서 들었어요. 근데 대금소리가 너무 심금에 와 닿아 바로 문을 열고 들어가 선생님께 대금을 배우게 해달라고 떼를 썼죠."

시간이 없어서 일요일에만 배우고 있지만 대금을 불면 어떤 걱정도 근심도 다 잊게 된다고 했다. 그녀는 자기도 모르게 만파식적의 능력을 몸으로 체험하고 있었던 것이다.

대금의 실명인 만파식적(萬波息笛)은 모든 고난과 고통을 잠재우는 피리라는 뜻이다. 처음으로 듣게 된 대금소리에 저절로 발길이 멈춰지고 일상의 잡념들이 지워지며 그 소리에 이끌려 간다면 그건 예사로운 인연이 아니다. 대금소리를 듣자마자 단번에 반하게 되었다는 말에 내색은 하지 않았지만 무척 반가웠다. 이 똑같은 공감의 이면에 많은 전생 인연이 예비 되어있다는 사실을 그들이 알지 못할 뿐이었다.

술상이 차려지고 막걸리가 한 순배 돌자 윤 선생이 노래를 한 가락씩 해보자고 제안을 했다. 먼저 선생이 어린 시절 함경도에서 부르던 노래를 구성지게 한 곡조 했고, 문 선생, 순규, 한영이 순서대로 노래를 불렀다. 그리고 혜은의 차례가 되었는데 내성적인 그녀는 안절부절못했다.

"제가 노래를 잘 못 해서요…"

"노래는 우리가 말을 하는 것과 다르지 않아요. 그건 짐승이 울고 새가 지저귀는 것과 같지요. 짐승이나 새는 잘하려고 하지 않고 그냥 자기 목청껏 노래할 뿐이죠. 그러니 있는 그대로 자기만의 목소리를 들려주세요."

선생은 평범한 이야기를 하고 있는데 일행들의 가슴에는 향기로운 연꽃이 한 송이씩 피어났다. 결국, 그녀도 메들리로 두 곡이나 하고는 활짝 웃으며 감사인사를 했다.

"선생님께서 오늘 저를 가두었던 높은 울타리 하나를 걷어주셨어요. 정말 고맙습니다."

고개를 끄덕이던 윤 선생은 은은하게 미소할 뿐이었다.

어느 정도 한의대생활에 적응되었는지 학사 일정이 짧은 2학기는 어렵지 않게 마무리가 되었다. 개학 첫날, 학점이 중요한 게 아니라던 주장과 달리 이인도가 평점 4.2로 2등을 하며 고시출신의 기량을 과시했다. 그뿐 아니라 상당수의 예비역이 상위그룹에 이름을 올렸다. 35세의 나이에도 불구하고 전교 일등출신의 현역들을 압도한 이인도는 일약 스타덤에 올랐다.

"형님들 대단하십니다."

박병훈이 진심 어린 축하인사를 했다. 재시험을 치는 현역수가 50명에 달했지만, 예비역은 25명 중 8명만 재시를 받았을 뿐이었다. 평점 3.5로 한 과목도 재시에 걸리지 않은 한영은 홀가분하게 경주를 떠날 수 있게 되었다.

"그동안 학업에 쫓겨 못한 일들 즐겁게 하시고 원 없이 잠도 주무시고 2월 말에 건강한 모습으로 다시 뵙겠습니다."

박병훈의 방학인사에 모두들 한의학관이 떠나가도록 큰 박수와 환호로 맞장구를 쳤다. 공부는 별로 하지 않으면서 시험 때마다 맨 먼저 답안지를 제출하고 나가던 태열이 약용식물학에서 D제로 학점을 받고 가까스로 유급을 면하자 책상을 두드리며 거의 반미치광이처럼 환호를 했다.

가방을 챙겨 강의실을 걸어 나오는 한영의 앞길을 누군가가 자꾸 막아섰다. 급기야 코가 맞닿을 만큼 가까워졌을 때 놀라서 뒤로 물러서자 박순재가 투박한 손으로 두 어깨를 꽉 붙잡았다.

"허허허… 놀랐지요?"

연한 갈색 체크 콤비에 연두색 바지를 입은 그는 영락없는 시골농부의 화려한 외출복차림이었다. 작년과 달라진 점은 기말시험으로 고생했음에도 뭔가 모를 여유가 느껴졌고 대머리와 안면이 좀 더 밝고 윤택해졌다는 것이었다.

"형님. 잘 지내셨지요. 요즘 신수가 훤하십니다."

너무 반가워 와락 껴안고 말았다.

"우리 이녁이 살뜰히 챙겨줍니다. 이러코롬 맨날 옷에 넥타이에 구두꺼정 짝마차서 대령한당께요. 허허허."

행복에 겨워하는 너털웃음이 귀엽기까지 했다.

"형수님도 잘 지내시죠? 근데 형님 학점은 잘 나왔나요?"

말을 하고 보니 아차 싶었다.

"형님. 혹시 기분 상하셨다면 죄송합니다. 저는 그런 뜻이 아니라…"

안절부절못하는 모습을 보며 예의 그 천진난만한 웃음을 지었다.

"괜찮소. 허허… 높은 학점을 받기는 어렵지만, 한의대생활 이년 정도 하고 봉께 유급은 면하고 댕길 것 같구만요…"

더할 수 없이 기뻤다. 마흔 한 살로 한의대 전체 최고령인 박순재가 2년간 유급을 당하지 않고 수재들과 어깨를 나란히 한다는 사실이 놀랍기만 했다.

"형님. 고맙습니다…"

그의 손을 꼭 잡았다.

"하숙집 정리하고 나왔으니 식사하고 같이 부산 내려가시죠?"

학교 정문 앞이 버스정류장이었지만 그들은 버스를 타지 않고 걸어서 건대교를 건넜다. 그와 하교할 때마다 자연스레 버스를 타지 않게 되는 것이 마냥 우연만은 아니라는 느낌이 들었다.

"형님. 이 형산강이 저와 형님의 인연을 이어주었답니다."

"그래요?"

아무것도 모르면서 박순재는 더는 묻지도 않고 또 허허허 웃었다.

성언동에서 식사를 하기로 했지만, 발걸음이 저절로 강둑길로 접어들었다. 형산강이 다정하게 걸어가는 두 사람의 모습을 보고 싶어 하는 것일까… 천천히 둑길을 걸어 한 시간 만에 고속버스터미널에 도착한 그들은 구내식당에서 간단하게 점심을 먹고 고속버스에 올랐다. 이 년 전과 똑같이 자리를 잡고 앉은 두 사람은 누가 먼저랄 것도 없이 그때 일을 회상했다.

'그렇다면 제 것을 복사하시면 되겠네요. 허허…'하던 소탈한 음성이 아직도 생생하게 귓전을 맴돌았다.

"형님, 감사합니다."

"뭐가요…? 허허허."

언제나처럼 그는 속없이 웃기만 할 뿐이었다.

부산 집에 도착한 한영이 부모에게 인사를 하고 방으로 들어서는데 전화벨이 요란하게 울었다.

"누구요? 뭐라 카노? 아… 한영이 바꿔달라꼬요?"

어머니는 마치 싸우는 것 같은 투박한 대화 끝에 상대방에게 기다리란 말도 않고 큰소리로 아들을 불렀다.

"야야 전화 받아라. 무슨 총대를 맨 사람이란다."

'총대? 병훈이가 왜 전화를 했지?' 방문을 열고 달려가 전화를 받았다.

"아직 대구 안 갔나? 어쩐 일이야?"

한숨 소리만 전할 뿐 선뜻 입을 떼지 못하고 한참을 머뭇거렸다.

"무슨 일인지 말을 해야 알아들을 거 아냐?"

"저… 형님 큰일 났습니다. 기영이가 약용식물학 펑크가 나게 되었습니다."

"이번에 유급 없이 전원 진급하게 되었다 하지 않았나?"

"저도 그렇게 알고 있었는데 갑자기 최 교수님 연락을 받게 되었습니다."

"이제 갓 입학한 어린 학생을 유급시킨다니 그게 말이 돼?"

"기영이 부모님 두 분 모두 몸이 편찮아서 2학기에 결석도 자주 하고 시험준비를 제대로 할 수가 없었답니다."

자기 불찰이라도 되는 듯 한껏 풀이 죽었다.

"알았다. 지금 갈 테니 내일 오전에 나랑 교수실에 좀 들르자."

송수화기를 내려놓자마자 가방을 메고 집을 나섰다.

"야야~ 저녁도 안 묵고 오데 가노?"

"저 급한 볼일이 있어요. 내일이나 모레는 올 거예요."

경주 고속버스터미널로 들어서는데 마중을 나온 병훈이 초조한 얼굴로 서성이고 있었다.

"뭐 하러 나왔냐?"

"형님이 이리도 서둘러 오시는데 당연히 그래야죠. 헤헤…."

"어떻게든 해결이 되겠지. 오늘은 일단 푹 자고 내일 9시에 한의학관 앞에서 보자."

하숙방으로 간 한영은 연탄불을 피워 넣고 가부좌를 하고 앉았다. 달빛이 창문을 가득 채울 때쯤 굳어졌던 얼굴이 서서히 펴지며 온기가 돌아왔다.

"한영 씨. 아침식사하고 가세요."

막 방문을 나서는데 안채에서 하숙집 아들이 손짓을 했다. 방학이라 하숙생들이 아무도 없었으므로 안방에서 주인가족과 겸상을 했다.

후문을 지나 허준동상에 다다를 즈음 한의학관 앞에서 병훈이 발을 동동 구르고 있었다.

"조금 전 교수님 들어가시는 거 봤어요. 근데 선물이라도 하나 가지고 가야 하지 않을까요…?"

"되었다. 나는 이해를 구하려는 것이지 부탁을 하러 가는 게 아니다."

앞장 서서 한의학관 이 층에 있는 교수실로 성큼성큼 걸어가자 병훈이 부리나케 뒤를 따랐다.

'똑똑똑' 주저하지 않고 노크를 했다.

"들어오세요."

최 교수의 건조한 목소리가 건너왔다. 문을 열고 정중하게 인사를 했다.

"그래 무슨 일로 왔는가?"

"교수님… 저어 기영이 일로 왔는데요."

기가 죽은 박병훈이 더듬거리며 대답을 했다.

"신기영 말인가? 그 학생은 이미 F학점을 받았지 않나? 출석상황도 좋지 않았고 말이야."

"그 그게 집에 어려운 사정이 있어서… 그 그래서 오늘도 제가 대신 오게 되었습니다."

주눅이 들어 더욱 심하게 말을 더듬었다.

"그런 일이 나와 무슨 상관이 있나?"

슬쩍 옆으로 병훈을 밀치고는 책상 앞으로 한 발 다가섰다.

"교수님 말씀이 지당합니다… 그런데 어느 자식이 부모님 두 분의 건강이 극도로 좋지 않은데 무관심할 수 있겠습니까? 능력이 부족하거나 고의로 태만한 것이 아니라면 지금도 부모님 병상을 지키고 있는 자식에게 부모 된 도리에서 한 번 더 기회를 주실 수 있지 않겠습니까."

감정이 배제된 아주 차분한 어조였다. 옆에 선 병훈은 긴장을 가누지 못해 꿀꺽 소리가 나도록 침을 삼켰다.

"아직 성적처리가 완료된 시점이 아닌 줄로 압니다. 삼시의 기회를 한 번만 주십시오. 다시는 이런 일이 생기지 않도록 제가 책임을 지겠습니다."

비틀어서 듣자면 당돌하다는 오해를 할 만한 발언이었다. 최 교수가 묘한 웃음을 흘렸다. 화를 삭이는 건지 어이없어하는 건지는 모르지만 둘 중 어느 것이라도 썩 낙관적인 분위기는 아니었다. 꽤나 긴 침묵의 시간이 흘렀다. 비껴드는 햇살에 새하얀 먼지 몇 개가 허공에서 정지 상태를 유지하며 반짝이고 있었다.

"자네 차석으로 입학한 김한영이지? 자신만만하구만. 그래 어떻게 책임을 질 수 있다고 생각하나?"

"제가 외람되게 말씀드렸다면 죄송합니다. 저는 그저 신경 써서 챙기겠다는 뜻이었습니다."

정중하게 머리를 숙였다. 천천히 턱을 쓰다듬던 최 교수의 표정이 서서히 부드러워졌다.

"자네의 직설적인 화법이 마음에 드네. 부탁을 하거나 사정을 했다면 내쳤을 것이야. 그렇지만 앞으로 두 번 다시는 허락하지 않을 걸세."

최 교수의 말이 끝나기도 전에 병훈의 안면에 보름달이 훤하게 떠올랐다.

"이틀 후 내 방에서 시험을 보도록 하지."

두 사람은 허리를 깊숙이 숙였다.

"감사합니다. 교수님 감사합니다."

문을 열고 나오다가 다시 돌아서서 한 번 더 절을 하던 병훈은 교수실 문을 닫자마자 복도에서 깡충거리며 뛰었다.

"형님. 이제 됐습니다. 됐어요!! 내일 당장 시험을 보라고 해도 감사할 판인데 형님 덕에 이틀간 공부할 시간도 주신 거예요. 저 깐깐한 유급전문 최 교수가 말예요. 그동안 한 번도 예외를 허락한 적이 없어 사실 저는 기대를 안했거든요. 역시 형님은 보통 내공이 아닙니다요. 헤헤."

과대표로서 또 친구를 위해서 자기 일보다 더 적극적으로 나서는 병훈의 진솔함에 죽어도 부탁이나 사정을 못하는 그가 용기를 낼 수 있었다. 아마 자신의 일이었다면 순순히 유급을 받아들였을 것이다.

"너 배포가 큰 줄 알았더니 큰 소리만 뻥뻥치는 순 허풍선이구나."

짓궂게 놀려도 병훈은 아무렇지 않은 듯 싱글거리기만 했다.

"근데 형님. 최 교수가 왜 이렇게 특혜를 베푸는지 아세요?"

"글쎄… 왜 그랬을까?"

"오늘 형님을 대동하지 않았으면 어림도 없었을 거예요."

"저 고집불통 최교수 지금 아주 기분 나쁠 거예요. 체면치레하는 흉내는 냈지만 오늘 형님에게 완전히 진 거잖아요."

이래저래 신이 나 말수가 많아졌다.

"나이가 오십 줄에 든 최 교수의 부모 감성에 호소한 작전도 일품이었지만 사실 교수님들이 인도 형님과 한영 형님 주목하고 있어요…"

"그게 정말이야? 왜?"

"형님은 잘 모르시겠지만 두 분이 학급 분위기를 주도하는 핵심인물이라는 거죠. 교수실 들락거리며 얼핏 들었는데 꽤나 부담스러워하는 눈치더라고요."

"그래? 내가 한 게 뭐가 있다고?"

"아이고 형님. 척 보면 모르겠어요? 우리 반 대다수가 형님을 얼마나 좋아하고 따르는데요. 근데 두 분 다 회유나 타협이 안 되는 성격이잖아요. 장차 두 분이 우리 학년 데모를 주도한다고 가정해보세요. 잘 나서지 않지만 형님들이 나서면 곤란해진다는 거 학교 측에서도 다 알아요."

생소한 이야기였지만 무언가 집히는 게 있었다. 강조교를 통해 지도교수가 이인도와 김한영에게 식사하자고 손을 내밀었던 일이며 학업 분위기 망치게 하지 말라며 예과 일 학년 익명의 이름으로 대자보가 나붙었던 일들이 아귀가 딱 맞았다. 회유책이든 아니든 신기영이 유급을 면하게 되면서 예과 일 학년 전원이 이 학년으로 진급을 하게 되었다.

예과 일 학년의 가장 큰 부담이 약용식물학이었다면 예과 이 학년은 인체해부학이었다. 의과대학 교수가 강의를 하는 만큼 확실하게 학점을 따지 못하면 가차 없이 유급을 당하는 살벌한 과목이었다. 그런 부담을 덜기 위해 예과 일 학년생은 겨울방학이 되면 연례행사처럼 한 학년 위 선배들로부터 해부학 오리엔테이션을 받았다. 삼삼오오 조를 편성한 다음 꼬박 일주일간을 골방에 틀어박혀 토막잠을 자며 합숙을 해야 했다. 그건 무문관에서 용맹정진하는 스님의 생활과 흡사했다.

영어로 된 의학용어를 암기하는 것과 컬러로 인쇄된 사진을 보며 구조를 익히는 두 가지 공부는 교재를 쳐다보는 것만으로도 기가 죽었다. 선배강사가 가져온 책 세 권의 두께가 하나같이 한 뼘은 넘어 보였다. 그런데 영화나 사진으로만 보았던 두개골과 여러 가지 뼈가 눈에 띄었다. 그것은 오리엔테이션 시즌이 되면 해부학 교실에서 교재로 대여해주는 인체의 실물이었다.

"누나. 이거 진짜예요?"

목을 움츠리며 순규가 조심스레 물었다.

"그래야 정확한 실습이 되지."

태어나서 처음으로 죽은 사람의 두개골과 뼈를 만진다는 것이 아주 껄끄럽고 불편했다. 몸을 실습용으로 기증한 살신성인의 망자에 대한 감사함은 그다음이었다.

"자꾸 가지고 놀다 보면 만만해져서 그릇이 부족하면 두정골에 라면을 덜어 먹기도 할걸요."

강사로 초빙된 정은희가 일행의 긴장을 풀어주려 농을 섞어 좌중을 웃겼다.

"앞으로 사체 실습을 하게 될 거니까 다들 단단히 각오해야 할 거예요."

"누나… 죽은 시체를 만진다는 게 사실예요? 난 설마 했는데."

정은희가 미묘한 웃음을 흘렸다.

순규, 용진, 범진, 한영을 포함한 일곱 명의 예비역 스터디그룹을 어떻게 이끌어갈까 강사는 고민에 빠졌다. 골학(骨學)만 하기에도 일주일이라는 기간은 너무 짧기 때문이었다. 순규가 조르고 졸라 어렵게 초빙한 강사 정은희는 다부진 눈매로 좌중을 둘러보며 첫 강의를 시작했다.

"기죽지 말고 잘 들으세요…. 여기 제가 가져온 책은 무조건 다 외워야 합니다. 그렇지 않으면 예과 이 학년을 패스할 수 없어요. 골학이 해부학의 기초니까 골학만 잘해놓으면 그다음 과정들은 큰 애로사항이 없을 겁니다. 그렇지만 죽기 살기로 하지 않으면 일주일 동안 진도를 다 마치지 못할 거예요."

골학이란 인체 200개 남짓한 뼈의 형태나 구조를 암기하는데 각각의 뼈에는 다시 세부적인 구조나 형태에 따르는 용어들이 수 개에서 수십 개가 붙어 있다. 그러니 최소 몇천 개의 용어를 외워야 하고 아주 작은 뼈의 형태까지 다 익히는 것은 물론이고 눈에 보이지 않을 만큼 작은 홈이나 구멍, 그리고 미세하게 비틀린 모양새까지 모두 알아야 다음 단계인 근육학으로 진도가 나갈 수 있었다.

그런데 스터디를 하면 할수록 선배학년들이 부럽다 못해 존경스럽기까지 했다. 해부학 용어가 일상의 대화처럼 술술 풀려나오는 정 선배의 입만 신기하게 쳐다보다 일주일이 다 지나가고 말았다. 그렇지만 이미 공부는 이골이 난 학생들이라 수박 겉핥기식으로 한 스터디였지만 그럭저럭 안심이 되는 눈치들이었다.

"다들 애쓰셨어요. 잘하자 하면 끝이 있겠어요? 이 정도면 수업받기 별 어려움은 없을 거예요."

쫑파티 맥주잔을 기울이며 덕담을 해주었다.

"선배님. 감사합니다!!"

그렇게 해부학 오리엔테이션이 끝났다.

부산으로 내려가지 않고 하숙방에서 해부학과 씨름을 하던 2월 20일 야생화동호회 '산내들꽃'에서 화신(花信)이 날아들었다. 덕동저수지인근에 복수초가 꽃망울을 터뜨렸다는 것이었다. 얼마나 봄을 좋아하면 2월에 꽃을 피운단 말인가! 영춘화는 아직 기지개도 켜지 않았는데…

쏜살같이 동천을 거스르고 보문댐 오르막을 차오르면서도 봄을 만나러 가는 자전거 페달 질은 거침이 없었다.

세상의 모든 식물이 단 하나 예외 없이 모두 한약재라는 엄청난 사실을 한의대에 입학하고 나서야 알게 되었다. '꽃을 먼저 만나보는 것이 가장 빨리 약초와 친해지는 방법이 아닐까?' 본초학은 배우지 않았지만 우선 꽃을 만나는 것으로 약초에 다가가기로 했다.

약속장소에 도착하자 벌써 20여 명의 동호회 회원들이 모여 있었다.

"안녕하세요. 저는 건한대 한의예과에 다니는 김한영이라고 합니다."

"아이구 반갑습니다. 예비 한의사님!!"

초면임에도 모두들 자주 만났던 사이처럼 반가워했다.

"우리 동호회에도 한의사 선생님들이 서너 분 있습니다. 차차 만날 기회가 있을 겁니다."

꽃을 사랑한다는 공통점은 몇 마디 대화를 나누지 않고도 금방 친숙한 관계를 만들어주었다.

"커피 한 잔 드세요."

경기도 안산에서 내려온 '뜰에봄'이라는 닉네임을 가진 동호회 총무가 종이컵에 커피를 타서 손에 쥐어주었다.

"머지않아 중부지방에도 다 피어날 텐데 어찌 전국에서 이 먼 곳까지 꽃마중을 오시는 겁니까?"

김이 모락모락 나는 커피를 한 모금 넘기며 늘 궁금해하던 이야기를 꺼냈다.

"멀리멀리 돌아 만나는 인연이 더 귀하더이다. 여기는 회원님 같은 사람 꽃도 있고요…."

함박꽃같이 활짝 웃으며 대답하는 뜰에봄 님의 이야기는 수수했지만 정통으로 가슴 깊숙이 들어와 꽂혔다. 그런데 도저히 이해가 되지 않는 의문 하나가 계속 머릿속을 맴돌자 입이 근지러워 견딜 수가 없었다.

"똑같은 꽃을 너무도 잘 아는 그 꽃을 선배님들은 왜 매년 찾아다니시는 겁니까?"

동호회 회장이 빙그레 웃었다.

"올해 핀 꽃을 내년에 다시 이 자리에서 만난다는 보장이 있을까요…. 그리고 작년에 핀 꽃과 올해 피는 꽃을 어찌 같다 할 수 있겠습니까."

인연의 소중함을 품속 가득 새겨 담고 금정리로 돌아왔다. 사립문을 들어서서 자전거에서 내리는데 판출이 다가왔다.

"성님 앞으로 소포가 와서 지가 받아뒀는디요."

포장지를 뜯고 작은 상자를 열어보니 짤막한 쪽지와 만년필이 들어있었다. 선물을 보낸 사람은 동급생인 최나경이었다. 평소에도 유별나게 주위를 맴돈다는 것은 어느 정도 알고 있었지만 이렇게 적극성을 보이기는 처음이었다.

소포를 받아들고 방으로 들어서며 작은 한숨을 내쉬었다. 평소 행실이 별로 좋지 않은 그녀의 쪽지 내용이 어떨지 뻔했기 때문이다. 지난 일 년 사이에 찝쩍 댄 남학생이 여럿이었고 늘 추문이 끊이지 않았다. 메모지를 읽지도 않고 구겨서 휴지통에 던져 넣었다.

악연(惡緣)의 시작

개학을 하루 남기고 율맥국악원에서 대금 수업을 받고 있는데 손혜은이 인사를 하며 들어섰다.

"선생님 안녕하셨어요? 형도 방학 잘 보내셨어요?"

우연히 한영을 만난 혜은이 반가워 어쩔 줄을 몰라 했다.

"너는 방학 때 서울 가서 뭐했니? 해부학 오티는 받았니?"

얼른 대답을 못 하고 대금을 만지작거리기만 했다. 그녀는 스스로 학비와 생활비를 벌어야 하기 때문에 해부학 오리엔테이션을 받을 시간이 없었고 그럴 처지도 아니었다. 경제적으로 어려운 혜은은 평소에도 친구를 사귀지 않고 동급생들과도 별반 교류를 하지 않아 남자 친구는커녕 여자 친구도 한둘뿐이었다. 지적이면서도 해맑은 이미지는 누가 봐도 첫눈에 반 할만 했지만, 그 흔한 미팅 한 번 하지 않은 숙맥이었다. 그런 그녀에게 소개팅이 들어왔다.

"야~ 이제 곧 개학인데 미팅이나 소개팅 한 번은 해야 하지 않겠니?"

뜻밖의 제안에 아연실색하는데 하숙집 가까이 살면서 친하게 된 최나경이 눈을 더 크게 부라리며 밀어붙였다.

"너를 한 번 만나지 않으면 죽을 것 같다는 친구가 있어. 얘 적선하는 셈 치고 한 번만 만나주라. 내가 무조건 데리고 나온다고 확답까지 주었단 말이야."

모종의 일을 꾸미는 나경은 의논도 하지 않고 이미 결정을 해놓은 상태였다.

"한 번 보고 다시 안 만나면 되잖아. 친구사이에 그게 그렇게 어려워? 너는 평생 내게 부탁할 일 없을 것 같아?"

일부러 화가 잔뜩 난 것처럼 연기를 했다. 나경의 집요함에 어쩔 수 없이 반허락할 수밖에 없었다.

순규와 한영과 남산을 다녀왔던 일이며, 같이 대금을 배우며 친하게 지내는 것을 잘 알고 있는 나경은 좀 더 적극적으로 한영에게 접근하는 동시에 혜은을 떼어내기 위한 술책으로 소개팅을 주선하기에 이르렀던 것이다. 상대는 부성대학교 상경대학을 다니는 초등학교 친구 강인철이었다. 방학을 맞아 부산을 내려간 나경이 혜은의 사진을 보여주며 한번 만나보라고 권유를 했고, 사진을 본 그는 첫눈에 마음을 빼앗기고 말았다.

성언동에 있는 경양식집 '겨울나그네'가 미팅 장소로 정해졌다.

"혜은이 너 편하게 해주려고 성언동으로 오라고 했으니 이제 두말하면 내가 가만 안 둔다."

몇 번이나 단단히 못을 박았다. 그리고 약속된 날이 다가오고야 말았다.

"얘 어서 나와 걔네들 도착했어."

하숙집에서 초조해하고 있는데 나경의 독촉전화가 줄을 이었다. 하는 수 없이 집에서 입고 입던 청바지와 면티에 외투만 하나 걸치고 나갔다. 성언동 사거리 횡단보도를 지나 코끼리당구장 3층에 있는 '겨울나그네'로 올라갔다. 이른 오후라 손님은 아무도 없었고 창가 쪽 테이블에 셋이 앉아 시시덕거리고 있었다. 혜은이 다가가자 모두들 씩씩하게 일어섰다.

"안녕하세요? 강인철입니다."

"처음 뵙겠습니다. 저는 김철호예요."

두 남자 모두 키가 훤칠했고 인물도 준수했다. 어색해서 머뭇거리자 나경이 뭐하느냐고 눈을 흘기며 닦달을 했다.

"손혜은입니다…"

물속에 던져진 수영할 줄 모르는 아이의 당혹함이 따로 없었다. 불편해하는 그녀를 풀어주려는 듯 두 남자가 수다를 떨기 시작했다.

"제가 우리 학교에서 인물은 이등이지만 매너는 일등으로 선발된 메이킹입니다. 하하…"

"저는 인물로 일등, 매너로 이등을 한 대세남이랍니다. 흐흐."

"야야 허풍 그만 떨고 주문부터 하자."

나경이 키득거리며 남자들의 옆구리를 찔렀다.

"역시 소문대로네요. 사진보다 훨씬 더 미인이세요. 하하하."

직접 만나본 강인철은 기쁨에 들떠 어쩔 줄을 몰라 했다. 첫 대면인데도 입이 바싹바싹 마르고 커피 잔을 들기 어려울 만큼 손이 떨렸다. 바람둥이인 그가 여자 앞에서 생전 처음 느끼는 긴장감을 도무지 이해할 수 없었다.

"얘 뭐라고 말 좀 해봐. 벙어리도 아니고."

눈을 마주치지도 않고 고개를 숙인 채 투명한 유리잔만 만지작거리자 나경이 성화를 부렸다.

"우리 보문가요. 도투락월드에서 기구도 타고 호수에서 오리 보트도 타고…"

김철호의 제안에 세 사람은 약속이나 한 듯 발딱 일어섰다.

"나는 안 가면 안 될까…?"

계단을 걸어 내려오는 혜은은 거의 울기 직전이었다.

"이번 한 번 만이라고 했잖아. 제발 내 체면 좀 세워주라."

자꾸만 뒤처지는 그녀의 손목을 세차게 붙잡아 끌었다. 네 사람은 인철이 가지고 온 승용차를 타고 보문으로 달려갔다. 겨울을 털어내고 봄을 맞이하는 주말의 보문은 경찰의 수신호가 필요할 만큼 꽤 북적였다. 줄을 서서 바이킹 하나를 타는 데 한 시간이 소요되었고 풍차를 기다리는데 해가 기울고 있었다.

"우리 이제 보트 타러 가요. 어두워지면 못 탄대요."

미리 계획을 세워 둔 인철이 보트장으로 일행을 이끌었다. 혜은을 보트에 태운다면 도망도 갈 수 없는 완벽한 둘만의 공간이 만들어지는 것이다. 배에 오르자 인철이 열심히 페달을 밟아 선착장에서 먼 곳으로 나아갔다. 점점 두려 워지기 시작했다.

"저기 사람 많은 데로 가서 놀아요."

그녀의 말을 무시하고 인철은 선착장이 까마득한 지점에 도달하고서야 정지 를 했다.

"혜은 씨는 제가 싫으세요?"

"그건 아니지만… 이런 건 싫어요."

태연을 가장하며 티를 내지 않으려 애를 썼지만 호흡이 버거울 만큼 난감하 고 불안했다.

"그럼 하나만 약속해주실래요?"

"무얼요…?"

"앞으로 저랑 계속 만나주신다면 이 배에서 내리게 해드리죠."

'싫다면 배에서 내리게 하지 않겠다거나 빠뜨릴 수도 있다는 이야긴가?' 대화를 할수록 점점 더 무서워지기 시작했다. 당황하는 혜은을 바라보며 인철 이 음흉한 미소를 흘렸다.

'이제 이 순진한 숙맥은 내 품 안에 들어온 것이나 다름없다. 시간을 좀 끌기 만 하면 그다음 작업은 저절로 진행될 것이다.' 집으로 바래다주겠다고 차에 태 우면 바로 동해안으로 날아갈 생각이었다. 늦은 저녁시간의 감포행 국도는 거 의 인적이 드물었다.

"겁내지 마세요. 나쁜 뜻은 아녜요."

안심을 시키려 할수록 언행이 일치하지 않는 데 대한 두려움은 점점 커져만 갔다.

"그럼 배에서 내려서 이야기해요."

일단 이 자리를 피해야겠다고 판단하고 그를 타일렀다. 어느새 보트를 선착장으로 되돌려야 할 만큼 어둠의 장막이 두껍게 드리워지고 있었다. 여기서 그가 달려들어도 속수무책인 상황인데 다행히도 선착장에서 빨리 돌아오라는 안내방송이 이어지고 있었다.

"저녁을 드시고 가야 하지 않겠어요?"

"아뇨. 저는 저녁을 안 먹어요."

"그럼 맥주라도 한잔 하고 가야죠."

보트를 내린 인철은 그녀의 팔을 잡아 휴게소로 이끌고 들어갔다. 시간은 자꾸 흐르는데 추가 술을 주문하자 이건 정말 아니라는 결론을 내렸다. 집에 가려고 주머니를 뒤지다 얼굴이 새파랗게 질리고 말았다. 집 앞에 잠깐 나온다는 생각에 지갑을 두고 온 것이었다. 그렇다면 더욱 시간을 지체할 상황이 아니었다.

"저… 화장실에 좀."

화장실에 들어가자마자 휴게소를 들어올 때 보아둔 화장실 뒷문으로 줄행랑을 놓았다. 금방이라도 뒤를 따라와 머리채를 잡아당길 것만 같아 죽을힘을 다해 달렸다. 거의 1km를 앞만 보고 달리는 혜은은 숨이 차는 것도 잊은 채 현대호텔을 지나고 한화콘도 언덕길을 차올랐다. 지나가는 자동차 전조등불빛에 노출될 때마다 온몸이 발가벗겨지는 것처럼 불안했지만, 일단은 달리는 것 말고는 할 수 있는 게 없었다. 뒤도 돌아보지 않고 2km를 사력을 다해 달리다 아무도 쫓아오지 않는다는 걸 확인하자 다리가 풀리면서 쓰러질 듯 몸이 휘청거렸다. 어디선가 불쑥 인철이 나타날 것만 같아 인도에서 저만치 벗어난 숲 사이로 몸을 숨기고 한참동안 숨을 골랐다. 호흡이 안정되자 한 발짝이라도 집 가까이 가야겠다는 생각에 벌떡 일어나 다시 걸음을 재촉했다. 보문 댐을 지나 북군동 내리막길을 걸어 내려가면서도 자동차불빛이 다가올 때마다 가로수 뒤로 몸을 웅크렸다.

보문에서 성언동까지는 6km가 넘는 거리였다. 동천 둑길은 자동차에 노출이 되므로 강변으로 내려가 물길을 따라 걸었다. 구황교 아래를 지나자 시내가 가까워지면서 주택가 불빛들이 하나둘 보이기 시작했다. 그제야 안도의 한숨을 내쉬며 뛰는 가슴을 추슬렀다. 심장박동이 차츰 안정되자 아무 이유도 없이 자꾸만 눈물이 배어 나왔다.

동천 수면에 떠 있는 둥근 달을 보는 순간 울컥하고 한영의 얼굴이 떠올랐다.

'아… 지금 형이 옆에 있다면…' 지난 일 년간 자기도 모르는 사이 가슴속에 김한영이 커다란 공간을 차지하고 있음을 깨달았다.

'여학생들이 이구동성 형을 좋아한다던 것처럼 나 역시도 그랬던 것일까…. 아… 그렇게 흘러가고 있었던 거구나.' 마치 도둑질을 한 사람마냥 심장이 후드득거렸다.

최나경과 김철호는 진즉에 경주시내로 돌아와 삼겹살을 안주로 소주잔을 기울였다. 인철의 작업이 성공하면 아주 쉽게 한영과의 관계를 만들어 갈 수 있다는 기대감을 부풀리고 있었다.

"인철이. 잘하고 있겠지?"

"수면제까지 가지고 다니는 놈이니 그 바람둥이에게 걸리면 끝이야."

철호의 확신에 찬 지지발언에 나경은 사뭇 행복해졌다.

"자자~ 건배."

테이블에는 빈 소주병이 이미 다섯 개나 널브러져 있었다.

"근데 고년이 고지식해서 쉽지는 않을 걸."

"그렇지만 결과는 크게 다르지 않을 거야. 그놈은 한 번 물면 절대 놓지 않거든. 이번이 아니면 다음 기회를 만들겠지. 다양한 방법으로…."

착하고 순진한 친구를 바람둥이에게 억지로 떠다민 나경은 양심이 구렸지만 이내 냉정을 되찾고는 탁탁 손바닥을 털었다.

"고속버스 막차 놓치기 전에 인제 그만 돌아가. 오늘 수고 많았고 정말 고마웠다. 다음 기회에 내가 잘해줄게."

"이대로 그냥 돌아가라고?"

볼멘소리에 나경이 눈을 흘겼다.

"아직은 때가 아니지. 인철이 확실하게 꿰차고 나면 그땐 너 원하는 대로 다 해줄게. 알았지?"

그녀에겐 오늘 실행해야 하는 작업이 하나 더 남아있었다. 떠밀듯이 철호를 배웅한 나경은 같은 반 친구 박미연에게 전화를 걸었다. 거의 상사병에 가까울 만큼 미연이 한영을 흠모하고 있다는 것을 이용할 속셈이었다.

"미연아. 너 오늘 시간 좀 있니?"

"나경이구나. 그래 무슨 일이야?"

"음… 사실은 한영 형이 나를 좀 보자 하시는데…"

"그래~? 무슨 일로?"

"내게 관심이 있는 거 아닐까? 호호. 나 혼자 가기 좀 그러니 너도 오고 싶으면 와. 나도 좋아하긴 하지만 아무리 내 마음과 같다 해도 남자 혼자 사는 방에 가긴 좀 그렇잖아…"

속 보이는 내숭을 한껏 떨었다.

"흥 내가 왜 꼽사리를 끼냐? 근데 정말 네게 관심이 있는 건 맞는 거니? 그럴 리가 없는데…"

"얘~! 너 날 못 믿겠다는 거야? 그렇지 않고서야 이 시각에 부르겠니?"

"그렇다면 더더욱 내가 갈 자리가 아닌데…"

나경은 그녀가 오지 않고는 배기지 못한다는 사실을 잘 알고 있었다.

"싫음 말고."

"기집애 싫기는. 나야 따봉 따따봉이지!!"

"그럼 9시에 한영 형 하숙집에서 보자. 초대받지 않은 니가 먼저 가면 형이 놀랄 거니까 딱 9시 정각에 맞춰서 와야 해."

"응. 알았어. 시간 딱 맞춰 갈게."

미경의 방문을 확신하고는 의미심장한 미소를 흘리며 금정리행 버스에 올랐다.

'내일이 개학이니 지금쯤 하숙방에 있겠지…'

금정교 버스정류소에서 내린 나경은 거침없이 하숙집을 향해 걸어갔다. 형산 강이 잠시 일렁였지만 그녀를 통제하기는 역부족이었다. 첫 방문인데도 마치 자기 집처럼 사립문을 밀고 들어섰다.

'첫 번째 방이라 했겠다…' 워낙 많은 동기생이 드나드는 집이라 그의 거처를 모르는 급우는 없었다.

'으이그… 성언동에 살면 좀 편해? 영감처럼 이따위 촌구석이 뭐야.' 퇴비 더미를 피해 조심스레 발을 내디뎠지만 그만 물컹하니 소똥을 밟고 말았다.

'에이 씨…'

순간 하숙방에서 우러나오는 은은한 불빛이 불쾌감을 달래기에 충분했다.

'아… 형.' 한 발 한 발 방문 앞으로 다가서는 나경의 사악한 미소가 달빛의 음영으로 섬뜩할 만큼 교활해 보였다. 손목시계가 8시 40분을 가리키고 있었다.

'똑똑똑..'

"누구세요?"

차분한 음성이 들려오자 심장이 격하게 뛰기 시작했다.

"형. 저 나경이에요."

덜거덕거리며 방문이 열렸다.

"방학 잘 보내셨어요~?"

간드러지게 인사를 했다.

"니가 여긴 어쩐 일로?"

"네에, 이 근처에 친구가 있어서 왔다가 잠깐 인사나 드리려구요."

"그래, 무슨 일로?"

"꼭 볼일이 있어야만 되나요?"

"그건 아니지만 이 시각에 니가 여기 올 일이 있나?"

"아이~ 형~ 이렇게 홀대하시기예요?"

아무리 돼먹지 않은 아이라도 문전박대를 할 수는 없는 일이었다.

"아 그래… 그럼 잠깐 들어와."

나경이 부츠를 벗고 성큼 방으로 들어서는데 술 냄새가 훅 끼쳤다.

"너 술 마신 것 같은데…"

붉게 달아오른 나경의 얼굴은 흐트러진 화장만큼이나 추레했다.

"맥주 딱 한잔 했어요."

"그래 내게 무슨 할 말이라도 있는 거니?"

"그냥 차 한 잔만 주시면 안 돼요?"

눈웃음을 치며 양반다리를 하자 짧은 스커트가 밀려 올라가며 허벅지가 허옇게 드러났다. 얼른 담요를 가져다 무릎을 덮어주었다.

"녹차 한잔 할래?"

"형은 사랑하는 사람 있으세요?"

당돌한 질문으로 대답을 대신했다.

"으응… 그럼 당연히 있지."

건성으로 얼버무리는데 불현듯 혜은의 얼굴이 스쳐 지나갔다.

"근데 왜 그걸 아무도 모르죠? 사실 사랑하는 사람 없는 거죠? 맞죠?"

심술궂은 희롱이 재미있어 죽겠다는 듯 어깨를 흔들었다. 커피포트가 꽁꽁 얼어붙은 손에 입김 불어넣는 소리를 냈지만 심사가 틀어진 한영은 다관에 찻물을 붓지 않았다.

동그란 벽시계가 9에 분침과 시침을 맞추었다. 삐걱하고 사립문 열리는 소리가 나자 나경이 벼락같이 품을 파고들었다.

"형. 사실 저, 형 너무 사랑해요."

당황한 한영이 반사적으로 밀어내는데 물컹한 감각이 손바닥을 가득 채웠다.

아무것도 모르고 그저 나경의 초대에 기분이 들떠 대문을 들어서던 미연이 방안에서 들려오는 말소리에 그만 방문 앞에서 딱 멈춰 서고 말았다. 얇은 창호지를 통과한 소리는 대문께에서도 알아듣기에 충분했지만 나경은 일부러 목청을 더 높였다.

"아! 형이 가슴을 만져주니 너무 좋아요."

나경을 밀쳐내느라 엉겁결에 젖가슴을 밀고 말았던 것이다.

"형도 기분 좋으시죠?"

술기운을 빌려 두 팔로 목을 힘껏 끌어안은 나경의 완력은 특수부대 출신 청년의 저항을 무색하게 했다. 그녀의 돌발적인 행동에 당황한 한영은 어떻게 대처를 해야 할지 두서가 없었다.

'어머나! 형이랑 나경이가.'

손으로 입을 틀어막은 미연이 소스라치게 놀라며 뒷걸음질을 쳤다. 창호지 문에 어스름하게 비치는 두 사람의 엉겨 붙은 실루엣에 숨이 멎을 뻔했다.

"세상에 이럴 수가!!"

황망하게 대문을 나선 미연이 강둑을 뛰어가며 눈물을 흩뿌렸다.

"나쁜 기집애 형이랑 사귄다면 그렇다고 말을 하지. 내 속내 다 아는 년이 일부러 사람을 불러 이렇게 아픈 상처를 주다니… 흑흑."

황급히 멀어져가는 미연의 발걸음소리를 들은 나경은 속으로 쾌재를 불렀다.

'오늘은 이 정도만 하면 대성공이야.'

그때 나경의 깍지 낀 손가락을 풀어 젖히고 한영이 자리에서 벌떡 일어섰다.

"너 지금 이게 뭐하는 짓이야!!"

가쁜 숨을 몰아쉬며 나경을 노려보자 거짓 눈물을 짜내며 어깨를 들썩였다.

"어서 돌아가지 못해?"

목표를 달성했지만 못 이기는 척 눈물을 닦으며 일어섰다.

집으로 돌아가는 택시 안에서 나경은 몸서리를 치며 쾌재를 불렀다.

'마무리는 미경이 다 해줄 거니 난 손끝 하나 까딱하지 않고 두 마리 토끼를 잡은 거야. 아하하하하.'

새벽이 되도록 이리저리 뒤척이다 얕은 잠에 근근이 힘든 심사를 달래고 있는데 꿈결로 인애가 찾아들었다.

"우리 편… 저 인애예요."

"아… 요즘 어떻게 지내세요?"

"제 걱정은 안하셔도 되어요. 이곳 별나라는 언제나 평화롭답니다."

눈이 부시게 얼굴이 밝았으며 목소리는 은은하고 맑은 메아리와 같았다.

"우리 편…. 운명적인 배필이 당신 아주 가까이에 있어요. 태어날 때부터 정해져 있는 인연이라 결국에는 이어지겠지만, 그녀를 보호하고 챙기지 않으면 두 분 다 엄청난 고통의 세월을 보내게 되어요. 그러니 잘 살펴 소울메이트를 놓치지 않기를 당부 드려요. 당신이 불행해지면 저 역시 그렇게 되니까요…"

벌떡 일어나 앉았다. 생시보다 더 생생한 꿈이었다. 그 말대로라면 그게 도대체 누구란 말인가?

조금만 관심을 가지면 충분히 짐작할 만한 일이었지만 지독하게 한의학을 편애한 한영은 아직 여자에게 관심을 가질 여유가 없었다.

사체(死體) 해부학실습

한 단계 상승을 한 한의예과 2학년 강의실은 일 년 전과 달리 활기가 넘쳤다. 단 한 명도 유급하지 않고 105명 전원이 진급한 전례는 없었다며 과대표 박병훈은 의기양양해 했다.

"여러분. 작년 초에 제가 약속했었죠. 전원이 아무 탈 없이 진급할 수 있도록 하겠다고요."

거룩한 표정으로 학생들을 둘러보며 연신 헛기침을 해댔다.

"어험~!! 아시다시피 새로 과대표를 뽑아야 하는데 희망하는 분은 신청을 해주시기 바랍니다."

아무도 침묵을 깨는 이가 없었다.

"총대 1년 연임합시다!!"

이태열이 큰소리로 제안하자 기다렸다는 듯 전원이 우레와 같은 박수로 동의했다.

"어험. 험. 이렇게나 만장일치로 뜻을 모아주시면, 저는 물러날까 했지만, 다시 한 번 고려해보도록 하겠습니다. 어험!"

보수도 없이 심부름이나 하고 문제가 생기면 해결하느라 고생만 하는 과대표임에도 그게 그다지 싫지 않은 눈치였다.

"올해의 가장 큰 숙제는 해부학입니다. 다들 선배들로부터 오리엔테이션은 받으셨죠? 인도 형님은 어떠세요?"

"난 오리엔테이션 같은 거 안 받아도 돼."

그의 대답은 언제나 간결하고 단호했다.

"형님. 방학 때 소식을 아무도 모르던데 어디 다녀오셨어요?"

"으응 산에 좀 가 있었어."

"그럼 절이나 아쉬람 같은 곳입니까?"

"토굴에 두어 달 있었지. 내가 사람 많은 곳을 싫어해서."

그는 유일하게 한영에게만 속내를 열어 보였다.

"거기서 무얼 하셨어요? 혼자 계셨던 거예요?"

동그래진 눈을 들여다보며 인도가 빙긋 웃었다.

"도를 닦는 거지. 사나운 귀신과 싸우기도 하고 천도를 해주기도 하고."

"그 깊은 산 속에 혼자 있으면 무섭지 않으세요?"

"내 기가 얼마나 센데 귀신 나부랭이들이 설칠 수 있겠어?"

그들의 대화 사이를 범진이 비집고 들어왔다.

"저는 산청에 가서 명인을 한 분 만나고 왔어요."

"뭐하시는 분인데?"

"한의사는 아닌데 한의학 저서도 여러 권을 썼고, 시골집으로 환자들이 엄청 많이 찾아오더라고. 특히 암과 같은 난치병을 잘 고치기로 유명해. 그리고 죽염을 만드는데 그게 질병을 치료하는 효과가 아주 좋아."

산청이 고향인 범진은 자주 가서 임상을 배우고, 저서를 한 권 얻어왔다며 보여주었다. '구세신방(救世神方)'이라 적혀 있는 제목의 책은 인산(仁山) 선생의 임상 집이었다. 책을 펼치자 방학 동안 배우고 공부한 흔적들로 가득했다.

그때 '탁탁' 교탁 두드리는 소리가 세 사람을 갈라놓았다.

"조직학 실습리포트 있습니다. 앞으로 2주 내에 쥐와 닭 둘 중 하나의 뼈 박제를 만들어 오셔야 합니다. 단, 잔뼈 하나라도 유실이 있으면 감점이 된다는 걸 유념해주세요. 학급번호 뒷자리가 홀수면 쥐, 짝수면 닭으로 하겠습니다."

쥐와 닭을 바꾸자는 학생, 2주가 너무 짧다는 학생들의 웅성거림이 이어졌다. 쥐가 걸린 쪽도 닭이 걸린 쪽도 그다지 개운한 기분은 아니었다. 산 짐승을 잡는 것보다 죽이는 것이 더 힘들고, 내장을 도려내고 살을 바르고 잔뼈 하나 다치지 않게 추리는 것이 더욱 힘들고, 수많은 뼈를 원상태로 조립하는 것은 더더욱 힘이 들기 때문이었다.

닭이 걸린 한영은 순규와 함께 치킨 가게로 달려갔지만, 그곳은 머리와 발이 없는 닭만 반입한다고 했다. 양계장을 찾아가는 방법밖에 없다고 한숨을 쉬고 있을 때, 범진과 용진은 연탄집게를 들고 쥐를 잡느라 온 동네 하수구를 뒤지고 다녔다. 평소 그리도 흔하던 쥐들이 잡자고 살펴보니 한 마리도 없었고 어쩌다 발견한 쥐는 재빠르기가 총알과 같았다.

"에이~!! 못 해먹겠네. 철물점에 가서 쥐틀을 사와야겠다."

연탄집게를 내동댕이치며 용진이 불만을 터뜨렸다.

"쥐를 잡았다고 치자. 그걸 누가 손질하지? 난 죽어도 못해."

기선제압에 들어간 범진이 강력한 거부의사를 천명했다.

"야 너는 시골 놈이 쥐도 못 만지냐?"

용진이 역정을 내자 범진도 지지 않고 대들었다.

"야 시골 놈은 쥐가 친구냐? 어릴 때부터 진주에서 학교를 다녔다고 했잖아!"

아직 쥐를 한 마리도 잡지 못한 두 친구는 옥신각신 다투기 바빴다. 그렇지만 제출날짜가 촉박해서 밀고 당길 시간조차 부족했다.

쥐틀을 동천시냇물에 담그자 쥐가 살려달라고 난리를 쳤다. 눈을 질끈 감고 쥐틀을 물속으로 더 깊이 쑤셔 박던 용진이 이마의 땀을 훔치며 일어났다.

"태열아. 껍질은 네가 벗겨라."

자기는 할 만큼 했다는 뜻이었다.

"아이고~ 행니임~ 저는 죽으면 죽었지 이거 못 만져요~."

부산 태생인 태열이 무릎을 꿇고 눈물로 읍소를 했다.

"에이 씨~! 내가 할 게 내가 해."

참다못한 용진이 다시 팔을 걷어붙였다. 대구 시내에서 나고 자랐지만 뜻밖에 대범하게 장난감 만지듯 요리조리 쥐를 주물렀다. 칼로 배를 가르고 내장을 제거한 다음 빙 둘러 목에 칼집을 내고 아래로 벗겨내니 꼬리 끝까지 껍질이 분리되며 불그스레한 속살이 애처롭게 드러났다.

"야 이거 꼭 김치만두 같지 않냐?"

여유를 찾은 용진의 농담에 용기를 얻은 범진과 태열도 팔을 걷어붙이고 동참하기 시작했다.

"그거 시작하면 밤새워서라도 한 방에 끝내야지 안 그러면 썩어서 새로 해야 된다이~"

후배들을 보고 지나가던 선배의 조언은 그들의 광기에 불을 지피고 말았다.

"새로 하다니? 나 이젠 죽어도 두 번 다시 이 짓 못해~!!"

일제히 소리치며 달려들어 아무런 죄 없는 쥐를 갈가리 찢어 발겼다.

대금을 배우며 친해진 순규와 한영 그리고 혜은이 한팀이 되었다. 학급번호 뒷자리가 같은 짝수인 게 참 다행이라며 혜은이 미소를 머금었다.

"어떻게 해야 뼈와 살을 깔끔하게 분리할 수 있을까? 일단 푸욱 고아야 살이 흐물흐물해지지 않을까?"

곰곰이 궁리하던 순규가 눈을 반짝였다. 살점을 칼로 도려내고 큰 찜통에 닭 세 마리를 넣고 가스레인지의 불을 최고로 올렸다. 푸욱 고면 살이 흐물흐물해지는 것은 맞는데 잔뼈로 조합된 날개 뼈가 산산이 분리되고 뒤섞여 엉망이 되고 만다는 사실을 간과했다. 두 사람은 다시 자전거를 타고 15km나 떨어진 내남면으로 달려갔다.

"또 오셨어요? 작업이 잘 안 되었나 보죠. 하하."

어렵사리 겨우 뼈를 추리고 나자 조립을 하는 과정 또한 만만치 않았다. 닭의 날개에 그렇게 잔뼈가 많을 수가 없었고, 발톱을 분실하여 다른 조에 구걸을 하러 가야 하는 에피소드가 속출했다. 조립은 하면 할수록 어려웠다. 접착제가 손가락과 잔뼈에 엉겨 붙어 뒤죽박죽되면 어쩔 수 없이 교대를 해야 했다. 게다가 접착제로 목뼈를 하나씩 조립해서 쌓아 올라가다 보면 길고 긴 닭의 목뼈가 무게를 이기지 못해 땅으로 곤두박질을 치기 일쑤였다. 화가 치밀어 냅다 발로 걷어차 버리고 싶을 때가 한두 번이 아니었다.

"제가 한번 해볼게요."

잠깐 사이 한 마리의 조립을 끝낸 혜은이 구원의 손길을 내밀었다.

"이야 너 어쩜 그리도 손이 빠르고 정확하냐?"

동작은 느린 것 같은데 순식간에 다시 또 한 마리의 조립을 완성해냈다.

"알고 보니 신의 손이로구나. 꼼꼼하면서도 똑 부러지게 잘하네."

겁 많은 순둥이가 집중할 때는 완전히 딴사람이 되어 있었다.

수업은 예과 일 학년 때보다 훨씬 밀도 있게 진행되었고 리포트와 번개시험 쪽지시험의 중량감도 달랐다. 이제는 실수나 어리광이 통하는 학년이 아니었고 책임에 대한 암묵적인 당위성이 자연스레 자리를 잡아가고 있었다.

3주차 수업이 끝난 토요일 오후 박병훈의 눈빛에 긴장감이 역력했다.

"오는 월요일부터 해부학실습이 시작됩니다. 여러분 단단히 각오해야 할 겁니다. 비교해부학 리포트로 쥐와 닭을 미리 만져보게 한 것도 다 해부학실습을 위한 예비 작업이었던 것입니다. 의대교수님 수업이므로 여차하면 과락이 될 수 있으니 열심히 임해주세요."

올 것이 왔다는 불안감에 강의실이 술렁거리기 시작했다.

월요일 오후가 되자 한의학관 허준동상 앞에 제단이 마련되었다. 백주대낮 한의학관 광장에 고사상이 차려지는 생경한 풍경이 풀이 죽은 학생들을 하나 둘 끌어모으고 있었다. 아무 사고 없이 해부학실습이 잘 끝나기를 기원하며 망자에 대한 예를 갖추었다. 과대표 박병훈이 큰 절을 두 번 하는 동안 예과 2학년 104명은 일제히 엄숙하게 묵념을 했다.

고사가 끝나자 학생들은 곧장 해부학 실습실로 이동해야 했다. 시신을 만져야 한다는 두려움에 몇몇 여학생은 벌써 눈언저리가 붉어져 있었고 계단을 오르는 걸음걸이가 하나같이 흐느적거렸다. 실습실이 가까워지자 포르말린 냄새가 찡하고 코를 자극하기 시작하더니 안으로 들어서자 채 십 분이 지나지 않아 눈물과 콧물이 줄줄 흘렀고 비위가 약한 학생들은 욕지기했다. 손으로 코를 막은 한영이 같은 조에 편성된 혜은을 바라보니 양손으로 눈을 가린 채 쪼그려 앉아 오들오들 떨고 있었다.

"혜은아. 힘내!!"

같은 조의 순규가 어깨를 토닥여주었다.

이번 학년에 배정된 카대버(Cadaver)는 모두 다섯 구였다. 시신기증자는 중년 남자 한 명과 암으로 사망한 70대 노인 그리고 야윈 몸매의 젊은 여자였고 나머지 두 명은 연고가 없는 사람들이었다. 다섯 개의 스테인리스 침대 위에 반듯하게 누워있는 시신을 맞닥뜨리는 순간 숨이 멎을 것만 같았다.

한영의 실습 조에 배정된 젊은 여자는 채 스무 살도 되지 않은 앳되고 가녀린 아가씨였다. 한없이 숙연해져 시신을 똑바로 바라볼 수가 없었다. 실오라기 하나 걸치지 않은 나신은 금방이라도 일어나 앉을 것만 같았다.

"여러분은 참 운이 좋은 것 같습니다. 보통은 2~3구로 실습을 하는데 다행히 5구가 준비되어 실습의 밀도가 높아질 것입니다. 모쪼록 경건한 자세로 실습에 임하길 바라며, 여러분을 위해서 희생하신 분들의 시신을 가지고 장난을 치거나 희롱하는 일이 없기를 바랍니다. 자 그럼 시작해 볼까요."

해부학 교수의 강의가 끝나자 조교가 앞으로 나와 메스로 자를 부위의 피부에 매직펜으로 선을 그었다. 몸 전체를 여러 부위로 구분해서 선을 긋고 나서, 그은 선을 따라 메스로 진피층 깊이로 피부를 자르기 시작했다. 각 조의 학생들도 시범을 본대로 선을 긋고 메스로 자르고 스키닝(Skinning)을 했다. 가죽천을 만지듯 자른 피부를 뒤집어 젖히자 누런 기름을 덮어쓴 검붉은 근육들이 나타났다. 다시 여기저기서 탄식과 욕지기를 하는 소리가 들렸다.

남자는 뚱뚱해도 지방층이 얇고 여자는 야위어도 피하지방이 두꺼웠다. 여자를 배정받은 조는 팔과 다리의 지방을 걷어내는 데만도 몇 시간이 걸렸다.

"태열아 비켜봐. 내가 해볼게."

지방층을 걷어내던 이태열이 진땀을 흘리며 우물쭈물하자 팔짱을 끼고 구경하던 김범진이 팔을 걷어붙이고 써지컬글로브(고무장갑)를 야무지게 여미고는 달려들었다.

어느새 시각이 자정을 넘어서고 있었다. 6시간째 실습이 진행되는데도 혜은이 무서워서 화장실을 가지 못하고 발만 동동 구르고 있었다. 끙끙대는 몸짓을 알아차린 한영이 뒤를 돌아보았다.

"어디 불편하니?"

"형. 저… 화장실."

"아 그래. 어서 가자."

앞장서는 그의 등 뒤를 바짝 따라붙었다. 언제나 편하게 대하는 순규에게 부탁을 할 수도 있었지만 이런 일은 한영이어야만 된다는 생각이 절대적이었다. 복도에 불이 켜져 있는데도 괴기영화의 한 장면처럼 소복을 입고 산발을 한 귀신이 불쑥 튀어나올 것만 같았다.

"형… 너무 무서워요."

방금 알을 깨고 나온 병아리처럼 오금을 제대로 펴지 못하는 그녀의 손을 꼭 잡고 복도 끝에 있는 화장실을 향해 천천히 걸어갔다.

"형. 여기서 기다려주셔야 해요… 절대 먼저 가시면 안 돼요."

화장실을 들어가면서도 울상이 되어 돌아보았다. 문 잠그는 소리가 나고도 다시 간절한 음성이 들려왔다.

"형. 거기 계시는 거죠?"

"그래 걱정하지 말고 천천히 해…"

대답을 하고 나서도 몇 번이나 헛기침으로 인기척을 전해주었다.

"고맙습니다…"

볼일을 보고 나온 혜은이 쑥스러워 뒤를 돌아보지도 않고 내쳐 실습실로 줄달음을 놓았다.

첫 실습을 마친 한영은 고기를 먹을 수가 없었다. 아니 쳐다보기만 해도 속이 울렁거려 한동안 채식을 해야 했다. 반찬으로 나온 돼지고기 찌개에 떠 있는 살점이 사람의 살점과 똑같아 보였다.

"성님. 요새 통 입맛이 없으신가 봐요?"

사정을 모르는 판출이 돼지고기를 골라 밥 위에 올려주자 기겁을 했다.

"아 아니야. 내가… 내가 먹을게."

생침이 고이면서 구역질을 하게 되자 그만 수저를 놓고 말았다.

다행히 회를 거듭할수록 벌레 한 마리 제대로 죽이지 못하는 순둥이들도 대부분 무난하게 실습에 적응해나갔다. 목숨을 걷어낸 몸뚱이가 차츰 푸줏간에 걸려있는 고기와 다르지 않게 되었고, 목숨의 의미가 그렇게 퇴색되어 갈수록 실습의 밀도는 높아져 갔다. 실습 초기 적응하기 어려워하던 혜은도 어느 날부턴가 혈 자리에 침을 찔러 넣어보거나 근육의 단면으로 침 끝이 어떻게 들어가는지 직접 확인을 해보기도 했다.

실습은 대체로 저녁 7시에 시작해서 새벽 1시까지 진행되었다. 매 실습 후반 테스트까지 마무리하면 새벽 3시가 넘어 귀가하기 예사였다. 누구보다 김용진이 해부학실습에 적극적이었다. 인체의 구조에 대한 궁금증을 실습으로 완전히 통달할 심산인 양 파고들었다.

갑자기 '아!!' 하는 비명이 들렸다. 돌아보니 용진이 메스를 던지며 손가락을 움켜쥐었다. 너무 몰두한 나머지 메스로 손가락을 베고 말았던 것이다. 잠깐 사이 손가락에서 선혈이 뚝뚝 떨어졌다. 조교가 서둘러 고무장갑을 벗긴 다음 혈류를 억제하고 부리나케 옆 건물에 있는 의대부속병원 응급실로 이송했다. 찢어진 손가락을 꿰매고 파상풍과 다른 병원균의 감염에 대한 주사를 맞고는 귀가하라는 조교의 충고에도 불구하고 다시 실습실로 돌아왔다. 모두 걱정스레 바라보았지만 아무 일도 없었던 것처럼 붕대를 감지 않은 손으로 다시 실습에 집중하자 모두 혀를 내둘렀다.

연일 밀도 있는 시간이 이어졌고 방 하나를 가득 채운 자료를 미친 듯이 암기하고 시험을 두 번 치르고 나니 어느새 여름이 한창이었다. 언제 짧고 얇은 옷을 꺼내 입었는지 언제 이발과 목욕을 했는지 셈이 되지 않는 한 학기가 또 그렇게 흘러갔다.

11개 과목을 이수해야 하는 예과 2학년은 세 과목씩 나흘간 일정으로 기말시험을 보았다. 해부학이 배정된 날은 두 과목이어서 한숨을 돌렸지만 두 시간이나 시험을 보는 해부학은 문제지가 여섯 장이나 되었다.

"이야 대학생활이 어떻게 군대 훈련소보다 더 힘이 드냐?"

묵묵한 모범생 김범진이 하소연할 지경에 이르렀다.

"군대생활보다 열 배는 더 힘들지."

순규가 맞장구를 쳤다.

"군대야 몸으로 때우면 되고 얼차려 받고 몽둥이를 맞으면 되지만 이건 때리지도 않고 피를 말려 죽이는 거잖아. 차라리 매를 맞고 진급할 수 있다면   백 대 천 대라도 맞겠어."

"군대 가면 정말 백 대나 천 대를 맞아요?"

눈이 동그래진 혜은이 놀라서 기겁을 했다.

"와하하하…"

예비역들이 배를 잡고 웃었고 이태열은 포복절도를 하며 강의실 바닥을 데굴거렸다.

"혜은이 니 덕에 웃고 산다."

예비역 4인방은 귀까지 빨개진 혜은을 바라보고 유쾌하게 웃으며 기말시험을 마무리했다.

밝혀지는 진실

여름방학이 시작되자 105명의 학생은 다시 전국으로 흩어졌다. 예비역들은
예의 임상에 도움이 되는 다양한 분야의 고수들을 찾아 나섰지만 순규는 휘파
람을 불며 제주도로 여행을 떠났다. 연극 재미에 푹 빠진 태열이 연극제 준비로
비지땀을 흘릴 때 한영은 대금연습에 집중했다.

율맥국악원에서 한영이 문동옥 선생과 점심을 먹고 차를 한 잔 나누고 있는
데 방학인사를 하러 혜은이 문을 열고 들어왔다.

"안녕히 계세요. 가을학기에 뵐게요."

이별을 아쉬워하며 공손하게 인사를 했다.

"서두르는 거 보니 바쁜 일이 있나봐."

"아르바이트를 좀 해야 해서요…"

그러고 보니 빡빡한 수업과 시험을 감당하면서도 서울과 경주에서 고교생을
상대로 아르바이트한다는 말을 순규로부터 얼핏 들었던 기억이 났다.

"그래도 차 한잔하고 가지."

"그럴까요…"

혜은이 의자에 앉자 문 선생이 일어섰다.

"녹차 드시면서 얘기 나누세요. 저는 경주문화회관에 좀 다녀오겠습니다."

갑자기 독대하게 된 두 사람은 좀 서먹해졌다.

한동안 손바닥을 비비던 혜은이 무슨 결심이라도 한 듯 말문을 열었다.

"저… 형. 혹시 군대생활을 수색대에서 하셨어요?"

"응 그랬지."

무심코 대답을 하다가 깜짝 놀라 그녀를 뚫어지게 쳐다보았다.

"근데… 그걸 니가 어떻게 아니??"

도무지 짐작이 가지 않는 이야기였다.

"그럼… 혹시 군대서 펜팔 같은 것도 해보셨어요?"

너무 놀라 그만 말문이 막혀버렸다.

"사실은… 제가 손혜진 친동생이어요."

"아니… 아니 그게… 그게 무슨 말이야? 니가 혜진 씨 동생이라고?"

"네… 형이 인상이며 성격에 이름까지 일치를 해서 입학할 때부터 혹시나 하고 있었어요."

점입가경이었다. 말을 들을수록 그의 눈이 점점 더 커졌다.

"언니 소식을 꼭 전해드려야겠다 새기고는 있었지만, 기회가 잘 오지 않았어요. 또 형이 어떻게 받아들일지 모른다는 염려도 되었구요."

"그래 언니. 언니 어떻게 된 거야? 응? 응?"

혼란스런 궁금증으로 다그치는 물음은 두서가 없었다.

"혜진 언니… 여기… 없어요."

어느새 혜은의 눈가가 촉촉해졌다.

"여기 없다니 그게… 그게 무슨 말이야. 어디 외국에라도 갔다는 거냐? 제발 속 시원하게 이야기를 좀 해봐라. 응?"

"언니… 돌아가셨어요."

기어이 혜은이 울음을 터뜨리고 말았다. 두 손으로 얼굴을 감싸고 오열을 하자 그의 눈에도 눈물이 어리기 시작했다. 두 사람은 한참동안 흐르는 눈물을 닦기만 했다. 얼마나 시간이 흘렀는지 유리창이 어둑어둑해지고 있었다.

"그랬었구나…"

가만히 눈을 감고 호흡을 골랐다.

"혜진 언니가 형 정말 사랑했었어요."

그녀는 아직도 손수건을 놓지 못했고 그는 말없이 듣고만 있었다.

"형이 전역하고 우리 집으로 오시던 그 날 저는 언니 옆에서 병상을 지키고 있었어요. 부모님이 다 돌아가셔서 언니와 저 둘이 의지하고 살았는데 투병기간이 길어지자 이대병원 옆에 쪽방을 하나 얻어 병시중을 했어요."

묵혀두었던 궁금증들이 하나씩 풀려나갔다.

"힘든 직장생활에 영양 상태가 좋지 못해 폐결핵을 앓고 있었는데 형과의 약속날짜 서너 달 전 가벼운 교통사고를 당했어요. 그 길로 병원에 입원했다가 몸이 급격히 나빠져서 그만…"

다시 흐느끼기 시작했다.

"언니는 의식을 잃은 상태에서도 계속 형 이름을 불렀어요. 어쩌면 형과의 약속을 지키려고 생명의 끈을 놓지 못하고 있었던 건지도 몰라요. 의사가 포기하고도 한참을 버텼으니까요. 언니를 보내고 유품을 정리하다 모든 걸 알게 되었죠."

그날 찻집에서 보았던 환영은 사실이었던 것이다. 전역하던 날… 두 사람이 만나기로 약속했던 바로 그 날. 그녀는 마지막 숨을 몰아쉬면서도 찻집에서 기다리고 있을 연인을 그리며 가슴 벅차했다. 비록 만나진 못하지만 자기를 지켜주기 위해 시공을 넘어 찾아온 남자에 대한 고마움과 첫사랑의 설렘으로 죽음이 두렵지 않고 폐결핵 말기의 고통을 감내할 수 있었다.

혜은의 이야기는 4년의 세월을 소급해내어 대신동 마을버스 종점에서 잡아
주던 손혜진의 가녀린 손과 하얀 미소를 되돌려 주었다.

"아직 다정하게 대화 나누고 계시네요…"

볼일을 마친 문 선생이 의외라는 표정을 지으며 들어왔다.

"근데 이렇게 보니 두 분이 참 잘 어울리는 것 같습니다. 아… 이렇게 말하면
결례가 되는 건가요. 하하하."

둘은 서로를 마주 보며 쑥스러워했다.

"사실 말이 나왔으니 말이지 나이 차가 좀 나기는 하지만 두 분 다 좋은 인품
에 흠잡을 데 없는 인물에 전공까지 같으니 이보다 더 좋은 배필이 어디 있겠습
니까."

눈치를 보면서도 문 선생은 할 말을 다했고 그동안 입이 근지러워 혼이 났다
며 싱글거렸다. 손혜진 사망의 충격에서 헤어나지 못한 한영은 문 선생의 이야
기를 듣던 혜은의 두 볼이 발그레해지는 것을 알아채지 못했다.

몇 번 편지를 주고받다 딱 한 번 만난 남자를 지극히 짝사랑하던 언니. 그때
고등학교 이 학년이었던 혜은은 그런 언니를 이해하기 어려웠다. 제대로 사귀
어보지도 않고 편지 몇 통에 빠져드는 언니의 감정이 너무 빠르고 지나치다고
여겼다. 사랑이 이성적이거나 객관적이어야 되는 것은 아니지만 차분하던 평소
와 다른 모습에 실망도 했었다.

"혜은아… 나를 찻집에 좀… 데려다 줄 수 없겠니… 그 분이 지금도 나를 기
다리고 있어…"

임종을 코앞에 두고도 연인을 걱정하는 언니가 애처롭고 불쌍했다. 그런데
유품을 정리하다 서서히 오해가 풀리기 시작했다. 언니가 남긴 물건중 가장 눈
에 띄는 것은 한 남자의 편지였다. 한 장 한 장 읽어 내려가다 자기도 모르는 사
이 그의 사상과 감성에 동화되어 갔다. 편지를 다 읽은 후에는 언니를 만나지

도 못하고 하염없이 대신동 달동네골목을 방황하고 있었을 군인 아저씨가 눈에 밟혔다. 기회가 된다면 묵은 숙제를 정리할 수 있도록 언니 소식을 꼭 전해주어 야겠다고 다짐했다. 아니 혜은이 그를 만나고 싶었다. 특별한 내용의 편지도 아니었는데 이상하게 자꾸만 김한영이라는 남자에게 끌리는 자신을 이해하기 어려웠다. 아무리 멀리 있어도, 옷깃 한 번 스치지 않아도 필경에는 만나게 되는 인연법은 그렇게 그들을 이어가고 있었다.

엄마와 언니의 병환을 안타까워했던 혜은은 학창시절 늘 의사가 되기를 꿈꾸었는데 대학입학원서를 쓸 때쯤 불현듯 한의대에 호기심이 생기더니 서울 소재의 한의대보다 아무 연고도 없고 소개도 받지 않은 소도시 경주에 있는 건한대학교로 끌리는 마음을 다스리기 어려웠다.

"네 점수로 못 갈 한의대가 없는데 왜 군이 경주에 있는 지방대학을?"

"선생님… 저 그냥 건한대 지원할게요. 어쩜 장학금을 받을 수도 있어요."

장학금을 핑계로 담임선생을 설득하고는 기어이 경주로 터전을 옮겼다. 그러다 개학 첫날 자기소개를 할 때 그만 심장이 철렁 내려앉고 말았다. 무심히 창밖의 파릇한 보리밭을 내다보던 그녀의 귀에 김한영이란 이름이 날아들었다. 반사적으로 고개를 돌려 바라보았다. 그리고는 아무런 근거도 단서도 없이 자기가 만나고자 하는 바로 그 사람임을 단번에 알아차렸다. 보면 볼수록 대화법이나 정서가 편지와 일치했지만, 숫기 없는 그녀는 먼저 다가가지 못했다. 그래도 좋았다. 매일 한 공간에서 생활하고 음성을 들을 수 있는 것만으로도 더없이 행복했다.

그러던 어느 날 순규로부터 한영과의 만남에 초대를 받게 되었고 함께 칼국수를 먹고 남산을 올랐을 때는 하늘을 날아가는 꿈을 꾸는 것처럼 기쁘고 행복했다. 순규는 유일하게 대화를 나누는 예비역이었다. 과외를 하느라 바쁜혜은이 측은했던 순규는 가끔 리포트나 시험자료들을 챙겨주곤 했다. 온순한 순규의 성격이 편하기도 했지만, 무엇보다 한영과 절친한 사이라는 것이 더

마음을 열게 했다. 그렇게 일 년 반이 넘는 시간이 흘러갔다.

"그렇구나…. 그래 잘 다녀와라. 개학 때 보자."

손을 쓱 내밀어 악수를 청했다. 엉겁결에 손을 잡은 혜은은 또다시 쿵쿵거리는 심장박동 소리가 들릴까 심호흡을 했다. 처음 잡아본 그의 손은 따뜻하고도 포근했다. 그 온기에 힘든 삶의 피로가 다 녹아내리는 것만 같았다.

하숙방으로 돌아온 한영은 손혜진의 죽음을 받아들이기 어려웠다. 4년이란 세월에 묻혀 희미해져 가던 기억들이 생생하게 되살아났다. 가슴 아픈 임종 소식은 약속을 지키지 않았던 그녀에 대한 서운함과 원망을 부끄럽게 만들었다.

귀대 하루 전날 손혜진을 만나고 호감을 느낀 건 사실이지만 그것은 사랑이라기보다 책임감이었고 중대장으로부터 받은 상처에 대한 위무가 우선이었다. 만약 그녀가 죽지 않았다면 인애와의 만남이 이루어지지 않았을지 모르지만, 인연의 강은 저만의 길을 따라 흘러갔던 것이다.

어린 시절 아버지를 일찍 여읜 혜은의 집안 형편은 날이 갈수록 어려워졌다. 세 모녀는 대신동 달동네로 이사를 할 수밖에 없었다. 혜진이 고등학교 3학년이 되었을 때 고혈압에 과로가 겹친 엄마가 뇌출혈로 쓰러지고 말았다. 수술을 받은 엄마는 일시적으로 회복되는 것 같더니 한 달을 넘기지 못하고 저세상으로 떠나버렸다. 졸지에 고아가 된 고등학교 3학년과 중학교 3학년 두 딸은 망연자실했다. 아르바이트로 고등학교를 졸업한 혜진이 개인회사 경리로 취직해서 동생 뒷바라지를 했지만 채 일 년을 다니지 못하고 폐결핵이 악화되어 퇴사를 해야 했다. 그러다 혜은이 고등학교 2학년이 되었을 때 교통사고를 당하며 언니마저 곁을 떠나고 말았던 것이다.

학교를 파하자마자 혜은은 중학생 그룹과외 방으로 달려갔다. 뛰어난 실력을 인정한 지인과 친척들이 학생들을 모아놓고 기다렸다. 고등학생이었지만 그녀의 과외지도능력은 출중했다. 배우는 중학생들의 성적이 오르자 배우고자 하는 학생 수가 점점 늘어갔다. 과외수업을 마치고 돌아오는 시각은 언제나 밤 11시를 넘었다. 악착같이 돈을 모아 대학을 가야 한다는 굳은 의지는 달동네 밤길이 조금도 무섭지 않았다. 씻고 앉아 책을 펴들면 피로가 몰려와 잠이 드는 줄도 모르고 쓰러졌다. 예습복습은 물론 시험공부조차 제대로 할 수 없었다. 그런데도 전교 일 등을 한 번도 놓치지 않은 것은 타고난 재능도 있었지만 배우는 것을 수업시간에 완벽하게 머리에 새겨 넣지 않으면 안 된다는 집념이 초능력을 발휘할 수 있게 했다.

선생님이 늘 수업만 하는 게 아니어서 학생들의 지루함을 달래주려 농담이나 여담을 들려줄 때면 기다렸다는 듯이 복습을 했고, 쉬는 시간이나 점심시간에는 수업 중 다 외우지 못한 부분을 보완했다. 성적으로 보자면 급우들은 그녀가 과외 하는 사실을 눈으로 직접 보아도 믿지 못할 일이었다.

대학에서도 스스로 힘으로 모든 걸 해결해야 했고 지금까지 그렇게 살아왔던 것이다. 매 학기 등록금이 400만 원 정도 되었으니 책값과 생활비, 하숙비를 합하면 일 년에 필요한 돈이 최소 3,000만 원을 넘어섰다. 학생이 대학을 다니면서 어찌 매달 300만 원 가까운 돈을 벌 수 있을 것인가… 탁월한 지도능력을 아는 서울의 지인들은 여러 팀의 과외를 준비해놓고 그녀의 방학을 학수고대하고 있었다. 매 방학 2개월간을 새벽부터 늦은 밤까지 무려 다섯 팀에게 과외지도를 했다.

그냥 공부를 가르치는 게 아니라 어떻게 해야 성적이 올라갈 수 있는지를 정확하게 알고 있었다. 과목마다 시험에 나올만한 핵심이 훤히 보였다. 자기가 출제위원이라면 어떤 문제를 낼 것인지가 손바닥 들여다보듯 선명했다. 게다가 원리를 중점적으로 심어주었으므로 학생들이 따로 암기나 복습을 하지 않아도 되었고 자연스레 공부에 재미가 붙을 수밖에 없었다.

그녀에게 한 달만 수업을 들어도 누구나 놀랄 만큼 성적이 올랐다. 그러니 한 번 수업을 받아본 학생들은 너나없이 방학을 손꼽아 기다릴 수밖에 없었다.

학교생활에 쫓기는 경주에서는 격일로 주 3회씩 하루 두 팀밖에 과외를 할 수 없었지만, 하숙비와 생활비는 충당할 수 있었다. 주 3회씩 두 팀이면 결국 일요일을 제외한 모든 날 두 팀씩의 과외를 소화해야 했다. 고등학교보다 많은 수업과 전쟁을 치르는 것 같은 시험은 입학 전에는 상상도 못 했던 일이었지만 죽기 살기로 버티면 들풀 같이 살아남을 수 있다는 생존의 법칙을 터득해가고 있었다.

한의예과 졸업

예과 2학년 2학기 수강신청 과목은 생화학 및 실습, 해부학 및 실습, 발생학 및 실습, 조직학 및 실습, 미생물학, 중국어, 의사학, 의학영어, 의학 고문, 동양철학사 등 11개 과목이었다. 의사학(醫史學)과 동양철학사를 제외하고는 한 과목도 만만하지 않았다. 절대적인 시간부족으로 예습은 꿈도 꿀 수 없었고 시험대비로 복습을 좀 해두려고 하면 그때마다 어김없이 실습과 리포트가 몇 개씩 발목을 잡았다. 대부분의 학생은 반쯤 자포자기 상태로 하루하루 끌려가는 생활을 해야만 했다. 시험에 나올만한 부분을 발췌해서 하는 벼락치기의 위험성은 항상 재시와 유급을 전제로 하고 있었지만 다른 방도가 없었다. 저녁마다 과외를 하는 혜은이 언제 시험 준비를 하는지 문득 걱정되었다.

"우리는 공부에만 매달려도 힘든데 너는 어떻게 하니?"

쉬는 시간 옆자리로 다가온 한영의 관심은 그녀를 울리기에 충분했다.

"그냥… 수업시간에 대충…"

목이 메어 대답을 얼버무리는데 눈앞이 희뿌예졌다. 직접 그녀의 삶을 궁금해하는 것은 오늘이 처음이었다. 어릴 적부터 혜은이 '수업시간 공부'의 달인이 되어 있는 줄 모르는 한영은 그 말을 믿을 수 없었다. 그도 그럴 것이 시험공부를 할 시간이 없음에도 성적이 늘 상위권이기 때문이었다.

과대표가 회의를 소집했다.

"일주일 후에 MT 갑니다. 장소를 어디로 하면 좋을지 추천해주시면 고맙겠습니다."

장소가 포항 보경사 계곡으로 정해지고 회의가 끝날 무렵 이인도가 발언권을 얻어 자리에서 일어섰다.

"여러분. 제가 한 말씀 드리겠습니다아… 제가 보기에 여러분들은 학교공부를 너무 열심히 하는 거 같아요. 제가 작년 초에 한 번 말씀을 드렸는데 아직도 이해를 잘하지 못하는 것 같아요오…"

강의실이 술렁거리기 시작했다. 끊임없이 수업과 리포트와 시험에 시달리다 보니 대다수 입학 초기 이인도가 했던 말을 잊은 듯했다.

"여러분. 이게 사람이 사는 겁니까? 이건 공부의 노예가 되는 거예요오. 개인시간을 하루 한 시간도 빼기 어려운 이런 생활을 계속하다가는 과도한 스트레스로 정신질환 오는 사람, 몸 상해서 휴학하는 동료 나옵니다. 학교성적 아무리 잘 받아도 명의가 되는 게 아니라고 그렇게 강조했는데 아직도 모르는 것 같아요오…"

여기저기서 '옳소!' '맞습니다!' 소리가 들렸다.

"작년에 유급자가 없었다고 방심하지들 마세요. 학교 당국에서는 일정한 비율로 유급인원을 책정해두고 있어요. 여러분들이 열심히 한다고 유급 안 시킬 것 같습니까아. 내가 하는 말이 교수님들 귀에 들어가도 좋습니다아. 나는 절대 유급 안할 거니까요. 그렇지만 어느 정도 개인시간이 있어야 임상공부를 좀 할 것 아니예요오? 시험을 치고 일주일만 지나면 거의 잊어먹고 마는데 인간 복사기가 되어 졸업하면 우리의 미래는 누가 책임을 집니까아?"

좌중을 둘러보며 숨을 고르는 사이 강의실이 떠나갈 듯 환호성과 박수 소리가 터져 나왔다.

"기초과목이라 하더라도 이론이 임상으로 연결되는 최소한의 구조적인 시뮬레이션을 해주어야 학생들이 운용해볼 수 있지 않겠어요오?"

이인도가 유급과 임상을 강조하는 기저에는 스스로도 몸을 상하지 않고 임상에 좀 더 다가가 보자는 안타까움이 들어있었다. 그 역시도 한의대생활이 힘들기는 마찬가지였고 고시 출신의 자존심 때문에 버티긴 하지만 수시로 밤을 새며 코피를 쏟기 일쑤였던 것이다.

"인도 형님 최고!"

"형님을 국회로 보냅시다!!"

구호를 외치며 박수를 치고 책상을 두드리고 휘파람을 불면서 대부분의 학생이 그의 연설에 열광했다. 예과 일 학년 초 학급회의에서 그가 발표할 때는 제대로 실감을 하지 못했던 학생들도 학년이 올라갈수록 그 말이 사실임을 모두들 뼈저리게 느끼고 있었던 것이다.

"형님 뜻을 잘 알겠습니다. 역시 인도 형님께서는 언제나 저희를 잘 인도해주시는 것 같습니다. 앞으로는 교수님들 말씀만 전달하는 앵무새 과대표가 아니라 교수님들과 적극적으로 소통해서 여러분들에게 보탬이 되는 멋진 총대가 되도록 노력하겠습니다."

"형님. 오늘도 애쓰셨어요."

한영이 다가가자 이인도가 빙긋 웃었다.

"교수들 귀에 들어가라고 한 거지 현실적으로 가능하겠어? 그나마 우리 학년 결집이 이렇게 잘되니 우리를 쉽게 보진 못할 거야. 거꾸로 매달아 놓아도 졸업이야 하겠지만 계속 이러면 예비역들 정말 골병든다니까."

갑자기 자못 심각한 표정을 지었다.

"나와 갑장인 박민호 있잖아. 1학기 성적이 형편없어. 이대로 가면 거의 유급이야. 내가 여러 가지로 챙기는데 쉽지가 않아…"

시험자료를 정리해서 설명하거나 출제 예상문제를 뽑아서 중점적으로 익히도록 하는 등 현역보다 15년이나 늦게 입학한 갑장에 대한 정 깊은 배려는 감동적이다 못해 아름답기까지 했다.

"형님. 근데 기영이가 요즘 다시 결석하고 있어요."

박병훈의 힘없는 탄식에 수심이 깊었다.

"뭐라고? 기영이가 또 왜?"

"편찮으신 부모님이 퇴원해서 집에서 조리하고 계시는 데 경과가 좋지 않아 오랜 투병생활의 무게를 이기지 못해 강박신경증이 되었나 봅니다. 폐소공포증이라 강의실만 들어오면 땀이 줄줄 흐르고 머리가 터질 것 같답니다."

심지가 약한 기영은 부모의 건강 이상과 숨통을 조이는 한의대생활의 부담을 극복하지 못해 정신과 질환을 앓게 된 것이었다.

"조만간 휴학계를 내야겠다고 하더라고예."

도와줄 수도 대신해 줄 수도 없는 일이 생기면 가깝고 친근한 정도에 비례하여 아픔이 커지게 된다. 그렇게 첫 번째 탈락자가 생기고야 말았다.

회의를 마치고 한의학관을 빠져나와 후문을 향해 걸어가는데 순규가 황급히 뒤를 따라왔다.

"한영아. 잠깐 나랑 얘기 좀 하자."

뒤를 돌아보자 넉넉한 성격답지 않게 심각한 인상을 짓고 있었다. 얼마나 기가 막혔으면 옷소매를 붙잡고도 한참을 머뭇거렸다.

"요즘 이상한 소문이 돌고 있더라…"

"그게 무슨 말이야?"

"너 혹시 나경이랑 사귀니?"

"아니."

"그렇지? 그거 사실 아니지? 근데 너랑 나경이 사귄다고 소문이 다 났어.

그것도 보통 사이가 아니라던데."

"누가 그래?"

"그걸 알면 내가 이렇게 심각하겠냐? 너랑 걔를 아무리 연결해보려 해도 답이 안 나오는데…: 니가 젖가슴을 만졌다는 얘기까지 돌아."

생뚱한 소문에 어이가 없었지만 그냥 지나치기는 불편한 사실이었다.

하숙집으로 돌아와 나경의 집으로 전화를 걸었다.

"형. 저 나경이어요. 그 새 보고 싶어 전화하신 거예요?"

가까이 있는 어머니가 듣도록 목청을 한껏 높였다.

"야! 최나경! 너 정말 이럴 거야?"

"글쎄 저는 무슨 얘길 하시는지 하나도 모르겠어요."

동문서답을 하는 능청에 분노가 치밀었다.

"형. 전화로 이러지 말고 우리 잠깐 만나 이야기해요."

썩 내키지는 않았지만 선택의 여지가 없었다. 어머니에게 친숙한 척하는 '우리'라는 말이 몹시도 귀에 거슬렸다. 한시라도 빨리 만나 확실하게 매조지를 하고 싶었다.

"괜찮으시면 성언동 사거리 안단테 커피숍으로 오실래요?"

송수화기를 내려놓자마자 서둘러 하숙집을 나설 때 나경은 재빠르게 동급생 정은희와 김성옥에게 전화를 걸었다.

"얘. 나 오늘 한영 형과 데이트해."

"어머 어머 좋겠다 얘. 그래 어디야 어디?"

"안단테야. 곧 만나기로 했으니 지금 나가야 돼."

"그래. 알았어. 살짝 가볼게."

피크타임의 커피숍 안단테는 빈자리가 몇 안 될 만큼 붐볐다. 먼저 가서 자리를 잡은 나경의 건너편 구석에 은희와 성옥이 등을 돌리고 앉아 있었다.

"얘. 저기 봐 정말 형이 오고 있어."

자전거에서 내리는 그를 믿기 어렵다는 듯 손으로 눈을 비비며 바라보던 성옥이 들킬세라 괴고 있던 두 팔 사이로 머리를 묻었다. 한영이 문을 열고 들어오자 은희도 한 손으로 이마를 짚으며 딴청을 부렸다.

"근데 좀 이상하지 않니? 어쩜 저 형이 나경이랑 사귈 수가 있을까?"

"그래 나도 그게 좀 이상하긴 해. 근데 금정리에서 나경이를 만나러 여기까지 온다는 건 보통 사이가 아니라는 뜻이 아닐까?"

"인물이야 나경이도 빠지지 않잖아?"

"인물이 좋으면 뭐해? 저런 날라리를 형이 좋아할 것 같니? 게다가 지금까지 저 형이 누구 사귀는 거 봤어?"

"그러네… 사랑은 참 모를 일이야"

거리가 멀어서 대화내용은 들을 수 없었지만 그들이 데이트하는 건 자명한 사실이었다.

"아… 나경인 좋겠다."

"야. 우린 빠지자. 질투 나서 더 안 볼래."

사실관계를 확인한 여학생들은 휑하니 커피숍을 나가버렸다.

"지금 우리 학급에 돌고 있는 소문 니가 퍼뜨린 거지?"

감정을 최대한 자제하려 했지만 목소리가 거칠게 갈려 나왔다.

"형. 지금 무슨 말씀하시는 거예요?"

"시치미 뗄 거야? 나랑 사귄다고 보통 사이가 아니라고 소문낸 거 니가 아니 냔 말이야?"

"저는 그런 말 한 적 없어요."

나경이 부인하자 얼굴이 더욱 일그러졌다.

"형. 그건 오해예요. 저도 사실 미연이 얘기 듣고 깜짝 놀랐어요."

"그럼 미연이가 그랬다는 거야? 걔가 무얼 안다고 그런 소문을 퍼뜨려?"

점점 말소리가 커지자 옆 테이블손님들이 힐끔거리기 시작했다.

"그건 저도 몰라요. 암튼 하늘에 맹세코 저는 헛소문을 퍼뜨리지 않았어요. 미연이가 어쩌면 제가 형 하숙방에 갔다 나오는 걸 보았을지도…"

"어두운 밤에 미연이가 그걸 어떻게 목격할 수가 있단 말이야? 또 내가 네 가슴을 만졌다는 게 말이나 되는 얘기야?"

"형이 만진 건 사실이잖아요. 그래요. 솔직히 말씀드릴게요. 그 날 미연이가 형 하숙방에 왔다가 우리 대화를 듣게 되었대요."

"미연이가 내 방을 왜 찾아와? 하필 그 시각에?"

"그건 모를 일이죠. 저도 찾아가는데 걔라고 그러지 말라는 법은 없잖아요?"

말도 되지 않는 이야기를 듣고서야 아차 했다. 너무 순간적으로 일어난 일이라 당황한 나머지 계획적으로 다가서는 의도를 눈치채지 못했다는 사실을 깨달았을 때는 한발이 늦었다. 갑자기 달려드는 바람에 당황해서 멈칫거린 게 잘못이었다. 이게 뭐하는 짓이냐고 바로 호통을 쳤다면 미연의 오해를 막을 수 있었을 것이다. 손뼉은 마주쳐야 소리가 나지만 마주치지 않아도 소문은 날 수 있다는 걸 간과했던 게 뼈아픈 실수였다.

"그래. 니 말대로 미연이가 헛소문을 냈다고 치자. 그래도 너로부터 비롯된 일이니 해명은 네가 해주어야겠어."

"싫어요. 제가 왜 그래야 되죠? 전 잘못한 거 없어요."

거짓말은 누구나 할 수 있지만 음모는 아무나 꾸밀 수 있는 것이 아니다.

"앞으로 형이 저와 사귀지 않겠다면 저 역시 그 소문이 맞는다고 동급생들에게 얘기할 수밖에 없어요."

제대로 매조지를 하려고 달려왔던 기대와 달리 오히려 어이없는 협박을 받기에 이르렀다.

"그런다고 내가 너랑 사귈 것 같아?"

"원하는 대로 하세요. 저는 그럴 거니까요."

한껏 여유로워진 나경이 교활한 눈웃음을 지었다.

"형이 저랑 사귀지 않겠다면 아주 심각한 일이 벌어질지도 몰라요. 이미 증인까지 나타났으니."

당돌한 이야기에 황당해 하는 그를 흘겨보며 마지막 일갈을 날렸다. 확대해석하자면 성추행으로 고소라도 하겠다는 의미였다.

"그래? 어디 너 하고 싶은 대로 해 봐!"

자리를 박차고 일어나 뒤도 돌아보지 않고 나가버렸다.

사실 그녀의 목표는 한영이 아니었다. 그가 자기를 좋아하지 않을 거라는 건 누구보다 잘 알고 있었다. 강인철을 혜은에게 접근시켜 그녀를 혼란에 빠뜨리는 것이 첫 번째였다면 한영과 혜은에게 상처를 줘서 가까워지는 걸 방해하는 것이 두 번째 목적이었다. 미치도록 한영을 사랑하지만 불가능한 현실을 자각하고 포기를 수용하기로 마음을 고쳐먹었다. 그렇지만 모든 면에서 언제나 자신을 열등감에 빠뜨리는 혜은이 그와 사귀는 것은 죽어도 용납할 수가 없었다.

"혜은아. 너 소문 들었지?"

수업을 마치고 교정을 걸어나가는데 은희가 다가왔다.

"너 어떻게 하니…? 제일 절친인 나경이 그럴 수가 있니?"

그저 듣기만 할 뿐 아무 말도 할 수가 없었다.

"나도 처음엔 믿지 않았는데 둘이 안단테에서 데이트하는 것까지 보고나니 인정하지 않을 수가 없더라니까."

스킨십은 믿지 않았지만, 공개데이트까지 목격되었다는 말에 걸음이 흔들렸다.

"그러게 진즉에 니 마음을 전해야 한다고 내가 몇 번이나 그랬니? 으이그 바보야 사랑은 모르는 거라고. 근데 난 지금도 믿기지 않아. 만나도 어쩜 그렇게 조합이 되냐 그래."

위로하는 은희의 말이 하나같이 가시가 되어 뜨끔거렸다. 그래도 상심하지 않았다. 지금까지는 전부 목격담일 뿐 당사자의 입으로 확인한 것이 아니었고 심지 굳은 한영이 그리 쉽게 누군가와 뜨거워질 리 없다고 믿었다. 정답을 기대할 순 없겠지만 그래도 나경을 만나는 게 수순이라 판단했다. 성언동 사거리 공중전화 부스에 들어가 번호를 눌렀다.

"나경아. 잠깐 시간 좀 내줄래?"

"무슨 할 말이 있는 거니?"

아무 일도 없는 것처럼 명랑하게 되물었다.

"내가 가긴 좀 그렇고 네가 내 방으로 좀 올래?"

나경의 어머니를 옆에 두고 대화를 할 수는 없었다. 아무 일도 없는 것처럼 능청을 떨던 나경은 채 십 분도 지나지 않아 개선장군처럼 의기양양하게 방문을 열고 들어왔다.

"너 또 왜 그래? 야야 인상 좀 펴라!"

"이런 거 물어봐도 될지 모르겠는데… 너 정말 형과 사귀는 거 맞아?"

바라보는 눈빛이 간절해졌다.

"으응, 그래 맞아. 내가 사귀면 안 되는 거니?"

속내를 누구보다 잘 알면서 아무것도 모르는 것처럼 시치미를 뚝 뗐다.

"정말 하숙집에 놀러도 가고 그런 거야?"

"그러엄 내가 사랑의 메시지와 선물도 전했는걸."

여기까지 거짓말은 하나도 없었지만 교묘하게 편집된 스토리에 그만 두 손으로 얼굴을 감싸며 흐느꼈다. 사는 모습이 보고 싶었지만, 지금까지 하숙집 근처에도 가보지 못했는데 그 방에서 스킨십까지 했다는 소문을 확인하게 되자 울음보가 터지지 않을 수 없었다.

"뭐 이만한 일로 울고 그래? 네가 형 좋아하는 거 알아. 그래서 입학할 때부터 내가 점찍었지만 지금까지 양보하고 있었잖아. 근데 형이나 너나 별 진전이 없고 또 딱히 네게 관심을 가지는 것 같지도 않고."

말도 되지 않는 소리를 지껄였지만 상처받은 영혼에겐 어처구니없는 말도 진실처럼 들리는 것일까… 아픔만 확인한 혜은이 힘없이 고개를 끄덕였다.

"그렇구나… 잘 알겠어…."

"좀팽이 같은 형은 내가 길을 잘 들일 테니 너도 좋은 사람 찾아봐. 우리 반에 멋진 형들 좀 많아. 범진이 형도 있고… 그래 순규 형도 있네. 가만 보니 순규 형은 널 아주 마음에 두고 있는 것 같던데."

문을 닫고 나가면서까지 아픈 말만 골라서 던졌다. 감기가 심해서 오늘은 과외를 하기 어렵다고 학부모들에게 전화를 하고는 쓰러져 엉엉 소리 내어 울음을 터뜨리고 말았다. 울고 또 울어도 둑 터진 울음은 멈춰지지 않았다.

"혜은이 학생 전화 받아요."

주인집 아주머니가 무선전화기를 들고 와 방문을 두드렸다.

"저… 전화 올 데 없어요…."

"문 열어보아. 안 바꿔주면 계속 할 거라는데. 내가 귀찮아서라도 안 되겠어."

하는 수 없이 문을 열고 전화기를 건네받았다.

"어떻게 처신을 하기에 남자가 바리바리 전화를 하게 하는지, 쯧쯧쯧…."

짜증 섞인 말보다 쿵쿵거리며 걸어가는 발걸음 소리가 더 가슴을 저미었다.

"누구… 세요?"

"아. 혜은 씨. 저 강인철입니다!"

가슴이 철렁했다. 뜻밖의 전화에 너무 놀라 아무 말도 못 하고 전화기를 들고만 있는데 상기된 목소리가 좀비처럼 다가섰다. 철저히 계획된 나경의 연출이 정점을 찍는 순간이었다.

"안 녕 하 시 죠?"

형사가 취조를 하는 것 같은 음색에 소름이 돋았다. 나경에게 받은 상처로 숨도 쉬기 어려운데 인철의 전화는 마지막 남은 한 호흡마저 끊어낼 참이었다.

"그 날 잘 들어가신 건 맞지요?"

안부를 묻는 것인지 따지는 것인지 알 수 없는 뼈있는 말이었다.

"제가 얼마나 걱정했는지 아세요?"

"죄송해요…."

아무 잘못도 없이 매를 실컷 얻어맞고 사과를 해야 하는 억울함에 맥이 빠져 손끝 하나 까딱하기 어려웠다.

"보문에서부터 경주 시내를 싹 다 뒤졌어요. 집에도 안 가셨던데."

"제 집을 아세요?"

"당연하죠. 그게 사랑의 힘 아니겠습니까. 하하하."

'이렇게 아귀가 딱딱 맞아 들어가다니!!' 이 정도로 완벽한 타이밍과 설정이라면 이건 조작이 틀림없다는 확신이 섰다. 혼탁한 진흙탕 깊숙이 온몸이 빨려 들어가는데 왜 그런지 하나도 무섭지가 않았다. 막다른 골목에 몰린 쥐처럼 두려움이 알 수 없는 용기를 부추겼다. 서슴없이 전화를 끊어버렸다. 일방통행인 대화를 더는 지속할 필요가 없기도 했지만 연속되는 고통이 오히려 냉정을 되찾아 주었다. 감정이 가라앉자 서서히 큰 그림이 정리되었다.

'그래! 이건 악마들의 모함이야.'

자기보다 훨씬 더 힘들었을 당사자 한영의 고통이 헤아려졌다. 잠시나마 의심하고 원망했던 자신이 한없이 부끄러웠다.

2학기 해부학실습은 1학기 때보다 점점 더 어려워지고 있었다. 조교가 묻는 대로 신경과 인대, 동맥, 정맥을 모두 찾아내어 정확하게 제시하지 않으면 감점을 당하고, 새벽이 될 때까지 포르말린 냄새에 절은 몸을 해부학실습실에서 빼내기가 쉽지 않았다. 실습의 마지막은 오장육부를 확인하는 것으로 마무리되었는데, 암으로 사망한 70대 노인의 카대버를 배정받은 조에서 나는 비명이 실습실 전체를 섬뜩하게 울려 퍼졌다.

다른 조의 실습생들이 모두 소리가 나는 베드로 우르르 몰려갔다.

"암세포가 장기 전체로 퍼져 오장육부를 구분할 수 없을 만큼 문드러지고 엉망이 되었어."

70대 노인의 몸속은 호러영화의 한 장면과도 같이 징그럽다 못해 처참했다.

"5조는 오장육부 실습이 불가능하니 다른 조에서 실습을 하도록 조를 분산하겠습니다."

우여곡절 끝에 해부학실습이 막을 내렸다. 실습이 끝나자 사체를 기증한 망자들의 합동 장례식이 거행되었다. 연고가 있는 기증자들의 유족은 장례식에 참석하여 망자의 극락왕생을 빌었다.

장례식이 시작될 즈음 무심코 옆에 서 있는 아가씨를 쳐다보다 소스라치게 놀라며 뒷걸음질을 쳤다. 며칠 전까지 해부했던 아가씨가 멀쩡하게 살아있는 게 아닌가!

"아앗!!"

같은 조원 몇몇은 기겁을 하며 자리를 피하기까지 했다.

"너무 놀라지 마세요. 동생이 저랑 많이 닮았죠…"

학생들을 안심시키며 언니가 희미하게 미소를 지어 보였다.

"저희로서는 더없이 감사한 일이지만 어떻게 그런 결정을 하실 수가…"

정중하게 인사를 하며 병훈이 위로의 말을 전했다.

"괜찮아요. 너무 부담 갖지 마세요. 동생이 원했던 일이니까요…"

'인생을 잘 알지 못하는 꽃다운 스무 살 아가씨가 흔쾌히 자신의 몸을 기증한다는 것이 가능한 일일까?'

깊은 상념에 빠져있던 한영이 스님의 청아한 독경 소리에 눈을 뜨고 하늘을 올려다보았다. 메마른 낙엽들이 떠도는 유혼인양 바람기 없는 저녁 하늘을 천천히 날아올랐다.

간간이 들리는 가족들의 흐느낌 속에 천도재가 마무리되었다. 예과 2학년 105명 전원은 차마 눈을 뜨지 못하고 하염없이 고개를 숙이고 서 있을 뿐이었다.

스승을 만나다

기말시험 결과는 이인도의 예상과 정확하게 일치했다. 그와 갑장인 박민호와 이태열의 친구 오상영이 성적 미달로 유급이 확정되었다. 그리고 휴학을 한 신기영은 더는 등교를 하지 못했다.

졸업정원제에서 세 명이 탈락하게 되자 안타까워하는 동료가 있는가 하면 속으로 쾌재를 부르는 친구도 없지 않았다. 동료를 희생양으로 삼는 생존경쟁의 구조가 가슴을 한없이 공허하게 만들었다. 문교부와 학교가 학생을 위해 존재하는 게 아니라 학생이 그들의 도구가 되는 현실이 서글펐다.

'이젠 홀로서기를 해야 한다. 학교는 한의사가 되는 과정일 뿐 명의가 되기 위한 노력은 각자의 몫이다.'

하숙집 대문을 들어서는데 주인 집 아들이 전화기를 들고 어서 받으라고 손짓을 했다. 홍순규였다.

"너 이번 방학 때 나랑 우리 동네 송약국 가서 임상 공부해보지 않을래?"

그동안 송약국에 대해 몇 번 들었던 적이 있었다.

"환자가 얼마나 많이 오는지 새벽부터 난리도 아니야. 아마 충청북도에서 모르는 사람이 없을 걸. 가는 대로 송약국 아저씨에게 부탁을 해볼 테니 허락이 떨어지면 준비해서 올라와라."

제 할 말을 전하고는 서둘러 전화를 끊어버렸다. 혹시라도 거절할까 봐 선수를 쳤던 것이다.

순규와 통화를 끝내고는 바로 짐을 싸서 부산으로 내려갔다. 서둘러 송약국을 가려는 것보다 신물 나는 한의학관 근처를 한시라도 빨리 벗어나고 싶었다.

부산에 도착한 한영이 부모님께 큰절을 올렸다.

"그래 학교는 다닐 만하냐?"

아버지의 인자한 목소리에 울컥 슬픔이 차올랐다. 본과 이 학년이 되는 줄 아는 부모에 대한 죄책감은 지난 3년 동안 한시도 뇌리를 떠나지 않았다.

"예. 아버지… 열심히 하고 있습니다."

"밥은 잘 챙기 묵고 있나?"

걱정스러워하는 어머니의 물음에는 음식이 좋아 살이 좀 붙었다고 둘러댔다. 실제 하숙집의 밥은 그와 정반대였다. 농사를 짓는 분들이라 농번기가 되면 끼니마다 조리를 할 수 없어 아침에 온종일 먹을 밥과 반찬을 만들어 놓고 들판으로 나갔다. 문제는 여름이었다. 미리 만들어둔 음식을 야무지게 덮어두지 않아 파리 떼가 기승을 부렸는데 반찬에 파리 알이 슬어있기도 했고 젓가락질을 하면 새끼구더기가 따라 올라오는 일이 허다했다.

"혹시 무슨 고민이라도 있는 거냐?"

아버지 말씀에 퍼뜩 정신을 차리고는 쓴웃음을 지었다.

"아 아닙니다…"

"얼매나 공부에 시달리모 아이가 오락가락 하는구마이."

어머니가 안타까이 쯧쯧 혀를 찼다.

다음 날 아침 댓바람에 다시 순규의 전화벨이 요란하게 울렸다.

"한영아. 허락하셨어. 이번 방학부터 아니 내일 당장 와도 된다고 하셨단 말이야!!"

거액의 복권에 당첨이라도 된 사람처럼 들뜬 목소리였다.

충청북도 괴산군 연풍면이 고향인 순규가 자기 동네에 소문난 명의가 있는데 한 번 가서 배움을 청해보자고 제의를 했을 때만 해도 망설였다. 입학한 지 얼마 되지 않아 임상을 접할 기본이 되지 않았다는 소극적인 판단을 했었다. 그런데 막상 허락이 떨어졌다는 말을 듣는 순간 가슴 깊은 곳에서 무언가 꿈틀하는 움직임이 감지되었다.

'이 느낌이 무얼까? 어떤 힘이 당기는 것 같은 이 부인할 수 없는 기운은 무엇일까?' 혹독한 시련이 기다리고 있는 줄 모르는 심장이 알지 못할 기대감으로 맥동하기 시작했다. '얼마나 병을 잘 고치면 온종일 환자들이 장사진을 친단 말인가? 온갖 다양한 질병의 환자들이 다 내원을 할 텐데…. 치료의학으로서 확실한 역할을 하고 있다는 말이 아닌가!'

가늠도 되지 않는 기대감이 궁금증의 파도를 몰고 끝없이 밀려왔다.

"우린 한동네 아저씨라 편하게 대하지만 아주 대쪽 같은 성품을 지닌 분이셔. 그동안 여러 한의대에서 배움을 청해 왔는데 한 달을 버틴 학생이 없었대."

대가들은 맘에 들지 않으면 절대 받아들이지 않는다는 불문율이 있다는 말을 들었지만 왜 그런지 조금도 부담스럽지 않았다.

"그래. 허락을 하셨다니 한번 힘껏 달려보자."

결심이 서자 단전으로부터 뜨거운 기운이 솟아올랐다.

순규의 전화를 받은 다음 날 바로 짐을 꾸려 사직동 고속버스터미널에서 대구행 버스에 몸을 실었다. 부산에서 연풍 가는 직행버스가 없어 대구 북부터미널에서 환승을 하고 상주 문경을 거쳐 연풍면으로 이어지는 긴 여행길을 더듬어야 했다. 편도 일차선인 국도는 상주에 도착하기도 전에 두 시간 이상 버스를 붙잡아두고 있었다. 아무것도 모르고 찾아가는 초행의 여행길은 막연한 불안과 설렘으로 시간의 흐름을 한없이 더디게 만들었다. 6시간이 넘는 지루한 여정에 버스가 숨을 헐떡이며 이화령고개를 넘어갈 때 굳게 다짐을 했다.

'이 고개를 뛰어 천 번을 왕복해서 명의가 될 수 있다면 나는 결단코 해낼 것이다!!' 임상이 무언지도 모르는 한의학도의 두 주먹이 부르르 떨었다.

이화령 내리막 끝자락에서 왼편으로 이어지는 도로로 진입하면 바로 연풍면이었다. 길 양옆으로 산벚나무 가로수가 정겹게 늘어선 도로는 초행인데도 낯설지 않은 기시감으로 포근하게 맞아주었다. 연풍면 시외버스 정류장에 들어서는 버스를 향해 미리 마중을 나와 있던 순규가 손을 흔들고 있었다.

"어서 와~ 오느라 고생했다. 생각보다 엄청 멀지?"

언제나 다정하게 챙기는 친구가 고마웠다. 식당을 운영하는 순규네는 정류장 인근에 있었다. 일층은 식당 홀과 주방 그리고 부모가 거처하는 안방으로 구성되어 있고 나머지 세 개의 방은 이층에 일렬로 배치되어 있었다.

순규 부모에게 큰절을 했다.

"저랑 제일 친한 친구예유."

"김한영입니다. 당분간 신세를 지게 되었습니다."

"신세라니… 먼 길 오느라 배고프겠구나. 곧 저녁 지어줄 테니 가서 좀 쉬렴."

친아들 대하듯 허물없이 반겨주었다. 이층계단을 올라 깨끗이 정돈된 방으로 안내되었다. 자그마한 방은 정갈하고도 따뜻했다.

"좀 누추하고 불편하겠지만 그다지 춥지는 않을 거야."

고마움에 코끝이 찡해져 하릴없이 가방과 보따리를 뒤적거리는데 우렁찬 순규의 음성이 들렸다.

"저녁준비 다 됐어. 어서 내려와~"

정성껏 지어주신 맛있는 저녁을 먹고 이층 방으로 돌아온 두 친구는 오랜만에 여유롭게 차를 한 잔 나누었다.

"내가 이리 신세를 져도 되는 거니?"

"무슨 소리야? 내일부터 힘들 테니 일찍 자자."

손을 흔들고 순규가 내려가고 나서도 두서없이 이 책 저 책을 펼쳐보았다. 무어라도 공부를 좀 하고 가야 할 것 같은 불안감에 쉬 잠이 오지 않았다. 언제 잠이 들었는지 눈을 떠보니 그때까지도 책이 손에 들려있었다. 멀리서 닭 우는 소리와 함께 연풍에서의 첫날이 밝아왔다.

부산과 달리 날씨가 매서웠지만 알싸한 공기가 상쾌하기 그지없었다. 시험을 보러 가는 수험생처럼 이른 아침을 먹고 앞서 걸어가는 순규의 하얀 서릿발 자국을 따라 밟으며 송약국으로 향했다.

송약국은 연풍면에서 500m가량 떨어져 있는 외딴집이었다. 마을을 벗어나니 길 양옆으로 이파리를 내려놓은 플라타너스 가로수가 하얀 서리를 뒤집어쓴 채 줄지어 서 있었다. 한참을 걸어가자 곧은 길 끝 지점에 다리가 놓여있고 그 아래로 얼어붙은 하천이 툭툭 겨울잠을 털어내며 두 사람을 반겼다.

"여기야…"

긴장한 탓인지 순규의 입에서 나온 하얀 입김이 한동안 허공중을 머물다 흩어졌다. 다리를 건너자 우측으로 하천을 끼고 송약국으로 들어가는 진입로가 시작되었는데 얼마나 많은 사람이 출입을 했으면 비포장 길이 반들거릴 정도였다. 널찍한 마당 왼편에 아담한 한옥 두 채가 기역으로 정겹게 이마를 맞대고 있었다. 열린 대문을 지나 마당을 가로질러 들어가자 첫 번째 한옥 문설주에 태화한의원(太和韓醫院)이라 새겨진 전각이 눈에 들어왔다. 전각은 세월의 때가 쌓여 고졸했지만 무언지 모를 위엄이 뿜어져 나왔다.

희끗희끗 눈설레가 매서운 동짓달 이른 아침인데도 환자대기실은 발 디딜 틈이 없었다. 몇 명의 환자들은 담배연기를 날리며 마당을 서성였고, 방금 도착한 완행버스에서 내린 한 무리의 사람들이 막 대문을 들어서고 있었다. 개인소유의 집 앞이 오래전부터 온종일 붐비는 버스정류소가 되어있다는 게 신기했다. 조심스레 출입문을 열고는 순규가 머리를 디밀었다.

"아저씨. 저예유."

뒤에 서 있던 한영도 황급히 허리를 굽혔다.

"어. 왔어."

한마디만 하고는 눈길을 거두어 다시 진료에 몰두했다.

송영섭(宋榮燮).

그가 바로 그 유명한 태화한의원 원장이었다. 기름으로 떡이 진 머릿결에 가운도 입지 않고 낡은 면티와 추레한 바지 차림이었지만 범접할 수 없는 기운에 숨을 죽였다. 첫눈에 보아도 진한 눈썹에 눈매가 매섭고 바늘 끝 하나 찔러 넣을 빈틈이 보이지 않는 완벽주의자로 보였다.

신발을 벗고 엉거주춤 실내로 들어섰다. 조개탄 난로 위에 올려놓은 주전자에서 모락모락 김이 올라왔다.

"얘가 며칠 전에 말씀드렸던 그 친구예유~"

갑자기 촌놈이 된 순규의 충청도 사투리가 사뭇 정겨웠다.

"어. 그래."

건성으로 대답만 하고는 쳐다보지도 않고 여전히 침 치료에 집중하고 있었다. 한의원은 예상보다 규모가 아주 작았다. 5평 정도 되는 대기실 하나, 진료실과 치료실을 같이 사용하는 방 하나가 전부였다. 자그마한 책상과 치료베드 4개로 구성된 진찰실 겸 치료실도 대기실과 비슷한 크기였다. 무엇보다 직원이 한 명도 없다는 것이 의아했다.

'醫 者 意 也'

찬찬히 실내를 둘러보던 눈이 책상 위에 걸려 있는 자그마한 편액에 고정되었다. '의사가 뜻이다?' 사위를 잊고 몰입하는 사이 실내 공기가 잠시 진공상태가 되는 먹먹함을 깨고 칼칼한 음성이 건너왔다.

"이름이 뭐여?"

느닷없는 물음에 깜짝 놀라 차렷 자세를 했다.

"아. 네 건한대학교 한의과대학 예과 2학년 김한영이라고 합니다."

나름 크게 소리를 냈지만 기가 죽은 음성은 입안을 맴돌았다.

"한자로 어떻게 써?"

"예. 김해 김가 한(韓)나라 한자 꽃부리 영(英)자입니다."

"기집애처럼 예뿌장하게 생겨 가지고 이름도 여자이름이여?"

예상치 못한 말에 낯이 뜨거워져 고개를 푹 숙였다.

"오늘은 첫날이니 아무것도 하지 말고 거기 서서 참관만 혀어."

산골이라 나이 많은 노인 환자들이 대부분이었고 허리 무릎 팔다리 위주의 근육골격계 질환의 비율이 압도적으로 높았다. 난생처음 임상을 구경하는 한영은 어떤 병에 무슨 치료를 하는지는 알 길이 없고 바늘보다 몇 배나 굵은 침이 두 치(7cm가량)나 몸속을 파고드는 걸 보자 숨이 멎어졌다.

'아… 저럴 수가!' 좌골신경통 환자의 엉덩이에 여덟 치(26cm가량)가 넘는 긴 침을 거침없이 쑤셔 넣을 때는 현기증이 나며 다리가 후들거렸다.

"할마이 침 기운이 다리 뒤꿈치 복사뼈 쪽으로 쭉 내려가나 잘 봐요?"

자침(刺針)을 하자마자 할머니가 엉덩이를 들썩거렸다.

"아이쿠!! 전기가 새끼발가락까지 가네요. 으그그…"

어느새 진땀이 흘렀는지 머리카락이 축축해지고 있었다.

'어쩌면 자침을 하자마자 엉덩이에서 발끝까지 순식간에 득기(得氣 침이 들어갈 때 느끼는 기운)가 될 수 있단 말인가!!' 바로 눈앞에서 펼쳐지는 일인데도 도무지 믿기지 않았다.

'장차 나도 저렇게 할 수 있을까?' 무심하게 벌레 한 마리 제대로 잡아 죽이지 못하는 순둥이가 저런 무지막지한 치료를 해낼 수 있을 것인가…. 아무리 용기를 부추겨도 자신이 없었고 도무지 엄두가 날 것 같지 않았다.

'학교와 임상의 현장이 이렇게 다른 거구나…' 막연히 한의사가 되고자 했던 피상이 여지없이 깨지고 말았다. 초등학생이 무턱대고 대통령 꿈을 꾸는 것과 같은 치졸함에 갑자기 부끄러워졌다. 솔직히 자신이 없었다. 무지막지한 침은 차치하고라도 허리가 굽어 펴지 못하거나 무릎이 부풀어 수박만 해진 노인이 업혀 들어올 때는 기겁을 하지 않을 수 없었다.

'도대체 저런 환자들을 어떻게 치료를 할 수 있단 말인가!!' 이마에서 땀방울이 흘러내리고 입안이 바싹 말라 들었지만 인제 와서 어쩔 것인가? 지금 돌아가면 이 천하의 명의를 두 번 다시 볼 수 없을 텐데….

"조심해서 가세요. 네에."

시키지도 않았는데 순규는 어느새 들고나는 환자를 부축하거나 정겨운 인사말로 배웅을 했다. 여유롭고 융통성 있는 순규가 부러웠다.

마당 가운데로 트럭이 정차하더니 짐칸에서 인사불성이 된 중풍 환자를 장정 두 명이 둘러매고 들어왔다. 눈과 입이 돌아가고 한쪽 수족을 늘어뜨린 환자의 입에서 쉴 새 없이 연말(涎沫 침과 거품)이 흘러내리고 있었다.

시간이 갈수록 비위가 약한 그의 낯빛은 창백해져 갔다. 급기야 초점이 흐려지더니 중심을 잃고 휘청거리기까지 했다. 반나절이 넘도록 한 자리에 서 있는 다리는 무겁고 아프다가 점점 감각이 없어지고 있었다.

"한영이라고 했나? 거기 의자에 좀 앉지."

눈길 한 번 주지 않고 어떻게 상태를 알아챘는지 돌아보지도 않은 채 휴식을 권했다.

"아 아닙니다. 괜찮습니다."

"심신이 그리 허약해서 어찌 큰 의원이 될 수 있겠나…"

잘 아는 사람을 대하듯 혀를 끌끌 찼다. 건너편에서 두 주먹을 불끈 쥐고 순규가 격려를 해주었지만 별반 위로가 되지 않았다. 벽시계가 오후 2시를 넘어가는데도 점심을 먹을 기미가 보이지 않았다. 정확히 말하면 넘쳐나는 환자 때문에 식사할 시간을 낼 수 없었다.

"아저씨. 배고프지 않으세요?"

조심스레 순규가 물었다.

"아참. 너희들 식사를 해야지. 안채에 가서 무얼 해먹든지 아니면 자장면을 시켜먹든지 알아서들 혀. 나는 좀 전에 화장실 다녀오다 밥 한 덩어리 물에 말아 먹었어."

아차 싶었다. 송 원장의 점심을 챙기지 못했던 것이다. 송구스러움에 배가 고프기는커녕 명치 깊숙이 커다란 돌이 매달린 것만 같았다. 살집 좋고 먹성 좋은 순규는 아무것도 먹지 못하겠다는 친구를 두고 혼자 식사를 하러 갈 수 없어 허기진 배를 쓰다듬으며 오후를 힘들게 견디고 있었다.

나지막한 갈매실 산등성이에 해가 걸쳤는데도 오히려 환자는 더 늘어나는 것 같았다. 버스가 지나갈 때마다 한 무리씩 환자들이 오르고 내렸다. 그런데 신기한 일은 대기실을 가득 메운 환자들이 아무리 오래 기다려도 불평을 하거나 치료를 포기하고 돌아가는 법이 없다는 것이었다. 통제하지 않아도 불문율처럼 동심원을 그리고 앉아 앞사람이 진료실로 들어가면 엉덩이 걸음으로 그 자리를 차례대로 메웠다. 이대로라면 밤 9시는 넘어야 끝이 날 것 같았다. 점심식사도 못하고 온종일 서 있는 두 학생은 거의 탈진상태가 되어 가고 있었다. 밤 9시 30분이 되고서야 마지막 환자가 치료실 문을 닫고 돌아갔다.

"선생님 고생하셨습니다. 편히 쉬십시오."

인사를 하고는 순규네로 돌아와 늦은 저녁을 먹었다. 대충 씻고 자리에 누워 시계를 보니 어느새 밤 11시가 넘었다. 다리와 몸이 천 근 만 근 무거웠지만, 어제처럼 또 쉬 잠을 이루지 못했다.

"그 체력으로 힘든 한의대생활을 버틸 수 있을까? 임상은 또 어떻고."

인사를 하고 나올 때 걱정스레 바라보던 송 원장의 마지막 말이 자꾸만 귓전을 맴돌았다.

'나는 한의사체질이 아니라는 뜻인가?' 이런저런 고민으로 뒤척이다 얼핏 잠이 들었는데 무언가에 밤새 쫓겨 다니는 꿈을 꾸었다. 귀신인지 악마였는지 알 수 없는 존재로부터 도망을 치면서 두려움 속에서도 억울하고 화가 났다. 지난 몇 년간의 명상을 통해 꿈 정도는 의지대로 컨트롤할 줄 아는 자각몽(自覺夢)의 경지를 터득한 그가 아니던가.

'이게 무슨 꼴이지!' 어디 한 번 붙어 보자 하고 주먹을 다잡는 순간 눈이 확 떠졌다. 벌떡 일어나 옷을 챙겨 입고 일층으로 내려갔다. 식당을 지나 출입문을 여는데 벽에 걸린 괘종시계가 종을 다섯 번 울렸다. 막무가내로 깜깜한 어둠을 헤치고 한의원을 향해 내달렸다. 살을 에는 날씨는 어제보다 더 날카로워지고 있었다. 저만치 하천이 보이는 지점에 이르자 내뿜은 입김이 얼어붙어 눈썹과 앞머리가 허연 백발이 되어 있었다.

대문으로 다가서던 그의 눈이 크게 떠졌다. '벌써 한의원에 불이 켜져 있다니...' 자기도 모르게 마당을 가로질러 달렸다. 진료할 때와 같이 연통에서 연기가 모락모락 피어오르고 실내등이 켜져 있었지만 아무도 보이지 않았다. 그때 건물 뒤란에서 인기척이 들려 잰걸음으로 돌아드니 송 원장이 군불을 지피고 있었다.

"이기 누구여?"

힐끔 쳐다보고는 퉁명스럽게 말을 내뱉었다.

"뭐하러 이렇게 빨리 와?"

조금도 반기는 기색이 없었다.

"이리 주십시오. 앞으로 군불은 제가 때겠습니다."

"그래? 그럼."

손을 털고 일어서더니 휑하니 안채로 사라졌다. 성냥을 그어 신문지에 불을 붙였지만 장작은 쉽사리 그를 도와주지 않았다. 평생 도시생활만 한 그가 군불을 지피는 일은 당연히 처음이었다. 결국, 장작은 얼치기머슴의 눈물을 한 사발이나 받아먹고서야 제 몸의 산화를 허락했다. 아궁이 가득 장작을 쌓아 넣고 실내로 들어가니 진료실도 대기실도 말끔하게 청소가 되어 있었다.

'매일 새벽마다 일어나 원장님이 이 모든 일을 혼자서 다 하고 있다는 말인가?' 한의원에 왔으면 서둘러 한의원 사람이 되어야지 미적거리며 소극적인 자세로 임했던 철없음이 부끄러웠다. 더욱이 좋은 임상 자료나 얻어가려 했던 이기심에 얼굴이 화끈거렸다. 마당으로 내려서니 송 원장이 비질을 하고 있었다. 얼른 다가가 빗자루를 뺏다시피 받아들었다.

"내일부터는 일찍 와서 군불도 청소도 제가 다하겠습니다."

가타부타 대답도 않고 예상 밖의 이야기를 꺼내 들었다.

"일찍 일어나서 그런가? 너 오늘 안색이 좋지 않다. 악몽이라도 꾼 게냐?"

깜짝 놀라 빗자루를 놓칠 뻔했다.

"그걸 어떻게 아셨어요? 어제 밤새 쫓기는 꿈을 꾸었습니다."

"무서운 꿈을 꾸는 건 심담(心膽)이 허겁(虛怯 마음이 허하고 겁이 많음)해서 그런 것이다."

예상하고 있었다는 듯 고개를 끄덕였다.

"너는 자기 자신에겐 아주 강하지만 성정이 너무 여리고 대가 약해. 한의사는 병마와 싸우는 장군이다. 장수가 대가 차지 못하면 무기가 아무리 좋아도 전쟁에서 이길 수가 없다. 한의학 공부뿐만 아니라 오늘부터 강하게 정신을 무장하는 수련도 해야 할 것이야."

지금까지 열심히 노력하며 살았던 과정이 홀로서기였다면 앞으로의 시간은 질병과 마주서기를 해야 한다는 사실이 처음으로 실감이 되었다.

"새벽같이 어딜 다녀오는 거냐?"

집으로 돌아오니 온 가족이 밥상 앞에 앉아 수저를 들지 못하고 있었다.

"응… 운동을 좀 하느라."

대강 얼버무리고는 식사를 하자마자 다시 한의원으로 달려갔다. 7시 남짓한 시각임에도 대기실은 빈자리가 거의 남아 있지 않았다. 진작부터 진료를 시작했는지 출입문을 열자 후끈한 열기가 쏟아져 나왔다.

"아저씨. 진지 드셨어요?"

"그려~"

그리고 보니 한 번도 송 원장이 식사하는 걸 본 적이 없었다. 가족들이 모두 서울에서 살고 있으니 음식을 제대로 만들어 먹는다는 건 현실불가일 것이다. 그리고 성격상 음식 따위에 애착을 가질 것 같지도 않았다.

'그렇다면, 어떻게 건강을 유지한단 말인가? 이 많은 환자 속에서.'

"무슨 생각을 그리도 골똘하게 하나?"

수심 가득한 표정으로 순규가 프린팅된 자료를 몇 장 내밀고 서 있었다.

"이거 아저씨가 주셨어. 3일 내로 다 외우고 써야 된대."

'14경혈가(十四經穴歌)'라 제목이 적혀 있었다. 경혈학(經穴學 경혈과 경락을 공부하는 학문)은 본과 이 학년부터 수강하는 과목이라 그들에겐 아직 생소한 내용이었다. 이 많은 혈 자리를 사흘 안에 처음부터 끝까지 순서대로 다 외우고 쓴다는 건 평생 수재 소리를 듣고 자란 학생들에게도 결코 쉬운 일은 아니다. 앞으로 단 사흘 만에 극한의 노력을 통해 인가를 받거나 가차 없이 내쳐지거나 둘 중 하나로 결말이 날 것이었다.

十四經穴歌

手太陰肺十一穴 中府雲門天府訣 俠白尺澤孔最存 列缺經渠太淵涉
魚際少商如韭葉 手陽明穴起商陽 二間三間合谷藏 陽谿偏歷溫溜長
下廉上廉手三里 曲池肘髎五里近 臂臑肩髃巨骨當 天鼎扶突禾髎接
鼻傍五分號迎香 四十五穴足陽明 承泣四白巨髎經 地倉大迎登頰車
下關頭維對人迎 水突氣舍連缺盆 氣戶庫房屋翳屯 膺窓乳中下乳根
不容承滿出梁門 關門太乙滑肉起 天樞外陵大巨裏 水道歸來達氣衝

髀關伏兎走陰市 梁丘犢鼻足三里 上巨虛連條口底 下巨虛下有豊隆
解谿衝陽陷谷中 內庭厲兌陽明穴 大趾次趾之端終 二十一穴脾中洲
隱白在足大趾頭 大都太白公孫盛 商丘三陰交可求 漏谷地機陰陵泉
血海箕門衝門開 府舍復結大橫排 復哀食竇連天谿 胸鄕周榮大包隨
左右合而四十二 九穴午時手少陰 極泉靑靈少海深 靈道通里陰極逐
神門少府少衝尋 手太陽穴一十九 少澤前谷後谿藪 腕骨陽谷養老繩
支正小海外輔肘 肩貞臑俞接天宗 髎外秉風曲垣着 肩外俞連肩中俞
天窓乃與天容偶 銳骨之端上顴髎 聽宮耳前珠上走 足太陽經六十七
睛明目內紅肉藏 攢竹眉衝與曲差 五處寸半上承光 通天絡却玉枕昂
天柱後際大筋外 大杼背部第二行 風門肺俞厥陰俞 心俞督俞膈俞强
肝膽脾胃俱埃次 三焦腎氣海大腸 關元小腸到膀胱 中膂白環仔細量
自從大杼至白環 各各節外寸半長 上髎次髎中復下 一空二空腰踝當
會陽陰尾骨外取 附分俠脊第三行 魄戶膏肓與神堂 譩譆膈關魂門九
陽綱意舍仍胃倉 肓門志室胞肓續 二十椎下秩邊場 承扶髀橫紋中央
殷門浮郄到委陽 委中合陽承筋是 承山飛揚踝跗陽 崑崙僕參連申脈
金門京骨束骨忙 通谷至陰小趾傍 左右合永百三十四 足少陰穴二十七
湧泉然谷太谿溢 大鍾水泉通照海 復溜交信築賓實 陰谷膝內跗骨後
已上從足走至膝 橫骨大赫連氣穴 四滿中注肓俞臍 商曲石關陰都密
通谷幽門半寸闢 折量腹上分十一 步廊神封膺靈墟 神藏彧中俞府畢
九穴心包手厥陰 天池天泉曲澤深 郄門間使內關對 大陵勞宮中衝侵
二十三穴手少陽 關衝液門中渚傍 陽池外關支溝會 會宗三陽四瀆配
天井合去淸冷淵 淸濼臑會肩髎偏 天髎天牖全翳風 瘈脈顱息角孫通
耳門和髎絲竹空 少陽足經瞳子髎 四十四穴行迢迢 聽會上關頷厭集
懸顱懸釐曲鬢翹 率谷天衝浮白次 竅陰完骨本神邀 陽白臨泣目窓闢
正營承靈腦空搖 風池肩井淵腋部 輒筋日月京門標 帶脈五樞維道續

居髎環跳風市招 中瀆陽關陽陵穴 陽交外丘光明宵 陽輔懸鍾丘墟外
足臨泣地五俠谿 第四指端竅陰畢 一十四穴足厥陰 大敦行間太衝浸
中封蠡溝中都近 膝關曲泉陰包臨 五里陰廉急脈系 章門常對期門深
任脈二四起會陰 曲骨中極關元銳 石門氣海陰交仍 神闕水分下脘配
建里中上脘相連 巨闕鳩尾蔽骨下 中庭膻中慕玉堂 紫宮華蓋璇璣也
天突結喉是廉泉 脣下宛宛承漿舍 督脈行背之中行 二十八穴始長强
腰俞陽關入命門 懸樞脊中中樞長 筋縮至陽歸靈臺 神道身柱陶道開
大椎瘂門連風府 腦戶强間後頂排 百會前頂通顖會 上星神庭素髎對
水溝兌端在脣上 齦交上齒縫之內

"야, 이걸 사흘에 순서대로 어떻게 다 외우냐?"

해답을 줄 대상은 아니었지만 최소한의 동의라도 얻어야 좀 위로가 될 것 같았다.

"한자도 틀리지 않고 쓰는 시험도 보시겠대."

순규의 낯빛이 새파랗게 질렸다.

"나 어쩜 핑계 대고 여행이라도 갈까봐."

대책없는 한영보다 순규의 표정이 오히려 더 침울해 보였다. 동네아저씨라고 손쉽게 여겼다가 발등에 불이 떨어지자 순규가 상대적으로 더 당황했을 것 같았다. 아무리 한 동네 조카뻘이라 해도 칼칼한 성격상 머지않아 의료인이 될 사람을 품안의 젖먹이처럼 다독일 리가 없었다.

"근데 그게 다가 아니야. 그 뒷장을 봐봐. 경락유주(經絡流注 인체 내에 분포된 氣가 흐르는 경로)는 물론 취혈(取穴 정확한 혈 자리를 잡는 법)테스트도 하시겠대."

그냥 무조건 외워서 읽고 쓰면 되는 것이므로 경혈가 암기는 누구나 기를 쓰고 달려들면 못해낼 일은 아니었다. 그렇지만 자로 잰 듯 명확하게 구분이 되지 않는 혈 자리나 경락유주는 직접 가르침을 받아도 단기간에 익힐 수 있는 게 아니었다. 그것들은 사람마다 체형에 따라 조금씩 부위가 달라서 수없이 반복해서 배우고 익혀도 늘 혼동이 되거나 헛짚을 수밖에 없는 감각적인 문제가 내재되어 있었다.

"이 모든 걸 일주일 내로 다 통과해야 참관을 허락하시겠대. 못해내면 나 역시도 예외 없이 퇴출이래."

"경혈가를 사흘, 유주와 취혈을 사흘 내에 해야 된다고?"

평소 감정표현이 별로 없는 순규가 긴장하다 못해 장탄식을 내뱉기에 이르렀다. 온종일을 서 있다 저녁 늦게 숙소로 돌아오면 피로를 이기지 못해 쓰러져 잠들기 바쁜데 일주일 만에 다 익혀 테스트를 받는다는 건 그냥 집으로 돌아가라는 말과 같았다.

'이래서 학생들이 버티질 못했던 것이구나….' 그런데 참담한 가운데 슬며시 오기가 생겼다.

'그 어려운 입학시험을 통과했고 입시공부보다 더 어려운 한의대생활을 2년이나 견뎌왔는데 일주일을 못 버틸까! 일천 미터나 되는 이화령을 천 번 넘을 각오로 왔는데 그에 비하면 이건 아무것도 아니다.' 진료가 끝나고 집으로 돌아와 식사를 하는 둥 마는 둥 벽에다 14경혈가를 붙여 놓고 가부좌를 틀고 앉았다.

'자. 지금부터 360개의 혈 자리를 순서대로 단 한 자도 틀리지 않고 외워야 한다. 그래 한번 해보자!!' 단전에 힘을 주고 두 주먹을 불끈 쥐었다.

'手太陰肺十一穴 中府雲門天府訣 俠白尺澤孔最存 列缺經渠太淵涉 魚際少商如韮葉…'

수태음폐경부터 독맥경의 마지막 혈 자리인 '은교혈'까지 한 번 읽는 것만으로도 숨이 차올랐다. 독서백편의자현을 가동하며 달렸지만 20회를 암송하기도 전 여명이 유리창을 부옇게 물들이기 시작했다. 한겨울의 일출이라면 적어도 일곱 시가 훌쩍 넘은 시각이었다.

'큰일 났다!!' 용수철처럼 자리를 박차고 일어섰다. 앉은 채 새벽녘에 깜빡 졸앉는지 시계가 어느새 7시 20분을 지나가고 있었다. 눈앞이 캄캄했다. 옷을 입는 둥 마는 둥 한의원으로 내달렸다. 아니나 다를까 여느 때처럼 한의원은 환자들로 북적이고 있었다.

'아뿔싸! 군불은 어찌 되었을까? 청소는?' 순간적으로 백척간두에서 발을 헛디딘 사람처럼 사물이 거꾸로 뒤집히는 아찔함 속으로 빨려 들어갔다. 진료실 문 앞에 섰지만 덜덜덜 사지가 떨려 차마 문을 열 수가 없었다. 바로 그때 유리문이 벌컥 열리며 미간 주름이 좁아져 양 눈썹이 인당혈(印堂穴)에 거의 붙을 만큼 화가 난 송 원장의 얼굴이 시야를 가득 메웠다.

"사내대장부가 약속을 어겨?!!"

자기가 한 약속을 단 하루 만에 스스로 깨고 만 꼴이 되고 말았다.

"이 길로 당장 돌아가~!!"

추상같은 호령이 고막을 찢을 듯 귀를 때리고 지나갔다. 털썩 그 자리에 무릎을 꿇고 엎드렸다.

"잘못했습니다. 선생님."

이 한마디 외에는 어떤 말도 떠오르지 않았다. '탁!' 유리가 깨질 듯 세차게 문 닫는 소리가 나고는 송 원장의 실루엣이 멀어져갔다. 단 이틀 만에 퇴출을 당하는 치명적인 절망감에 어떤 생각도 감정도 가동이 되지 않았다. 강한 햇살의 역광을 받은 듯 눈앞의 모든 사물이 희뿌옇게 표백이 되고 말았다.

무릎을 꿇고 석고대죄를 하는 동안에도 환자들은 쉼 없이 들고 났다. 어떤 환자는 끌끌 혀를 찼고 또 어떤 보호자는 이 추위에 어떻게 하느냐고 안쓰러운 위로의 말을 하기도 했지만, 자신의 잘못에 대한 회한과 자책으로 오관기능이 마비된 그의 모든 감각은 백야와 같은 흰 조명과 웅웅거리는 소음에만 머물러 있을 뿐이었다.

해가 중천을 지나가도록 미동도 않고 무릎을 꿇은 채 돌부처가 되어 갔다. 서둘러 나오느라 겨울옷을 제대로 갖춰 입지 못한 데다 일곱 시간 동안이나 혈액순환이 차단된 다리는 감각이 사라진 지 오래였다. 혹한의 날씨로 얼어붙은 피부가 시뻘겋게 부어오르다 못해 터질 것처럼 울퉁불퉁해지기 시작하더니 어느 때부터 검은색으로 바뀌는 속도가 점점 빨라지고 있었다.

"아이고 한영아. 이를 어째!! 이게 대체 어찌된 일이냐? 응?"

대문 안으로 순규 부모가 고함을 치며 뛰어 들어왔다. 이웃집 할머니가 침을 맞으러 가보니 벌 받는 학생이 아무리 봐도 순규 친구 같은데 지금 거의 얼어 죽기 직전이라고 걱정을 태산같이 하더라는 것이었다.

"어서 가자. 어서 집으로 가자."

두 사람이 양쪽에서 팔을 잡고 일으켜 세우려 했지만 몸이 말을 듣지 않았다. 일어서지 못하는 것이 아니라 마비된 다리가 펴지지 않아 일어설 수가 없었다. 그런데 그것보다 체온이 떨어져 실신에 가까운 희미한 의식이 더 문제였다. 오로지 쓰러지지 않으려 마지막 정신 줄 한 가닥을 붙잡고 있던 그는 순규 부모가 부축하는지조차 알지 못했다. 아버지가 둘러업고 앞장서서 뛰었고 한 걸음이라도 더 빨리 갈 수 있도록 어머니는 등을 밀며 뒤를 따랐다.

"저 미친 영감탱이 학생을 몇이나 잡아먹으려고."

순규 어머니는 화가 나서 씩씩거렸다. 이전에도 임상을 배우러 온 한의대학생들이 고생하는 광경을 여러 번 보았던 것이다.

"아니 병 좀 잘 고치면 지가 무슨 임금이야? 원님이야? 지독한 성질머리하고는! 쯧쯧."

식당에 도착할 때까지 욕을 하고서도 분이 풀리지 않는 눈치였다. 어머니가 이렇게 흥분하는 이유는 같은 일을 순규도 겪을 수 있기 때문이었다.

한 동네 지인이라도 사사로이 새치기조차 용납하지 않는 송 원장이었다. 친인척은 물론 면장이나 군수가 와도 마찬가지였다. 땀 냄새 노인 냄새 풀풀 나는 대기실에 일반 환자와 함께 쪼그려 앉아 있을 수 없는 지역유지나 고위공직자들은 대리인을 보내 줄을 서게 하고 차례가 다가오면 연락을 받고 달려와 치료를 받았다. 5평이 채 되지 않는 대기실 방을 50명 넘게 들어앉으면 양반다리는 커녕 무릎을 세워 손가락 깍지를 끼고 있어야 할 지경이었다. 순번 때문에 다툼이 생기거나 주먹다짐이라도 벌어지는 날은 성질이 극단으로 치달았다.

"다들 돌아가! 오늘 진료는 끝이야!"

불같이 고함을 지르며 사람들을 전부 쫓아내고 대문을 걸어 잠그기 예사였다.

집에 도착하자마자 순규 부모는 안방에 한영을 눕히고 보일러 온도를 올린 다음 뜨거운 물과 수건을 준비했다. 온풍 난로를 들고 들어온 주방 아주머니까지 합세해 꽁꽁 얼어붙은 몸에 매달렸다. 주무르고 문지르고 뜨거운 수건으로 노출된 피부를 싸매는 사이 홀 서빙을 하는 아가씨가 정류장 약국으로 뛰어가 동상에 바르는 약을 사 왔다. 꽤 시간이 흘렀지만, 그의 의식은 그다지 선명하지 못했다. 어떤 환영을 좇는지 계속 헛소리를 해대며 고통으로 몸을 들썩였다.

"수태음폐십일혈 중부운문천부결 협백척택공최존 열결경거태연섭…"

아무도 알아들을 수 없는 옹알이를 하는 것처럼 보였지만 무의식적으로 14경혈가를 암송하고 있었다. 밤새 순규 어머니의 간호를 받고도 아침이 되도록 온전히 정신을 차리지 못했다.

"뭐라도 좀 먹여야 할 텐데… 눈을 떠야 어떻게든 해볼 텐데."

미음을 쑤어다 내려놓으며 어머니가 손수건으로 눈물을 찍어냈다.

'으음…' 신음을 내더니 희미하게 눈을 떴다.

"한영아. 그래 나다. 엄마야! 날 알아보겠니?"

"아…어머니…"

의식이 돌아오자 바로 상체를 일으키려 애를 썼다.

"그냥 그대로 누워있어. 움직이지 말고."

"어머니… 죄송해요… 저 때문에 주무시지도 못하고."

"아니야. 난 괜찮아. 니가 걱정이지… 어제 아침도 먹지 않고 나갔으니 온종일 곡기 한 톨 넘기지 않았구나. 우선 이거라도 좀 먹자. 응."

숟가락으로 죽물을 떠서 입으로 흘려 넣는데 편도가 퉁퉁 부어 한 모금도 제대로 넘기지 못했다.

"하이고. 남의 집 귀한 자식을 이 지경으로 만들다니… 쯧쯧쯧."

어머니는 또다시 울먹였다.

"억지로라도 미음을 좀 먹자. 응?"

겨우 미음 두어 숟가락을 힘겹게 삼키고는 심호흡을 했다.

"남은 건 제가 먹을 테니 어머니는 이제 좀 쉬세요."

얼었다 풀린 몸은 퉁퉁 부어 굴신이 되지 않고 감각이 없는 다리는 주인의 의지와 따로 놀았다.

"어머니. 제 방에 가서서 14경혈지를 좀 가져다주세요."

의식을 회복하자마자 내뱉은 첫 마디에 한숨을 지었다.

"그야 어렵지 않지만 몸조리를 해야지 공부를 해서야 되겠니?"

14경혈지를 받아들고는 누운 채 참선을 했다. 삼매경에 든 채로 꼬박 하룻밤을 세며 14경혈가를 완벽하게 암송해냈다. 날이 밝자 순규를 찾았다.

"순규가 안 보이네요?"

"으응… 지 누나 결혼식이 있어 어제 아침에 서울로 올라갔어."

"아니 그럼 아버지 어머니는 어떻게 하고요?"

벌떡 상체를 일으키자 전신의 통증이 다각도로 살을 저미었다.

"아무 걱정 말아. 결혼식이 내일 오후라 시간 여유가 있어."

상상도 할 수 없는 일이었다. 친자식이라도 이렇게 할 수 있을까… 딸의 결혼식을 코앞에 두고도 간호를 하느라 상경을 최대한 늦추고 있었다.

"이제 몸이 회복되었으니 지금이라도 어서 서울로 가세요."

아픔을 참고 아무렇지 않다는 듯 씩씩하게 걷는 몸짓을 보고서도 순규 부모는 결혼 당일 날 첫차를 타고 서울로 올라갔다. 배웅을 핑계로 버스정류장을 동행하자 어서 집에 가 조리를 하라고 안달했지만, 버스가 멀어져가자 그 길로 바로 한의원으로 걸음을 옮겼다. 다리가 온전치 않아 보행이 불안했지만, 그와 반대로 정신은 더할 나위 없이 맑고 가벼웠다. 무슨 똥배짱인지 설령 다시 내친다 해도 절대로 물러서지 않을 자신이 만만했다.

저만치 한의원이 보이자 심장이 두근거리기 시작했지만 조금도 부담스럽거나 두렵지 않았다. 그저 아프다고 끙끙대는 할머니 할아버지들이 보고 싶었다. 재빠르게 대문을 뛰어들더니 주저하지 않고 은색 알루미늄 유리문을 열고 들어섰다.

"선생님. 저 왔습니다."

큰소리로 씩씩하게 인사를 했다.

"응. 왔냐."

아무 일도 없었던 것처럼 담담하게 인사를 받으며 진맥에 집중하고 있었다.

"이 맥이 임신맥은 맞는데… 어째 임신 3개월 맥에 한참 못 미치는데… 입덧은 어떠?"

"입덧이 있다가 사라졌어요. 아랫배도 좀 아팠는데 이젠 덜 아파요."

상태가 호전되는 경과로 해석하는 부인의 밝아지는 표정과 반대로 송 원장의 안색은 어두워졌다.

"혹시 하혈이 좀 있나?"

"네. 원장님. 며칠 전부터 하혈이 있어요."

아무것도 모르는 임신부는 하혈의 위험성보다 배가 아프다가 풀린 것이 다행이라고 안도를 하는 것 같았다.

"복불통이하혈(腹不痛而下血)이라…"

배가 아프지 않은데 하혈을 한다는 것은 '태루(胎漏)'라는 위급한 유산 전조 증상이다. 싸움하는 부부는 서로를 사랑하기 때문이듯 배가 아프면서 하혈을 하는 것은 자궁이 아직 버틸 힘이 남아있는 상태를 의미한다. 입덧이나 복통은 바람직한 증상이 아닐 뿐더러 임신부를 힘들게도 하지만 태아의 기운이 그

나름 여유가 있다는 관점으로 보면 최악이라 할 수는 없다. 그런데 이 두 가지가 사라졌다면 아주 위험하고 위급한 단계에 도달했다는 것이다.

"산부인과에서는 심장 소리가 좀 약하긴 해도 큰 이상은 없다고 하던데요."

임신부는 도리어 심각해하는 송 원장을 의아해했다. 병원에서 들은 경과는 현재 상태를 말하는 것일 뿐 임신의 예후를 알려준 것이 아님에도 그녀는 별로 걱정하는 눈치가 아니었다.

"병원에서 하혈은 치료제가 없다고 하더라구요. 그러니 하혈만 좀 해결해주시면 안 될까요?"

답답해할 만한 상황이었지만 송 원장은 좀체 감정을 드러내지 않았다.

초음파가 현재의 상태를 육안으로 관찰하는 진찰이라면 맥(脈)은 현재와 미래의 예후를 짐작하는 진찰임을 이해시키기는 어렵다. 임신맥이 건강하면 복통이 심하거나 많은 양의 하혈을 펑펑해도 구제할 시간적 여유가 있지만 임신맥이 무력하면 현재 심장이 잘 뛰고 있어도 언제 유산을 할지 모르는 위험한 상태인 것이다. 맥을 알지 못하면 현재의 위급함을 짐작할 수 없으니 그저 휴식과 몸조리를 권고할 따름이다. 유산에 대한 위급함은 더는 이해를 시키고 있을 시간조차 낼 수 없을 만큼 그녀의 맥은 무기력하고 미미했다.

"빨리 약 첩지 다섯 장을 준비하거라."

늘 여유롭던 송 원장이 이렇게 다급해하기는 처음이었다. 한영이 재빠르게 두 귀퉁이를 접고 다섯 장의 첩지를 펼치자 모든 진료와 치료를 일시중지하고 달려와 한약 조제에 몰두했다.

'얼마나 위험한 상태기에 선생님이 저토록 서두르시는 걸까?' 아무것도 모르는 걱정으로 그저 속을 졸일 따름이었다.

조제하는 송 원장의 손길은 빨랐지만 성급하지 않았고 한약을 집어 드는 용량은 일정치 않았지만, 매번 천칭 저울은 약재를 더하거나 빼낼 필요 없이 수평을 이루었다. 일사불란한 동작을 지켜보며 자기도 모르게 꿀꺽 마른 침을 삼켰다.

'저 정도 기량이라면 저울을 쓸 필요가 없을 텐데… 왜 저렇게 고지식하게 저울질을 하실까?' 궁금해하는 찰나 차분한 음성이 심산의 계곡을 울려 나오는 메아리처럼 다가왔다.

"한약재는 여름과 겨울, 맑은 날과 흐린 날, 낮과 밤에 따라 용량이 달라진다. 손으로 잡을 때는 차이를 느낄 수 없지만, 저울질을 해보면 다르다는 걸 알게 되지."

돌아보지도 않고 혼잣말처럼 중얼거리고 있었다.

'아… 어쩜 내 생각을 저렇게 정확하게 읽어낼 수 있는 걸까!' 탄복하는 사이 조제를 마친 송 원장이 첩지를 싸며 임신부에게 약 복용법과 예후에 대해 설명을 하고 있었다.

"집에 가는 대로 바로 이 약부터 달여서 드시게. 원래는 하루 두 첩을 먹는데 자네는 유산의 위험이 크니 하루 세 첩을 복용토록 하시게나. 이 약 다섯 첩을 먹고도 유산이 되지 않으면 아이는 사는 거고, 그렇지 않으면 이 궁귀교애탕이 아무리 특효약이라 해도 늦게 찾아온 것이니 어쩔 수가 없네."

'궁귀교애탕(芎歸膠艾湯)이라…' 처방을 듣는 대로 기억에 새기려고 여러 번 암송을 했다.

건강할 때의 참관은 그렇게 힘이 들었는데 이틀 전 혹사를 했음에도 몸은 빠른 속도로 한의원생활에 적응해 가고 있었다. 비로소 임상 세계에 입문을 하는 강한 소속감에 한의대를 다녔던 2년간 한 번도 경험해보지 못한 설렘과 감동으로 저녁이 되어도 전혀 피로감이 느껴지지 않았다.

"이 분 가실 때 너도 같이 가서 쉬거라."

인사를 하고 마지막 환자와 함께 한의원을 나서서 걸어가는 발걸음은 새의 깃털처럼 가벼웠다. 이제 겨우 예과를 졸업하는 학생이 최고 임상가의 울타리 안 깊숙이 들어와 있다는 사실이 믿기지 않았다. 모든 게 생소하지만, 질병의 케이스마다 보고 듣는 말 한마디 혈 자리 하나하나가 꿈속에서 산신령을 만난 것만 같았다.

14개 경락의 유주(流注 경락이 흘러가는 길)는 14경락의 혈 자리처럼 마구잡이로 외우기만 해서 되는 게 아니다. 경혈(經穴 혈 자리)이 각각의 정류소나 역(驛)이라면 경락의 유주는 버스나 지하철 노선과 같은 것이다. 경혈은 체표에 지정된 자리가 있지만, 경락은 인체의 안과 밖을 입체적으로 흐르기 때문에 키와 몸집의 크기에 따라 상당한 차이가 있고, 어떤 경락은 체내로 흘러서 피부에서는 확인되지 않고, 또 어떤 경락은 지하철 환승역과 같이 하나의 혈 자리에서 몇 개의 경락이 교차하기도 한다.

눈을 감고 상상력을 총동원해서 체내로 흐르는 경락의 흐름을 스스로 마이크로캡슐이 되어 따라가 보았다. 14가지 경락과 360개가 넘는 혈 자리의 정확한 위치를 며칠 만에 다 익힌다는 것은 현실적으로 불가능하다. 그럼에도 한영은 독학으로 구현할 수 있는 최선의 경지를 추구해나갔다.

'실습은 내일부터 환자를 통해서 무한히 경험하게 될 것이다!!' 심안으로 접근하는 경락은 육안으로 해부를 해서 보는 것보다 어떤 면에서는 더 깊은 이해와 통찰이 이루어졌다. 해부학사체실습을 했던 경험도 큰 도움이 되었다. 그것이 아니었다면 심안의 경락유주여행은 불가능했을지도 모른다. 상식적으로 불가능한 속도와 완성도로 경락과 경혈을 익힐 수 있었던 데에는 명상과 마음공부를 해왔던 경험들도 크게 작용을 했다.

박인애의 소개로 명상에 눈을 뜬 뒤로 바그완 쉬르 라즈니쉬나 라마나 마하리쉬, 크리슈나무르티 등… 도인들의 명상서를 읽은 것만도 300권이 훨씬 넘었다. 명상을 시작하고부터는 무엇을 보거나 어떤 일을 하더라도 그 표면에 얽매이지 않았고 자연스레 이면에 내재된 의미를 찾아들 수 있게 되었다. 이런 영적인 배경을 바탕으로 한의학에 접근하지 않았다면 제대로 그 심오한 증득의 세계에 접근하기 어려웠을지도 모른다.

이튿날 새벽 또다시 캄캄한 어둠을 뚫고 한의원으로 내달렸다. 아직 5시가 채 되지 않았지만, 오랫동안 연모하던 여성과의 첫 데이트를 앞둔 남자처럼 이부자리 안에 누워있을 수가 없었다. 연인의 사랑을 확인하듯 경혈과 경락유주의 운용을 환자를 통해 확인하게 될 기대감에 조바심이 났다. 무슨 진찰로 어떤 치료를 하는지는 다 알 수 없지만 케이스마다 선택하는 혈 자리와 경락을 알아보기만 해도 온종일이 즐거울 것 같았다. 영하 10도를 넘나드는 알싸한 공기가 그저 상쾌하기만 했다. 신이 나서 하는 일은 고통도 기쁨이 된다는 사실을 세포 하나하나가 꿈틀대며 일깨워 주었다.

한의원에 도착하자마자 아궁이에 불을 지폈다. 그렇게도 매캐하던 연기가 낙엽을 태우는 것처럼 향기로웠다. 불이 붙자 부리나케 돌아와 대기실과 진료실 청소를 시작했다. 담백한 마음으로 청소를 하니 그동안 한 번도 눈에 띄지 않던 휴짓조각, 떨어진 침과 동전 같은 물건들이 눈에 들어오기 시작했다. 치료베드 안쪽에선 먼지가 작은 공처럼 뭉쳐 굴러다녔고, 천장에는 군데군데 거미줄이 늘어져 있었다. 열심히 쓸고 닦으며 콧노래를 불렀다. 청소나 허드렛일이 즐거워지자 청소와 관련된 부처의 구도일화(求道逸話) 하나가 떠올랐다.

낮 놓고 기역 자도 모르는 청년이 도를 구하려고 발길 닿는 대로 걷다가 어느 사찰에서 하루를 묵게 되었다.

"큰 스님을 만나게 해주십시오."

눈에 띄는 스님마다 소매를 붙잡고 사정을 했다. 백일 간 매일 삼천 배의 절을 하면 배알하게 해주겠다는 승낙을 받았다. 그러면 스스로 지쳐 돌아가리라 여겼지만 청년은 새벽이면 일어나 개울의 얼음을 깨고 목욕을 한 다음 매일 삼천 배를 했다.

"저 젊은이는 무슨 연고로 저렇게 매일 절을 하는 것이냐?"

"예. 도를 구하고자 큰스님을 배알하려 합니다."

"절은 그만 시키고 내 방으로 데리고 오너라."

큰스님의 방으로 들어선 청년이 삼배를 올렸다.

"그래. 무슨 연유로 그토록 지극하게 절을 하느냐?"

"저는 아무것도 모르고 그냥 시키는 대로 했을 뿐입니다요."

그렇게나 고생을 했음에도 아무런 감정도 묻어나지 않는 답변에 그가 법기임을 한눈에 알아보았다.

"그래. 도가 무엇인지는 아느냐?"

"그런 건 잘 모르지만, 열심히 하면 알게 될 것으로 짐작할 뿐입니다."

"염불을 하거나 경전을 보려면 글을 알아야 하는데 읽을 줄은 아느냐?"

"저는 글을 배워본 적이 없고 제 이름도 쓸 줄 모릅니다."

"그렇다면 나무아미타불 관세음보살은 따라 할 수 있겠느냐?"

"그렇게 긴 말은 외워지지 않습니다…."

일자무식꾼의 이야기에 큰 스님이 빙그레 웃었다. 아무것도 그려지지 않은 순수한 마음자리가 반가웠던 것이다.

"그러면 '쓸으리 닦으리'는 할 수 있겠느냐?"

"네… 스님. 그건 할 수 있을 것 같습니다."

"알았다. 그럼 내일부터 법당청소를 하면서 잠시도 중단하지 말고 쓸으리 닦으리를 계속 읊도록 하여라."

다음날부터 청년은 쓸으리 닦으리 염불을 하며 법당청소를 했다. 그러구러 세월이 흘러 해가 바뀌었음에도 시간을 잊고 오로지 쓸으리 닦으리 염불을 붙들고 열심히 청소를 했다. 쉬지 않고 청소를 한 결과 법당은 먼지 한 톨 찾아보기 어려울 만큼 깨끗해졌지만 끊임없이 쓸으리 닦으리를 되뇌며 청소를 계속했다. 다시 또 한 해가 지나갔지만 오로지 염불을 하며 청소를 계속할 따름이었다.

'이렇게 법당이 깨끗한데… 나는 왜 이토록 열심히 쓸고 닦고 있는 걸까?'

어느 날 아주 단순한 의문 하나가 머릿속에서 싹을 틔우자마자 그 자리에서 성불을 했다.

불경 한 줄 읽지 않고 참선 한 번 하지 않은 그 청년이 돈오(頓悟)의 경지에 이르게 된 이유가 무엇일까? 더는 청소가 필요 없는 깨끗한 법당을 끝도 없이 청소하는 어리석음의 밧줄이 한순간 툭하고 끊어진 것이다. 담백하게 다가가는 사람에게 구석진 곳의 때가 보이듯이 아무 욕심 없는 바보처럼 진리를 구하던 청년의 우직한 노력이 숨어있는 깨달음의 본성을 저절로 드러나게 했던 것이다.

갑자기 바보가 사랑스러워졌다. 바보는 아무것도 모르는 게 아니라 단순하기 때문에 계산을 놓지 않고 남에게 휘둘리지 않고 본질에 다가갈 수 있는 것이다. 크고 화려한 꽃을 구하는 허풍쟁이는 그늘에 숨어 핀 풀꽃의 소박한 아름다움을 맛볼 수 없고, 거창하게 도를 구하는 구도자는 작은 씨앗 하나에 깃든 우주를 결코 만나지 못한다.

'환자를 진찰하거나 치료를 할 때도 이와 다르지 않을 것이다. 교묘한 말이나 의미 없는 병명 또는 여러 다양한 자료에 현혹되어 질병의 본질을 놓치는 천재가 되지 말아야 한다.' 진료실 바닥에 가부좌를 하고 앉아 호흡을 가다듬었다.

"벌써 진료준비를 다 마쳤구먼."

칼칼한 음성이 오늘따라 사뭇 부드럽게 느껴졌다.

"선생님. 안녕히 주무셨습니까?"

달라진 건 아무것도 없는데 실내공기가 푸근하고 넉넉하기 이를 데 없었다.

"배우는 김에 한약 법제(法製 한약재 손질법)도 해볼텨?"

약 창고에서 한 가마니의 한약재를 꺼내 왔다. 바닥에다 약봉지를 주욱 펼치더니 약재 하나하나마다 특징과 법제하는 방법을 꼼꼼하게 설명하기 시작했다.

거의 모든 약재는 우선 씻은 다음 건조를 시킨다. 어떤 약재는 강한 햇볕에, 또 어떤 약재는 그늘에서 말려야 된다. 그 다음 필요한 크기로 작두질을 하고 나면 볶을 것, 소금물이나 동변(童便 12살 이하 남자아이의 오줌)에 담글 것, 삶는 것, 중탕으로 찌는 것, 가루를 내어 물에 타 침전을 시킨 후 물 위에 떠 오른 것만 수거하는 등 법제의 종류가 셀 수 없이 많았다. 볶음도 살짝 볶는 것과 검게 태우는 것이 다르고, 소금물이나 동변도 그냥 담갔다 말리는 것과 담갔다 말린 다음 다시 볶는 것 등 종류가 다양하고 복잡했다. 찌는 약 몇 종류는 구증구포(九蒸九曝)를 하는 것도 있었다.

"한약을 법제하는 이유는, 첫째 치료 효과를 극대화하는 것이고, 둘째는 새로운 효능을 창출하는 것이고, 셋째는 독성을 제거하거나 완화하는 것이요, 그 넷째는 청결이다."

목마른 제자는 스펀지에 물이 스미듯 새겨 담았다.

"같은 약재라도 법제에 따라 사용처가 다르고 효능도 모두 달라진다. 이 얼마나 경이롭고 멋진 일이냐! 끊임없이 돌멩이를 연마하여 거울을 만들고 보석을 만드는 것과 어찌 다르다 할 수 있겠느냐"

열정적으로 설명하는 송 원장의 눈빛이 복음을 전하는 순례자처럼 맑게 반짝였다.

"그렇지만 한약재의 품질이나 법제보다 더욱 중요한 것은 정확한 진단과 완벽한 처방을 할 줄 아는 의사가 되는 것이다."

가르침이 끝나자 모든 약재를 우물가로 옮겼다. 마중물을 붓고 펌프질을 해서 몇 개의 대야에 따로 물을 받았다. 한 가지씩 약재를 넣고 주걱으로 저으며 씻었지만 틈 사이 끼어있는 오물과 흙은 제대로 제거되지 않았다. 대야를 끼고 앉아 솔과 손으로 일일이 파고 긁어내기 시작했다. 이물질이 벗겨지는 약재가 마치 목욕을 하는 아기처럼 사랑스러워 손이 시린 줄도 모를 만큼 재미가 붙고 신이 났다.

그런데 이틀 전 얼었던 손을 차가운 물에 담근 게 화근이었다. 우물물이라 처음에는 따뜻했지만, 영하의 기온에 금방 식어버렸다. 아직 다 낫지 않은 언 손등이 갈라지고 터지면서 피와 진물이 흐르기 시작했지만, 세척에 집중하느라 인식을 하지 못했다. 수면 위로 핏방울이 뚝뚝 떨어지는 것을 보고서야 육신이 어떤 경계를 넘어서면 생리적 공식이 아무 의미가 없다는 사실을 깨닫게 되었다. 일이 힘들고 손은 엉망이 되었지만, 마음은 평온하기 그지없었다. 그때 점심을 먹으러 안채로 들어가던 송 원장이 깜짝 놀라 멈춰 섰다.

"너. 손이 왜 그 모양이여?"

"아 아무것도 아닙니다. 선생님."

황급히 등 뒤로 손을 감추었다.

"이리 들어오너라."

안채는 역시 방 두 개에 거실 겸 부엌이 전부인 단순한 구조였다.

"몸 전체가 얼었으니 찬 기운을 없애야지. 토극수(土克水 토의 기운으로 차가운 수의 기운을 죽이는 것)로 토의 대표혈인 태백혈을 보(補 기운을 보강하는 것)하고, 수의 대표 혈인 통곡혈을 사(瀉 기운을 억제하고 죽이는 것)한다."

"선생님. 이것이 상극(相剋)으로 치료하는 방법입니까?"

"그렇다. 육기치료는 해당 장부의 천응혈(대표혈)을 사용한다."

송 원장은 심상하게 대답을 했지만 그는 숨이 멎을 것 같았다. 무턱대고 암기만 했던 상생상극 이론을 몸으로 직접 확인하는 것이 감격스럽기만 했다. 무슨 침법인지는 모르지만 그 기전을 이해할 수 있다는 사실에 가슴이 벅차올랐다.

'비과학적이고 주먹구구로 치료하는 게 아니라 한의학은 이렇게나 완벽한 의료체계를 갖춘 학문이었구나!' 한의대를 다닌 지난 2년간의 고행이 한순간에 다 녹아내리는 것 같았다.

발침(拔針 침을 뽑아내는 것)을 마친 다음 부항(附缸 고름이나 죽은피를 뽑아내는 기구)과 삼릉침(三稜針 끝이 삼각으로 뾰족한 사혈 침)을 가져와 가장 심하게 언 부위를 골라 사혈을 했다. 그리고 냉장고에서 진흙 같은 고약을 꺼내 동상 부위에 꼼꼼히 바르고는 정성껏 붕대를 매주었다.

'고집 세고 잔정 없는 선생님에게도 이런 자상한 면이 있구나…' 연이은 감동으로 감사인사도 못하고 그저 정교하게 마무리 된 붕대의 규칙적인 결을 만지고 또 만졌다.

"이 약은 해동고(解凍膏)라 한다. 동상에 특효약이니 곧 호전될 게야. 몸을 상하게 한다고 속죄가 되는 건 아니니 앞으로 두 번 다시 이런 미련한 행동은 하지 말거라. 세상의 모든 의미는 시간의 흐름에 따라 증명되고 인정되는 법이니라."

그럴 지도 몰랐다. 자기의 몸을 학대함으로써 송 원장의 죄책감을 유도할 유치한 속셈이 꾸며지고 있었는지도…. 자기만이 아는 부끄러움에 낯이 뜨거워졌다.

"악기를 다루거나 정밀한 일을 하는 사람들도 손을 소중하게 관리하는데 하물며 맥을 보고 인체의 건강을 지키는 한의사의 손은 어떻게 해야 하겠느냐? 네가 한의대에 입학하는 그날부터 너의 모든 것은 오로지 병자를 위한 도구임을 명심해야 한다."

'병자를 위한 도구라….' 처음 듣는 말인데도 오래도록 새겨온 염원처럼 심장이 찌르르 울렸다.

일과를 마감하고 정리를 하는데 안채에서 부르는 소리가 들렸다.

"네! 선생님."

"이리 좀 들어오너라."

안채로 달려가니 언제 준비를 했는지 그럴듯한 밥상이 차려져 있었다.

"가봐야 찬밥밖에 없을 테니 오늘은 저녁을 먹고 가거라."

가족이 모두 서울을 가게 되었다고 순규가 연락을 해둔 것 같았다. 대부분이 밑반찬이었지만 불고기는 따로 요리한 듯 김이 모락모락 피어올랐다. 입안 가득 군침이 고였다.

"선생님. 요리도 곧잘 하시네요. 잘 먹겠습니다."

연신 싱글거리며 머슴처럼 밥을 퍼먹기 시작했다.

"체할라. 천천히 먹어라."

제자를 바라보는 그윽한 눈빛에 자애로움이 가득 넘쳤다.

"선생님. 고기나 반찬은 왜 안 드세요?"

언제나 국물에 밥을 말아 후루룩 들이마시는 것을 늘 의아해했었다.

"내가 이가 좀 부실해서 말이야…"

알고 보니 송 원장은 진작부터 틀니를 사용하고 있었다. 괜한 질문의 어색함을 비켜가려 화제를 바꾸었다.

"오늘이 경혈테스트 날인데 왜 점검을 하지 않으시는지요?"

스스로 시험에 들겠다는데 가타부타 말도 없이 웃기만 할 뿐이었다. 다시 물었지만 간결하게 딱 한마디만 했다.

"그 정도면 되었다."

지난 며칠간 송 원장은 그의 일거수일투족을 지켜보며 모든 걸 파악하고 있었다. 무엇보다 눈빛이 자신감에 차 있었고, 어떤 목표를 이루려 하는 사람이 아니라 그 목표 속으로 들어가 하나가 된 사람만이 풍기는 충만한 기운을 감지하고 있었던 것이다.

"근데 선생님. 그 임신부 말인데요."

"왜? 맥도 모르면서 궁금한 모양이구나."

제자를 희롱하는 송 원장의 얼굴에 장난기가 넘쳐흘렀다.

"임신부의 맥은 촌미(寸微) 관활(關滑) 척삭(尺數)이니라. 촌맥은 미미하고 관맥은 매끄럽고 척맥은 빠른 것인데, 그녀는 맥이 임신 기간에 비해 아주 부실하게 나왔느니라. 어제는 워낙 화급한 상태라 진맥실습을 시킬 여유가 없었지만 앞으로는 맥을 보는 연습도 하도록 하자."

불과 며칠 전만 해도 쫓겨날 판국이었는데 진맥실습까지 해주겠다는 자상한 말씀에 가슴이 벅차올랐다. 제자로 받아주겠다는 말보다 잘 가르쳐주겠다는 어떤 제안보다 단 한마디의 은유에 다시 무릎을 꿇었다.

"아직 다리가 성치 않은데 그만 편히 앉거라."

"예… 스승님."

자기도 모르게 스승님이라는 호칭이 우러나왔다. 진정한 사제관계는 약속이 아니라 뜻으로 이루어지는 것이다. 억지로 만드는 게 아니라 뜻이 모아져 자연스럽게 만들어지는 것이다.

"스승님의 가르침을 잘 따를 수 있을지 모르지만 열심히 노력하겠습니다."

그윽한 눈길로 제자를 바라보며 보일 듯 말 듯 머리를 끄덕였다.

'촌미 관활 척삭이라…' 눈을 감고 다시 임신부의 맥을 떠올려 보았다. 맥을 잡는 손목 촌관척(寸關尺) 세 부위의 맥이 각기 다르게 나온다는 게 신기했다. 맥이 미약하거나 빠르고 강하다는 것까지는 이해가 되었지만 매끄럽다는 느낌은 아무리 상상을 해봐도 감이 오지 않았다.

손가락으로 손목의 요골동맥이 뛰는 것을 느끼기조차 쉽지 않은데, 그것을 세 부위로 나누고 그중 한 부위에서만 매끄럽게 뛰는 맥(脈)을 찾는다는 것이 과연 가능한 일일까? 임신부의 맥 하나가 이러하다면 오장육부의 정상맥과 병맥은 얼마나 많을 것이며 다양한 질병과 육기(六氣 풍한서습조화)의 맥은 또 얼마나 많을 것인가?

입학식 날 임상은 도제식으로 배워야 된다고 하던 학장의 말이 새로이 떠올랐다. 수학이나 과학처럼 공식을 대입해서 답을 도출해낼 수 없는 한의학이야말로 스승을 만나지 않고는 결코 명의가 될 수 없다. 증득(證得)이란, 언어적 개념이나 공식이 환골탈태해야 이룰 수 있는 경지임을 뼈저리게 공감하게 되었다. 초보 한의학도 김한영이 송영섭 원장을 만난 것은 그야말로 천운이 아닐 수 없었다.

의자(醫者)는 의야(意也)

본과 일학년 진입을 앞둔 1987년 겨울은 봄을 향해 가속도가 붙고 있었다. 가끔 앙탈을 부리기는 했지만, 이화령 골짜기 이월 중순의 바람은 그다지 모질거나 독하지 않았다. 마당 가장자리를 둘러선 매화와 목련 꽃망울이 봉긋 부풀어 눈에 띄게 균열이 생기기 시작했고, 봄물을 준비하는 잎눈들도 지지 않으려는 듯 나날이 분주해졌다. 마당을 거닐다 봄기운이 은은하게 배어나는 미풍을 즐기며 갈매실 산봉우리를 올려다보았다.

'지금쯤 복수초와 변산바람꽃이 피었을 텐데…'

겨울 산 눈 속에서 피는 꽃이 있다는 사실은 신선한 충격이 아닐 수 없다. 온 산이 깊은 겨울잠을 자고 있어도 복수초와 변산바람꽃은 겹겹이 쌓여있는 상수리나무 이파리를 뚫고 나와 곱디고운 자태를 뽐낸다. 매화보다도 보름 이상 개화가 빠른 두 꽃을 만날 때마다 오해와 편견과 왜곡에 굴하지 않고 꿋꿋하게 버티는 한의학의 현실을 보는 것 같았다. 그건 마치 찢어지게 가난한 살림에 누더기만 입는 어머니가 사주신 설빔을 입을 때의 울컥거림과 다르지 않았다. 치료하지 못하는 질병이 없는데도 제대로 인정받지 못하고 대중요법의 효과에 연연하는 사람들로부터 소외당하는 한의학의 입지가 홍삼이나 건강기능식품보다 열악하다는 게 안타까웠다.

운동화 끈을 조여 매고는 뒷산을 뛰어오르기 시작했다. 겨우내 얼어붙었던 나무들의 수피(樹皮)가 부드러워지자 잔뜩 냉기를 머금고 버티던 군청색 하늘이 한결 푸근해지고 있었다. 한참 동안 신나게 내달리다 바위에 걸터앉아 손수건을 꺼내 땀을 닦았다. 숨이 차고 몸이 힘들면 힘들수록 마음은 순일해져 갔다.

산 길

산길 걷다 보면
예쁜 나무도 있고 미운 나무도 있습니다.
그 다음 날 가도
예쁜 마음 미운 마음이 그대로인데

한 철 지나고 다시 가보면
예쁜 나무가 어느 것인지
미운 나무는 또 어떤 것이었던지
알 수가 없습니다.

산길 걸어보면
잘난 바위도 있고 못난 바위도 있습니다.
그중 제일 못생긴 바위에 앉아
이마의 땀을 훔치며
가만히 얼굴 붉힐 때가 있습니다.

실패보다 더 불행한 것이 어리석은 분별심이다. 호불호의 감정이나 욕심이 개입되면 본질을 제대로 바라볼 수가 없다. 자연은 언제나 있는 그대로를 보여줄 뿐인데 인간은 사량 분별로 스스로 마음에 그늘을 드리운다. 지난해 지은 시를 읊조리며 눈이 시리도록 투명한 하늘을 우러러 가없이 지혜로워지기를 다짐했다.

송 원장이 서울로 가고 없는 토요일 저녁과 일요일은 지난 일주일간 보고 듣고 배운 것을 정리하는 꿀맛 같은 시간이다. 임상 노트에 꼼꼼하게 기록해둔 진단, 병리기전, 혈 자리, 처방들을 복습하고 되새겼다.

"근육을 찌르고 들어가는 혈 자리는 거의 없다."

어디선가 스승의 말씀이 들리는 듯했다.

"침은 근막과 근막 사이, 근막과 골막 사이, 골막과 골막 사이로 들어가야 한다. 그러면 득기(得氣 기가 통할 때의 감전되는 느낌)가 잘되고 통증이 느껴지지 않는다. 마치 혈(穴)이 침을 빨아들이는 듯 매끄럽게 들어가면 자침이 잘된 것이다. 그리고 자침의 깊이는 그다지 중요하지 않다. 어느 지점에서 득기가 되면 그대로 유침(留鍼 침을 꽂아 머무르게 하는 것)을 하면 된다."

"득기는 침 끝이 신경을 건드리고 자극해서 느껴지는 감각이라는 설이 있는데 사실입니까?"

송 원장이 싱겁게 웃었다.

"그건 눈에 보이는 세상만을 인정하는 무지한 사람들이 억지를 부리는 것이다. 신경체계와 경락체계는 비슷하게 분포하고 있지만, 실제는 전혀 무관하다. 내가 번 돈으로 이웃을 먹여 살리는 사람이 있겠느냐?"

비유가 너무도 간결하고 절묘했다.

"침의 효과를 극대화하는 방법으로 보사법(補瀉法)이 있다. 유여자사지(有餘者瀉之) 부족자보지(不足者補之)라. 쓸데없는 기운이 넘치면 사(瀉)를 하고, 필요한 기운이 부족하면 보(補)를 한다고 황제내경(黃帝內經)에 기록이 되어 있다."

질병과 사기(邪氣)의 힘이 강하면 그 힘을 사해서 줄여야 하고 환자의 몸이나 정기가 부실하면 그 부족 부분을 보강해야 한다는 것이 참으로 평범한 문장처럼 보일지 모르지만, 몸을 건강하게 만들고 병을 치료하는 방법으로써 절대적이다.

"가장 흔하게 사용하는 보사(補瀉)의 방법은 3가지로 영수보사(迎隨補瀉) 원보방사(圓補方瀉) 구육보사(九六補瀉)가 그것이다."

지그시 눈을 감고 스승의 가르침을 떠올려보았다.

"영수보사는 경락의 흐름을 따라 침을 순방향(順方向)으로 진입시키면 보가 되고 역방향으로 진입시키면 사가 되느니라. 보가 되는 침의 순방향은 양수기사말(陽受氣四末) 음수기오장(陰受氣五臟)이니라. 원보방사는 침병(針柄 침 손잡이)을 시계방향으로 돌리면 보가 되고 반대 방향으로 돌리면 사가 된다. 구육보사는 침병을 아홉 번 돌리면 보가 되고, 여섯 번을 돌리면 사가 된다."

한영이 침을 꺼내 들었다. 눈으로 쳐다보며 제 살 속으로 침을 찔러 넣는다는 게 처음에는 불가능한 일이라 여겼다. 침을 맞는 것은 칼로 긋는 것보다 힘이 들고 어렵다. 칼은 한 획을 그으면 그만이지만 침은 살 속으로 파고드는 시간이 길고 살 속에서 득기를 완성해야 한다.

임상에서 가장 많이 선택하고 효과가 다양한 족삼리(足三里) 혈에 자침을 해보기로 했다. 족삼리 혈은 경골조면에서 1치(3.3cm) 아래, 다시 경골 앞 기슭에서 1치 바깥쪽에 있다. 취혈(取穴)을 정확하게 하면 혈 자리 부위가 살짝 함몰되면서 혈이 열리는 미세한 느낌을 알 수가 있다는데, 아무리 만져보고 눌러보아도 그냥 편평한 피부만 만져질 뿐이었다. 송 원장이 스펀지나 두부에 침을 꽂듯 술술 자침하던 모습은 명연주자가 능수능란하게 악기를 다루는 것처럼 보면 볼수록 더욱 경이로웠다.

혈 자리를 찾지 못해 애를 먹던 한영은 아직 침 하나 꽂아보지 못했는데 시각은 벌써 자정이 가까워지고 있었다. 하나의 혈 자리를 찾는 것만도 이렇게 어려운데 앞으로 통달해야 할 혈 자리는 360개가 넘었다.

그렇지만 정성을 다해 정확한 혈 자리를 찾으려는 지극한 노력은 헛되지 않았다. 만져보고 눌러보기를 수백 번 하는 사이 피부 껍질이 벗겨져 진물이 흐르는 족삼리 혈에서 일순 미세한 공간이 감지되는 것 같았다. 처음에는 긴가민가했지만 족삼리 혈을 지나가는 근육들 사이로 믿기지 않을 만큼 작은 틈을 발견할 수 있었다. 그 공간은 믿고 만져볼수록 좀 더 분명하게 느껴졌고 급기야 추호의 의심도 없는 확신이 섰다.

'아… 이것이 취혈이구나. 족삼리가 내게 문을 열어주었어!!'

보물을 찾은 것처럼 벌렁거리는 심장을 주체할 수 없었다. 추상적인 감각이 구체화하는 쾌감은 형용할 수 없는 크나큰 감동이었다. 마당으로 내려서서 뒷짐을 지고 흥분이 가라앉을 때까지 이리저리 발 가는 대로 포행을 했다. 보름달도 축하를 해주는 듯 길섶이 환하게 밝아졌다.

"자. 이번에는 자침(刺針 침을 찔러 넣는 것)이다."

족삼리 혈에 침첨(針尖 침끝)을 갖다 대는데도 왜 그런지 두렵지가 않았다. 아마도 간절하게 찾아 헤매던 열망이 두려움의 경계를 넘어서게 한 것 같았다. 미세하게 떨리는 손으로 2치(약 6.6cm)짜리 침을 족삼리혈에 진입시켰다. 다행히 침이 근막과 근막 사이를 통과하며 아무런 저항도 받지 않는 듯했다. 만약 조금이라도 근육을 찌르고 들어갔다면 통증 때문에 반사적으로 침을 빼내거나 긴장한 근육이 침을 물고 늘어졌을 것이다. 1치 정도 들어가자 '찌잉'하는 강한 전기 자극이 족삼리혈로부터 경골 바깥쪽을 타고 발목 앞 해계혈(解谿穴)을 통과한 다음 발등의 충양혈(衝陽穴)을 지나 둘째 발가락 오른쪽 모서리 여태혈(厲兌穴)까지 전달이 되었다. 경기(經氣)가 정확하게 족양명위경을 관통하는 순간이었다. 언제나 그림이나 사진으로만 보던 족양명위경경락의 흐름을 생전 처음 직접 체험하는 짜릿함과 성취감에 부르르 몸을 떨었다.

"해냈다! 제대로 해냈어!!"

충청북도 괴산군 연풍면 외딴 방에서 한의학도 김한영은 목이 터져라 탄성을 질렀다. 이제 침에 대한 두려움은 티끌만큼도 남아 있지 않았다. 득기(得氣)의 감동은 고통이 아니라 환희였고 아픔이 아니라 쾌감이었다. 새벽이 오는지 날이 새는지도 모르고 제 몸에 수십 개의 침을 꽂아 넣으며 희희낙락해 하는 사람은 아마도 이 세상에서 그가 유일할 것이다.

일요일 저녁 무렵 서울을 다녀온 송 원장이 가방에서 여러 장의 처방전을 끄집어냈다. 서울 집으로 방문한 환자들을 진맥하고 가져온 것이었다. 진작부터 서울에도 소문이 많이 나 있어서 휴일도 제대로 휴식을 취하지 못하고 진료와 침 치료를 하지 않을 수 없었다. 초인종을 누르고 대문을 밀고 들어오는 환자들을 내치는 데도 한계가 있었다. 결국 서울 집에 가서도 매주 일요일 온종일 환자만 보다가 밤늦게야 연풍으로 돌아왔다. 포니 승용차와 주말에만 운전을 해주는 조카가 있다는 것이 그나마 다행이었다.

"한영아. 약을 좀 지어야겠다. 급한 약이니 오늘 밤 내로 다 지어야 한다. 너무 피곤해서 나는 좀 쉬어야겠구나."

두툼한 처방전을 책상 위에 툭 던져놓고는 바람처럼 사라져버렸다. 평소 한 번도 피로한 기색을 내보인 적 없는 스승이 안쓰러웠으므로 아직 미숙하지만 대신 약을 지을 수 있다는 사실이 기뻤다. 벌써 일주일 넘게 그에게 한약조제를 맡기고 있었지만 대부분 몇 첩 되지 않아 어렵지 않게 조제를 해냈지만, 10장이 넘는 처방전은 부담스러웠다.

빈틈없고 완벽한 성격으로 보면 이렇게 빨리 여러 재의 한약조제를 맡길 리가 없었지만 자기를 인정해주는 거라고 기분 좋게 해석했다. 그렇지만 송 원장은 나름 의도하는 것이 따로 있었다. 그리고 바야흐로 그날이 도래했다.

스무 장의 첩지를 펴고 처방을 들여다보며 한약을 짓기 시작했다. 가미육미지황탕이었다.

숙지황(熟地黃) 四錢 산약(山藥) 산수유(山茱萸) 各 二錢 백복령(白茯笭) 목단피

(牧丹皮) 택사(澤瀉) 各 一錢半 오미자(五味子) 지모(知母) 황백(黃柏) 一錢 등…

　자신만만하게 팔을 걷어붙였지만, 이번에는 이전과 사뭇 달랐다. 가난한 시골과 달리 서울 환자들은 거의 모든 처방이 한 재씩이었고 처방 약재의 종류도 많았다. 한 재가 스무 첩이라 한약 한 재를 지으려면 각각의 약재를 스무 번씩 저울질해야 했다. 열 가지 약재로 구성된 처방이면 도합 200번의 저울질을 해야 한 재를 지을 수 있다는 계산이 나온다. 그러니 초보 한의학도가 한 재의 약을 짓는 데는 무려 한 시간이 넘게 소요가 되었다. 이대로라면 밤을 꼬박 새워도 10재를 짓기가 어려울 것 같았다.

　'저울질만 하지 않아도 몇 배는 빠르게 약을 지을 수 있겠는데…' 날이 밝기 전에 조제를 마쳐야 한다는 부담에 잔꾀가 동했지만 그렇다고 대강대강 지을 수는 없었다. 한 재, 두 재, 세 재… 어깨와 팔다리가 무거워지더니 서서히 저리다가 근육통으로 바뀌기 시작했다. 밤이 깊어질수록 저울질을 하는 손놀림은 점점 느려지고 둔해져 갔다. 채 3재를 다 짓기도 전에 졸음이 몰려와 눈꺼풀이 납덩이처럼 무겁게 내려앉으며 집중력이 급격히 떨어졌다.

　어느새 벽시계의 시침과 분침이 12에서 겹쳐지고 있었다. 잠시 일손을 놓고 마당으로 나가 체조를 하며 안채를 바라보니 불이 꺼져 깜깜했다. 우물물을 한 주전자 길어와 다시 약장 앞에 섰다. 아직도 수북하게 쌓여있는 처방전을 바라보자 절로 한숨이 나왔다.

　부지런히 조제에 매달리는데도 한번 떨어진 집중력은 회복되지 않았고 채 10분이 지나지 않아 또다시 졸음이 몰려왔다. 찬물을 마시고 살을 꼬집고 뺨을 때려도 졸음은 물러가지 않았다. 깜빡하는 사이 천칭 저울의 추가 미끄러져 떨어지자 달고 있던 약재가 펼쳐진 20첩의 약 위로 쏟아져 내렸다. 난감했다. 쏟아져 섞여버린 약재를 일일이 골라낼 수도 없고 그렇다고 짓던 약 첩을 버릴 수도 없었다. '버린 약재를 들키기라도 한다면…' 상상만 해도 소름이 끼쳤다. 하는 수 없이 섞어진 약재를 손가락으로 적당히 골라내고 약첩을 싸고 있는데 언제 들어왔는지 송 원장이 옆에서 들여다보고 있는 것이 아닌가! 졸려서 풀어진 눈을 힐끗 쳐다보더니 한 첩을 당겨내어 꼼꼼하게 약재를 살피기 시작했다.

"헉! 스승님 언제 오셨어요?"

제자의 말은 듣는 둥 마는 둥 손가락으로 이리저리 약재를 헤쳐 보다가 갑자기 벼락같은 고함을 지르며 펼쳐져 있는 한약을 두 손으로 확 끌어모으고는 쓰레기통에 패대기를 쳤다.

바로 그때 '철썩!' 소리와 함께 눈에서 번쩍하고 불꽃이 튀었다.

"이 미친놈!!"

다시 한 번 '철썩!' 소리가 연이어 났다. 뺨을 후려치고도 분이 풀리지 않는지 거친 숨을 씩씩거리며 노려보았다. 어쩌면 죽일 수도 있겠다는 공포심이 들 정도로 그동안 한 번도 본 적 없는 살기등등한 모습이었다.

"스승님 잘못했습니다… 잘못했습니다."

또다시 무릎을 꿇고 빌었다. 어떤 말로도 용서를 구할 수 없어 그저 잘못을 빌고 또 빌 뿐이었다. 옷깃에서 바람이 일도록 쌩하니 돌아선 송 원장은 안채로 들어가 버렸다.

그날 이후로 두 번 다시 그에게 한약조제를 맡기지 않았음은 물론 온종일 말 한마디 하는 일이 없었다. 일분일초가 바늘방석이었지만 더욱 열심히 임상 공부에 전념하는 것이 자기 불찰에 대한 갚음이자 제자의 도리라고 마음을 다잡았다. 그렇게 하루 이틀 사흘… 시간이 흘러갔다.

남쪽으로부터 첫 매화꽃 소식이 전해지던 날 짐을 꾸렸다.

"스승님. 그동안 고마웠습니다…."

오체투지로 큰절을 올렸다.

"거기 좀 앉거라."

송 원장이 손수 차를 준비하고 있었다. 잎차를 넣고 뜨거운 물을 다관에 부은 다음 찬찬히 제자의 얼굴을 들여다보며 온화한 미소를 지었다.

"한 달 반 동안 참 고생이 많았다. 동상은 다 나았느냐?"

한 번 더 꾸지람을 들으리라 각오를 하고 있는데 예상 밖의 격려에 코끝이 찡해졌다. 우주가 정지된 것 같은 침묵이 흘렀다. 몇 초 되지 않는 시간이 한나 절이나 되는 것 같았다.

"그동안 너만큼 버티는 학생도, 너만큼 부지런한 학생도, 또 너만큼 순수한 학생도 없었다."

늘 사고만 쳤다는 생각에 머리가 숙여졌다.

"누구라도 와서 임상을 배우는 건 좋은 일이지만 사리사욕을 채우러 오는 학생들은 가르쳐주지 않는다. 내 앞에서는 순수한 척해도 그 속내를 어찌 모를 수 있겠느냐… 고작 20대 나이에 이기적인 학생들이 장차 한의사가 된다면 어찌 환자를 긍휼히 대할 수 있겠느냐?"

담담하게 이야기를 풀어나갔다.

"침 치료를 잘못해도 큰일이 날 수 있지만, 처방을 잘못하면 목숨을 좌우할 수도 있다. 한 번 제대로 배워 가슴에 새기면 평생 같은 실수를 되풀이하지 않을 것이다."

'아… 그런 깊은 뜻이…' 단순한 가르침의 경계를 넘어 의도적으로 실수를 유도했다는 속 깊은 배려가 또다시 심금을 울렸다.

"반하사심탕이라는 처방이 있는데 이 처방과 똑같은 처방으로 감초사심탕이 있다. 반하사심탕은 심장의 열로 인한 소화기 장애를 치료하는 처방이다. 현대 의학적으로 해석하면 신경성 소화기 장애에 주효한 처방인데 기껏 감초 2g이 더 많은 감초사심탕의 치료 목표는 불면증과 우울증 같은 정신신경과 질환이다."

"아니! 평소 군것질거리로 먹기도 하고 식사 후 입가심으로 씹어 먹는 흔한 감초가 그 작은 용량 차이에 전혀 다른 치료 결과를 가져온다는 것입니까?"

"그렇다."

'한의학이 이렇게도 정교하고 치밀하단 말인가!!' 턱하니 숨이 막혔다.

"아무리 흔하고 하찮은 것도 어떻게 사용하느냐에 따라 결과가 정반대로 나올 수 있는 것이다. 그러니 한의사가 될 사람은 발길에 차이는 풀잎 하나도 허투루 보아서는 아니 되는 것이야…"

"이제야 스승님의 가르침을 조금이나마 이해할 것 같습니다."

숙연해져 무릎을 꿇은 채 더욱 머리를 숙였다.

"오천 년 역사를 가진 의학인데 그 정도 내공이 없겠느냐? 그러니 침 치료를 할 때나 처방을 할 때 또 한약을 지을 때는 일 분 일 초도 긴장의 끈을 놓으면 안 되는 것이다."

"네에 스승님… 명심 또 명심하겠습니다."

"그런데 일반인들은 온갖 약재들을 대수롭지 않게 먹고 있지 않습니까?"

"우리나라에서 자라는 대부분의 토종산야초는 거의 독성이 없다. 그렇지만 독성이 있거나 체질에 맞지 않는 약재를 장기 복용하는 것은 삼가야 한다. 어떤 환자가 요통에 반하(半夏)를 먹고 효과를 보았다면, 그는 누구라도 허리가 아프다면 반하가 특효약이라고 말할 것이다. 살이 뒤룩뒤룩 쪄서 몸속에 습담(濕痰)이 많이 쌓여 기혈의 소통이 나빠져서 허리가 아플 때는 효과가 좋지만 몸이 깡마르고 진액(津液)이 부족한 체질의 환자가 반하를 먹으면 치료는커녕 어떤 위험한 결과가 나타날지 모른다."

제자가 침을 꿀꺽 삼켰다.

"인삼이나 홍삼도 마찬가지니라. 인삼의 주 효능은 보기(補氣 기를 보충하다)와 생진(生津 진액을 만든다)인데, 열이 많은 체질에 인삼을 쓸 때 보기를 하는 처방에 넣으면 열이 더 많이 떠서 고생하게 되고 생진을 하는 처방에 넣으면 도리어 열이 풀리게 된다. 완전히 정반대 효능이 한 가지 약재에서 나타나는 것이다. 비유하자면 그것은 마치 칼을 엄마가 부엌에서 사용하느냐, 그 칼을 강도가 들고 길거리로 나서느냐와 같은 이치이다."

등에서 식은땀이 주르르 흘러내렸다. 며칠 전 한약을 지을 때 자신이 했던 행위가 얼마나 위험천만한 일이었는지 다시 한 번 뼈저리게 반성을 했다. 그리고 평생 환자를 보는 동안 단 한 번의 실수도 용납하지 않을 것을 가슴속 깊이 아로새겼다. 스승의 비유나 예시에 감탄하며 제자는 도끼자루 썩는 줄 모르는 나무꾼이 되어 있었다.

"의자(醫者)는 의야(意也)라 …"

송 원장이 나지막이 읊조렸다.

"스승님 의(意)의 의미가 무엇입니까?"

태화한의원을 처음 오던 날부터 벽에 걸려 있던 그 문구의 뜻이 늘 궁금했었다. 아주 평범한 글이었지만 도무지 그 의미를 헤아릴 수가 없었다.

"이해가 되지 않는 이유는 저 문구가 직역을 하면 안 되는 잠언이기 때문이다. 저 의(意) 안에는 참으로 많은 뜻이 깃들어있다. 의사로서 해야 할 도리에서부터 진찰을 해내는 통찰력, 처방과 치료를 하는 지혜로운 능력, 그리고 인간의 본질을 궁구하는 성찰의 깊이를 모두 담고 있다."

"의자(醫者)는 의(意)이어야 참으로 진실하고 능력 있는 한 사람의 의료인이 탄생하는 것이다. 환자의 진정한 건강을 위해 끊임없이 전인(全人)이 되도록 노력해야 하는 대표적인 직업이 의사가 아니겠느냐…"

그윽하게 바라보는 스승의 눈빛이 맑은 샘물처럼 투명해졌다.

"머리가 아프다고 두통약을 주고, 배가 아프다고 위장약을 주고, 허리가 아프다고 진통제를 주고, 잠이 오지 않는다고 수면제를 준다면 그건 의(意)가 없는 의사이다. 그런 정도의 역할을 하려면 굳이 대학에서 6년간 고생을 할 필요가 없지 않겠느냐?"

스승의 주옥같은 가르침 한마디 한마디가 제자의 뼛속 깊이 화인(火印)처럼 새겨졌다.

"만약에 병소(病所)의 부위를 알 수 없는 질병으로 내원을 하면 어떻게 할 것인가? 가령 어지럼증이나 알레르기 질환, 아토피나 건선과 같은 피부과 질환, 중풍, 우울증, 강박신경증, 공황장애, 간질, 자폐 등의 정신신경과 질환, 여러 가지 신드롬 등은 어떻게 진단을 할 것이며 무슨 약을 줄 것인가?"

"그렇게 난해한 질환들도 치료할 수 있다는 말씀입니까?"

"원인을 찾아내기만 하면 치료하지 못할 질병이 있겠느냐? 질병의 원인을 탐색하지 않고 근본적인 치료를 추구하지 않는 의사, 즉 대증요법 치료만 하는 의료인은 대증요법 약을 먹고 치료가 되지 않으면 그 이상 아무것도 더 해줄 수가 없게 된다."

다시 포트에 물을 붓고 전원 버튼을 누른 다음 이야기를 이어갔다.

"자기를 찾아온 환자의 질병이 어떤 원인인지, 그 원인을 해결할 수 있는지 정도의 고민은 해야 의사로서 최소한의 기본을 갖추는 것이 아니겠느냐? 의(意)가 있는 의사는 질병의 원인에 따라 두통이 왔는데 심장치료를 할 수도 있고, 부종이 되었는데 소화기계 치료를 할 수도 있고 불임인데 간(肝)을 치료할 수도 있어야 한다."

아무리 감탄해도 부족할 금쪽같은 진리를 이렇게 쉬 접할 수 있다는 사실이 믿기지 않았다.

"아직은 이해하기 어렵겠지만 몸이 뜨거워도 몸속은 차가운 진한가열(眞寒假熱 몸속은 차가운데 겉으로는 열이 나는 것)이 있고, 몸이 차가워도 체내는 뜨거운 진열가한(眞熱假寒 몸속은 열이 많아 뜨거운데 겉은 차가운 것)이 있다. 의(意)가 없는 의사는 겉모양만 보고 진한가열에 찬약을 쓰고, 진열가한에 뜨거운 약을 써서 병을 악화시키는 역치(逆治 반대로 치료하는 것)를 한다. 전자는 몸이 뜨거워도 열약(熱藥)을 써야 하고, 후자는 몸이 차가워도 냉(冷)한 약을 써야 하는 것이다."

"그런데 진한가열과 진열가한을 어떻게 알아내고 또 구별할 수가 있습니까?"

"그건 맥진과 복진을 통해 쉽게 알 수가 있다. 환자의 몸에서 열이 나는데 열의 맥이 나오지 않으면 가짜 열이고, 환자가 추위를 타는데 한(寒)의 맥이 나오지 않으면 가한(假寒 가짜 한)이 아니겠느냐? 이렇게 한 단계씩 배우고 익히면 머지않아 깨우치게 될 것이다. 그리고 질병에 대해 아무리 다양하게 분류를 하고 갖가지 병명을 붙여놓아도 그 각 분류에 맞는 근본적인 치료제가 없다면 그 또한 의(意)가 아닌 것이다."

평소 늘 궁금해했고 의문스러워 했던 문제들이 씻은 듯 해결이 되자 놀이기구를 타는 아이처럼 신이 났다.

"질병의 원인은 어떻게 찾으며, 어떤 방법으로 치료하는 것입니까?"

너무 포괄적인 질문이 아닐까 하면서도 엉겁결에 내뱉고 말았다.

"맥진(脈診)이 우선이요, 망진(望診 면색, 눈, 코, 입, 혀 등의 몸 상태를 눈으로 살펴보는 진단)과 문진(問診 환자에게 필요한 것을 묻는 진단) 또 다른 문진(捫診 만져보고 문질러보는 진단법)과 육기진단, 마지막으로 절진(切診 몸을 눌러보는 진단)이 있다. 절진도 여러 가지다. 맥진도 절진의 한 종류이고, 복진과 복모혈진단, 배유혈진단, 환부를 직접 만져보는 것 등이다."

생소하고 복잡한 설명이 이어지자 머리가 어지러워지기 시작했다.

"이 네 가지 진단법으로 진찰하면 거의 모든 질병의 원인을 알아낼 수 있고, 치료 과정에서 다른 문제들이 추가로 발생해도 다시 진단을 해보면 다른 원인 또한 어렵지 않게 찾아낼 수가 있다. 그러니 어떤 환자가 와도 거리끼거나 두려울 게 없느니라."

"가장 어렵다는 맥은 어떻게 공부를 해야 합니까?"

숙제를 한 아름 안은 제자의 눈빛이 흔들리고 있었다. 다른 어떤 진단법보다 어려운 것이 맥진이어서 맥이라는 말만 들어도 덜컥 겁부터 났다.

"맥은 좌측과 우측의 손목에 각각 세 개의 장부(臟腑)가 배속되어 있고 그 아래로 다른 세 개의 장부가 배속이 되어 있다."

스승의 설명은 일목요연하고도 조리 정연했다.

"좀 더 세부적으로 풀이하자면… 손목의 맥을 보는 세 부위를 촌관척(寸關尺)이라 하는데, 각각의 촌관척맥은 다시 부맥(浮脈 뜨는 맥)과 침맥(沈脈 가라앉은 맥)으로 나뉜다. 촌관척 세 부위를 상하로 나누는 것이니 각각의 손목에서 여섯 가지의 맥을 볼 수 있는 것이다."

송 원장이 책갈피 사이에 끼어 있는 도표를 한 장 꺼냈다.

위치	높낮이	寸	關	尺
左	浮	심	담	방광
	沈	심포	간	신
右	浮	폐	위	삼초
	沈	종기	비	명문

"이 도표를 보면 한결 이해가 쉬울 것이다. 왼쪽 손목의 촌관척에 부맥으로 심 담 방광이 배속되고, 침맥으로 심포 간 신장의 맥이 배속되어 있다. 오른쪽 손목의 촌관척에 부맥으로 폐 위 삼초가 배속되고, 침맥으로 종기 비 명문이 배속되어 있다. 그리고 목의 양쪽 경동맥을 비교해서 위 대장 소장의 맥을 찾으면 된다. 처음에는 맥이 잘 잡히지 않고 잘 느끼기 어렵겠지만 열심히 잡아보면 곧 알게 될 것이다."

"이렇게 이론으로만 배우고 무턱대고 맥을 잡는다고 오장육부의 상태를 알아낼 수가 있겠습니까?"

걱정스러워하는 제자를 바라보며 송 원장이 고개를 끄덕였다.

"우선 한열허실(寒熱虛實)만 파악을 해도 웬만한 질병은 알 수 있고 치료를 할 수가 있다. 한(寒)의 맥은 수축 응축된 맥이라 단단하고 차가우므로 느리고, 열(熱)의 맥은 빠르거나 매끄럽다. 허맥(虛脈)은 무력하고 느려서 누르면 사라지고, 실맥(實脈)은 충실하고 힘이 장대하고 견실해서 눌러도 그 힘이 줄어들지 않는다. 여기에다 부맥(浮脈)과 침맥(沈脈)을 추가하면 기본은 된다고 본다."

어떤 질문을 해도 스승의 대답은 즉각적이었고 한 치의 빈틈이 없었다. 설명이 상세한 데다 그 해석이 자연의 법칙과 같아서 걱정했던 것보다는 이해가 어렵지 않았다.

"열심히 노력해서 접근해가도록 하겠습니다."

너무 심오한 내용이라 그저 열심히 배우리라 각오만 새길 뿐이었다.

"맥은 더는 설명을 해줄 수가 없구나. 어떤 경지에 오르느냐는 얼마나 열심히 맥을 잡아보느냐에 달렸다. 그런데 너는 보통 사람에게 없는 늘품이 있어서 머지않아 맥진을 완성하게 될 것이니라. 뜻은 새기는 자의 몫이다. 이제부터 너를 믿고 나아가거라…."

스승에게 하직 인사를 하고 버스정류장을 향해 한참을 걷다가 뒤를 돌아보니 송 원장이 도로변까지 걸어나와 손을 흔들고 있었다. 돌아서서 두 팔을 크게 흔들고는 발길을 돌려 힘차게 내달렸다. 버스를 타고 부산으로 달려가고 있는 그의 귓전에 스승의 마지막 말씀이 끊임없는 메아리로 반추되고 있었다.

"뜻은 새기는 자의 몫이다. 이제부터 너를 믿고 나아가거라…."

금오 선생과 화두

1987년 3월 3일 허준 동상 앞에서 허준 선서를 낭독하는 것으로 건한대학교 한의학과 본과 진입식이 시작되었다. 본과로 진입을 하게 되면 학과의 명칭이 한의예과에서 한의학과로 바뀌게 된다. 예비학생이 아니라 이제 진정한 한의 과대학의 학생이 되었다는 뜻이다. 그에 걸맞게 한의학공부를 3년째 하게 되는 학생들의 말과 행동도 어느 사이 훨씬 성숙하고 어른스러워졌다.

허준 선서

나는 한의학도로서 치료의술의 생애를 시작함에 있어서 엄숙하게
선서하노니 내 모든 지식과 힘을 인류건강의 보호와 증진,
질병의 치료 및 예방에 바치겠습니다.
의원이 하는 일을 괴로워하거나 병든 이들을 구하는 데 게을리하거나
약과 침을 빙자하여 돈이나 명예를 탐하지 않겠습니다.

선대 의가의 유익한 전통을 지키고 또한 키워가겠으며, 한의학도로서의
고귀한 소명과 높은 책임감을 잊지 않도록 항상 마음에 새기겠습니다.

하나, 나는 나의 한평생을 보람 있게 살겠으며, 한방 의료의 직무를
　　　충실하게 이행할 것을 하늘에 맹세하겠나이다.
하나, 나는 타인에게 해가 되는 행위는 일절 하지 않겠나이다.
하나, 나는 한의학의 학문 및 임상을 크게 향상하기 위해
　　　나의 전력(全力)을 다하겠나이다.
하나, 나는 나의 환자의 비밀을 굳게 지키겠나이다.
하나, 나는 한의사로서 인류를 위해 성실히 봉사하겠나이다.
하나, 나는 나의 동료들과 선배, 스승들과 상호 친밀 협조로써
　　　어상(於相)의 질서를 지키겠나이다.
하나, 나는 환자의 몸을 내 몸과 같이 여겨 생명이 다할 때까지
　　　절대 포기하지 않고 전력을 다하여 치료하겠나이다.
하나, 나는 한의사로서의 긍지와 인격을 지키겠나이다.

　본과 1학년생 102명은 하나로 입을 모아 경건하고 진지하게 허준 선서를
낭독했다. 본과 진입식을 마치고 강의실로 들어가자 조금 전의 엄숙했던 분위
기는 온데간데없고 본과에 진입한 기쁨으로 웃음꽃이 만발했다. 아무리 생존
경쟁을 펼치도록 옥죄어도 사람 사는 곳의 인정까지 통제하기는 불가능한 법이
다. 자리를 잡고 앉자 순규가 다가와 반갑게 어깨동무를 했다.
　"너 이번에 고생 많았다며?"
　"고생은 무슨… 니 덕에 좋은 경험 했지."

"난 너처럼 깡다구가 없어서 누나 결혼 핑계 대고 여행도 다니고 잘 놀았어. 임상 자료는 정리의 천재인 니가 다 해줄 거니까. 흐흐."

고생하는 한영을 지켜보며 순규 부모도 아들을 만류했다고 한다. 졸업하려면 아직 4년이라는 기간이 남아 있으니 탁월한 스승이 정해진 마당에 천천히 해도 늦을 것이 없다는 결론이었다. 학년이 올라가면 경혈가와 취혈, 경락유주는 자연스럽게 익히게 될 것이므로 그때 가서 임상 참관을 하겠다는 심산이었다.

"근데 혜은이가 안 보여. 아직 서울에서 안 내려 왔나 봐…"

개학 첫날이긴 하지만 지각 한 번 하지 않은 혜은이 결석을 하자 순규가 걱정스러워했다.

"형들 방학 잘 보내셨어요?"

나경이 냉큼 한영의 옆자리에 앉으며 인사를 했다.

"너 왜 여기 앉는 거냐?"

순규가 눈살을 찌푸렸다.

"뭔 말이래? 자리에 주인이 있나요? 재수 없어 정말!"

거들떠보지도 않고 타박을 했다.

"나 참 기가 차서… 쯧."

혀를 차던 순규가 제자리로 돌아가자 나경이 한껏 몸을 기울이며 귀엣말을 했다.

"제가 방학 동안 형 얼마나 보고 싶어 했는지 아세요? 몇 번이나 집으로 전화해도 안 계시던데 어디 다녀오셨어요?"

너무 기가 막혀 멍하니 바라보는데 뒤쪽에서 수군거리는 소리가 들려왔다.

"어머 저 두 사람 이젠 같이 앉아 수업도 듣나 봐. 개학 첫날부터."

"다정하게 속삭이는 거 좀 봐. 아예 공개 연애로 돌아섰네."

"너 나중에 나 좀 봐. 8시쯤 집 앞으로 갈게."

뒤통수가 간지러워 벌떡 일어나 구석 자리로 옮겨 앉았다.

수업을 마치고 순규와 성언동에서 저녁을 먹고 학우사에 들러 연풍 선생님 임상 노트 복사를 했다. 사본을 건네받은 순규의 입이 귀에 걸렸다.

"고맙다 친구야. 근데 어쩜 이리도 꼼꼼하고 정확하게 정리를 할 수가 있어? 야~ 인체 그림은 사진이라 해도 믿겠어. 하하."

순규와 헤어지고 바로 나경의 집으로 향했다. 성언동 사거리를 지나 골목길에 접어들며 담 너머로 혜은의 하숙방을 건너보니 불이 꺼져 있고 전혀 인기척이 느껴지지 않았다.

"무슨 일로 아직 내려오지 않은 걸까…."

강의실에서 매일 얼굴을 마주할 때는 몰랐는데 깜깜한 창문을 바라보자 늘 일정한 거리를 두려 했던 의도와 달리 그리움이 가슴 가득 피어올랐다.

함께 비교해부학 실습을 하며 알게 된 혜은의 하숙집에서 골목 안으로 몇 집만 건너가면 나경의 집이었다. 때마침 나경이 대문을 열고 나섰다.

"아~ 형. 빨리 오셨네요! 가까운 생맥줏집이라도 갈까요?"

반가운 연인을 만난 듯 얼굴이 닿을 듯 성큼 다가서자 한 발 뒤로 물러섰다.

"아니. 여기서 얘기해."

"오늘 뭐 화나신 일 있어요?"

당연한 일에 시치미를 떼자 어이가 없었다. 그때 마침 혜은이 버스를 내려 골목길 초입을 들어서고 있었다. 저만치 가로등 아래 서 있는 남녀 실루엣이 낯이 익었다.

'어머! 나경이와 한영 형이…'

손으로 입을 막고 대문 안으로 얼른 몸을 숨겼다.

"앞으로 니가 무슨 소리를 하든 어떤 소문을 퍼뜨리든 개의치 않을 거니 네 하고 싶은 대로 해. 다만 두 번 다시 내 앞에서 얼쩡거리거나 모사를 꾸미면 절대로 용서치 않겠다."

그때 대문 안에서 대기하고 있던 어머니가 대문을 열고 나왔다.

"좀 들어오지 아직 날이 쌀쌀한데 대문 앞에 서서 대화를 하니. 아 이 친구가 한영이구나. 참 귀티나게 생겼네."

채 말이 끝나기도 전에 등을 돌려 성큼성큼 골목길을 걸어 나가버렸다. 대문 안에서 저만치 걸어가는 뒷모습을 바라보는 혜은의 두 눈 가득 눈물이 고였다. 거리가 멀어 대화 내용을 알 순 없지만, 어머니의 배웅을 받고 가는 모습을 목격하자 더는 서 있기조차 힘이 들었다.

'이젠 집까지 찾아와 만나기도 하는구나…' 점점 멀어지는 그와의 거리가 힘든 삶을 더욱 고달프게 했다. 과외 진도를 마치고 오느라 하루가 늦어진 혜은은 담벼락에 기대어 한참을 울었다.

본과 1학년도 미생물학이나 약리학 같은 양방 과목이 부담을 주었지만 무엇보다 본초학(本草學 한약재를 공부하는 과목)이 가장 큰 숙제였다. 본초로 등재된 약재의 수가 많게는 5,000개, 적어도 그 반 정도는 이해하고 또 암기를 해야 했다. 예과 1학년 때 수업을 들은 약용식물학도 분량이 많기는 했지만 그저 외우고 시험을 치면 되는 과목이었다면, 본초학은 더 많은 양의 약초를 배우는 데다 각각의 다양한 특성을 입체적으로 이해해야 하고 약효의 개념이 머릿속에서 구체화하여야 되는 과목이었다.

각 과목은 점점 전문화되어 가는데 수업방식은 예과 때와 다르지 않았고 인간 복사기가 되어 오로지 학점에 매달리는 똑같은 생활이 이어졌다. 임상에 애를 태우는 학생들의 어깨가 처지기 시작하더니 일 학기를 마감하는 시점이 되자 서서히 체념하는 분위기로 바뀌고 있었다.

개교기념일 날 이인도의 초대를 받고 현곡으로 자전거를 타고 달렸다. 예과 때 성언동에서 살았던 이인도는 본과로 진입할 즈음 시골 마을인 현곡으로 이사를 했다. 현곡은 검정리에서 4km 정도 떨어진 면 소재지 마을인데, 그의 성품으로 보면 성언동보다는 현곡이 제격이었다.

자칫집이 저만치 보이는 길모퉁이 개울가에 쪼그려 앉아 무언가를 들여다보고 있는 모습이 눈에 들어왔다.

"형님. 뭐하세요?"

서둘러 다가가며 큰소리로 인사를 했다.

"이 개울 안에 한약재가 몇 종류나 있을 것 같아요?"

"글쎄… 이 작은 개울에 얼마나 있을까요?"

"하하하. 놀라지 마세요. 여기에 약초가 수십 종 넘게 자라고 있어요."

분위기를 맞춰주느라 짐짓 놀라는 척을 했다. 야생화 동호회 탐사를 다닌 지 벌써 이태가 지나고 있었지만 아무것도 모르는 척을 했다.

"이 작은 하천에 그렇게나 많은 한약재가 자라고 있다는 게 사실입니까?"

"똑똑한 줄 알았더니 한영 씨 아직 멀었네요."

핀잔을 주는데도 싱긋이 웃으며 개울로 다가가 같이 쪼그려 앉아 살피기 시작했다.

"이게 그 흔해빠진 질경이. 나물이나 효소를 담아 먹기도 하는데 그 열매가 차전자(車前子)지요. 소변불리, 습비(濕痺 습으로 인해 저리는 증상), 간 기능개선, 폐열(肺熱)로 인한 해수(咳嗽 기침)에 좋고, 정기(精氣)를 보하므로 신허(腎虛 하초가 허약한 여러 증상) 즉 정력제로도 쓰잖아요? 구기자 토사자 사상자 오미자 복분자와 어깨를 나란히 하죠. 이건 이뇨나 지혈제로 쓰는 부들이죠. 그리고 이뇨 소염 해열 뉵혈(衄血 코피)에 사용하는 개구리밥이 한약재인 줄 아는 사람은 흔치 않죠. 노랫말에 나오는 부평초(浮萍草)가 바로 이 친구잖아요. 하하…"

다양한 효능을 술술 풀어내는 내공이 진즉에 본초학을 통달한 것 같은 감동으로 전해왔다.

"근데 형님. 이렇게 물가에 서식하는 약초들이 공통으로 차가운 물의 성질

그대로 소염 해열의 효과를 내는 것이 신기하죠. 자연의 법칙과 딱 맞게 적용되는 것이 경이롭지 않습니까!"

빙그레 웃으며 머리를 끄덕이던 인도가 옷소매를 끌었다.

"자, 들어가서 차나 한잔 합시다."

앉은뱅이책상 위에 책만 수북할 뿐 그의 방은 단출하기 그지없었다.

"한영 씨 통속한의학원론 읽어보셨죠?"

통속한의학원론은 해산(海山) 조헌영(趙憲泳) 선생의 저서였다.

"네. 그 책을 읽고 나서야 비로소 한의대학생이 되었다는 실감을 할 만큼 감동적이었어요."

"조헌영 선생님이 아직 생존해 계시는지는 모르지만, 그분이 납북만 되지 않았어도 우리나라의 역사와 한의학이 제 자리를 지킬 수 있었을 텐데."

'제 자리라…' 머릿속에 여러 가지 상념들이 떠오르기 시작했다.

조헌영 선생은 해방 직후의 혼란한 정세를 바로 잡기 위해 정치에 뛰어들었지만, 한의학과 서양의학의 장단점을 누구보다 잘 알고 있는 분이었다. 와세다대학 영문과를 졸업했는데 유학 시절 신간회 동경지회장을 역임하며 항일운동을 했고, 그 후에는 조선어학회에서 표준말 사정위원을 했으며, 1945년에는 임시정부환영위원회 사무처장으로 왕성한 활동을 했다. 그렇게 바쁜 와중에도 한의학의 제도권 진입을 위해 노력했는데, 한의학에 대한 애정이 얼마나 각별했으면 선생이 저술한 한의전문임상 서적이 10권을 넘었다.

"조헌영 선생이 그렇게 되지만 않았다면 임시정부가 제대로 자리를 잡았을 것이고, 친일파와 식민사관이 정리되고, 한의학의 입지가 비과학적이고 주먹구구의 뒷방 늙은이 취급을 받지는 않았을 거예요. 미 군정이 들어선 이후로 적자가 서자가 된 아픔이 지금까지 이어지고 있는데, 한의학계 대부분의 관계자는 제 밥그릇만 붙들고 안주하고 있으니…"

이인도가 장탄식을 내뱉었다.

"근데 한영 씨는 이번에 어딜 다녀왔다면서요?"

"네. 유명한 한의원에 가서 임상체험을 하고 왔는데 환자를 볼수록 임상을 알면 알수록 해야 할 공부가 너무 많은 것 같습니다. 학교의 이론과 임상현장이 연결되어야 되는데 그런 환경은 지극히 제한되어 있으니…"

"어쩔 수 없는 일이죠. 모든 전공이 다 그렇지 않겠어요? 설령 임상적으로 뛰어난 교수님들이 있다고 해도 그 많은 학생에게 제대로 된 임상을 지도하기는 한계가 있을 수밖에 없지요."

"형님…. 입학 축사를 하시던 학장님 말씀처럼 도제식으로 임상을 배워야 한다면 학교에서 조금이나마 그런 분위기를 만들어줘야죠. 그럼에도 내용의 경중을 따지지 않고 중요하지 않은 부분들까지 모조리 암기를 시키며 시간을 말려버리니… 그런데다 한의학에 자꾸 양방이론을 대입시키려는 경향이 점점 늘고 있지 않습니까?"

"그러게요. 내 밥솥의 뜸부터 제대로 들여야 하는데 자꾸 옆집으로 마실을 다니니… 현대 의학으로 치료하지 못하는 많은 걸 우리가 해내는데, 한의학의 심오한 이치를 깨우치는 게 어려우니 현학적으로 서양의학 이론을 끌어들이는 게 아닌가 하는 의심이 다 갑니다."

인도가 찻잔을 들어 말라 드는 목을 적셨다.

"양방이론과 지식도 많이 알면 알수록 좋죠. 진단과 예측에 상당히 도움이 되고 환자에게 설명할 때도 아주 효과적이니까. 하지만 우선으로 한의학적인 진단과 메커니즘에 대한 개념이 확실하게 자리를 잡은 다음이어야 되는 것 아니겠습니까? 주객이 전도될까 걱정입니다."

말을 마치자 인도가 가부좌를 풀고는 긴 호흡을 골랐다.

"형님 예전보다 살이 많이 빠지신 것 같습니다. 너무 무리하지 마시고 억지로라도 좀 챙겨 드시고 건강하셔야죠."

그러마고 고개를 끄덕이던 인도는 자전거를 타고 멀어져가는 한영이 보이지 않을 때까지 길모퉁이에 서 있었다. 처연하게 바람에 흩날리는 도포 자락이 마치 한의학의 현실을 보는 것처럼 쓸쓸하고도 씁쓸했다.

수없이 많은 밤을 뜬눈으로 지새우고 셀 수 없이 많은 테스트를 받고 몸무게가 4kg 이상 빠져나가는 숨 막히는 시험을 치르고 나서야 다시 한 학기가 마무리되었다.

"오늘 예비역 형님들이 한턱 낸답니다. 공짜 술 마시고 싶으면 누구라도 카이저비어로 오세요."

박병훈의 뒤를 이은 과대표 이재철이 공지를 했다.

약속 시각에 여유가 있어 호프집과 가까운 율맥국악원을 들렀다. 학교생활이 바빠 대금 수업을 제대로 받지 못한 송구함이 컸다.

"선생님. 안녕하셨어요?"

"어서 오세요. 방학하셨나 봅니다. 근데 요즘 혜은 씨도 통 보이지 않네요. 무슨 일이 있는 건 아니죠?"

"그렇게 열심히 하던 혜은이가 안 온다고요? 그럴 리가 없을 텐데…."

좁은 공간에서 한영을 마주치면 더 견디기 어려워 벌써 몇 개월째 출입을 하지 않았다. 강의실에서도 멀리 떨어진 반대편 구석에 앉아 수업을 받는다는 걸 알지 못했다.

"선생님, 방학 마치고 9월에 뵙겠습니다. 건강하십시오."

율맥국악원을 나오는 길로 혜은의 하숙집을 찾아갔다. 본채를 돌아 방문 앞에 섰다.

"혜은이. 안에 있니?"

잠시 후 문을 빠끔 열고 내다보던 혜은이 뜻밖의 방문에 화들짝 놀라 뛰어나왔다.

"형. 어쩐 일이세요? 오늘 모임 안 가셨어요?"

너무도 반가워 눈물을 글썽였다. 비교해부학 실습 때 몇 번 어울려 오가곤 했지만 혼자 방문한 것은 처음이었다. 방안에는 대여섯 명의 고등학생들이 모여 앉아 있었다.

"아, 과외 하는구나…. 내가 깜빡 잊었네. 미안해, 연락도 없이 찾아와서."

"아뇨. 이제 마칠 때 되었어요. 다음 수업까지 30분 정도 여유가 있어요."

"그래. 그럼 마당에서 기다릴게."

과외를 해서 생활한다는 이야기를 순규로부터 들었지만 대수롭지 않게 그냥 용돈벌이 정도로 편하게 흘렸었다. 그런데 막상 현장을 와보니 밥도 먹지 않고 저녁시간을 완전히 과외로 소진하고 있었다. 치열한 삶의 현장을 확인하자 부모의 도움으로 안일하게 생활하는 자신이 부끄러웠다.

학생들이 가방을 챙겨나가자 혜은이 따라 나왔다.

"형. 잠깐 들어오실래요?"

"그래도 되겠니?"

"그럼요."

밤낮으로 힘들게 생활을 하는데도 은은한 달빛에 비친 혜은의 해맑은 모습이 티끌 하나 없이 예뻤다. 달빛의 보정을 받은 얼굴은 그동안 힘들었던 슬픔의 흔적이 지워져 있었다.

자그마한 방은 깔끔했고 책상과 의자, 물방울무늬의 비키니 옷장, 그리고 다리를 접을 수 있는 과외용 포마이카 밥상이 살림의 전부였다.

"차 한잔 하실래요?"

"그럴까…."

포트의 전원 버튼을 누르고 다기를 차리는 손길이 능숙했다.

"과외 하느라 많이 힘들겠구나. 매일 이러면 시험 준비는 언제하고 리포트는 언제 쓰니?"

"그냥 적당히 해요…."

밝게 웃는 그녀와 달리 마음이 어두워졌다.

'아… 내가 그동안 너무 무심했구나.' 언제나 지극하게 대하던 모습들이 하나 둘 떠오르기 시작했다.

"이렇게 바쁘게 사는데 그동안 네게 아무 도움이 되지 못했구나."

"아녜요. 형이 계셔서 얼마나 큰 힘이 되는지 몰라요."

"그리 생각해주니 고맙구나… 그동안 나경이 일로 많이 상심했지?"

멈칫하던 혜은이 천천히 고개를 숙였다. 흘러내린 긴 앞머리로도 서운함이 묻어나는 눈매를 감추지 못했다.

"내가 너무 이기적이었어. 학교생활이 힘들다는 핑계로 친동생 같은 너를 자꾸 외면했으니…"

찻잔에 차를 따르는 손이 잔잔하게 떨렸다.

"형, 너무 맘 쓰지 마시고 차 드세요."

"그래 고마워… 내가 시시콜콜 말하지 않아도 이해할 수 있겠지?"

"네에. 나경인 누구보다 제가 잘 알아요. 저는 오히려 형이 걱정되었어요."

"터무니없는 일이라 공론화하지 않는데 지금 돌이켜보니 크게 잘못한 것 같아."

"아무 얘기 안 하셔도 다 알아요. 그러니 편하게 생각하세요. 저도 이제 애쓰지 않을 거예요."

이심전심의 시간이 꿈결같이 흘러갔다.

"혜은아, 우리 내일 데이트할까?"

첫 데이트 신청에 너무 놀란 혜은이 당황해서 그만 마시던 찻잔을 떨어뜨리고 말았다. 둘이 동시에 눈을 동그랗게 뜨고 웃음을 터뜨렸다.

"아 참. 이거 내가 정리한 연풍 선생님 임상 노트야."

두 손으로 노트를 받아 든 혜은이 고마워 어쩔 줄을 몰라 했다.

"힘들게 공부하셨다고 순규 형에게 얘기 들었어요. 고생해서 만든 귀한 자료를 손쉽게 받아도 될까요?"

"그러엄~ 너 주려고 만든 거야. 임상실습은 따로 하기로 하고… 틈날 때마다 읽어보렴."

그때 문밖에서 두런거리는 학생들의 말소리가 들렸다.

"아이들 수업하러 왔나 봐요."

"그래. 모임 갈 테니 수고해. 내일부터 방학이니 늦잠 자고 있어. 데리러 올게."

아이들을 방에 들이고 혜은이 대문으로 따라 나왔다. 대문 앞에서 두 손을 꼭 잡았다. 창백하던 그녀의 볼이 발그레해지기 시작했다. 대문 위로 아치를 이룬 새하얀 백화등 꽃향기가 황홀하게 두 사람을 감싸고 지나갔다.

"형… 오늘 너무 고마워요."

"맛있는 차를 대접받은 내가 더 고맙지."

한여름 밤의 훈풍을 타고 달달한 꽃향기가 가슴을 가득 채우며 들어왔다. 골목길 입구에서 뒤를 돌아보니 혜은이 대문 밖으로 나와 손을 흔들고 있었다.

두 블록 거리에 있는 카이저비어를 들어서자 40명이 넘는 본과 일 학년생들이 독점을 하고 있었다. 열띤 토론을 하느라 분위기가 사뭇 뜨거웠다. 꼭 나서야 할 때가 아니면 좀체 나서지 않는 김범진의 안색이 평소와 달리 꽤 붉게 상기되어 있었다. 이미 방학 몇 번을 인산 선생에게 가서 임상체험을 하고는 어느 정도 임상 세계의 분위기를 파악하고 있는 것 같았다.

"학교공부가 임상과 연결이 되지 않는 게 아니라 그것을 응용하지 못하면 임상을 할 수 없다는 사실을 알게 되었어요. 그런데 커리큘럼은 이론 위주로 되어 있고 실습시간이 턱없이 부족한 현실을 어떻게 해결해야 할까요?"

대부분의 예비역은 명의에 대한 열망이 컸으므로 김범진의 주제는 좌중의 관심을 끌기에 충분했다. 공술에 신이 난 현역들은 천진난만하게 술잔을 기울였지만, 예비역들은 입장이 달랐다. 졸업하면 바로 개원을 해야 하는 사람들이 대부분이어서 앞으로 3년 이내에 임상을 완성해야 한다는 절박함을 공유하고 있었다. 졸업한 후 임상을 익힌다는 건 시기적으로나 객관적으로 모양새가 좋지 않고 이미 경쟁자가 된 한의사를 도와주는 선배나 고수는 드물었다.

"그래서 하는 말인데, 난 이번 여름방학에 임상강의를 하는 금오 선생을 찾아갈까 해."

"뭐 하는 분인데?"

생맥주를 벌컥대던 용진이 입가에 묻은 거품을 쓰윽 닦으며 관심을 보였다.

"서울에서 개원을 하고 계신데, 방학 때마다 오전은 진료를 하지 않고 한의대 학생들에게 강의를 해주신대. 강의를 시작한 지 벌써 수년이 넘었다던데…"

그랬다. '사암도인침술원리 30일 강좌'를 개설한 금오 선생은 한의대생이면 누구라도 강의를 들을 수 있도록 문을 개방해 놓고 있었다. 침술을 표방하지만, 한의학적인 사고체계에서부터 임상과 직결되는 한방 생리와 병리, 진단과 처방에 이르기까지 아낌없는 재능기부를 하고 있었다. 그런데 특이하게도 매일 강의 끝에 간화선을 지도한다는 것이었다. 칠판에 화두를 하나 적으면 학생들은 그 답을 메모지에 적어내는 방식이었다.

'바로 이거다~!!' 눈이 번쩍 뜨였다. 태화한의원에서 임상의 진수를 배우고 있다면 금오 선생에게서는 환자의 마음을 읽는 심안(心眼)을 뜨는 계기를 만들 수 있을 것 같았다.

이튿날 아침 하늘은 구름 한 점 없이 쾌청했다. 추녀 아래 깊숙이 파고든 햇살이 첫 데이트를 서두르라며 방문 앞을 지분거렸다.

'어! 벌써 7시가 넘었네.' 벌떡 일어나 세수를 하는 둥 마는 둥 끼니도 거르고 자전거에 올라탔다. 금정교 다리를 지날 때 좀체 먼저 말을 걸지 않던 형산강이 인사를 건넸다.

"친구여. 오늘 좋은 일이 있나봐."

내숭을 떠는 형산강을 보며 입을 삐죽했다.

"하하하. 부끄러운가 봐. 좋은 인연 잘 만들어 가시게나."

지나가는 버스 엔진 소음에 묻혀 듣지 못했는지 한영은 그저 열심히 자전거 페달을 밟을 뿐이었다. 형산강은 이년 반 전 박순재를 만날 수 있도록 지나가던 발걸음을 붙잡았을 때와 똑같은 말을 하고 있었다.

"이제 시간이 되었다네…"

동천 다리를 건너 강을 끼고 달려 하숙집에 도착했을 때 혜은은 벌써 나와 대문 앞을 서성이고 있었다. 뒤로 머리를 묶고 하얀색 챙 모자를 쓴 모습은 눈이 부실만큼 예뻤다.

"혜은아. 잘 잤니?"

대답 대신 사뿐거리며 다가와 손을 잡았다. 생글거리며 웃는 모습이 어린아이처럼 순수하고 싱그러웠다.

"우리 어디 갈까?"

"보문"

약속이나 한 듯 동시에 '보문'을 말하고는 손뼉을 마주쳤다.

"넌 왜 보문을 가고 싶은 거니?"

자전거 뒷자리에 태우고 힘껏 페달을 밟으며 물었다.

"형이랑 동천을 따라 보문까지 한번 가보고 싶었어요."

강인철로부터 도망을 치면서 보문에서 성언동까지 뛰어갔던 기억이 아직도 생생했다. 그때의 두려움과 간절함이 동시에 치유가 되는 동천길을 한영과 꼭 한번 동행하고 싶었다. 꿈처럼 그 소망이 이루어지고 있다는 사실이 믿기지 않을 만큼 행복했다. 두 팔로 허리를 껴안은 채 눈을 감고 등에 얼굴을 대자 따스한 온기에 그간의 외로움과 아픔이 봄눈처럼 녹아내렸다.

"형. 힘들지 않으세요?"

"아니, 하나도 힘들지 않아."

보문이 동천의 상류 지점이어서 급경사는 아니라도 전체적인 흐름은 오르막이었다. 얼마 가지 않아 속도가 느려지며 호흡이 가빠지기 시작했다. 눈치를 채면 부담스러워할까 봐 한영은 숨을 참으며 열심히 페달을 밟았다. 자기를 위해 혼신의 힘을 쏟는 가쁜 숨결이 어떤 사랑의 말보다 감동적이었고 애를 쓰는 모습에 절로 미소가 번져 나왔다.

"형. 우리 좀 쉬었다 가요."

"그럴까"

벗나무 가로수 그늘 아래에 멈춰 서자 이마의 땀을 닦아주었다. 손수건에서 은은한 연꽃향이 났다. 아득하게 보문 댐이 바라보이는 벤치에 앉아 서로를 충전시키는 듯 한동안 말이 없었다. 아직 더위가 실리지 않은 시원한 아침 바람이 부드럽게 얼굴을 간질이고 지나갔다.

"저 아이들 참 예쁘죠…"

하천변이 온통 노란 달맞이꽃으로 수를 놓은 듯 눈이 부셨다. 온밤 내 강둑을 노랗게 물들이던 꽃들이 이슬을 머금은 채 열심히 꽃잎을 접고 있었다.

"쟤네들은 사람을 좋아하는지 유난히 둑길에 모여 피어요."

미처 꽃잎을 다 여미지 못한 달맞이꽃이 낮달의 여운을 붙들고 희미하게 웃었다.

"얼마나 달님을 사랑하면 글쎄 밤에 꽃을 피우게 되었을까요… 나처럼 부끄럼이 많아서인가 …"

둘이 동시에 하하하고 웃었다.

"이 길을 형과 꼭 한번 동행하고 싶었어요."

"더 좋은 곳이 얼마나 많은데 왜 하필 이 길을."

"얼마 전 이 길을 걷는 꿈을 꾸었어요. 근데 꿈속에서 형이 너무 보고 싶었거든요."

그녀의 간절한 눈망울을 찬찬히 들여다보았다. 아직은 어린 스물두 살 여자아이가 부모나 언니가 얼마나 보고 싶을까….

"언니 보고 싶지 않니?"

"네. 가끔 꿈속에서 만나요."

홀로 힘든 생활을 하면서도 언제나 밝고 긍정적인 모습이 기특했다.

"고맙다. 혜은아…."

"아녜요. 이렇게 곁에 형이 계시니 제가 더 고맙죠."

생긋 웃는 볼에 발그레한 꽃물이 들었다.

북군동 순두부찌개로 맛있게 식사를 하고 강인철을 피해 도망쳐오던 길을 그대로 되걸어 보문 댐을 거슬러 올라갔다. 가파른 오르막이라 댐 정상까지는 자전거에서 내려 걸어가야 했다. 자동차 불빛을 피해 숨었던 가로수를 스쳐 지나며 그날의 두려움을 하나씩 지워나갔다. 한화콘도 앞 내리막길에서 다시 자전거에 올라타고는 보문호수를 끼고 신나게 달려 내려갔다.

"야호~!!"

목청껏 내지르는 환호성에 가슴이 뻥 뚫렸다. 보문 호숫가 잔디밭에 자리를 펴고 앉자 매고 온 배낭에서 과일을 꺼냈다. 밀폐용기에 든 과일은 먹기 좋게 손질이 되어 있었다.

"형. 드셔 보세요. 복숭아가 너무 달고 맛있어요. 이 포도도요…."

맛나게 과일을 먹던 한영이 길다란 명주 케이스에 든 물건을 손에 쥐여 주었다.

"이게 뭐예요?"

"어서 꺼내 보렴."

끝자락에 묶인 매듭을 풀어 내리자 연한 밤색으로 은은하게 반짝이는 대금이 그윽한 자태를 드러냈다. 쌍골죽으로 만들어진 멋진 대금은 산해 문동 옥 선생의 걸작 중 하나였다.

"혜은아… 선물이야."

"네에? 이 귀한 걸 제게요??"

"그러엄~ 오래전부터 주고 싶었던 거니까 편하게 받으렴."

더는 사양을 할 수 없게 되자 감격스러운 눈으로 한참 동안 대금을 쓰다듬었다.

"너무 엄청난 선물을 주시니 차마 고맙다는 인사도 못하겠어요…."

"그럼 보답으로 멋지게 연주를 해주면 되지. 하하."

건축용 플라스틱 파이프로 만든 대금으로 연습하는 혜은을 볼 때마다 늘 안쓰러웠다. 문 선생이 대나무로 만든 대금으로 연습하라고 했지만 제 것이 아니라고 극구 사양을 했었다. 그런데 그가 주는 선물은 왜 그런지 조금도 부담스럽지가 않았다. 남이 주는 선물을 감격에 겨워하는 자신을 이해할 수 없었다. 고마운 마음을 어떻게 전해야 할지 아무리 생각해도 적당한 말이 떠오르지 않았다. 그저 사랑이 가득 담긴 눈길로 연인을 바라보며 수줍게 미소할 뿐이었다.

"손혜은 연주자님, 한 가락 부탁해도 될까요~."

눈을 감고 취구에 입술을 갖다 대고는 숫기 없는 성격과 달리 거침없이 연주를 시작했다.

청성곡(淸聲曲)이었다. 구성지고 청아한 소리가 보문호수를 넘어 하늘 높이 날아올랐다. 두 연인을 힘들게 했던 지난 삶의 편린들도 바람에 실려 먼지처럼 흩어져갔다. 어쩌면 우리는 모두 고난과 아픔을 마주하고 선 만파식적일 지도 모른다. 이후로도 힘들고 어려운 날들은 계속 이어질 것이다. 그렇지만 앞으로는 다가서는 고통을 즐거이 감내하고 기꺼워하며 살아갈 것이다. 기쁨과 행복에 안주하지 않는 만파식적과 같이 언제까지나 스스로 나아가 힘든 시간을 마주할 것이다. 끝없는 진화를 위하여…

금오 선생 여름강의는 7월 15일부터 8월 14일까지였다. 그리고 8월 16일부터 일주일간 오지로 의료봉사를 하는 것으로 마무리되었다.

7월 13일 부산 본가에 도착한 한영이 부모에게 효도할 수 있는 날짜는 단 하루뿐이었다. 평소 허리가 불편하신 아버지와 무릎연골이 닳아 퇴행성관절염으로 보행이 불편한 어머니에게 침 치료를 해드릴 수 있다는 기대는 귀향하는 발걸음을 경쾌하게 했다. 지난 일 학기 동안 하숙집 주인 내외와 마을 사람들에게 침 치료를 해주며 태화한의원에서 배운 임상에 대한 기본 검증을 마쳤다. 인사를 하자마자 침을 꺼내 드니 믿지 못하겠다는 듯 어머니는 한동안 눈을 껌뻑이기만 했다.

"야야. 그거 침 아이가?"

"네. 맞아요. 어머니. 제가 두 분 침 치료를 해드리려고예."

"졸업도 안 했는데 벌써 침을 놓을 줄 안단 말이가?"

"그럼요. 두 분 치료해드릴 만큼은 배워왔어요."

예상 밖의 제안에 어머니는 너무 감격해서 눈물을 글썽였고 아버지는 흐뭇하게 미소를 지었다. 이튿날도 한 차례씩 침 치료를 더 하고는 서둘러 서울로 출발했다. 방학인데 어찌 집에서 머무는 날이 없느냐는 어머니의 투정이 더 열심히 하라는 격려만 같았다.

강동구 명일동 강동아파트 단지 상가에서 프라이드치킨을 포장해서 들고 갔다. 한의대 입학 후 첫방문이라 몇 년 만에 만나게 된 매형과 조카들이 아파트 문 앞에 아담한 환영 플래카드를 걸어놓고 대대적인 환대를 했다.

드디어 7월 15일 아침이 밝았다. 미지의 세계를 만나러 가는 설렘으로 심장박동이 빨라지고 있었다. 누나가 지어주는 따뜻한 아침밥을 먹고 버스와 지하철을 갈아타며 광화문 앞에 자리한 신농백초한의원으로 달려갔다.

강의 시작시간인 9시보다 30분 일찍 도착했음에도 이미 발 디딜 틈 없이 학생들로 넘쳐났다. 대기실은 물론 모든 치료실, 원장실까지 대략 100명이 넘는 학생들이 빡빡하게 앉은 모양은 콩나물시루와 다르지 않았다. 할 수 없이 출입문 앞에 쪼그리고 앉아 모니터를 통해 강의를 들어야 했다.

9시가 가까워지자 장군처럼 기세등등하게 생긴 금오 선생이 긴 머리칼을 휘날리며 나타났다. 학생들 사이로 한 발씩 내디딜 때마다 학생들이 '금오' '금오'를 연호했다. 첫날임에도 이런 분위기에 익숙한 걸 보니 재강을 신청한 학생들도 많은 것 같았다.

열화와 같은 학생들의 호응에 만면에 미소를 머금은 금오 선생이 한의원내에 차려진 작은 법당의 법석에 정좌를 하고 앉았다.

"여러분 반갑습니다. 이 무더운 날씨에 피서와 휴가를 반납하고 전국 각지에서 이렇게 많은 분이 모인 걸 보니 우리 한의학의 앞날이 참으로 밝을 것이라 기대가 됩니다. 그럼 지금부터 첫날 강의를 시작하겠습니다. 자아… 모두 눈을 감아주세요."

수강생들이 일제히 눈을 감자 총무 학생이 죽비를 '탁' 쳤다. 그러자 조금 전까지의 웅성거림은 일시에 사라지고 침묵이 은은한 새벽안개처럼 내려앉았다.

한 5분이 지났을까… 다시 죽비소리가 '탁'하고 침묵을 깨뜨렸다.

"오늘부터 한 달간 여러분과 한의학을 공부하게 될 강사 금오입니다."

금오 선생의 목청은 걸걸하면서도 우렁찼다. 내공이 얼마나 대단하면 낮은 목소리에서도 대중을 압도하는 기운이 넘쳐났다.

"여러분들이 인류의 가장 근원적인 학문인 한의학을 전공한다는 것은 엄청난 축복입니다. 아울러 여러분들은 인류를 구하는 중차대한 임무를 띤 선택된 사람들임을 아셔야합니다."

'인류를 구하는 중차대한 임무를 띤 선택된 사람이라…' 의미를 다 헤아릴 수 없는 거창한 내용이었지만 저도 모르게 심장이 두근거렸다.

"전공은 한의학이지만 그 역할은 그저 질병을 치료하는 것에 그치지 않습니다. 죽어가는 인류의 정신을 치료하고 되살려야 하는 더 큰 임무가 여러분들의 어깨에 걸려있습니다."

한의사에게 인류의 죽어가는 정신을 치료해야 하는 임무가 주어져 있다는 말이 선뜻 이해가 되지 않았다. 그 근지러움을 긁어주듯 금오 선생의 설명이 구체화되기 시작했다.

"오늘날 질병의 원인은 90% 이상이 잘못된 감정 즉, 욕심, 반목, 위선, 거짓, 시기, 질투, 분노, 슬픔, 공포 등입니다. 심지어 기쁨이나 즐거움도 지나치면 질병의 원인이 된다는 것을 아셔야 합니다."

말이 끝나자마자 학생들 가운데에서 웅성거림이 일었다. 감정적인 요인이 발병원인의 90%를 넘는다는 말이 믿기지 않는 학생과, 기쁨이나 즐거움 역시 질병의 원인이 된다는 말이 믿기지 않는 학생들의 탄성이 뒤섞여 강의실은 잠시 파도에 흔들리는 배처럼 출렁거렸다.

눈을 크게 뜨며 금오 선생이 목소리를 높였다.

"크게는 암에서부터 작게는 소화불량에 이르기까지 정신적인 문제가 직접적인 원인이 된다는 것을 모르면 여러분들은 진정한 의사가 될 수 없습니다."

금오 선생은 가정이나 추측성의 표현을 하지 않았고, 언제나 해설은 명확하고도 직설적이었다. 주위를 둘러보니 앉은 자리 옆 출입구벽에 깨끗하게 인쇄가 된 포스터가 한 장 걸려있었다.

옛 도인의 행적은 알 길 없으나 갈고닦아놓은 지혜는 남았습니다. 혹자는 사명당 대사 본인이라고도 하고 혹자는 그의 수제자라고도 하는 신비의 선승 사암도인(舍巖道人)의 견해를 살펴보고자 합니다.

멀리는 복희, 신농, 헌원, 기백의 빛나는 지혜를 이었고, 가까이는 부처조사의 칼날 같은 선지(禪旨)가 시퍼런 동방의 예지로 승화되어 펄펄 살아 숨 쉬고 있습니다. 이 낯선 작업이 혼란에 빠져있는 이 시대의 한의학과 한의학도들에게 절대 무의미하지 않을 것으로 확신합니다.

보십시오! 정신과 육체를 둘로 나누는 과학이라는 탈을 쓴 삿된 소견은 의학계마저도 황폐하게 하였습니다. 동과 서, 남과 북, 선과 악, 아군과 적군 등과 같은 분리심의 조장은 그 자체가 죄악이어서 심신(心身)의 조화를 잃어버리게 합니다. 정신과 육체는 결코 둘로 나누어질 수 없는데, 오늘날의 의학은 오로지 육체와 육신에만 진단과 치료의 초점을 맞추고 있습니다.

어떤 질병에 대해서도 오욕칠정과 같은 감정을 제대로 추적하지 않고는 절대로 근본적인 치료를 할 수가 없습니다. 종교가 그러하듯 인간의 감정 역시 과학으로 분석하고 판단할 대상이 아닙니다. 특히 정신노동의 비중이 절대적으로 높아진 오늘날의 의료는 무엇보다 인간의 심리와 감정을 탐구하고 추적해야 합니다. 환자의 심리적인 진행 상황을 민감하게 깨어서 파악하는 것이 의학연구의 지름길이라 확신합니다. 오욕칠정으로부터 자유로워진다면 암과 같은 극단적인 질병도 결코 치료가 어렵지 않습니다.

마음의 움직임이 곧 천지의 기운과 둘이 아님을 이미 깨달아 마친 옛 성인의 지혜는 인간을 소우주(小宇宙)라 갈파하고 있습니다. 소우주의 의미란 인간의 심신이 자연을 넘어 우주의 근본과 일치한다는 뜻입니다. 그러므로 오늘날의 의학은 육신에서 정신으로, 각성에서 우주의 법칙으로 진화해나가야 하는 중대한 귀로에 서 있는 것입니다. 그럼에도 세상은 그와 정반대로 전개되고 있습니다. 풍요롭고 거룩해지는 겉모양에 비해 인간의 정신세계는 점점 피폐해져 자아를 잃어가고 있습니다.

사암도인 침술원리가 난해하다고 회자되는 이유도 그와 다르지 않습니다. 그것은 질병을 단순히 증상으로만 보지 않고 그 이면에 교묘하게 숨어있는 원인을 탐색하기 때문입니다. 이제는 우리가 무엇을 해야 하고 어디에 집중해야 하는지를 깨달아야 합니다.

기존의 틀에 박힌 개념과 사고를 벗어던지고 깊은 통찰력을 요구하는 사암도인침술원리를 공부함으로써 진정한 의자(醫者)로 거듭나는 기회가 되기를 바라마지 않습니다.

염천 더위를 잊고 연구 정진할 도반이 있다면 비록 얕은 소견이나마 함께 나누고 싶습니다.

염화선실 금 오

포스트의 내용은 방학하기 전 전국의 한의과대학 학생들에게 배포한 강의 취지문이었다. 구체적인 내용을 다 이해할 수는 없지만, 손에 잡힐 것 같은 근본에 대한 공감과 기대감이 수소 풍선처럼 하늘을 날아올랐다. 그의 눈에 비친 선생의 인상은 세상을 아우르고도 남을 만큼 근엄하고 위풍당당했다.

"제가 사암도인 30일 강좌를 개설하는 데에는 세 가지 명분이 있습니다."

"그 첫째는 내혁(內革)입니다."

"내혁이란 무엇인가? 쉽게 말하자면 나의 안을 혁명하자는 뜻입니다. 어리석음에 빠져 본질을 보지 못하는 나를 먼저 찾아야 미래가 있고 한의학이 있는 것입니다. 그것을 이룬 다음에야 비로소 임상이 있습니다."

선생은 학교에서는 들을 수 없는 내용의 말들을 쏟아내기 시작했다.

"공부 잘하고 돈 잘 벌고 지위가 높아지면 대부분의 중생은 성공을 했다고 판단합니다. 그러고는 그것으로 자아실현을 했다고 자부하지요. 돈이 자아고, 성공이 자아이며, 정치적인 입지가 자아라는 말은 세 살 먹은 아이가 들어도 웃을 일입니다. 그것들은 자아가 아니라 그냥 삶을 영위하는 하나의 도구일 뿐이죠. 그 도구에 미쳐있으니 자기의 본질이 돈과 성공과 지위에 가려질 수밖에 없고, 시간이 갈수록 점점 도구의 미궁으로 빠져 돈과 권력과 욕심에 빙의되고 마는 것입니다. 그렇게 어리석은 사람들은 남이 나를 대접하고 인정해주는 것으로 성공해서 잘 살고 있다고 착각을 합니다."

진정한 성공은 외부에 있는 것이 아니라 나의 안을 혁명해서 나를 찾는 것으로부터 시작된다는 것이었다. 선생이 주장하는 내혁(內革)의 시발점은 먼저 자아의 존재를 인식하는 것이었다. 그래야 오욕칠정의 때를 씻어내고 참 자아를 찾을 수 있는 것이다. 자아의 문안에 들어서지 않으면 자기가 누구인지 모른 채 영원히 세상이 요구하고 인정하는 삶을 꾸미다 죽음을 맞이할 뿐이다.

'내가 나를 모르는데 어찌 환자의 속을 들여다볼 수가 있을까…' 깊은 공감의 울림이 가슴을 가득 채웠다.

"분리의식이라는 악동이 곳곳에 불을 지르고 다니면서 그 뒤를 쫓는 소방관들을 비웃고 있습니다. 그 악동을 잡아야 합니다. 우리 모두의 마음속에 숨어 있는 이 악동!!"

내혁을 이야기하다가 한의학을 거론하기도 하며 금오 선생은 해박한 지식으로 자유분방하게 강의를 풀어나갔다.

"한의학에서는 질병의 원인을 외감내상(外感內傷)으로 봅니다. 외감(外感)은 문자 그대로 외부에서 무엇인가가 인간에게 병을 유발한다는 것이고, 내상(內傷)은 감정의 개입으로 질병이 발생한다는 뜻입니다. 외감의 원인은 풍한서습조화(風寒暑濕燥火)이고, 내상의 원인은 희노우사비공경(喜怒憂思悲恐驚)입니다. 단순히 밥을 먹다가 음식물에 체하는 것은 외감이지만 밥을 먹는데 옆에서 자꾸 열을 받게 해서 체하는 것은 내상이라는 말입니다."

설명은 너무도 쉽고 간결한데 감동은 '앗!!' 소리를 지를 만큼 크게 다가왔다.

'아아… 이게 진정한 한의학이구나!! 이 깊은 의미를 어쩌면 이다지도 간단하게 일깨울 수 있단 말인가!!' 결국 의사가 환자의 마음을 풀어주지 못하면 치료가 되지 않는다는 뜻이었다.

그렇다. 환자의 생각을 바꾸어 줄 수 있는 의사, 사람의 감정을 조절해줄 수 있는 의사가 되려면 먼저 의사가 자기 자신의 혁명, 즉 내혁을 완성해야 치료의 시작을 할 수 있는 것이다.

"풍을 그냥 바람이라고만 해석하면 곤란합니다. 찬바람을 맞아서 감기에 걸리는 것도 풍이지만, 스트레스가 쌓여 간(肝)에서 풍이 발생하면 중풍도 되고 와사풍도 되는 것입니다. 외감 풍에 의한 감기는 단순히 감기 치료만 하면 되지만 간의 풍에 의한 중풍은 그 원인이 된 스트레스나 감정적인 문제를 해결해주지 않으면 치료가 되지 않고 후유증이 남을 수밖에 없습니다."

풍(風)에 대한 금오 선생의 입담은 점점 더 적나라해지고 있었다.

어느 부잣집 사모님이 미용실을 갔는데 옆자리에서 술집 마담 셋이 머리를 하고 있었다.

"재수 없어. 나이깨나 처먹은 게 더러운 손으로 아무 데고 만지는데 아주 미치겠어."

한 여자가 빈정대며 어떤 사람의 욕을 하고 있었다.

"그 변태 자식. 얼마나 짠돌인지 술 한 병 시켜놓고 아주 날로 먹으려 든다니까."

다른 여자가 맞장구를 쳤다. 옆자리에서 듣고 있던 사모님은 속으로 '참 골빈 사람이 다 있구나.' 동조하며 실실 따라 웃었다.

"그거 완전 개차반이구만. 어떤 김 사장이야?"

"아니 그 대머리에 똥배 나온 00물산 김 사장 몰라?"

말을 듣던 그 순간 사모님의 입이 휙 돌아가며 쓰러져 버렸다. 그 김 사장은 바로 그녀의 남편이었던 것이다.

"질병은 이렇게 유심적(唯心的)인 것입니다."

선생의 강의는 늘 유쾌하고 직관적이었다. 그렇지만 의사가 어떻게 환자의 마음을 온전히 풀어줄 수 있을까하는 고민은 쉬 해결될 것 같지 않았다.

"사암도인침구요결 서문에 심칠정지부침(審七情之浮沈)이라 의자(醫者)는 의(意)야니… 의사는 칠정의 뜨고 가라앉음을 세밀하게 관찰하는 안목이 있어야 된다고 했습니다. 그래서 제가 여러분들에게 간화선을 제안하는 것이므로 여러분 스스로 내혁을 이룰 수 있도록 노력해야 합니다."

크게 떠진 한영의 눈이 유난히 반짝였다. 태화한의원 벽에 걸려있던 '의자(醫者)는 의(意)야'의 의미를 금오 선생 역시 진중하게 언급했기 때문이었다.

"내혁이란 우리의 감정 즉 칠정으로부터 자유로워지는 것입니다. 그것의 가장 좋은 해결 방법은 관(觀)하는 것입니다. 요즘 크리슈나무르티 선생이 지식으로부터의 해방, 인식으로부터의 해방, 과거로부터의 자유 등과 같이 해방과 자유에 관한 주제를 많이 거론하고 있습니다. 이것도 결국 내혁을 해야 된다는 뜻입니다. 우리가 자신의 감정으로부터 자유로워지지 않으면 내혁을 완성하기는 불가능합니다. 그래서 응시법 주시법을 강조하는 것입니다."

선생의 표정에서 서서히 비장감이 묻어나기 시작했다.

"사람들은 왜 밖으로부터 혁명하려 하는가? 그것은 핑계를 바깥으로 돌리기 때문입니다. 그렇지만 모든 일의 원인은 모두 여러분 자신에게 있습니다. 미묘하게 움직이는 시기, 질투, 분노, 비열함, 교만함, 비교의식과 같은 부정적인 감정들이 여러분의 영혼을 혼탁하게 만들고 있음을 알아야 합니다. 무엇보다 먼저 그것으로부터 자유로워지는 것이 내혁입니다."

강의를 하는지 웅변을 하는 것인지 지칠 줄 모르는 선생의 목청은 점점 더 힘이 넘쳐나고 있었다.

"한 가지 예를 더 들어볼까요. 일류 대학을 나와 대기업에 근무하는 직장인이 있었어요. 그런데 같은 부서에 학벌도 떨어지고 인물도 못생긴 동기 하나가 업무처리를 기가 차게 잘하는 거예요. 그러던 중 그가 먼저 진급을 하게 되자 시기심과 질투심이 끓어오르기 시작했어요. 자, 이때 우리가 이 사람을 욕할 수 있습니까? 쉽지 않은 일이죠. 왜냐하면, 우리도 그 처지가 되면 같은 감정이 생길 수밖에 없으니까요. 그렇다면 우리는 어떤 선택을 해야 할까요. 그렇습니다. 바로 그 욕망과 시기심과 질투심을 관찰해야 합니다. 그렇다면 그걸로 끝이 날까요? 아닙니다. 그 나쁜 감정들은 여러분을 호락호락하게 놓아주지 않습니다. 그렇다면 또 어떻게 해야 할까요? 맞습니다. 그 감정이 올라올 때마다 매 순간 관찰하고 또 관찰해야 합니다. 그렇게 한다고 단번에 마음이 다 비워지지는 않겠죠. 그래도 계속 들여다보고 관찰을 하면 그 감정들이 서서히 엷어지고 차츰 가라앉게 됩니다. 그것을 방치하면 습(習)이 되고, 습이 누적되면 업(業)이 되는 것입니다. 그쯤 되면 스스로 그런 감정에 지배당하고 있다는 사실조차 알지 못하게 됩니다."

'아… 그동안 내가 추구해왔던 것이 틀리지 않았구나!!'

또 한 분의 스승을 만나게 된 한영은 기쁨을 가누기 어려울 만큼 행복해졌다.

"전염성 질환이나 근육 골격계 질환들은 치료가 어렵지 않은 세상이 되었지만, 감정과 오욕칠정에 의한 질환들은 갈수록 심화되고 있습니다. 우울증, 강박신경증, 조울증, 공황장애, 정신분열증 같은 질환은 물론 암(癌)조차도 그 원인의 대부분이 칠정에 의한 것임이 증명되고 있습니다. 제2차 세계대전의 희생자 수와 같은 600만 명에 상당하는 인구가 매년 암으로 죽어가고 있는 실정입니다. 그래서 여러분들이 환자의 마음과 감정을 들여다볼 수 있는 지혜를 깨우쳐야 한다고 강조하는 것입니다. 우리가 내혁을 이루어 교묘하게 포장된 환자의 감정을 파악할 수 있게 되면 치료는 어렵지 않습니다. 육체뿐 아니라 정신적인 원인까지 치료할 수 있는 것이 한의학 최고 최대의 장점이기 때문입니다. 그러므로 짊어진 짐이 무겁기는 하지만 여러분들이 한의과대학을 지원한 것이 얼마나 큰 축복인지 이제는 아시겠지요?"

이렇게 첫날 강의가 끝이 났지만 벅찬 감동은 쉬 진정되지 않았다. 선뜻 일어나지 못하고 선생의 말씀을 음미하고 있는데 총무 학생이 인쇄물을 한 장씩 돌리고 있었다.

"한 달 후 강의 마치기 전까지 화두의 답을 적어내시면 됩니다. 답변서는 인가를 받으면 더는 제출하지 않아도 되지만, 그렇지 않은 분들은 강의 마지막 날까지 한 번은 제출하셔야 하고 반드시 직접 대면하여 선생님의 인가를 받아야 합니다. 만약 인가를 받지 못하면 수료증을 받을 수 없음은 물론 의료봉사에도 참가할 수 없습니다."

인쇄물을 들여다보던 한영은 당혹스러워하지 않을 수 없었다.

> 선사 : 생각이 일어날 때 죄가 일어나느니라.
> 학인 : 생각이 일어나지 아니하면 어떠합니까?
> 선사 : 죄가 수미산(須彌山)과 같도다.

운문선사와 학인(學人)의 대화를 적어놓은 수미산 화두였다. 읽고 또 읽어보아도 무슨 말인지 도통 알 수가 없었다. 어떤 단서나 힌트를 제공하지 않아 어떻게 물꼬를 터야 하는지 알 수 없었지만, 왠지 그 답을 찾는 게 어렵지 않을 것 같은 막연한 자신감이 용솟음쳐 올랐다.

강의 2일 차는 새벽밥을 먹고 달려가 금오 선생 가까운 곳에 자리를 잡고 앉았다. 강의를 녹음하기 위해서는 근접한 자리가 필수였다. 면전에서 금오 선생의 부리부리한 눈을 마주하는 것만으로도 기가 죽는다는 학생들의 소문과 달리 아무 근거도 없이 금오 선생이 친근하게만 느껴졌다.

'탁!' 죽비소리가 나자 전원이 눈을 감고 삼매(三昧)에 들었다. 이번에는 죽비소리 대신 금오 선생의 중후한 목소리가 의식을 깨웠다.

"자 눈을 뜨세요… 오늘은 내혁(內革)에 이어 일심(一心)에 대해서 강의를 해보겠습니다. 이 일심의 의미는 어떤 목적을 이루려는 열망이 아니라 내혁을 통해 이루어진 결과의 상태를 말하는 것입니다. 그러므로 내혁이 전제되지 않으면 일심을 이루기가 어렵거나 불가능할 수도 있겠지요. 나를 먼저 개혁해서 오욕칠정으로부터 자유로워진 다음 단계, 즉 깨달음의 상태, 관조할 수 있는 상태, 내부에서 일어나는 모든 상념을 놓치지 않고 들여다볼 수 있는 상태가 바로 일심입니다. 관심일법(觀心一法)이 총섭제행(總攝諸行)이라… 마음을 관하는 한 가지 법이 모든 수행을 다 섭수한다고 달마대사가 대갈일성 했습니다. 사암 도인이 동굴 속에서 수행한 것이 바로 관심법(觀心法)입니다. 열심히 관해서 내혁을 이루게 되면 질병의 원인을 알 수 있으므로 치료법을 선택할 때 결정적인 해답을 찾을 수 있습니다."

또 다시 금오 선생의 쉽고도 구체적인 예시가 이어졌다.

"어떤 학생이 괴로운 일이 있어 그걸 풀어볼 요량으로 음악을 들어볼까? 술을 한잔 할까? 디스코텍에 가볼까? 애인을 만나볼까? 괴로움을 들여다볼 궁리는 하지 않고 끊임없이 부질없는 시도를 합니다. 이런 사량 분별, 계교, 소위 통박을 부리는 심리적인 노력을 내던져야 합니다. 쉬운 일은 아니지요. 바로 이때 이 생각들을 관해야 합니다. 어떻게 관해야 할까? 그 답이 무엇일까? 여러분은 또다시 끊임없이 계산을 놓습니다. 관하는 것이 다른 상념을 유발해서는 안 됩니다. 그 모든 것을 다 관해야 합니다."

'아… 어쩌면 저 말씀 가운데 수미산 화두의 해답이 있는 것은 아닐까?' 하다가 그만 실소를 터뜨리고 말았다. 왜냐하면, 지금 하는 이 추측도 통박이고 계산이요 한 생각이기 때문이었다.

"에덴동산에서 하나님이 이것만은 따 먹지 마라. 만약 내 말을 거역하면 너희가 지혜로워질지는 모르나 정녕 죽으리라… 선악과를 따 먹자 세상의 선악을 판별하는 지혜는 생겼는데 분별하는 마음 때문에 불행해져 버렸거든요. 그 선악과를 따먹은 아담과 이브가 바로 지금 여러분입니다. 온종일 아니 일 년 열두 달을 너와 나, 아군 적군, 옳다 그르다, 좋은 사람 나쁜 사람… 이런 식으로 분별하고 판단하고 있습니다."

선생의 해설은 음식을 씹어서 입에 넣어주는 것처럼 달고도 맛이 좋았다.

"이젠 제발 좀 그만 똑똑해지세요. 아무 의미 없는 목표나 쓸데없는 감정을 성취하려고 노력하는 한 여러분은 불행해집니다. 실오라기 하나 걸치지 않아도 부끄럽지 않은 에덴의 동산으로 돌아갈 수 있는 티켓은 단돈 일 원도 받지 않고 언제나 여러분의 관법(觀法)창구에서 발부를 합니다. 바보가 될 줄 알아야 합니다. 지금부터 좀 멍청해질 필요가 있습니다. 그렇지 않고는 일심으로 갈 수가 없습니다."

2일 차 강의가 끝나자 어제 내 준 수미산 화두의 해답을 적어온 수강생은 제출하라고 했다. 그러자 김용진이 빽빽하게 글씨가 적힌 해답지를 제출하는 것이었다. 그의 순발력에 놀라지 않을 수 없었다.

'어제 용진은 기(氣)치료를 배우러 음양상통회에 가지 않았던가!!'

그게 정답이든 아니든 적극적으로 다가서는 용기는 실로 대단한 것이었다. 어제저녁 내내 수미산 화두를 붙들고 씨름을 했지만, 아직 아무런 해답도 찾지 못하고 있었다.

며칠에 한 번씩 '시심마(是甚麼)' '만법귀일(萬法歸一)' '조주무자(趙州無字)' '약산선사 은장도 법문' 등의 화두를 내주었는데 어느 것도 쉽사리 답을 찾을 수 있을 것 같지 않았다. 집에 도착하자마자 다시 가부좌를 틀고 앉았다.

강의 3일 차의 날이 밝았다. '오늘은 또 어떤 감동적인 이야기를 들을 수 있을까?' 첫새벽 샘물을 길어 올리듯 맑은 기운이 의식을 투명하게 만들었다.

"오늘 강의의 주제는 귀원(歸原)입니다."

"귀원은 원전(原典)으로 돌아가자는 뜻입니다. 여러분, 한의학과 종교와 부인은 무조건 믿어야 합니다. 한의학 최고 경전인 황제내경에 기백(岐伯 황제의 신하이자 스승)의 강의를 듣고 기뻐하는 황제의 모습이 아름답지 않습니까? 신하가 스승과 함께 진리를 공유하는 법열(法悅)은 오로지 경전의 영역에서만 가능한 것입니다. 경전을 공유함에는 믿음 이외에 어떤 지위도 권세도 존재하지 않습니다. 진리가 너희를 자유롭게 하리라 했던 예수님의 말씀도 성경이라는 원전(原典) 즉 경전이기에 불변의 진리가 되는 것입니다. 원전으로 돌아가자는 것은 바로 전체(全體)로 돌아가자는 말과 같습니다."

쉬운 것 같으면서도 어려웠지만 그 어려움을 쉽게 풀어주는 선생의 강의는 날이 갈수록 뜨겁게 달아올랐으며 학생들의 눈빛도 점차 한의학에 대한 확신의 열기를 더해 갔다.

"진리에는 항상 전체성과 상대성이 들어있습니다. 주역의 64괘 중 32괘는 길한 괘, 나머지 32괘는 흉한 괘로 되어 있습니다. 그것은 길흉화복이 무상(無常)하다는 의미이지요. 그리고 전체성과 상대성 외에 무상성(無常性)이 있습니다. 이 세상에 항상(恒常)된 것이 하나도 없다는 것이 무상성의 진리입니다. 목화토금수로 구성된 오행도 변합니다. 그리스 철학자 헤라클레이토스는 같은 강물에 두 번 발을 담그는 사람은 없다는 유명한 말을 했습니다. 세상 모든 것은 시시각각 변하고 있습니다. 여러분들도 지금 이 시각 끊임없이 변하고 있지만, 고정관념과 기억만 변하지 않고 있는 것이지요. 그 옛날 석가모니가 깨닫고 나서 이 세상 다할 때까지 변하지 않는 법인(法印)이 있는데 그것이 곧 '제행무상(諸行無常)'이라고 갈파했습니다. 여러분 자체가 본래 완전한 존재인데도 여러분은 끊임없이 무엇인가 되기를 원합니다. 무엇이 되고 싶어 안달하며 스스로 허물을 만듭니다. 쓸데없는 상(像)을 짓지 말고 이제는 원전과 경전으로 돌아가야 합니다."

금오 선생의 강의는 한의학 이론, 황제내경, 주역, 오운육기, 오행침법, 진단과 처방, 명상과 참선 등 전 방위로 이루어졌다.

며칠 후면 강의가 끝나고 의료봉사를 떠나게 되는데, 한영은 아직도 수미산화두를 풀지 못하고 있었다.

'생각이 일어날 때 죄가 일어난다면 생각을 하지 말아야 한다는 것인데 생각을 하지 않고 어떻게 화두를 풀 수 있다는 말인가? 그런데 생각을 하지 말아야 한다는 것도 한 생각이 아닌가?' 화두는 들면 들수록 점점 더 무겁고 어려워지기만 했다. 생각이 일어나지 아니하면 어떠하냐고 물었는데 죄가 수미산과 같이 크다고 했다면 생각을 하는 것도 하지 않는 것도 틀렸다는 말이 된다.

'그렇다면 어떤 답도 도출할 수 없고, 어떤 표현으로도 증명할 수 없다는 것이 아닌가…?' 일단은 생각이 일어나느냐 마느냐 죄가 되느냐 아니냐 하는 이 이분법에서 벗어나야 한다. 화두가 불립문자지만 '불립' 또한 생각에 갇힌 개념이 아닌가!

무엇보다 먼저 '수미산 화두'의 문장과 내용과 그 의미로부터 자유로워져야 한다. 왜냐하면 '한 생각'이나 '한 생각 이전'과 같은 표현들이 관념적이기 때문이다. 그것은 마치 군복을 입히고 무기를 쥐여주면 아무 영문도 모르고 총을 쏘고 칼을 휘두르는 것과 다르지 않다. 관념의 미끼를 덥석 물거나 계산을 하면 이 게임은 이길 확률이 제로가 된다.

마지막 날까지 화두를 풀지 못한 학생들은 풀이 죽었고, 이미 화두를 인가받은 학생들은 희색이 만면했다. 혹자는 긴 해설을 적어왔고, 혹자는 원(圓)을 하나 그려왔고, 또 어떤 학생은 백지에 점을 하나 찍어왔고, 또 다른 이는 그냥 백지를 제출했다. 결과는 모두 불합격이었다.

"김한영 씨~."

한참 삼매에 들었는데 호출하는 소리가 들렸다. 드디어 그의 차례가 된 것이다. 비밀방의 문을 열고 성큼 들어섰다. 작은 방안에 금오 선생이 홀로 서 있었다.

누군가가 커닝을 하거나 화두의 답을 듣게 되면 파설(播說)이 되기 때문에 법거량(法擧量)을 할 때는 제 삼자를 철저히 배제한다. 화두의 답을 파설한 사람은 무간지옥(無間地獄)에 빠진다. 그 이유는, 스스로 화두를 깨고 득도를 해야 하는데 해답을 알려주면 두 번 다시 부처가 될 수 있는 깨달음의 기회를 얻을 수 없기 때문이다.

쪽방을 들어서는데 대뜸 금오 선생이 질문을 던졌다.

"그래 당신의 답은 무엇이오?"

언어로 나눌 수 있는 문답이 아니므로 해답지 대신 가지고 간 잘 익은 사과
를 불쑥 내밀었다.

"그것이 무엇이냐?"

"빨갛습니다."

주저하지 않고 대답을 했다.

"맛이 어떠하냐?"

"그믐밤에 금빛 까마귀가 날아오릅니다."

금오 선생이 죽비로 어깨를 세차게 내리쳤다.

그러자 한영이 사과를 한 입 베어 먹었다.

"하하하하."

갑작스런 너털웃음에 어리둥절해졌다.

"나와 함께 의료봉사 갑시다."

솥뚜껑만 한 손으로 그의 손을 으스러지도록 잡고 흔들었다.

한영은 뛸 듯이 기뻤다. 제대로 답변하였는지 다 알 수는 없지만 한 달간
그렇게 고민하던 화두와 의료봉사라는 두 개의 숙제가 동시에 해결이 되었다.

화두 심사를 모두 마친 금오 선생이 간화선에 관해 부연 설명을 했다.

"선방에서 간화선을 하는 이유는 간단합니다. 그리고 왜 불립문자여야 되는
가? 예를 하나 들어볼까요. 설법을 기가 막히게 잘하는 어떤 포교사가 있었어
요. 신도들의 호응이 얼마나 좋았던지 주지스님보다 인기가 더 좋았지요. 모든
불교 경전을 다 외우다시피 했고 신도들이 어떤 질문을 해도 막힘없이 척척 답
변했고 한 번도 틀린 적이 없었어요. 어느 날부터 이 포교사가 성불했다는 소문
이 돌더니 급기야 절을 지어주겠다고 나서는 신도까지 나타나게 되었습니다.

자… 여러분 이 포교사가 포교사 고시에 수석 합격을 했을지는 모르지만 부처가 된 것은 아니지요. 한의대를 수석 졸업하면 명의가 되는 겁니까? 그런데도 어리석은 중생들은 속지요. 그 포교사는 그저 각 개인의 종교적 감동을 증명해주는 메신저일 뿐이니까요. 여러분, 졸업하고 개원을 하면 부디 이상한 이력서 같은 거 붙여놓고 자랑하지 마세요. 저 포교사처럼 이론으로 무장하고 환자들 현혹하는 의사가 되면 기분 좋을까요? 행복할까요? 그럴 시간 있으면 내혁(內革)을 하고 관(觀)하고 경전을 공부하는 데 전념하세요. 그래서 제가 여러분들에게 문자 이전의 세계를 궁구할 수 있도록 화두를 들고나온 것입니다."

'사암도인침술원리 30일 강좌'가 서서히 막을 내리고 있었다.

화두가 나올 때마다 답을 써서 제출한 용진은 매번 불합격 판정을 받았는데 금오 선생과의 마지막 면담에서 아무 말 없이 주먹을 내밀었다가 죽비를 수차례 맞았는데 끝까지 안면에다 주먹을 들이밀었다고 했다. 그는 인가를 받지 못했지만 다행히도 의료봉사 합류를 허락받았고 이론적이고 분석적인 답을 제출한 순규는 아쉽게도 탈락을 했다.

100명 남짓한 학생들 가운데 선발이 된 인원은 35명이었다.

"김한영 씨는 본과 1학년이긴 하지만 마지막 날 본진 과장직을 맡도록 하세요."

선발진 앞에서 금오 선생의 말을 듣던 한영은 자신의 귀를 의심했다. 단 하루이긴 하지만 선생의 특별 배려로 본과 일 학년이 과장 자리에 앉을 수 있게 된 것은 실로 이례적인 일이었다. 그만큼 그의 법거량(法擧量)이 훌륭했기 때문이라고 총무 학생이 선생의 말을 대신 전해주었다. 아직 출발도 하지 않았는데 환자를 직접 진찰하고 치료를 한다는 기대감이 벅차올랐다. 사암침법 의료봉사이므로 송 원장의 침법을 쓸 수는 없지만 자침(刺針)은 자신이 있었다.

버스를 한 대 전세 내어 충청남도 서산군에 있는 안면도로 힘차게 출발을 했다. 버스 안에서 레크리에이션과 장기자랑을 하고 노래도 합창하며 긴장을 풀었다. 서산군 초입을 들어서자 '축 환영 사암오행침법의료봉사단'이라 써진 플래카드가 바람에 신나게 나부끼고 있었다.

"와아~."

모두 환호를 지르며 손뼉을 쳤다.

8월 15일 오후 2시경 안면중학교에 도착한 의료봉사대는 입단식을 거행했다. 입을 하나로 모아 허준 선서를 낭독할 때는 본과 진입식을 할 때처럼 또다시 심장이 뜨거워졌다. 입단식을 마친 대원들은 본격적으로 의료봉사 준비에 들어갔다. 조를 나누어 책상을 모아 치료베드를 만들고 그 위에다 담요를 덮었다. 5명의 본과 4학년이 진료과장을 맡았는데, 과장 1명당 배당된 치료베드가 6개였으니 한꺼번에 30명의 환자가 동시에 치료를 받을 수 있었다.

과장이 처방을 내면 본과 2, 3학년 과장 보조가 자침과 발침을 했고, 본과 1학년은 예진을 보았으며 예과 2학년은 접수를, 예과 1학년은 교문에서부터 환자들을 안내하는 역할을 했다.

준비를 끝낸 의료봉사 대원들은 저녁을 먹고, 휴식하거나 각자의 임무에 대해 예행연습을 했다. 이제 모든 준비가 끝이 났다.

진료 시작 시간은 오전 9시였는데, 먼동이 틀 무렵부터 환자들이 몰려오기 시작하더니 아침 식사를 하고 나오자 이미 접수번호가 100번을 넘어섰다. 뒤를 이어오는 환자들이 끊이지 않아 자그마한 시골 중학교 교정은 마치 운동회 날처럼 북적였다. 그도 그럴 것이 서산군 내에 한의원이 하나 있을 뿐이었고 안면도에는 한의 의료기관이 거의 전무했다.

첫날이라 손발이 맞지 않아 지체가 되면서 오전 11시를 넘어서자 교정은 환자들로 인산인해를 이루었다. 대기자 순번 표를 200번까지만 나누어주고 그 이후에 오는 환자들에게는 양해를 구하고 돌려보내야 하는 예상 밖의 일이 벌어졌다. 정신이 없기는 진료실도 마찬가지였다. 각 과마다 대기자가 길게 줄을 서면서 치료실까지 야단법석이 되었다.

그런데 예상치 못한 일이 벌어졌다. 치료를 받은 환자들이 너도나도 푸성귀며 해산물 등속을 가지고 돌아왔다. 단 하루 만에 품질 좋고 고급스러운 반찬거리가 넘치게 되었다. 취사 담당 학생들의 입이 귀에 걸렸다. 각자가 추렴한 회비로는 꿈도 꿀 수 없는 밥상이 끼니마다 차려졌다.

그것은 무엇보다 치료 효과가 탁월하다는 방증이었다. 만성질환이 많은 시골 사람들인데도 침 몇 번, 약 몇 첩 먹지 않고도 놀랄만한 효과를 보는 일이 다반사였다. 무릎이 아파 지팡이를 짚고 절뚝거리며 왔다가 침을 맞고 나갈 때는 지팡이를 던져버리고 걸어가는 놀라운 일들이 드물지 않았다.

사암오행침법의 탁월한 효과에 모든 스텝들은 기운이 펄펄 났다. 아직 한의사가 된 것도 아니고 최고 학년이 본과 4학년인 학생 의료봉사단이 이루어낸 결과는 상상을 초월했다. 그 이유는 아직 어린 학생과장들이지만 틀에 박힌 치료를 하는 게 아니라 유심적(唯心的)으로 환자를 진단하고 정확한 병인(病因)을 찾아 치료하기 때문이었다. 간화선을 통해 학생들의 심안(心眼)을 뜨게 한 금오 선생의 의지가 빛을 발하는 결과였다.

화두 인가를 받은 학생과장들의 직관은 거의 정확하게 맞아떨어졌다. 말꼬리에 현혹되지 않고 질병의 원인이 되는 칠정(七情)을 캐내는 능력은 환자들의 마음을 열기에 충분했다. 환자 한 명당 그저 4~6개의 침을 자침했을 뿐인데 나타나는 결과는 베테랑 한의사의 능력에 조금도 뒤지지 않았다.

폭염경보가 내리거나 비가 퍼붓는 날도 환자 수는 줄지 않았고, 매일 기록을 경신하며 기하급수적으로 늘어만 갔다. 사흘 동안 머무르며 진료실이나 치료실을 둘러보면서도 금오 선생은 단 한마디도 지적이나 조언을 하는 적이 없었다.

"잘하거나 그렇지 않거나 그것은 온전히 여러분들 각자의 몫입니다. 홀로서기는 앞으로 여러분들이 평생 짊어지고 가야 하는 숙명입니다."

휴가를 사흘간이나 의료 봉사지에서 보낸 금오 선생이 3일차 진료가 끝나자 바통을 부원장에게 넘기며 작별 인사를 했다.

"여러분 연일 고생이 많습니다. 날씨가 무덥고 많은 환자를 보느라 힘은 들지만 다들 보람차고 행복하시죠?"

"네!!"

우렁찬 목소리가 교실을 뒤흔들었다.

"이렇게 훌륭한 학문이자 대단한 의술이 한의학입니다. 환자를 진단하고 치료방법을 선택하는 과정에 공식이나 틀에 박힌 매뉴얼을 버리고 각자 심안(心眼)으로 내린 진단 결과가 이런 좋은 결과를 가져오는 것입니다. 앞으로도 이렇게 사고의 폭을 넓혀간다면 여러분들은 계속 발전하는 훌륭한 한의사가 될 것입니다."

눈에 보이지 않는 세계를 찾는 노력이 까다롭고 어려우므로 지혜롭지 못한 사람들은 단순하고 공식적인 것을 선호할 수밖에 없다. 공식이나 틀이 없는 임상은 통찰력과 직관을 요구하는 만큼 심사숙고를 해야 하지만, 깊고 폭넓은 안목으로 어렵고 난해한 질병을 치료할 수 있는 능력을 발휘한다는 것이 입증되었다.

소속을 가리지 않고 전국의 한의대학생이면 누구나 배울 수 있도록 지혜의 문을 열고 모든 것을 기꺼이 전해주려 애쓰는 선생에 대한 존경심으로 분위기가 숙연해졌다.

"선생님 감사합니다!!"

운동장 끝까지 따라가며 배웅하는 봉사 대원들에게 금오 선생은 지프차 창밖으로 힘차게 팔을 내저으며 서울로 돌아갔다.

제4일 차 진료를 마치려는 시각에 안면중학교 서무과장이 다리를 절뚝거리며 걸어 들어왔다.

"계단을 내려가다 발을 삐끗해서요…"

제1내과를 맡고 있던 의료봉사 대장인 김성수가 자침을 하기로 하고 서무과장을 치료실로 안내했다. 베드에 누인 후 족소양담경승격으로 침 치료를 하고 발목관절에 사혈을 했다. 그리고는 다들 일과를 마무리하느라 서무과장에 대한 주의가 소홀한 사이 베드에서 그가 일어나 앉는 것을 통제하지 못한 게 사고로 이어졌다.

갑자기 '쿵' 하는 둔탁한 소리가 들렸다. '아차!!'하고 달려갔을 때는 이미 늦었다. 잠깐 사이 교단 앞이 새빨간 피로 흥건하게 물들어갔다. 머리에서는 수돗물을 틀어 놓은 것처럼 출혈이 계속되었고 면색은 눈에 띄게 창백해져 갔다. 훈침(暈針 침의 쇼크 또는 허탈현상)이 일어나 베드에서 떨어져 공교롭게도 교단 사각 모서리에 정확하게 머리를 찍었던 것이다. 멘탈에 큰 문제가 없어 보인다는 것이 천만다행이었다.

제1 과장이 압박붕대로 출혈 부위를 싸매는 사이 누군가가 자동차 시동을 거는 소리가 들렸다. 서무과장을 둘러업고 뛰는 사람은 다름 아닌 김용진이었다. 서무과장과 용진, 의료봉사 대장을 황급히 주워담은 승용차는 서산을 향해 총알처럼 내달렸다. 응급실로 직행한 서무과장은 다행히 무사히 치료를 받을 수 있었다.

강한 문책이 따를 만한 사안이었지만 최고 책임자인 봉사대장의 불찰이라 그럭저럭 무마되는 듯했다. 그런데 봉사대장 김성수가 회의 끝에 깔끔하게 자신의 잘못을 시인하고 사과를 했다.

"대원 여러분. 봉사대장으로나 제1 과장으로서나 정말 면목이 없습니다. 깊이 반성하고 자숙하겠습니다. 나아가 우리 모두 이번 일을 계기로 더욱 신중한 의료인이 되도록 노력합시다. 이런 일련의 경험과 과정들이 이 의료봉사의 목적이기도 하니까요…"

서무과장은 단 하루 만에 퇴원하고 학교로 돌아왔다. 머리를 30바늘 이상

꿰맸지만, 단순 외상일 뿐 검사상 뇌나 경추에는 아무 이상이 없다고 했다.

"다들 놀라셨죠? 제가 좀 나대는 성격이라, 하하하."

머리에 온통 붕대를 둘러 중환자처럼 보이는 서무과장이 연신 싱글거리자 모두 폭소를 터뜨리고 말았다.

마지막 날 제5 과장 자리에 앉은 본과 1학년 김한영은 좌불안석이었다. 진단과 처방을 해야 하는 부담보다 과장 보조가 본과 3학년이고 말단 발침조가 본과 2학년이기 때문이었다.

"형님. 편하게 진료하십시오. 저희가 학년만 위일 뿐 별로 아는 것도 없습니다. 특히 사암침법은 동기가 아닙니까."

어느새 스물아홉 살이 된 한영은 본과 3학년인 과장 보조의 겸손한 이야기에 콧등이 시큰했다.

"금오 선생님 오더로 이 자리에 앉긴 했지만, 선배님들이 잘 좀 도와주십시오."

"네. 저희도 최선을 다하겠습니다."

각자 통성명을 하고 세 사람이 손을 겹쳐 모아 파이팅을 외쳤다. 공식적인 진료는 처음이었지만 태화한의원에서 임상을 경험한 덕분에 우려했던 것보다 진료가 쉬웠고 환자를 보는 속도도 빨랐다. 환자가 많아 손이 모자랄 때는 그도 치료실로 들어가 침 치료를 했다.

"과장님. 자침 실력이 보통이 아니시네요!"

과장 보조 김정수가 단번에 알아보았다. 쑥스러워 손사래를 쳤지만 그는 이해하기 어렵다는 표정을 지었다. 임상에 적극적인 예비역이라는 점을 감안하더라도 본과 일 학년의 능력은 예상을 훨씬 웃도는 수준이었다.

그때 안내조의 품에 안겨 들어오는 환자가 있었다.

"과장님. 이 양반 좀 봐주세요."

부인으로 보이는 중년 여성이 부축하며 힘겹게 따라 들어왔다. 앉아서 진료를 받을 수 없는 상태라 바로 치료실로 배치했다. 가슴이 무릎에 닿을 만큼 허리가 접혀 있어 베드에 누울 수가 없게 되자 의자에 앉혀 치료할 수밖에 없었다.

"우리가 잡화 도매를 하고 있어요. 3년 전 겨울, 배달을 가다가 오토바이가 미끄러져 다쳤는데 지금까지도 허리를 펴지 못하고 보행도 여간 어려운 게 아녜요. 안 가본 병원이 없고 안 써본 약이 없어요."

일일 과장이 맡게 된 환자치고는 너무 중증에다 만성이었다. 과장 보조 김정수도 긴장하기는 마찬가지였다. 단순 교통사고라면 유심적인 원인이라 하기 어렵고, 경락상의 문제라면 이렇게 오래 회복을 못 할 연령대의 남성이 아니었다.

"경락 상으로는 수태음폐경이나 족태양방광경으로 치료를 해야 하겠지만…이런 경락은 이미 한의원에서 여러 차례 치료를 받지 않았겠어요?"

그의 판단에 김정수도 전적으로 동의했다. 그렇다면 허리와 연관해서 살펴볼 장부는 간(肝)과 명문(命門) 뿐이다. 아직 충분히 맥을 잡아보진 않았지만 이 두 가지 장부 맥의 한열허실 정도는 알 수 있을 것 같았다.

좌측 관맥의 침맥에서 간(肝)맥을 보았는데 허증의 맥을 보일 뿐 별문제가 없는 것 같았다. 다시 우측 척맥의 침맥에서 명문(命門)의 맥을 보던 한영이 몇 번을 되짚어 보다가 천천히 일어섰다. 명문 맥이 아주 약하고 극심한 지맥(遲脈 느리게 뛰는 몸이 차가운 맥)인데다 팔뚝 문진(捫診)상 하초가 단단하고 차가웠다.

"족소음신경 열격(熱格)으로 취혈을 합시다."

과장 보조를 돌아보며 오더를 내렸다. 김정수가 자침을 마치자 한영이 다가가 승장혈(承漿穴 아랫입술 가운데 아래 오목한 곳)에 보법으로 침을 하나 추가하고 추한혈(追寒穴 냉기를 쫓아내는 혈)에도 자침을 했다.

"침을 맞자마자 허리에서 열감이 퍼지는 것 같아요."

환자의 말을 듣고도 처음엔 설마하며 아무도 귀를 기울이지 않았다. 10분 정도 시간이 흘렀을까⋯

"과장님. 환자가 앉은 채로 조금씩 허리를 펴는 것 같습니다."

김정수의 목소리가 떨리고 있었다. 치료실 커튼을 젖히고 들어가자 허리가 접혀 의자에 앉아 엎드린 채 침 치료를 받고 있던 환자가 엉거주춤하게 상체를 들고 있었다. 발침을 하고 환자의 손을 잡아 일으키니 거짓말처럼 허리를 펴면서 천천히 일어서는 것이 아닌가!

"어머나! 세상에!!"

깜짝 놀란 부인이 감탄사를 연발했다.

"이제 걸어보세요."

반 이상 허리를 편 자세로 하나둘 셋⋯ 한 발짝씩 걷게 되자 치료실에서 환호와 박수 소리가 터져 나왔다. 그렇게 걸어서 귀가하는 환자 부부에게 대기실 환자들과 스텝들이 한목소리로 축하의 덕담을 해주었다.

다시 바쁘게 진료실과 치료실이 가동되었는데, 허리 치료를 받고 간 환자 부부가 인삼 넥타를 네 박스나 가지고 돌아왔다.

"한 박스에 20개씩이니 선생님들 목은 축이실 수 있을 거예유."

그리고는 꽤나 두툼한 봉투 하나를 내밀었다.

"이거 얼마 되지 않지만 맛난 거 사드세유."

"이러시면 안 됩니다."

손사래를 치며 사양을 했다.

"영락없이 꼽추가 될 사람을 살려주셨는데 어떻게 가만히 있어유."

돈 봉투를 빼앗아 부인의 호주머니 깊숙이 넣어주고는 처방전을 써내려갔다. '팔미지황탕'이었다. 아직 방제학을 배우진 않았지만 몸이 냉하고 명문의 화가 약한 환자에게 송 원장이 처방하는 걸 새겨본 적이 있었다.

"치료를 한 번 받고 많이 호전이 되셨지만 아직 끝이 아닙니다. 그런데 오늘이 의료봉사 마지막 날이라 침 치료를 더 해드릴 수가 없고, 지금 저희에겐 약이 없어서 처방전을 드리는 것이니 조속한 시일 내에 한약을 지어드세요.”

한사코 봉투를 주고 가려는 환자와 부인을 떠밀 듯이 내보내고는 이마에 맺힌 땀을 닦았다.

그렇게 의료봉사 일정이 서서히 마무리되었다. 당초 예상인원은 500명 정도였는데 누게 환자 수가 1,000명을 넘어갔다며 마치 자기 능력으로 이룬 일인 양 의료부장이 목에 힘을 주며 경과 발표를 했다.

“성공적인 의료봉사가 되도록 애써주신 모든 분께 감사인사를 드립니다. 끝으로 이번 봉사 중 가장 극적이고 멋진 케이스가 있어 소개하려고 합니다.”

의료부장이 눈을 맞추며 단상으로 나오라고 손짓을 했다.

“오늘 케이스를 김한영 형님께서 설명을 좀 해주셨으면 합니다.”

목례를 하며 걸어나가자 모든 대원의 눈이 그에게로 쏠렸다.

“그 환자는 허리를 지원하는 간과 신이 약한 데다 추운 겨울 차디찬 바닷바람을 맞으며 배달하러 다니다 보니 명문(命門)이 너무 허랭(虛冷)해져서 허리 근육이 수축하고 굳어진 것으로 판단했습니다. 그런데 교통사고까지 났으니 회복이 어려울 수밖에 없었을 것입니다. 그래서 허리의 보일러 기능을 하는 명문을 따뜻하게 하는 처방을 내게 되었습니다.”

“와~!”

여기저기서 탄성이 터져 나왔다.

“근데 그걸 어떻게 진단했으며 그런 추론은 어떻게 가능했던 것입니까?”

“예… 저도 맥진을 잘하지 못합니다만 진맥 상으로도 명문 맥이 허랭하게 나왔습니다. 그리고 그분의 직업과 환경을 고려하여 해석해본 것입니다. 열격이라고는 하나 침 치료로써 한(寒)을 치료하기는 쉽지 않아 방광경락에 있는 추한혈을 추가해서 열의 기운이 활성화되도록 해보았습니다.”

‘우와~! 대박~!!’

다시 터져 나오는 감탄사를 들으며 연풍에 계신 스승을 떠올렸다. 태화한의원에서 배운 추한혈의 효과 또한 이렇게 좋을 줄은 몰랐다.

"무엇보다 김정수 선배가 자침을 잘했기 때문이 아닐까 합니다."

공을 김정수에게 돌리자 다시 박수 소리가 교실을 가득 메웠다.

"정수형도 멋져요!"

동문 후배들의 칭찬에 김정수가 손을 흔들며 머쓱해 했다. 자리로 돌아와 앉자 김정수가 귓속말을 했다.

"형님. 저까지 챙겨주시니 몸 둘 바를 모르겠습니다. 근데 왜 침을 우측으로 자침하게 하신 겁니까?"

"아시다시피 좌신우명문(左腎右命門)이므로 신(腎)경락을 치료할 때는 좌측으로 자침을 하지만 명문을 치료할 때는 우측에다 자침을 해야 효과가 빠르고 좋지 않겠어요?"

"아… 듣고 보니 그렇군요."

아는 내용을 깜빡했다고 손뼉을 마주치던 김정수가 다시 물었다.

"근데 마지막에 자침한 승장혈은 어떤 의미입니까? 저라면 인중혈을 사했을 겁니다만."

"독맥경의 기운이 왕성해서 허리가 굽게 되었다면 인중혈을 사할 수도 있지만, 그 분은 교통사고로 허리를 다쳐서 굳어진 데다 몸이 부실해서 사법의 치료보다는 보법을 해야 한다고 판단했어요. 그래서 임맥(任脈)의 승장혈을 보해서 몸 앞쪽의 기운이 밀고 올라가서 허리를 펴도록 유도를 했던 것입니다."

김정수가 무릎을 탁 쳤다.

"정말 형님의 안목은 대단하십니다. 본과 1학년인데 맥을 보는 능력도 그렇고 어쩌면 그렇게 융통성 있는 판단을 할 수 있는지 그저 놀라울 따름입니다."

"저도 아직 아는 게 별로 없습니다. 다만 한두 가지 침법으로 치료하다가 진전이 없으면 난감하지 않겠어요? 그러니 졸업하기 전에 다양한 치료법을 배워야 하지 않을까 생각합니다."

깊은 공감으로 김정수가 눈을 감고 한참 동안 머리를 끄덕였다.

그 사이 밤이 이슥해졌다.

"오늘 회의는 여기서 마무리하겠습니다. 지난 일주일 동안 모두 수고 많으셨습니다. 편히 주무십시오."

이렇게 의료봉사의 공식적인 일정은 모두 끝이 났다. 운 좋게도 너무도 감동적인 임상 경험을 할 수 있었던 한영이 금오 선생이 계신 서울을 향해 큰절을 올렸다.

모든 기물과 장비를 제자리로 돌린 다음 봉사 대원들은 점심을 먹자마자 꽃지해수욕장으로 달려갔다. 깔깔대며 물놀이를 하는 사이 서쪽 하늘과 바다에 붉은 물감이 뿌려졌다. 세상 모든 것을 다 녹여내는 용광로같이 붉은 노을 속으로 지난 일주일간의 희로애락도 서서히 잠기어 갔다.

영원히 다시는 만나지 못할 연인과 헤어지는 것처럼 버스가 서울을 향해 출발하고 한참을 달리도록 한영은 안면도를 떠나지 못하고 있었다. 일주일이라는 짧은 기간이었지만 한 편의 영화와도 같았던 안면도의 추억은 영원히 잊히지 않을 것이다.

서산군을 지나갈 무렵 하나둘 코 고는 소리가 들리기 시작했다. 삼복더위에 땀을 줄줄 흘리며 혼신의 열정으로 봉사에 임하던 대원들의 모습이 앨범 속 사진처럼 정겹게 스크랩 되었다. 아무 사심 없이 오로지 환자에 집중하던 그들이 그지없이 사랑스러웠다. 어느 순간 까무룩 잠이 든 그의 입가에 그려진 흐뭇한 미소는 밤의 터널이 끝날 때까지 지워지지 않았다.

본과 1학년 2학기는 무난하게 진행이 되었다. 3년 가까운 한의대생활을 하면서 수월하고 편한 과목은 하나도 없었지만 아무리 많은 자료도 복사기로 찍어내듯 암기를 할 수 있었고 어떤 원서도 술술 풀어내어 시험을 보는 데 큰 어려움은 없어졌다. 생존의 법칙은 세상 어디에서나 그 나름의 공식대로 적용되는 것 같았다.

심리적으로 여유로워지자 지난 여름방학 때 녹음기로 녹취한 금오 선생 강의를 책으로 만들기로 작정을 했다. 강의록을 만드는 작업은 일찍이 금오 선생이 추진을 했던 일이었는데, 여러 명의 제자에게 부탁을 했지만 뜻대로 이루어지지 않았다고 들은 바 있었다.

100개 정도 되는 녹음테이프를 꼼꼼히 듣고 초안을 만든 다음, 그것을 다시 편집하고 정서(正書)를 한다는 것이 한의대 재학생으로서는 불가능한 일이었다. 하는 수 없이 동급생들에게 요청했다.

"여러분. 제가 한턱 낼 테니 각자 테이프 2개씩만 녹취록을 좀 만들어주세요. 강의 내용을 듣고 그냥 있는 그대로 필사를 해주시면 됩니다."

"그럼요. 형님 부탁인데 당연히 저희가 해드려야죠."

자진해서 손을 내미는 동료와 동생들이 고마웠다. 녹취록만 완성되어도 작업의 반은 한 것이나 다름없었다. 함께 강의를 들은 범진과 용진도 동참했고, 연풍 선생님 임상 자료를 받은 고마움에 대한 보은이라며 순규는 테이프를 네 개나 가져갔다.

"야 이태열. 너는 왜 등을 돌리고 있냐? 다른 사람도 아니고 니 고등학교 선배님 일인데."

그냥 지나칠 용진이 아니었다.

"참 형님도. 저는 강의도 안 들었고 그런 거 할 줄 몰라요. 그냥 연극이나 하며 살고 싶어요."

"그럼 너는 시험 때마다 선배가 만든 엑기스 덕만 보고 우리 같은 노땅에게 술이나 얻어 마시며 업혀 살 거야?"

대꾸할 말이 없어진 태열이 머리를 절레절레 흔들며 테이프 하나를 집어갔다.

"저도 주세요."

혜은이 다가와 손을 내밀자 한영이 살래살래 도리질을 했다.

"한 달 정도 여유만 주시면 저도 할 수 있어요."

"그래도 우리 바쁘신 아가씨에겐 드릴 수가 없네요."

혀를 날름하고는 테이프 두 개를 뺏다시피 집어 들고 제자리로 줄달음을 놓았다. 일반학생들처럼 여유가 있다면 테이프를 한 아름 가져가려 했을지도 몰랐다. 분위기가 옥죄어오자 최나경은 슬그머니 강의실 밖으로 나가버렸다.

학기 초라 좀 여유가 있었는지 한 달이 지날 즈음 동료들의 작업이 끝이 났다. 참으로 고마운 일이 아닐 수 없었다. 혼자서 한다면 일 년도 어려울 일이었지만 거짓말처럼 100개나 되는 테이프가 필사(筆寫)의 옷으로 갈아입고 되돌아왔다. 시간을 내기 빠듯한 한의대생이 자발적으로 동참해서 이루어낸 결과라는 것이 더 의미가 컸다.

작업에 참여한 48명 전원을 성언동 호프집에 모이게 한 후 용돈을 탈탈 털어 크게 한턱을 쏘았다. 평일이라 과외를 해야 하는 혜은이 참석을 못 한 것이 유일한 아쉬움이었다.

"형님도 참 대단하십니다. 어떻게 이런 작업을 할 구상을 하셨어요?"

용진의 강요를 이기지 못해 테이프는 한 개만 가져갔지만, 술집에는 제일 먼저 도착한 태열이 생맥주 잔을 받아들고 싱글거렸다.

"야. 태열이 너는 작업을 반만 했으니 술도 반만 마셔야 된다이."

때마침 들어와 자리에 앉던 용진이 가시 박힌 말을 던졌다.

"아이고 형님, 저만 보면 와 그라십니꺼. 그래도 우리가 쥐 동지 아입니꺼."

비교해부학 쥐 동지를 운운하는 둘의 대화에 좌중은 왁자하니 폭소가 터져 나왔다.

"근데 한영아, 그 엄청난 양을 어떻게 편집하고 언제 필사로 다 적는단 말이야? 이 빡빡한 학교생활에 일 년으로도 해내기 어려울 거로…"

금오 선생 강의를 같이 들어 누구보다 정황을 잘 아는 김범진이 걱정스러운 표정을 지었다. 그건 사실이었다. 워낙 방대한 분량인 데다 이제 본과 1학년이 금오 선생의 전문적이고도 심오한 강의를 완벽하게 구현하기엔 한계가 있을 수밖에 없었다.

"그래도 한 번 도전을 해보려고 해. 누군가는 해야 할 작업이고, 책으로 편집된다면 후학들이 수월하게 배울 수 있지 않을까. 그리고 무엇보다 금오 선생님의 숙원사업이잖아…."

모두 긴가민가했지만 그의 눈빛은 자신감으로 반짝였다.

밤 9시를 넘어서자 하나둘 빠지기 시작하던 좌석이 어느샌가 썰렁해지기 시작했다. 카운터에 가서 계산을 하고 혜은의 하숙집으로 향했다. 여러 명의 학생이 생활하고 있는 하숙집 대문은 언제나 열려 있었다. 과외가 끝났는지 인기척이 없는 방에서 문틈 사이로 희미한 불빛이 한 줄기 흘러나왔다. 노크를 하면 놀랄까 봐 낮은 목소리로 불러보았다.

"혜은아, 자니…."
"앗! 한영 형."

얼마나 반가웠으면 방문이 열림과 동시에 혜은이 뛰쳐나왔다. 너무 서두른 나머지 슬리퍼를 꿰신다가 발을 헛디뎌 그만 앞으로 고꾸라졌다. 급하게 팔을 뻗어 부축하는데 체중이 앞으로 쏠린 상태라 그만 서로 마주안고 포옹하는 자세가 되고 말았다. 당황한 한영이 그 자세로 주춤거리는 사이 혜은이 자연스레 가슴에 얼굴을 묻었다. 새근거리는 숨소리가 흐트러질까 봐 옴짝달싹 못 하고 그 자세로 안은 채 서 있어야 했다. 쿵쿵거리는 심장 소리가 점점 커지는데 혜은이 살며시 허리에 팔을 둘렀다. 그 역시 애기를 안 듯이 한 손으로 뒷머리를 쓰다듬며 등을 토닥였다. 오래지 않아 엄마 품에 안긴 아기처럼 그녀의 호흡이 안정되어 갔다.

달님의 시샘이었을까? 구름을 벗어난 달빛이 뒷마당을 대낮처럼 환하게 비추기 시작했다.

"우리 동천으로 산책 갈까?"

두 연인은 손을 꼭 잡고 한 블록 옆으로 흐르는 동천을 향해 걸어갔다. 둑길 위로 올라서자 코스모스가 손을 흔들며 반겼다. 달빛 아래 만발한 색색의 코스모스가 천상의 화원인 양 감탄을 자아낼 만큼 아름다웠고, 셀 수 없이 많은 가을 별들이 동천 수면 위로 오롯이 내려앉아 있었다.

형산강과 동천이 만나는 합수머리 가까이 걸어갈 때까지도 길 양옆으로 늘어선 코스모스 축하퍼레이드는 끝나지 않았다. 잡고 가던 손을 앞뒤로 크게 흔들며 무엇이 즐거운지 혜은이 어린아이처럼 까르륵거렸다.

잠시 합수머리에서 멈추어 섰다. 강 건너편에 우뚝 솟은 세심대가 달빛을 받아 은은하고 신비로운 기운을 발산하고 있었다.

"해가 뜰 무렵 산책을 하다 바라보면 저 바위벼랑 위에 어떤 남자가 서 있어요. 너무 멀어서 누군지는 잘 모르겠는데 그 사람이 자꾸 형이 아닐까 하는 느낌이 드는 거예요."

깜짝 놀라서 돌아보았다.

"근데 그 사람이 왜 나라고 추측을 했니?"

"추측이 아니라 그냥 그런 확신이 들었어요. 제가 형을 너무 좋아해서 착시를 했는지도 몰라요. 호호."

천천히 그녀의 어깨에 팔을 둘렀다. 이렇게 행복해하는데 이 년 반이나 지나도록 한 번도 애틋한 마음을 전하지 못하고 늘 주위를 맴돌았을 그녀가 안쓰러웠다.

"혜은아… 내가 뭐라고 그렇게 오래도록 가슴에 담아두고 살았니?"

혜은이 말없이 그의 눈을 올려다보았다.

"이제부터 언제나 네 곁에 있을게…"

다시 그의 품에 얼굴을 묻은 혜은의 가녀린 어깨가 조금씩 들썩였다. 사랑하는 연인을 지척에 두고 긴 시간 그리워하고 기다린 눈물은 뜨거웠다.

"앞으로는 늘 웃기만 하는 거다…"

고개를 끄덕이자 다시 눈물이 주르르 흘러내렸다. 꼼꼼하게 얼굴을 닦아주고는 이마에 입맞춤을 했다.

팔짱을 끼고 성언동 번화가로 돌아온 두 사람은 이끌리듯 경양식집 겨울나그네 계단을 걸어 올라갔다. 문을 열고 들어서자 혜은이 지난날 억지 미팅을 했던 창가자리로 그를 이끌었다. 그날 이후로 간절하게 이 자리에 같이 앉고 싶었다.

"뭐 좀 마실까?"

"네. 오늘은 맥주 한잔 하고 싶어요."

"너 술 마시는 거 한 번도 본 적 없는데."

"저 술 잘 마셔요. 그동안은 거의 안 마셨지만."

무엇이 즐거운지 연신 싱글거렸다. 맥주와 과일 안주를 주문하고는 묵혀둔 이야기를 꺼냈다.

"사실 나 사랑했던 사람이 있었어…"

"어떤 분인데요? 혹시 우리 언니예요?"

두 눈이 유난히 반짝거렸다.

"언니는 한 번 만났고, 그 친구 역시 몇 번 만나지 못하고 떠나보냈지…"

"그럼 그분도 젊은 나이에 돌아가신 거예요?"

"그래… 사랑하는 사람들이 먼저 떠나가니까 나도 모르게 누굴 사랑하기가 두려워지더라…"

맥주를 한 모금 마시며 말라 드는 목을 축였다.

"사실 2년 전 박물관 앞에서 너를 만났을 때 나도 모르게 심장에서 쿵 소리가 났었어. 이상형이라든가 한눈에 반했다든가 그런 감정이 아니라 오랫동안 기다리던 사람을 만났다는 운명적인 느낌이었어."

갑자기 갈증이 나는 사람처럼 혜은이 맥주 한 잔을 단숨에 들이켜고는 가슴에 손을 얹고 연이어 심호흡을 했다.

"형. 방금 하신 말씀… 제 일기장에 그대로 기록이 되어 있어요!! 어쩜 그리 똑같을 수가!"

예과 1학년 개학 첫날 자기소개를 할 때 한영을 처음 보고 집으로 돌아와 적은 일기와 토씨 하나 다르지 않았다.

'오늘 상상 속에서나 가능한 일이 일어났다. 내가 궁금해했던 김한영이라는 분을 만나게 될 줄이야. 처음 보는 사람인데 나도 모르게 심장에서 쿵 소리가 났다. 이상형이라든가 한눈에 반했다든가 그런 감정이 아니라 오랫동안 기다리던 사람을 만났다는 운명적인 느낌이었다.'

1985년 3월 2일 손혜은의 일기장은 이렇게 시작되고 있었다.

"그럴 수가!"

한영이 덥석 손을 잡았다. 어느새 혜은의 눈에서 또다시 감동의 눈물이 흘러내렸다. 한참 시간이 흘러도 새로운 반가움과 기쁨의 눈물이 그치지 않았다.

"그런데 너를 좋아하게 되면 네게도 불행한 일이 생길까 봐 일부러 피하고 외면했던 거란다."

사실이었다. 얼마 전 보문 데이트 이전까지는 이끌리는 감정을 철저히 삭이며 억지로 그녀를 밀어내고 있었다. 예과 일 학년 여름방학 박물관 앞에서 만난 날부터 대금을 배울 때나 여러 실습 등 셀 수 없이 많은 접촉이 있었지만, 마음과 달리 의도적으로 일정한 거리를 두고 지냈다. 최나경 사건이 없었다면 어쩌면 지금도 억지 춘향 역을 계속하고 있을지 몰랐다.

"그게 무슨 말씀이세요? 그럼 혹시 언니가 불행하게 갔다고 자책하시는 거예요? 아녜요. 형이 안 계셨더라면 정말 외롭고 힘들게 임종을 맞이했을 거예요. 마지막 순간까지 형에게 감사하다는 말만 되뇌었어요."

"그랬구나… 그렇다니 참으로 다행이다."

두 사람의 표정이 비가 온 뒤의 하늘처럼 활짝 개었다.

"형. 우리 이다음에 언니와 만났던 버스 종점 그 찻집에 한 번 가요."

어느새 혜은이 생글거리고 있었다.

"그래… 나도 꼭 한번 가보고 싶어."

몇 시에 그녀를 배웅했는지 언제 금정리로 돌아왔는지 천상의 연인을 만난 그 날 성언동의 밤 시계는 날이 새도록 정지되어 있었다.

필사로 된 초안의 분량이 라면 상자 3개를 넘었다. 각각의 자료에 날짜별로 순서를 매기고 바야흐로 편집과 정서 작업에 돌입했다. 건한대학교 참고도서실에 특별히 부탁해서 큰 테이블 하나를 전세 내어 자료들을 펼쳐놓고 강행군의 첫발을 내디뎠다. 4년 전 입시 준비를 할 때, 동의공업전문대학 강의실을 이용하다 총무과장에게 발각되어 참고도서실과 교수휴게실 사용 허락을 받았던 일이 새삼스레 떠올랐다.

그런데 예상보다 작업 진도가 잘 나가지 않았다. 그 이유는 다양한 주제를 동시에 언급하는 금오 선생 강의의 특성상 편집을 하는 과정이 복잡했고, 강의에서만이 전달할 수 있는 육성의 현장감과 서슬 퍼런 카리스마를 구현하려는 노력이 여간 어려운 게 아니었다. 역시나 수없이 많은 도표와 그림, 주역이나 오운육기와 같은 전문적인 영역 또한 그를 힘들게 했다.

낮에는 수업을 듣고, 저녁부터 새벽까지 작업하는 몰골은 하루가 다르게 피폐해지기 시작했다. 그렇지만 온 방 가득 넘쳐나는 엄청난 분량의 자료를 눈앞에 두고 건강을 챙길 여유가 없었다. 몸을 씻거나 목욕을 할 겨를도 없이 주말에는 아예 도서실에서 살다시피 했다.

평점 3.1의 아슬아슬한 성적으로 기말시험을 마친 한영은 몇 시간의 취침 외에는 오로지 편집과 필사에 온 힘을 쏟아 부었다. 도서관을 오고 가는 시간이 아까워 금정리 하숙집에서 마무리 작업을 했다. 죽자사자 매달린 끝에 만 4개월 보름 만에 직접 손으로 적은 1,000페이지가 넘는 한 권의 책이 완성되었다. 필체는 1페이지부터 1,004페이지까지 하나도 흐트러지지 않았고 오자나 탈자도 거의 찾아보기 어려웠다. 본과 일 학년 학생 혼자서 해냈다 하기에는 아무도 믿지 못할 엄청난 작업이었다. 그리고 작업을 완성한 것보다 더 큰 의미는 그 엄청난 책의 내용을 완벽하게 증득했다는 것이다. 자기가 해내고도 믿기지 않아 부모가 갓난쟁이를 어루만지듯 필사본을 애정 어린 손길로 쓰다듬었다.

여행용 가방에 정성스레 원본을 담고 금오 선생을 만나기 위해 서울행 열차에 올랐다. 차창을 스쳐가는 풍경들이 이전과 완전히 달라 보였다. 그건 단순한 풍경이 아니라 바라보는 모든 대상이 오롯이 본질로 투영이 되는 것 같았다. 마치 살이 투명한 물고기를 들여다보는 것 같은 착각이 들 정도였다.

서울역에 내리자마자 한달음에 신농백초한의원으로 달려갔다.

"김한영 씨가 이런 엄청난 작업을 해왔군요. 허허허…"

얼마나 기가 막혔으면 필사본을 들여다보던 금오 선생의 놀란 표정이 이내 너털웃음으로 바뀌었다.

"어떤 뛰어난 작가도 이런 전문적인 작업은 해낼 수 없어요. 지난 강의 때 예사롭지 않게 보았습니다만 이렇게 대단한 내공이 있는 줄은 몰랐네요. 본과 1 학년생이 한 학기 만에 이리도 방대한 작업을 완성하다니…"

선생의 극찬에 고행의 실타래가 말끔하게 풀려나갔다.

"안면도 의료봉사에서 과장 역할을 멋지게 해냈다는 소식도 들었습니다. 안 그래도 따로 한번 만나고 싶었는데 잘됐습니다."

자료를 한참 동안 들여다보던 금오 선생이 수차례 고개를 끄덕였다.

"맞춤법은 물론이고, 내용상으로도 틀린 부분을 찾을 수가 없군요. 강의와 같은 현장감이 부족한 것은 어쩔 수 없는 일이지요. 간절히 바라던 일이었지만 그동안 엄두가 나지 않아 차일피일 미루고 있었는데 덕분에 큰 숙제를 해결하게 되었습니다. 대단히 수고 많았습니다!!"

금오 선생의 큼지막한 손이 그의 손을 굳게 잡았다.

"오늘 한턱 크게 내야 할 것 같습니다. 하하… 점심도 제대로 못 했을 테니 우선 맛난 집으로 가서 식사부터 합시다."

두 사제는 한의학의 현실과 미래에 대해 밤늦도록 많은 대화를 나누었다. 융숭한 대접을 받고 금오 선생이 잡아준 숙소에서 하루를 묵고 부산으로 돌아왔다.

그리고 몇 개월 지나지 않아 '동양의학혁명'이라는 제목의 책 다섯 권이 배달되었다. 금오 선생의 자필 사인을 보며 기쁨을 감출 수 없었다. 책을 펼쳐보고는 너무 놀라 헉 소리를 지르고 말았다. 부록이나 몇 편의 칼럼이 추가된 것을 제외하고는 모든 내용이 자기가 편집하고 직접 기록한 필사본과 동일했다. 머리말을 펼쳐 들고 빨려들듯 읽어 내려갔다.

독자들에게

이리 깁고 저리 기운 누더기 같은 말 잔치를 몇 명의 수강생들이 수고롭게 손수 글로 적었다며 강좌 필사본 묶음 책을 저에게 가져왔습니다.

원래는 강의만 하려 했는데 막상 문자화된 필사본을 보는 순간 솔직히 저는 두려웠습니다. 문자에 대한 여러 오해와, 강의실의 뜨거운 분위기를 공유하기 어려운 점 등의 부담과 아쉬움으로 과연 책을 발간해야 할까 고민하지 않을 수 없었습니다. 그렇지만 직접 강좌를 들을 수 있는 인원에 제한이 있으므로 더욱 많은 사람들이 공유할 수 있도록 책을 펴내기로 결정하게 되었습니다.

인간은 어디까지나 나의 마음, 나의 육신을 관찰하여 나를 아는 작업으로부터 모든 인식이 출발해야 합니다. 내 것이지만 나의 심신을 잘 알지 못하니까 의사에게 병을 물으러 가고, 종교가에게서 신과 깨달음과 행복의 세계를 구하려 하고, 정치가에게 유토피아를 건설해 달라고 의지하고, 예술적 도취와 연애의 황홀에 빠지고 싶어 하고, 마약이나 술과 같은 도피적 도구를 애용하고, 무슨 ism(주의)의 노예가 되고, 젊음과 늙음의 환상에서 웃고 우는 것이고, 만남과 헤어짐의 고통을 감수하고, 죽음과 삶의 수레바퀴를 숙명적으로 체념하고 있는 것이 아니겠습니까?

내가 유한한가? 무한한가? 학자들은 무의미한 논쟁에 시간을 허비하고, 대부분의 인간은 무엇이 될 것이라는 허구적 망상에 사로잡혀 오늘을 헐값으로 매도하는 삶을 살고 있습니다.

'나는 무엇이었다.'라는 허구성, 집착 등으로 인해 허비한 세월의 허무를 이해하십니까? 사암도인침구요결의 서두와 같이 칠정(七情)의 뜨고 가라앉음을 살핀다면 문득 시비가 끊어지겠지요.

분명히 예언할 수 있는 것은 AIDS보다 더 무서운 괴질이 인류를 덮칠 수 있다는 것입니다. 어떻게 해야 합니까? 약이나 침술만으로는 안 됩니다. 이 지구 상에서 분리의식을 추방하는 방법이 있다면 오직 그것만이 불길한 미래를 대비하는 처방이 될 것입니다.

분리의식은 독(毒)입니다. 여러분! 이 강좌의 기본적인 길은 오직 근원의 문제를 알고 싶어 하고 괴로워하는 분들을 위한 것입니다. 분리심이 키워놓은 모든 죄는 심판이 그 뒤를 따르지 못합니다. 장난으로 산에다 성냥을 그어댄 꼬마 하나를 모든 주민과 소방관이 뒤쫓지 못하는 것과 같습니다. 힘들여 산불을 꺼 봐야 불타버린 황폐한 숲의 잔영만 남게 되지 않습니까?

분리의식이라는 악동(惡童)은 곳곳에 불을 지르고 다니면서 그 뒤를 쫓는 소방관들과 우리를 비웃고 있습니다. 그 악동을 잡아야 합니다. 우리 모두의 마음속에 도사리고 있는 이 악동!!!

의학의 시작이자 끝은 곧 인간의 평화입니다. 평화는 먼 곳에 있지 않습니다. 자기도 모르게 갈라져 있는 분리심의 틈바구니를 메워야 합니다. 건강한 삶이란 분리의식 없는 건강한 정신으로부터 출발하게 되는 것입니다. 여러분들이 알아듣든 그렇지 않든 제가 누더기처럼 이렇게 주절주절 스토리를 엮어 왔던 이유가 바로 이것이었습니다. 어설프고 고루한 문체지만 올바른 의학관과 현 교육의 문제점을 제시한다는 차원에서 이해를 부탁드립니다.

거의 100시간에 해당하는 강의 테이프를 문자화시키는 엄청난 작업을 마무리한 이름 밝히기를 꺼리는 아름답고도 헌신적인 K 대학의 후배에게 감사드리며 손끝이 무뎌질 정도로 고행의 작업을 도운 역시 같은 K 대학 여러 학생의 노고를 치하해 마지않습니다.

사부님!

불초 외로운 당신의 아들은 당신의 거룩한 법의 가르침과 은혜에 조금이나마 보답하고자 이러한 업(業)을 지었습니다. 촌보도 움직이지 아니하고 큰 바다를 건너신 스승님! 오늘 듣고 계십니까? 원력(願力)이라는 미명하에 아직도 못 버린 아상(我想)의 누더기지만 영문 모르게 목메어 머금은 눈물이 북받칩니다.

당신의 영정에 감히 바쳐드리옵나이다.

흠향하시옵소서......

丙寅新春 蕙庵門人　金烏 三拜

다시 연풍으로

사암침법 강의록 작업에 매달리느라 기말시험에 주력하지 못했지만, 평점 3.1로 장학생 자격을 유지하는 것으로 본과 1학년을 마친 김한영은 어느새 6년 공부의 반을 마무리하게 되었다.

"오늘 여러분에게 전달할 희소식이 있습니다."

본과 일 학년 마지막 수업이 끝나자 교단에 올라선 박병훈은 평소와 달리 흥분을 감추지 못했다.

"대통령이 바뀌고 문교부 정책이 대폭 수정되면서 드디어 졸업정원제가 폐지되었습니다. 이제 상대평가가 없어졌고 일정 비율의 유급도 해제되었습니다. 여러분 그동안 고생 많았습니다."

이야기가 끝나고도 강의실은 한동안 아무 반응이 없었다. 그만큼 예상 밖의 빅뉴스였던 것이다.

"이제 여러분은 진급에 필요한 수업일수만 채우면 되고 전과목 학점을 D 제로만 받아도 유급이 되지 않게 되었다는 희소식입니다."

그제야 강의실은 박수와 환호로 북새통을 이루었다.

홀가분하게 부산으로 돌아온 한영은 오랜만에 오재수를 만나 회포를 풀고 싶었지만 이미 그는 대학교를 졸업하고 인천으로 교사 발령을 받아 부산을 떠난 지 3년이나 지난 뒤였다.

본격적으로 임상을 배워야 할 시기가 되었지만, 강의록을 쓰면서 체력이 소진되어 우선은 부산 본가에서 휴식을 취하기로 했다. 부모는 물론 방문하는 친척이나 지인들을 진찰하거나 치료를 해주며 입학 이후 처음으로 평온한 나날을 보내고 있었다.

"아들아 니 치료를 받은 사람들이 하나같이 효과가 좋다고 감탄을 하는구나. 처음엔 아직 학생인 니가 경험이 부족해서 어쩌나 걱정을 했는데 지금은 얼마나 대견하고 자랑스러운지 모르겠구나."

치료 효과가 좋다는 걸 경험한 지인들이 다른 사람들을 대동하고 방문을 하는 바람에 하루 중 반나절은 환자에게 붙들려야 했지만 내방하는 모든 이들에게 성심성의껏 치료를 해주었다. 그러구러 일주일을 넘어서자 서서히 좀이 쑤시기 시작했다. 본과 2학년 개학을 앞두고 방학이 끝나기 전에 좀 더 심도 있는 임상경험을 하기 위해 다시 태화한의원을 찾아가기로 했다. 한의원으로 다이얼을 돌리는 손은 언제나처럼 떨렸다.

"스승님 그간 안녕하셨습니까? 여러 가지 바쁜 일로 자주 연락드리지 못해 송구합니다. 이번 방학에 다시 공부하러 갔으면 합니다."

전화기에서 울려 나오는 송 원장의 음성은 밝고도 명랑했다.

"그러엄. 언제라도 오면 되지~."

언제부턴가 송 원장은 내심 그를 수제자로 낙점하고 있었다. 금오 선생 강의를 듣느라 여름방학을 건너뛰었고, 강의록 작업을 하느라 겨울방학도 반을 넘기게 되자 제자의 소식을 못내 궁금해 하고 있던 차였다.

"감사합니다. 스승님. 그럼 내일 바로 올라가겠습니다."

전화를 끊자마자 어머니와 함께 부전시장에 가서 생선과 조개류, 미역 등을 커다란 박스에 각각 하나씩 포장을 했다.

이튿날 새벽같이 부모에게 하직 인사를 하고는 곧바로 대구행 버스에 뛰어올랐다. 북대구에서 갈아탄 버스가 점촌을 지나자 눈발이 듣기 시작했다.

"어허… 이러다 이화령고개를 넘지 못하면 어떻게 하나."

승객들이 걱정하는 소리에 문경에서 발이 묶이면 해산물이 상하게 될까 봐 바짝 긴장이 되었다. 고개 정상부로 올라갈수록 적설량이 많아 수시로 버스가 갈지자걸음을 했지만, 운전기사는 대수롭지 않은 일인 양 침착하게 차를 몰아 무사히 연풍면 버스정류장에 내려주었다. 순규네 식당에 들러 선물 박스 하나를 내려놓고는 큰절을 했다.

"연락도 하지 않고 왔구나."

순규와 끌어안고 서로 등을 두드렸다.

"임상 공부는 좀 하고 있니?"

"응. 틈나는 대로 가서 참관하고 있어. 아저씨가 널 기다리시는 눈치던데…."

"어서 가봐야겠어. 나중에 따로 놀러 올게요…."

순규 가족에게 인사를 하고 한의원으로 향했다. 서두를 일도 없는데 자꾸 마음이 앞섰다. 저만치 한의원이 눈에 들어오자 짊어진 가방과 박스의 무게를 잊어버렸다.

"나이도 어린 친구가 벌써 뇌물을 쓸 줄 아는구나. 허허허."

송 원장이 해산물 상자를 들여다보며 군침을 삼켰다. 과거 국군부산병원에서 의무병 하사로 군 생활을 한 연고로 충청북도 출신이지만 해산물을 특히 좋아한다는 것을 잘 알고 있었다.

"육류는 질긴데 생선은 살이 부드러워 먹기 좋지 맛 좋지. 오늘 내 입이 제대로 호강을 하는구나. 하하하."

늘 소식을 하는 분이 밥을 두 공기나 비우자 더없이 행복해졌다.

"안채에 방이 두 개니 이번에는 여기서 지내도록 하거라."

스승의 배려로 태화한의원에서 생활을 하게 되었다. 한집에서 지내면 공부에 밀도가 더해지는 장점도 있지만, 그보다 따뜻한 밥상을 차려드리고 싶은 간절함이 더 컸다. 설거지를 마치고 마당으로 나서는데 눈은 어느새 주먹만한 함박눈으로 바뀌어 있었다.

"어허 무슨 눈이 이러키나 많이 오나 그래…"

스승은 환자들의 교통편을 걱정했지만 적설량이 많아 버스가 끊겼음에도 어디서 어떻게 찾아오는지 환자 수는 거의 변함이 없었다.

"날씨가 이래서 서울 가실 수 있겠습니까?"

"벌써 눈이 저만큼이나 쌓였는데 어림도 없지."

처마 끝까지 내려앉은 눈구름은 진료를 마감할 때까지도 줄기차게 눈덩이를 퍼부어댔다. 저녁을 먹고 한 뼘도 넘게 쌓인 마당의 눈을 쓸어놓고 자정이 넘도록 책을 뒤적이다 깜빡 첫잠이 들었는데 잠결에 설핏 절규하는 소리가 들리는 것 같았다.

새벽이 되면서 눈은 줄어들었지만 바람이 드세졌다. 눈보라가 몰아치는 온밤 내내 이가 맞지 않은 창이 사시나무처럼 떨었고 월악산 재넘이 바람이 지붕을 뜯어낼 듯 몰아쳤지만, 그 소음의 틈새를 비집고 들어오는 약한 소리에 잠을 깰 수 있었던 건 그만큼 그 소리에 간절함이 묻어났기 때문이었다. 눈이 너무 많이 쌓여 배고픈 산짐승이 내려왔나 하는 순간 부수기라도 할 듯 쾅쾅쾅 대문을 두드리는 절박한 굉음이 어둠을 깨뜨렸다. 용수철처럼 이부자리를 박차고 일어섰다.

'이건 응급이다!!'

응급환자는 대다수 병원 응급실로 가지만 충청도 산골 이화령 골짜기에서는 한의원으로도 드물지 않게 응급환자가 들이닥쳤다. 충청도를 넘어 경기

경북까지 명의로 소문이 난 태화한의원에서 응급환자를 만나는 것은 예사로운 일이 되어 있었다.

미처 옷을 다 추스르지도 못하고 급하게 마당으로 뛰쳐나가는데 언제 일어났는지 송 원장은 진료실과 마당을 대낮처럼 밝혀놓고 대문을 열고 있었다.

엄청난 폭설이었다. 무릎을 넘보는 적설로 인해 아무리 잡아당겨도 대문은 겨우 한 뼘 정도의 공간만을 허락할 뿐이었다. 쏜살같이 달려 창고에서 삽을 가져다 허겁지겁 눈을 헤치고는 환자를 받아 업고 진료실로 뛰어들어갔다.

환자의 상태는 본과 1학년 학생의 안목으로 보기에도 중증이었다. 아들의 도움을 받아 베드에 눕혔지만, 미동도 하지 않는 60대 여성은 완전히 의식을 상실한 상태였다. 쳐다볼수록 난감했다. 빨리 큰 병원 응급실로 보내야 하지 않을까 걱정을 하는데 아들이 울먹였다.

"눈이 너무 많이 쌓여 모든 길이 다 막혔어유. 경운기를 운전하고 오는데 어디가 길인지 분간이 되지 않아 그냥 앞만 보고 악셀을 당겼지유. 그나마도 칠성면 지나치다 개울로 처박혀 경운기를 내버리고 죽기 살기로 어머니를 업고 오는 길입니다요."

십 리가 넘는 눈길을 달려온 아들은 가쁜 숨을 몰아쉬며 눈물을 뚝뚝 흘렸다.

"원장님 저희 어머니를 살려주십시오. 제발 좀 살려주십시오."

송 원장에 대한 신뢰가 절대적인 아들은 차편이 있었다고 해도 응급실을 가지 않고 태화한의원으로 왔을 것이라고 했다. 몇 년 전 어머니가 요통으로 꼼짝 못 하고 누웠을 때도, 급성 방광염으로 피오줌을 누었을 때도 침 몇 번 약 몇 첩 쓰지 않고 말끔히 나았었다.

갓 서른을 넘긴 장정이라고는 하나 폭설이 내린 시오리 눈길을 수도 없이 미끄러지고 넘어지며 어머니를 업고 왔다는 사실은 코끝이 시큰하도록 감동적이었다. 얼마나 애를 썼는지 땀과 폭설로 젖은 몸은 방금 물에 빠졌다 나온 사람 같았고 머리와 어깨에서 피어오르는 허연 김이 어머니를 향한 간절한 염원만 같아 가슴이 찌르르했다.

눈꺼풀을 뒤집어 눈동자가 풀렸는지 살펴보고 두 손으로 이를 벌려 입안의 혀가 기도를 막지 않는지 확인한 다음 인영맥과 촌구맥을 보더니 천천히 고개를 끄덕였다. 지켜보고 섰던 두 사람이 동시에 꿀꺽 침을 삼켰다.

"너무 걱정은 말게."

한마디만 던지고는 시침을 시작했다. 좌측 합곡혈과 태충혈을 보하고 우측 합곡혈과 태충혈을 사하고 나서 다시 인영맥과 촌구맥을 확인했다. 좀 전보다 한결 편한 표정으로 눈을 껌뻑이고는 대돈혈과 중충혈을 보하고 다시 맥을 보고는 뜸을 뜰 준비를 시켰다. 단중혈 좌측 한 늑간 아래에 반미립대(半米粒大 쌀알 크기의 반)로 뜸을 스물다섯 장 뜨게 했다.

신기하게도 뜸을 한 장씩 뜰 때마다 어머니의 안면에 미세하게 화색이 살아나기 시작했다. 그런데 스물다섯 장의 뜸을 다 뜨고도 별 반응이 나타나지 않자 뜸이 타고 난 새까만 재 자국처럼 그의 입도 바싹바싹 타들어 갔다.

다시 맥을 확인하더니 태백혈을 보하고 통곡혈을 사하고는 바깥쪽 복사뼈 아래에 있는 추한혈에 여섯 치(약 20cm)가 넘는 장침을 밀어 넣었다. 침첨(針尖 침끝)이 발바닥을 관통하고 반대편 복사뼈 아래 연곡혈을 뚫고 나왔다.

바로 그때 어머니의 입술이 파르르 떨리고 양미간이 좁혀지더니 '으음…' 신음을 흘리며 서서히 깨어나기 시작했다. 그 광경을 지켜보는 아들의 모아 쥔 두 손바닥 사이에서 뚝뚝 땀방울이 떨어져 내렸다. 당장 달려들어 어머니의 손이라도 잡아야 했지만 놀라움과 반가움이 교차하는 진료실은 한동안 기분 좋은 침묵만이 가득했다.

얼마나 시간이 흘렀을까… 창밖이 은은하게 밝아오고 있었다. 완전하게 의식이 돌아온 어머니는 눈을 껌뻑이며 실내를 두리번거렸다.

"얘야… 여기가 어디냐?"

그제야 아들이 두 팔을 벌려 어머니를 끌어안았다.

"어머니. 깨어나셨네요. 흑흑… 여기 송약국이어유. 알아보시것어유우?"

"근데 내가 왜 여기에 누워있는 거냐?"

"어르신이 어머니를 살리셨구먼유우."

송 원장의 손을 붙잡고 또다시 눈물을 글썽였다.

"이 은혜를 어찌 갚아야 할런지요. 경황없이 오느라 미처 치료비를 준비하지 못했는데…"

호주머니를 뒤지더니 젖고 구겨진 천 원짜리 지폐를 몇 장 꺼내자 송 원장이 빙그레 웃었다.

"자네의 지극한 효심만으로도 치료비는 충분하네. 경운기가 미끄러진 덕에 업고 오는 동안 자네의 체온이 어머니를 살렸네. 만약 계속 경운기에 싣고 왔다 면 정말 큰일 날 뻔했어. 일단 침으로 기혈을 소통시켜 급한 불은 껐지만 워낙 허약한 몸이라 한약으로 기혈을 보충해주지 않으면 다시 재발할 걸세. 대기실 에 군불을 넣어놓았으니 첫차 올 때까지 조리하다 가게나."

"원장님. 고맙습니다. 꼭 이 은혜를 갚겠습니다…"

절을 하고 또 하며 어머니를 부축해서 대기실로 들어갔다.

오랜만에 주말을 스승과 함께 지내게 된 제자는 신이 났다. 아침 설거지를 마 치고도 휴식을 취하지 않고 발걸음 소리를 죽이며 안방 문 앞을 맴돌았다. 새벽 환자에 대해 궁금한 것이 많았지만 쉬고 있는 스승을 불편하게 할 수는 없었 다. 그저 한 발짝이라도 존경스러운 스승 가까이에 있고 싶은 마음뿐이었다.

"어험… 한영이 거기 있느냐?"

마치 내다보기라도 하는 것처럼 헛기침을 한 번 하고는 그를 불렀다. 아무리 조심을 한다 해도 인기척이 전해지지 않을 리 없었다.

"네! 네에. 스승님."

갑작스런 호출에 깜짝 놀라 말을 더듬었다.

"이리 들어오너라. 차나 한잔 하자꾸나."

떨리는 손으로 방문을 열고 들어가자 송 원장은 어느새 차를 우려내고는 찻잔에 따르고 있었다.

"잠도 설치시고 치료하느라 피곤하지 않으세요?"

"괜찮다. 너는 힘들지 않으냐?"

스승의 음성이 그 어느 때보다도 온화했다.

"일요일인데 쉬지 않고 무슨 일로 거실을 그리 왔다 갔다 하느냐…"

"오늘 서울에서 기다리는 환자분들은 어떻게 합니까?"

"그래 아까 그 환자 치료가 궁금해서 그러느냐?"

말머리를 돌리자 대답 대신 제자의 의도를 콕 쪼았다. 스승의 부드러운 목소리에 그만 목이 메고 말았다. 작년 겨울 처음 태화한의원을 찾았을 때 고생했던 기억들이 주마등처럼 스쳐 지나갔다.

"네가 아직 본과 일 학년이라 다 알아들을 순 없겠지만, 열심히 배우고 실천하다 보면 차차 알게 되지 않겠느냐."

"네에… 근데 환자가 인사불성이 되어 들어오는데 어찌 조금도 당황하거나 서두르지 않을 수가 있습니까?"

궁금한 것은 수없이 많았지만 가장 먼저 묻고 싶었던 질문을 던졌다. 그럼에도 아무 말도 없이 그저 미소만 지을 뿐이었다. 조바심이 나 말라 드는 입술을 적셨다.

"우왕좌왕한다고 달라질 게 있느냐? 죽을 사람은 어떤 명의라도 살려낼 수 없는 법이니라. 내가 처음 그 아주머니의 맥을 잡아보고 위증(危症)이 아니라고 판단을 했기 때문에 서두르지 않고 즉시 보호자를 안심시켜주었던 것이다."

"그럼 중풍이나 심장마비가 아니었던 겁니까?"

"그렇다. 겉보기엔 그리 보이겠지만 그녀는 심혈허로 뇌와 전신의 혈액순환이 원활하지 못한 데다 과도한 농사일로 피로가 겹쳐서 실신한 상태였다."

"아들에게 물어보시지도 않고 그걸 어떻게 알 수가 있습니까?"

그들의 사생활을 아는 것도 아닌데 한 마디도 묻지 않고 그 집안 사정을 훤히 들여다보고 있는 것 같은 해석이 도무지 이해가 되지 않았다.

"그건 맥을 보면 다 알 수가 있다."

"네에~? 맥에 그런 것까지 다 나타난다는 게 사실입니까?"

스승은 이제 제자에게 불문진단(不問診斷 아무것도 묻지 않고 진찰하는 방법)에 대해 이야기를 해주어도 될 때가 되었다고 판단했다. 작년 겨울 맥을 좀 가르쳐 주기는 했지만 진찰은 맥진 외에도 여러 가지가 있었다.

황제내경(黃帝內經 한의학 최고의 경전)은 거의 모든 한의학의 핵심적인 내용을 담고 있지만 가르침을 받지 않고는 쉽사리 다가설 수 없는 비전이다. 그것은 마치 불경을 다 외웠다고 해서 부처가 될 수 없음과 같다. 그래서 실제 임상에서 가용할 수 있도록 언제부턴가 하나하나 실습 위주로 황제내경을 가르치고 있었다.

"목젖 옆 경동맥에 있는 인영맥과 손목의 요골동맥에 있는 촌구맥은 상하좌우 맥의 크기가 같아야 인체의 건강 밸런스가 정상적으로 가동되는데, 그 아주머니는 좌측의 인영맥과 촌구맥은 약하고 우측 인영맥과 촌구맥은 강하게 나왔다."

인영맥은 합곡혈을 촌구맥은 태충혈을 자침함으로써 치료를 한다. 이것을 사관침법이라고 하는데 인영이든 촌구든 맥이 약한 쪽은 합곡과 태충을 보(補)하고 맥이 강한 쪽은 사(瀉)를 하면 된다. 사관침법의 이론은 이렇게 간단하지만 그 효과는 균형이 깨진 오장육부의 밸런스를 단시간에 맞추어 내는 엄청난 내공을 가지고 있다. 고작 네 개의 침으로 오장육부의 기능이 정상화된다는 사실은 기적이 아닐 수 없다.

"그래서 좌측의 합곡혈과 태충혈은 보를 해서 기운을 올려주고, 우측 합곡혈과 태충혈은 사해서 기운을 깎아줌으로써 인체의 좌우 음양 밸런스를 맞춰주었던 것이다. 그렇게 자침을 하면 불과 1~2분 사이에 좌우 합곡 태충 네 개 맥의 크기와 세기가 같아지기 시작한다. 자침을 할 때마다 맥을 다시 짚어보는 것은 맥이 균일해졌는지를 확인하는 것이다. 인영맥과 촌구맥의 크기가 같아지면 음양이 조화롭게 조절이 되어 인체가 건강한 상태를 회복하게 되는 것이다."

송 원장은 한의학의 이론을 설파하는 것이 아니라 삼매에 든 선사처럼 한의학과 혼연일체가 되어 있었다. 시간이 갈수록 투명해지는 눈빛과 맑아지는 안색이 지천명의 나이를 지워갔다.

"선생님. 왜 음양이 조화로워야 하는 겁니까?"

한의대 본과 2학년에 진급하는 학생으로서 부끄러운 질문이라는 후회는 말보다 한 발이 늦었다. 선방 수좌가 수십 년 참선하고도 선사를 만나면 '도가 무엇입니까?'하고 묻는 것과 같았다.

"왜냐하면 건강을 위한 모든 치료의 시작은 음양의 조화가 최우선이기 때문이다. 음양이 조화로우면 병이 나지 않고 이미 진행되던 병도 저절로 낫게 된다. 남편과 아내가 조화로워야 그 가정이 화목하고 평화로운 것과 같다. 그다음으로 오장육부를 살펴 치료하고 마지막으로 경락을 치료하는 것이다."

'아니? 침으로 음양을 조절하고 오장육부의 균형을 맞출 수가 있다니!!'

구체적인 방법은 알 수 없지만 너무도 엄청난 사실에 가슴 속에서 환희의 폭죽이 용암처럼 뜨겁게 터져 올랐다.

"오행(五行)의 상생(相生)과 상극(相剋)에 대해서 설명을 해 보거라."

감격스러워하는 제자의 마음을 아는지 모르는지 스승의 목소리는 담담했다.

(註)
■ 상생(相生) - 도와줌. 목→화. 화→토. 토→금. 금→수. 수→목
　　　　　　　(목화토금수의 순서대로 기운을 도와준다)
■ 상극(相剋) - 제약하고 억제함. 목→토. 토→수. 수→화. 화→금. 금→목
　　　　　　　(목화토금수를 한 칸씩 건너뛰며 기운을 억제한다)

오행의 상생도와 상극도

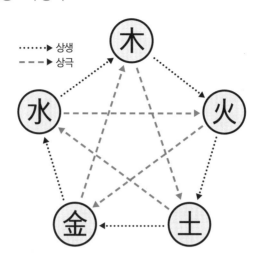

"네에… 상생은 목화토금수의 순서대로 도와준다는 의미입니다. 시계방향으로 목생화 화생토 토생금 금생수 수생목 이렇게 기운을 보강해줍니다. 가령 목생화(木生火)라면 목이 어미이고 화는 자식이 되는 셈입니다. 나무로 불을 피우듯이 어미가 자식을 도와주니 좋고 또 지극히 자연스러운 현상입니다. 화생토, 토생금, 금생수, 수생목도 그와 같이 해석하면 되는 줄로 압니다."

스승이 고개를 끄덕였다.

"상극은 상생의 순서보다 한 칸씩 건너서 목토수화금의 순서대로 억제하고 누른다는 의미입니다. 목극토 토극수 수극화 화극금 금극목 이렇게 기운을 꺾어줍니다. 가령 수극화(水克火)라면 물로써 불을 끄는 것과 같은 이치입니다."

"개념은 그 정도면 되었다. 이제 그 법칙을 임상과 연결을 시킬 줄 알아야 되겠지."

열심히 수업 듣고 시험 쳐 학점은 받았지만 오행의 법칙을 임상으로 연결하는 것은 늘 손에 잡힐 것 같으면서도 쉽지가 않았다. 제자가 주춤거리자 당연하다는 듯 설명을 시작했다. 잠을 설쳤음에도 스승은 전혀 피로한 기색조차 보이지 않았다.

"그 환자는 좌측 촌맥이 힘없이 푹 꺼져 있었는데 그건 심장이 약하고 피가 부족하다는 뜻이다. 심장은 화(火)에 속하는 장부이므로 목(木)으로써 보강을 해주면 좋겠지. 목이 어머니라면 화는 아들이니까. 대돈혈(木장부의 木穴)을 보하면 목생화(木生火)가 자연스럽게 임상에 적용이 되는 것이다. 특히 심장은 생기혈(生氣穴 심장의 기운을 도와주는 혈)에 뜸을 떠주면 더욱 좋다."

"그렇지만 그 어머니는 연세가 많으신 데다 일이 고되어 탈진했는데 어찌 약 한 첩 쓰지 않고 침과 뜸만으로 치료를 해낼 수가 있었습니까?"

누구라도 궁금해할 수밖에 없는 질문이었다.

"한약을 처방해서 몸을 양생시켜주면 근본적인 대책이 되겠지만 침이나 뜸으로도 기혈을 조절할 수 있고 특히 응급일 때는 약보다 침이 더 효과가 빠를 수도 있느니라."

예과 일 학년 때 이미 배운 내용이었지만 그 간단한 오행의 상생상극이 혈 자리와 맥과 연계가 되어 상상조차 할 수 없는 효과를 낸다는 사실이 놀라웠다. 그것은 마치 구구단만으로 미분 적분을 풀고 나아가 숫자의 개념을 넘어선 대수학(代數學)을 해석해내는 것과 같은 수준이었다.

'한의학적인 이론이 어려운 게 아니라 맥으로 질병을 찾아 해석하는 것과 음양오행 같은 한의학적 체계를 질병 치료에 접목하는 것이 어려운 것이구나!!'

늘 목말랐던 의문이 하나씩 풀려나갔다.

'그렇지만 수많은 질병과 음양오행 외의 셀 수 없이 다양한 메커니즘을 언제 다 익힐 수 있단 말인가?' 가르침을 받을수록 배움의 기쁨은 환희의 연속이었지만 깊이를 다 헤아릴 수 없는 한의학에 대한 경외감은 그를 주눅 들게 하기에 충분했다. '장차 나도 모든 질병에 저런 운용의 묘법을 적용해낼 수 있을까…?' 넘어야 할 산이 끝이 없을 것만 같았다.

"그런데 처음에 제대로 처치를 했음에도 환자의 회복이 늦어져 자못 긴장했는데 스승님은 거리낌 없이 그다음 단계의 치료를 하셨어요."

하하하 크게 한 번 웃고는 어깨를 으쓱거렸다.

"그 아주머니를 업고 내릴 때 몸이 차고 딱딱하다고 느낄만한 경황이 없었을 게야. 그래서 응급환자를 만날수록 더 침착해야 하는 것이다. 그래야 당황하지 않고 정확한 진단을 할 수 있지 않겠느냐."

그러고 보니 환자를 업고 들어갈 때 60대 여성의 몸치고는 너무 차고 단단하다는 느낌을 받았던 기억이 떠올랐다.

"신체가 허약하고 기혈이 부족한 사람이 과로해서 기진맥진해졌는데 영하의 찬 기운을 맞으면 몸이 얼어서 단단해질 수밖에 없다. 그러니 전체적인 기혈의 순환이 더욱 느려져 회복이 쉽지 않고 자칫하면 저체온으로 사망에 이를 수도 있다. 그래서 심장의 구동력을 올리려고 생기혈에 뜸을 뜨게 한 것이다. 그런 다음 끝으로 냉기를 쫓아내는 치료를 했지. 인체의 몸속으로 육기가 침범해서 질병을 유발시킬 때는 육기치료도 반드시 병행해야 되느니라."

금오 선생에게서 육기(六氣)가 인체에 영향을 미친다는 내용의 강의를 들었지만 아직 치료에 대한 가르침은 받지 않은 상태였다. 눈만 껌뻑거리고 있는 제자를 위해 물 흐르듯 유창하게 가르침을 이어갔다.

"육기의 여섯 가지 자연계 기운은 언제라도 인체에 침범할 수 있다. 어쩌면 언제나 함께하고 있는지도 모른다. 예를 들어보면, 비가 오려고 하면 몸이 쑤시고 아파지는 사람들이 있지. 일기예보 담당관을 자처하는 그들은 몸속에 습(濕)이 많은 체질이다. 체내에 습이 많은데 저기압으로 대기의 습도가 높아지면 몸속의 습과 대기의 습이 중첩되어 증상이 심해지고 건강이 나빠지는 것이다. 이때 목극토(木克土)로 습을 제거하는 육기치료를 하면 된다. 그리고 날이 추워지면 몸이 아파지는 사람들도 많다. 그들은 몸이 냉(冷)한 체질인데 대기의 온도가 내려가니 기와 혈이 정체되어 몸이 아플 수밖에 없는 것이다. 이때 토극수(土克水)로 몸속의 냉기를 풀어주는 것이 육기치료법이다. 그렇게 하면 병이 어느 장부나 경락에 있거나 병명이 무엇이라도 상관없이 몸 전체가 정상을 회복하게 되는 아주 탁월한 치료법이니라…"

하나하나 예를 들어가며 제자의 이해를 도우려는 스승의 설명은 자상하기 이를 데 없었다.

"냉기(冷氣)는 수(水)의 성질이므로 수(水)를 이기는 토(土)로써 수(水)의 기운을 누르는 토극수(土克水)를 하자면 토의 천응혈인 태백혈을 보하고, 차디 찬 수의 천응혈인 통곡혈을 사하면 된다. 안과 밖에서 공략하는 아주 탁월한 병법과도 같은 치료법이다. 그런데 괴산군에서 여기까지 오느라 워낙 오랜 시간 냉기에 노출이 되어 육기치료로도 냉기가 금방 풀리지 않아 뜸과 추한혈(追寒穴 한기를 쫓아내는 혈)로 마무리를 한 것이다."

'어찌 침으로 인체의 허와 실을 조절하고 뜨거움과 차가움을 자유자재로 제어할 수가 있단 말인가!!'

스승의 치료 능력이 어디까지인지, 인체를 꿰뚫어 보고 질병을 읽어내는 안목의 깊이가 얼마나 되는지 임상을 알아갈수록 점점 더 그 한계를 가늠할 수 없게 되었다. 어쩌면 진단해내지 못하는 증상이 없고 치료하지 못하는 질병이 없는 절대 명의가 아닌가 하는 생각마저 들었다. 한영은 명의가 되는 것도, 한의사로서의 성공에 대한 기대도 모두 잊고 그저 태평양보다 넓고 깊은 임상의 큰 바다에서 영원히 행복한 표류를 하고 싶은 마음뿐이었다.

월요일은 새벽같이 눈이 떠졌다. 군불을 지피러 가니 송 원장이 청소까지 마치고 진료를 시작할 참이었다. 첫새벽에 온 환자 몇 명이 대기실 방으로 들어갔지만, 공식적인 진료 시작 시각이 일곱 시였으므로 아직 한 시간의 여유가 있었다.

"스승님 식사부터 하시죠."

안채로 돌아와 식사를 하자마자 송 원장은 입도 헹구지 않고 돌아갔다. 하루

대부분을 진료실에서 보내는 스승의 삶이 안쓰럽고 측은했다. 설거지를 마치고 진료실로 들어가자 여느 때와 마찬가지로 환자들로 초만원이었다.

오른쪽 팔을 수평 이상 들어 올리지 못하는 40대 아주머니의 차례가 되었다.

"보름이 넘었는데 팔을 쓸 수가 없어요. 이렇게 들어 올리면 너무 아파서 더는 들어 올릴 수도 없고요."

아주머니의 팔을 잡고 전후좌우 상하로 움직이니 아프다고 비명을 질렀다. 스승이 웃으며 제자를 돌아보았다.

"이제 이 정도 증상은 네가 봐도 해석이 되지 않느냐?"

"네에… 강제로 팔을 들어 올리면 통증을 느끼기는 하지만 팔이 완전히 거상은 되므로 견관절이 굳어지지는 않은 것으로 보입니다. 그런데 별다른 외상이 없으니 무리한 힘을 주었거나 과로로 인해 경락에 문제가 생긴 것 같습니다."

답변을 들은 스승이 다시 물었다.

"그럼 어떤 경락을 치료해야 할 것 같으냐?"

"거상 검사상 앞으로 들 때 팔이 잘 들리지 않으면 수양명대장경의 문제인데 팔로 반대편 어깨를 잡을 수 없으니 수태양소장경에도 문제가 있어 보입니다."

답변을 들은 송 원장의 얼굴이 밝아졌다.

"황제내경 영추에 유주체중절통(俞主體重節痛)이라. 통증 치료 혈을 유혈(俞穴)이라 했으니 수양명대장경의 유혈인 삼간혈(三間穴)과 수태양소장경의 유혈인 후계혈(後谿穴)을 취하면 되겠습니다."

"그럼 자침을 해 보거라."

스승과 제자의 대화를 듣던 아주머니의 입이 툭 튀어나왔다. 설을 쇤 한영의 나이가 서른을 넘었지만 누가 봐도 갓 대학을 졸업한 20대 중반으로 밖에 보이지 않기 때문이었다.

"아주머니 아까 아팠던 그대로 팔을 움직여보세요."

자침을 하고 동작을 유도하자 팔을 들어 올리던 아주머니의 눈이 화등잔만

해졌다. 침 두 방에 통증이 7할은 가셨고 팔을 움직여도 어깨가 놀랄 만큼 부드러워졌던 것이다. 어느새 못마땅해 하던 인상을 말끔히 지우고 새댁처럼 다소곳하게 미소를 지었다.

"그 정도면 되었다. 이렇게 두세 번 정도 치료하면 되겠어."

그러더니 슬그머니 다가가 족양명위경의 유혈(俞穴)인 함곡혈(陷谷穴)과 족태양방광경의 유혈인 속골혈(束骨穴)에 추가로 자침을 했다.

"보너스로 치료를 좀 더 했으니 팔을 한 번 더 움직여 보아요."

송 원장이 탁탁 손을 털고 허리를 폈다. 어떤 동작을 해도 통증이 느껴지지 않자 아주머니가 어린아이처럼 이리저리 팔을 휘휘 돌리며 감탄을 했다.

"어머나 세상에. 다 나은 것 같아요. 아휴 총각 선생님도 감사하고 원장님도 감사해유. 아 글쎄 저는 송약국만 오면 언제나 한번에 그냥 끝이구먼유. 오늘 자보고 아프지 않아도 이쁜 총각선생님 보러 내일 한 번 더 올 거 구먼유우."

제자가 묻기도 전에 간단하게 해설을 덧붙였다.

"수양명경의 질환을 족양명경의 혈로써 치료를 하고, 수태양경의 질환을 역시 같은 태양경인 족태양경의 혈로써 치료를 하면 더 한층 좋은 효과를 볼 수가 있다. 이것을 표리(表裏)의 경락을 이용한 원위취혈(遠位取穴 원거리 취혈)이라고 한다. 비유를 하자면, 보고 싶은 연인이 그리울 때마다 바로 전화를 하거나 쪼르르 달려가서 만나는 게 아니라 멀리서 애틋한 연애편지를 써서 사랑을 전하는 것과 같은 이치이니라."

'환부에서 먼 곳에 있는 혈 자리를 이용할수록 치료가 더 빠르다…' 스승의 묘법에 또 한 번 감탄을 했다. 노끈이나 물결도 힘이 전달되는 거리가 멀수록 파장과 동작이 커지는 것과 같은 이치였다.

하루가 다르게 성장해가는 임상능력만큼 내원하는 환자들을 돌보는 눈길과 손길이 어미가 갓난아이를 대하듯 온화하고 지극해졌다.

그런 어느 날 마당으로 트럭 한 대가 들어와 급하게 정차를 했다. 유리문을 열고 내다보니 화물칸에 100kg이 넘어 보이는 엄청나게 비대한 중년여성이 누워 있었다.

"어허 그 팔만 잡을 게 아니라 팔은 어깨에 걸고 한 손은 다리를 잡고 양쪽에서 들어야지."

실랑이하는 소리가 들리더니 눈사람같이 생긴 40대 초반의 아주머니를 장정 둘이 힘겹게 부축하고 들어왔다. 비만 체질에다 배가 산처럼 부어올라서 각각 양쪽에서 부축했지만 체중을 이기지 못하고 씩씩거렸다.

"원장님, 큰일 났시유. 아 글쎄 음식이라면 돌멩이도 삼키던 사람이 곡기는커녕 물 한 모금 넘기지 못하는데 배는 점점 부어오르고 사흘째 오줌을 한 방울도 누질 못하네유. 이러다가 배가 터져 죽을까 걱정이어유우."

어눌한 충청도 사투리 때문인지 증상을 설명하는 남편의 말씨에 저절로 웃음이 터져 나왔다. 그녀의 배는 너무 빵빵해서 표피 균열이 시작되었고 반들반들 광택이 나는 피부는 언제라도 풍선처럼 펑하고 터질 것만 같았다.

"아니? 이리 되도록 사흘이나 환자를 방치하는 남편이 어디 있는가?"

송 원장이 엄하게 꾸짖었다. 남편을 나무라는 투가 진작부터 잘 아는 사이인 것 같았다.

"아니어유 제가 좀 미련하기는 해두 저 지경이 되도록 놓아둘 만큼 무심하진 않구먼유우."

오롯이 모든 책임을 다 떠안은 양 억울해했다.

"삭맥(數脈)이 나오지 않는 걸로 보면 열(熱)의 개입은 없는데…."

맥을 보던 송 원장이 혼잣말을 하며 우측 갈비뼈 안으로 양쪽 엄지손가락을 대고 깊숙이 밀어 넣자 아프다고 비명을 질렀다.

"간맥(肝脈)에 문제가 있어서 직접 간을 만져보아도 간종대 같은 기질적인 이상은 없어 보이는구먼. 그렇다면 간에 스트레스가 쌓인 건데…."

그 말을 듣던 남편이 그제야 맞장구를 쳤다.

"네. 맞구먼유. 괴산에 있는 의원에 갔더니 서둘러 큰 병원으로 가라 해서 충주 큰 병원에 갔어유…. 근데 오만가지 검사를 다 해도 아무 이상이 없다는 거예유. 소변은 못 누는데 소변을 뽑아서 검사를 해도 아주 깨끗하대유우. 고무호스를 넣어 소변을 빼내도 그때뿐 다시 배가 불러졌어유. 사실 그래서 이리 늦어진 거구유우…"

애쓴 노력만큼 결과는 얻지 못했지만, 남편으로서 성의는 다하지 않았느냐는 애틋한 눈빛으로 원장을 바라보았다. 아내의 증상은 화급을 다투는데 정말 충청도 사투리다운 굼뜬 말씨에 자꾸 웃음이 나와 참느라 애를 먹었다.

"그만 되었네."

짧게 한마디 하고 첩지 석 장을 펼친 다음 재빠른 손동작으로 약을 지어 건네자 남편이 펄쩍 뛰었다.

"하이고. 병이 저리 위중한데 어찌 약을 세 첩만 주시는 거예유? 게다가 이 쬐끄만 약첩은 또 어떻구유."

"형편도 넉넉지 않은데 빨리 나아야 할 게 아닌가! 빨리 낫게 하려거든 자네가 술 좀 작작 먹고 아내 힘들게 하지 말고!"

연거푸 꾸지람을 듣고도 순순히 그러마고 표정이 밝아졌다. 꾸짖는다는 건 치료가 어렵지 않음을 그간의 경험을 통해 익히 알고 있는 눈치였다.

이어서 상양혈을 보하고 대돈혈을 사하고 경골혈과 완골혈을 보하고 충양혈과 합곡혈을 사하고는 다시 맥을 확인한 송 원장이 고개를 끄덕였다.

"맥이 돌아오고 있으니 곧 좋아질 것일세…"

다음날 또다시 밀려오는 환자들을 안내하고 대기실에 줄을 세워 앉히고 있는데 전화벨이 울렸다. 통화음이 잘 들리지 않는지 송 원장의 음성이 높아졌다.

"뭐? 어떻게 되었다구?"

어제 배가 산만한 부인의 남편임을 직감했다. '밤사이 혹시 잘못된 건 아닐까?' 약을 달여 먹고 희소식을 전하기에는 너무 이른 시간이었다. 걱정이 되어 재빠르게 원장실로 달려갔다.

"아, 글쎄 병이 나으면 끝이지 뭐. 아직 두 첩이나 남았지 않나."

휴우 안도의 숨을 내쉬었다.

"어떻게 되었답니까?"

"글쎄 밤새 오줌을 한 말도 넘게 쌌다는구먼."

도저히 믿기지 않는 경과를 대수롭지 않게 대답하자 그만 말문이 막혔다. 한약 한 첩을 복용하고 30분이 채 지나지 않아 오줌을 누기 시작했는데 그때부터는 앉거나 누워 있을 여유가 없었고 한잠도 못 자고 밤새 오줌을 누다가 날이 샜다고 했다. 믿기지 않는 경과도 그렇지만 기적과도 같은 치료 결과를 듣고도 저리 태연할 수가 있다니….

사용한 침을 소독하고 약장 서랍마다 약재를 채워 넣고 약장 주변 청소를 하면서도 마음은 콩밭에 가 있었다. '도대체 어떤 처방과 무슨 침법을 써서 저런 효과가 난 것일까?' 궁금증으로 머리가 터질 것만 같았다. 경골혈 완골혈 충양혈 합곡혈은 모두 잘 아는 혈 자리였지만 어떤 이치를 적용했는지는 해석이 되지 않았다. 설거지를 마치고 조심스레 스승의 눈치를 살폈다. 휴식을 취하면서 이리저리 서책을 들여다보는 스승에게 말을 건네기가 여의치 않았다. 과일이라도 한 접시 깎아 들고 가 볼까 접근할 궁리를 하고 있던 참이었다.

"한영아. 물 한 잔 줄려?"

"예예~."

반가운 주문에 날다람쥐처럼 재빠르게 주전자와 컵을 들고 달려 들어갔다.

"스승님 궁금한 게 있는데요?"

못 들은 것처럼 짐짓 무심한 척을 했다.

"아까 그 배 불룩했던 환자 말인데요…."

"그 환자 얘길 해달라고? 그냥? 공짜로?"

빈정대며 제자의 애간장을 태웠다.

"제가 더 열심히 잘하겠습니다."

"그래? 난 너의 도움이 전혀 필요치 않은데."

아예 노골적으로 골려줄 심산이었다.

"아주 쉬운 처방이긴 하지만 네가 이해하기 어려운 점이 있어 천천히 알려주려 했는데 궁금해서 아주 안달이 났구나."

기를 쓰고 배우려는 애착을 보며 흐뭇하게 웃었다.

"그래. 그 정도 간절함은 있어야지…"

고개를 끄덕이고는 천천히 병리기전을 풀어내기 시작했다.

"너는 그 환자의 병인(病因 질병의 원인)이 무어라고 생각하느냐?"

"소변을 잘 못 본다니 방광염 아니겠습니까?"

갑작스런 하문에 당황해서 증상만을 고려한 궁색한 답변을 했다.

"그렇지. 누가 봐도 전포증(轉脬證) 즉 방광염으로 보이겠지. 겉으로는 방광염과 증상이 똑같지만 방광맥이 정상이니 방광은 아무 문제가 없는 것이다. 그건 마치 누군가를 몽둥이로 때리고 나서 그 몽둥이에게 폭행죄를 묻는 것과 같아."

너무도 절묘한 비유였지만 그래서 더 이해하기 어려웠다.

"우측 관맥에서 침맥이 비장(脾臟)의 맥인데 그 맥이 긴(緊)하고 삽(澁)하다는 것은 비장이 운화기능(運化機能)을 못한다는 것이다. 그 원인은 간맥이 현맥(弦脈)이라 간(肝)이 비장을 괴롭히는 목극토(木克土)의 상황이 된 것이다. 다시 말해서, 간(肝)은 오행으로 목인데, 목(木)이 스트레스로 인해 나쁜 기운이 넘쳐서 토(土)인 비장을 공격한 것이다. 그러면 비장이 운화 기능을 못하게 되니 음식을 못 먹게 되고 소화 흡수를 할 수 없고 수분조절 기능이 마비된다. 그 결과 수분이 몸 밖으로 빠져나가지 못하고 몸속에 쌓이게 되는 것이다."

한방 병리학을 배워서 이해는 할 수 있지만, 수업을 들을 때도 설마 했었다. 아니 너무 추상적이어서 상식적으로 말도 되지 않는 이론이라고 흘려 넘겼었다.

'교과서로 배운 이론을 환자에게 적용하는 과정이 어쩌면 이리도 간단하고 완벽할 수 있단 말인가!!' 오행의 운용과 비장의 병리가 실제 환자의 증상과 치료에 한 치의 오차도 없이 일치하고 있었다. 처음 부인을 데리고 와서 남편이 했던 말이 스승의 설명과 아귀가 딱딱 맞아 들어갔다. 송 원장의 나이가 50대 중반을 넘었다면 동양의학 대학을 졸업하고도 30년은 지났을 텐데 책을 들여다보고 읽는 것처럼 설명을 이어가자 놀라지 않을 수 없었다.

"스승님. 아까 그 처방은 무엇입니까? 어떤 처방이기에 한 첩밖에 복용하지 않았는데 그런 효과가 날 수 있습니까?"

궁금해서 잠시도 견딜 수 없다는 듯 재촉했다.

"평위산(平胃散)이다."

지금까지 본초학을 공부한 일천한 지식으로도 소화기 장애에 사용하는 평위산으로 저런 엄청난 증상이 치료된다는 것은 어불성설이었다. 일반인들도 이 정도 한약재를 모르는 사람은 거의 없다. 얼떨떨해하는 그에게 송 원장이 마지막 카운터 펀치를 먹였다.

"평위산은 부종을 치료하거나 방광을 치료하는 약이 아니다."

"네에~?"

너무도 상식 밖의 해설에 그저 입만 딱 벌린 채 놀라지도 못했다.

'한약 한 첩으로 그 엄청난 양의 소변을 유도한 기전이 대체 무엇이기에 직접적인 증상을 치료하는 처방이 아닌데도 그런 상상을 초월하는 결과가 나온단 말인가?'

"그 기전은 토극수(土克水)이다. 평위산으로 비장의 운화 기능을 정상화해 수(水)의 기능을 조절함으로써 막혔던 수액 대사의 문제를 해결한 것이다."

조그만 두더지 한 마리가 구멍을 내어 거대한 제방을 무너뜨리는 것과 같은 이치였다.

"평위산은 창출(삽주뿌리) 진피(밀감껍질) 후박(후박나무껍질) 감초로 구성되어 있다. 처방약의 무게를 모두 합하면 5전(錢)이 된다. 거기에 목통 5분(分)을 가미했으니 도합 5.5전이 되는 것이다. 내가 왜 5라는 수치를 사용하는지 잘 새겨 보아라."

"아… 5와 10은 토(土)의 숫자. 그렇다면 처방의 중량까지 5라는 생수(生數)의 토(土)기운에 초점을 맞추신 거군요."

금오 선생 강의록을 정리하면서 알게 된 오운육기의 운용을 직접 체험하는 순간이었다.

"그렇다. 이뇨의 효능을 가진 약재라고는 한 첩에 목통 5분(1.8g)밖에 들어 있지 않지만 그 역시도 5토(土)의 기운으로 소변을 풀어내는 효과를 극대화한 이유를 이제 좀 알겠느냐? 평위산으로 토의 운화 기능을 조절하지 않으면 아무리 다량의 이뇨제를 투여해도 소변이 뚫리지 않는다."

이뇨제로 효과가 나지 않아 병원에서 도뇨관을 요도에 삽입해서 인공 배뇨를 시켜도 그때뿐 다시 배가 불러졌다는 말이 이해가 되었다.

아무리 수긍을 해도 한약 한 첩에 1.8g밖에 되지 않는 극소량의 약재가 그런 엄청난 효과를 낸다는 데 대한 공감은 쉽지가 않았다.

"보편적으로 위령탕(胃苓湯)계열의 처방을 하는데 그리하면 치료 기간이나 비용이 많이 든다. 방제학 수강은 아직 멀었을 테고 본초학은 좀 배웠느냐?"

"예… 금년에 본초학(本草學 한약재를 공부하는 과목)은 두 학기 수강했고 방제학(方劑學 한약처방을 공부하는 과목)은 내년부터 시작합니다."

대답을 하면서도 속이 뜨끔했다. 일 년간 본초학을 배웠지만 열심히 외워 시험 본 기억 외에는 달리 남은 것이 없었다. 게다가 확실하게 익혀야 하는 한약재 종류가 2,000개가 족히 넘었다. 보통 사람은 2,000가지 한약재 이름만 외우기도 어려울지 모른다.

본초를 마스터하고 나면 각각의 한약재를 서로 섞어서 처방을 구성하게 되는데 이것이 방제학이다. 본초의 종류가 많으니 그것들을 조합하는 처방의 종류는 확률적으로 무한대에 가깝다고 봐야 한다. 그 많은 처방을 완벽하게 익힌다는 건 거의 불가능한 일이다. 게다가 한 가지 약재의 효과가 여러 가지이다 보니 처방에 따라 그 약재의 사용기전이 다 달라진다. 한 아이가 학교에서는 이름이 영수였다가 학원에 가면 영희였다가 오락실에 가면 철수가 되는 셈이었다.

"한약은 같은 증상이라도 늘 동일한 처방을 줄 수가 없다. 증상이 같고 병명이 같아도 질병의 원인에 따라 처방이 달라지기 때문이다. 또 어떤 처방으로 상당한 효과를 보아도 질병의 상태가 달라지고 맥이 바뀌게 되면 그에 따라 처방이 바뀌게 된다."

가면 갈수록 해가 저무는 첩첩산중에서 길 잃은 양이 된 것만 같았다. 어떤 지식이나 학문도 이런 가변적인 상황을 임상에서 증명할 수는 없을 것이다.

"선생님. 침 치료에 관해서도 설명을 좀 해주세요. 다 아는 혈 자리인데도 전혀 해석이 되지 않습니다."

"그 아주머니 질병의 시발점은 간이 실(實)한 것이니 먼저 간의 기운을 꺾어주어야 하지 않겠나. 간(木)을 치료하려면 금극목을 해야 하니 금(金)을 보(補)해야 된다고 했지. 그래서 상양혈(金장부의 金혈)을 보(補)하고, 간의 목혈인 대돈혈(木장부의 木혈)을 사(瀉)한 것이다. 그리고 개합추침법(開闔樞針法)을 추가로 적용시켰느니라."

"개합추침법은 또 어떤 것입니까?"

산 너머 산이었다.

"개(開)는 글자 그대로 닫힌 것을 연다는 뜻이다. 개를 보(補)하면 열리는 힘이 강해진다. 방광이 양(陽)의 장부이므로 태양경을 사용한다. 따라서 태양경의 원혈(原穴)인 경골혈과 완골혈에 보(補)를 한 것이다. 그런데 합(闔)은 닫는다는 뜻이므로 사(瀉)를 해서 닫는 기운을 꺾어주어야 열리겠지? 양(陽)장부의 합혈(闔穴)이 양명이므로 충양혈과 합곡혈에 사(瀉)를 했던 것이다."

'아! 이것이 바로 개합추 침법이로구나.' 침으로 유산을 시킬 수도 있고 유산을 예방할 수도 있다고 들었던 적이 있었다. 개(開)를 보하고 합(闔)을 사하면 유산이 되고 그 반대로 하면 자궁문이 닫혀서 유산을 방지할 수 있다는 바로 그 침법이었다.

"이게 끝이 아니다. 치료가 하나가 더 남았지?"

계속되는 질문에 그만 머릿속이 하얘지고 말았다.

"그 부인의 증상은 해결해주었지만, 그 정도로 병인(病因) 즉 병의 원인까지 완전히 치료된 것은 아니다."

약 3첩과 침으로 일단 급한 불은 껐지만, 장기간의 스트레스로 인한 간(肝)의 열이 다 풀린 것은 아니었다.

"그렇다면 재발을 할 수도 있다는 뜻입니까?"

"그럴 수 있겠지. 간에 스트레스가 쌓여 목극토(木克土) 즉 간이 비장을 공격하는 상황이라고 했으니 간에 쌓여 있는 스트레스를 근본적으로 풀어주어야 하지 않겠느냐? 약 세 첩에다 침 치료 일 회로 오랫동안 쌓여온 간의 열을 완전하게 풀어내기는 불가능하다."

아차 싶었다. 송 원장이 서두에 언급을 해주었지만 표치(標治 증상치료)의 설명이 너무 화려해서 그 중요한 본치(本治 근본 원인치료)의 병인(病因)을 흘려 듣고만 것이었다.

"그런데 왜 한약 3첩으로 끝을 내신 겁니까?"

자신의 일천한 능력을 얼버무리기라도 하듯 질문으로 둘러댔다.

"추가로 청간탕(淸肝湯)이나 소요산(逍遙散) 같은 처방을 한 두 재 써서 간(肝)을 치료해주어야 되지만 환자들은 눈앞의 고통이 사라지면 더는 치료에 매달리지 않는 경향이 있다. 그나마 남편이 아내를 편하게 해주면 원인을 해소하는데 도움이 되겠지만…"

말을 끝맺고는 허허하며 쓴웃음을 지었다.

"그렇다면 환자나 보호자에게 잘 알려서 근치나 체질 개선이 되도록 일깨워

주는 것이 의사의 본분이 아닙니까?"

안타까움에 젖은 목소리였다.

"그렇게 지시를 잘 따라준다면 치료하지 못할 질병이 있겠느냐…"

깊어진 스승의 눈매에 잠깐 서늘한 그늘이 스쳐 지나갔다. 아무리 중요하고 절실한 의미라도 새기지 못하는 자는 진정한 가치를 얻지 못한다. 그렇다! 뜻은 새기는 자의 몫이다. 새기려면 얼마나 많은 깨달음이 필요할지 또 얼마나 많은 진화를 해야 할지 알 수 없지만, 끝없이 고민하고 또 궁구해야 될 일이다.

"형님. 중이염도 치료가 됩니까?"

연풍면사무소에 근무하는 청년회 회장이 박카스 한 박스를 들고 들어왔다.

"아~ 그러엄. 누가 그려?"

"제가 벌써 한 달 넘게 고생을 하고 있어요."

꾸지람을 들을 각오를 한 듯 힐끔 원장의 눈치를 살피며 말을 이었다.

"충주에 있는 병원에 다니며 이비인후과 약을 먹고 있어요."

"아. 이 사람아 한 동네에서 허구한 날 보는데 한마디만 물어봤으면 될 걸 쯧쯧쯧… 중이염이나 비염 같은 질환은 소염제나 항생제가 잘 들질 않아. 게다가 치료 중에 술도 마셨겠지?"

"네… 모임이 많아서요."

대답이 한껏 풀이 죽었다. 송 원장이 제자를 돌아보았다. 예상치 못한 제안에 일순 당황했지만 이내 집중력을 모았다. 얼마 전부터 심심찮게 환자를 맡기고 있었지만 중이염은 그리 만만한 질병이 아니었다.

"이 환자의 중이염은 병리가 무엇이냐?"

"네. 신(腎)의 맥이 삭실(數實)하니 열(熱)로 보아야 할 것 같습니다."

"그래. 열이라면 치료기전은 어떻게 되느냐?"

사제의 대화가 흥미진진하게 이어졌다.

"염증은 열이므로 물로써 열을 끄면 됩니다. 그래서 수극화를 시행합니다. 그러면 수에 해당하는 장부인 방광경의 수(水)혈 즉 통곡혈을 보하고, 귀가 음의 경락이므로 화에 해당하는 장부 즉 심장의 화혈인 소부혈을 사하면 됩니다."

"옳다. 그리고?"

"귀가 족소음신경 소속이라 신경락의 치료도 병행해야 됩니다. 그러면 신경락의 수혈인 음곡혈을 보하고 화혈인 연곡혈을 사하면 되는 줄로 압니다."

망설임 없이 답변하는 제자가 대견했지만 교만해질까봐 내색을 하지 않았다.

"그럼 시침(施鍼 침 치료를 하는 것)을 해 보아라."

서슴없이 다가서자 회장이 움찔했다.

"걱정하지 말게."

통곡혈과 음곡혈을 보하고 소부혈과 연곡혈을 사하고 영수보사 원보방사 구육보사를 정확하게 구사했다. 그런 다음 환자에게 물었다.

"귓속이 가렵기도 합니까?"

"아 네. 참 제가 그 말을 하려 했는데 깜빡했네요. 가려워서 자꾸 손을 대다보니 더 빨리 낫지 않는 것 같아요."

거침없이 부류(復溜 금혈)혈을 보하고 용천(湧泉 목혈)혈을 사했다. 소양증은 목의 기운이므로 금을 보하고 목을 사해서 금극목의 상극치료를 한다.

"잘했다. 하하… 이제는 치료의 응용능력까지 갖추었구나."

가르쳐주지 않은 부분까지 추적해서 치료를 하자 칭찬을 아낄 수가 없었다. 그제야 긴장했던 회장이 콧등에 송골송골 맺힌 땀을 닦았다.

"덩치답지 않게 겁은 많아 가지고."

핀잔을 주는 송 원장의 입가에 기분 좋은 미소가 걸렸다. 제자의 치료가 매우 마음에 들었던 것이다. 그리고는 서랍을 열고 유리병에 든 하얀 가루를 회장의 귀에 뿌려 넣었다.

"이건 고백반(枯白礬)인데 중이염에 효과가 탁월해. 고백반은 성질이 차기 때문에 주로 염증성 질환에 사용하는데 수렴작용이 강해서 열성장염, 치질, 자궁하수, 질염 등 부인과 질환에도 효과적이지."

"아. 그럼 우리 집사람에게 사용해도 될까요?"

설명을 듣고 있던 회장이 반색을 했다.

"물론이지. 시중에 파는 여성청결제보다 더 좋은 세정효과가 있고 질 수축작용이 있어서 부부관계도 좋아지지."

벌써 중이염은 잊은 듯 빨리 백반을 부인에게 사용해야겠다며 회장이 서둘러 자리를 떴다. 엉덩이를 실룩거리며 달려가는 뒤태를 보며 사제가 동시에 배를 잡고 웃었다.

토요일 진료를 마치고 가방을 챙겼다. 이제 부산으로 돌아가야 할 시점이 되었다. 임상 재미에 개학이 며칠 남지 않은 2월 말이 되도록 태화한의원을 떠나지 못했다. 가방을 메고 작별인사를 하려는데 현관문 밖에서 인기척이 들렸다.

"형님. 안에 계시우?"

청년회장이었다. 안방 문을 열고 송 원장이 나왔다.

"아따 저 학생 침이 여간 아니네요. 세 번밖에 맞지 않았는데 거의 다 나은 것 같아요"

회장이 싱글거리며 들어왔다.

"하루 맞고 나니 흐르던 진물과 가려움증이 확 줄더니 이틀 맞고 나니 묵직하고 찜찜하던 감각마저 거의 풀린 것 같았어요. 그래도 한 번 더 맞으면 좋을 것 같아 세 번을 맞고 나니 아무리 만져보고 쑤셔봐도 아무 증상이 없네요."

보란 듯이 새끼손가락으로 귓구멍을 휘젓고 있었다.

"세상에 그렇게 고생했는데… 형님은 참말 명의 중에 명의예요."

"초발에다 운 좋게 침 몇 번 맞지 않고 나았지만 과음을 하거나 여자를 너무 탐하면 다시 재발할 수 있음을 명심해야 돼. 그렇게 몸을 망가뜨리니 소염제만으로 쉬 치료가 되지 않았던 것이야. 그렇지만 이번 치료 결과에는 그동안 복용했던 이비인후과 약의 도움도 적지 않아."

회장이 부지런히 고개를 끄덕였다.

"아, 그리고 감사 인사는 저 친구에게 하게나."

"아이구 그러문입쇼. 그래서 오늘 맛있는 저녁을 대접하려고 왔습니다. 먼저 가서 주문하고 있을 테니 두 분은 송어횟집으로 오세요."

하고는 쏜살같이 내달았다.

"오늘 네 덕에 호강하게 생겼다."

장난기 넘치는 덕담으로 제자를 놀려대자 아무 말도 못 하고 땅을 쳐다보며 뒷머리만 벅벅 긁었다. 두 사람이 송어횟집에 도착했을 때 테이블에는 이미 큼지막한 접시에 송어회가 맛깔나게 차려져 있었다.

"두 분을 이렇게 모시게 되어 영광입니다."

회장이 각각의 잔에 술을 따랐다.

"젊은 선생님은 이제 스무 살 남짓 돼 보이는데 어쩜 그리도 잘 배우셨어요?"

"어허 이 사람아. 이래 보여도 서른이 넘어~."

"네에~?"

몇 번이고 눈을 껌뻑이며 보고 또 쳐다보았다.

"아무래도 한영이 네가 술을 한 잔 권해야 되겠구나. 허허허…"

오랜만에 듣는 흔쾌한 웃음소리가 그렇게 정겨울 수 없었고 한 발짝 더 스승의 임상에 다가서는 기쁨은 어떤 말로도 형용하기 어려웠다.

'이 기쁨을 친구인 김우성과 함께하면 얼마나 좋을까…' 한의학과를 소개한 그의 얼굴이 시야를 떠나지 않았다. 직장을 다니며 진학 준비를 하는 그를 생각할 때마다 언제나 애간장이 탔다.

"늦은 시각이니 내일 가는 게 어떻겠느냐?"

저녁 식사를 마치고 일어서며 제자의 소매를 잡았다.

"네에. 스승님."

한의원 안채로 돌아온 사제가 찻잔을 들고 다시 마주 앉았다.

"너는 이제 본과 2학년으로 진급하는 학생이지만 한의사로서 기본적인 치료를 할 수 있을 만큼은 공부가 되었다고 본다."

스승의 칭찬에 깊이 고개를 숙였다.

"내가 성질이 고약해서 고생을 많이 시켰는데 작년에 이어 이번에도 잘 견뎌냈구나."

"아닙니다. 스승님. 늘 폐만 끼쳐드려 송구할 따름입니다."

평소와 다른 분위기에 자세를 고쳐 앉았다.

"임상적으로 계속 승승장구해서 명의가 되려면 작은 술수보다 한의학의 기초를 튼튼히 해야 함을 명심하거라."

그러더니 책장에서 책 한 권을 뽑아냈다. 표지에 세로로 '黃帝內經(황제내경)'이라 적혀있었다. 금오 선생이 그렇게도 강조하던 귀원(歸原)에 대한 이야기를 스승에게서 다시 듣게 되자 한편 반갑고 또 한편 더욱 경건해졌다.

"원전(原典)이라는 과목으로 학교에서 수업은 듣고 있겠지만 그 정도로는 부족하다. 만독(萬讀)을 할 각오로 이 책을 읽고 또 읽는다면 너는 나를 뛰어넘는 명의가 될 수 있을 것이다."

송 원장의 스승으로부터 전수된 책이 다시 김한영에게 전해지는 역사적인 순간이었다. 그렇게 그는 송영섭 원장의 전법제자가 되었다.

제본이 된 지 70년은 족히 넘은 책의 표지는 닳아서 너덜거렸고 속지도 누렇게 변색이 되어 있었지만 읽기에 지장이 있을 것 같지는 않았다. 깔끔하게 인쇄가 된 원전 과목 교과서와 내용은 똑같았지만, 밀도와 중량감은 비교가 되지 않았다.

한영이 떨리는 손으로 책을 건네받았다.

"공부에 마침표가 있겠느냐마는… 언제나 원전에 충실한다면 질병뿐만 아니라 어떤 어려움도 해결해낼 수 있고 어떤 어둠 속에서도 서광을 찾을 수 있을 것이다."

스승의 가르침을 가슴에 깊이 아로새기며 전법제자 김한영이 삼배를 올렸다.

침구학회 창립

 부산으로 돌아온 한영은 부모와 지인들에게 침 치료를 해주기도 하고 임상집을 정리하며 여유로운 시간을 보냈다. 개학일이 다가오자 가방을 챙기다 혜은의 하숙집으로 전화를 걸었다.

"이번 방학도 과외 하느라 고생 많았지?"

 치열하게 살아가는 그녀에게 위로밖에는 아무것도 해줄 수가 없었다.

"아… 형. 반가워요."

 전화기 건너 사람을 확인하자 지친 목소리가 물방울 구르듯 경쾌해졌다.

"내가 그동안 한의원에 전념하느라 연락을 못 해서 미안해…"

 방학인데도 남들처럼 쉬지도 못하고 고생하는 모습을 떠올리자 마음이 짠해졌다.

"아녜요. 형이 다녀오시면 제게도 배움의 기회가 되는 거니까 더할 수 없이 고마운 일이죠. 아참! 그보다 아주 힘들진 않으셨어요?"

"아니야. 너무 재미있었어. 아무리 열심히 해도 내가 모르는 질환들이 계속

이어지니 매일매일 새롭고 흥미로웠지."

"형은 매사 직관적이고 그걸 전달하는 능력이 탁월하시니 형 주위만 맴돌아도 명의가 되리라 확신하고 있는 걸요. 헤헤."

천진난만한 아이처럼 즐거워했다. 힘든 생활이지만 삶에 찌들지 않고 지치지 않는 끈기가 늘 고마웠다. 그래서 한영은 태화한의원에 가서 임상을 배우며 한 가지 서원을 했었다. 혜은뿐 아니라 한의대 학생들의 크나큰 임상 숙제를 책임지고 배워서 돌아오리라고.

"그래서 말인데 이번 학기에 '침구학회'를 설립할 계획이야. 일요일에 중점적으로 스터디를 하고 방학 때는 같이 의료봉사도 가고… 임상은 지금부터 배워도 늦지 않을 것 같아. 그러니 너는 맘 편히 생활에 전념하렴."

따뜻한 음성을 듣게 되자 울컥 그리움이 북받쳤지만 명랑하게 대답했다.

"형. 언제나 고마워요. 그리구 보고 싶어요."

어느새 자연스럽게 그리움을 표현하고 전할 만큼 친숙해져 있었다.

경주로 출발하려던 한영이 부모 앞에 무릎을 꿇었다. 이제는 이실직고해야 될 시점이 되었다.

"아버지. 어머니. 너무 놀라지 마세요… 사실은 제가 합격했다고 말씀드린 것보다 한 해 늦게 입학을 했습니다. 그래서 이번에 본과 3학년이 아니라 본과 2학년이 됩니다."

청천벽력 같은 고백에 말문이 막혀 멍하니 아들을 바라보기만 했다.

"진즉에 솔직하게 용서를 구했어야 하는데 차마 입이 떨어지지 않아서…"

무릎을 꿇고 머리를 숙인 아들은 말끝을 맺지 못했다. 어머니는 아무 말씀이 없었고 한참을 침묵하던 아버지는 딱 한마디만 하셨다.

"일 년 늦는 건 아무것도 아니다. 얼마나 열심히 하느냐가 중요할 뿐이지."

매를 흠씬 두들겨 맞을 각오로 이야기를 꺼냈는데 오히려 격려를 받게 되자 얼굴을 들 수 없었다.

"사 년 동안이나 숨기고 사느라 얼마나 애를 태웠을꼬…"

어머니가 눈물을 글썽이며 등을 쓰다듬자 죄책감과 감사함에 저절로 눈물이 쏟아져 내렸다. 엎드린 채 하염없이 사죄의 눈물을 흘리는 아들을 바라보며 같이 눈시울을 적셨지만, 표정은 보름달처럼 밝았다.

노을이 형산강을 붉게 물들이는 해거름 경주터미널에 내린 한영이 현곡면 가는 버스로 갈아타고 차창을 스쳐 가는 고도(古都)의 풍경을 바라보며 깊은 상념에 잠겼다. 용서를 빌고 나니 세상 모든 물상이 어둠의 껍질을 벗고 비로소 본래의 색깔로 돌아와 있었다.

하숙집 사립문을 들어서는데 판출이 반기며 다가왔다.

"성님. 방학 잘 보내셨어요?"

"오… 판출이구나. 그래 너도 잘 지냈니? 어서 들어가자. 그러고 보니 이제 졸업반이네."

대답은 않고 슬그머니 방안으로 선물 꾸러미를 들여놓았다.

"이게 무어냐?"

"부모님 고향인 장수 특산물인데 오미자 엑기스입니다. 이거 드시면 고뿔도 안 하고 그 뭐라고 혔는디… 아 맞어요! 정력도 좋아진답니다. 흐흐."

"야야!! 총각이 정력 좋아져 어쩌라는 거냐?"

"하이고 성님은~ 정력이 좋아지면 머리카락이나 뼈가 튼튼해지고 기억력이 살아나고 하체가 짱짱해지고, 에… 또 언제든 남자의 거시기가 발딱발딱 잘 서지 안혀요?"

어눌하게 하는 말치고는 상당히 정확하고 전문성이 있었다. 멀고 먼 전라북도 전주에서 경주까지 두 병의 오미자 진액을 들고 온 정성이 고마웠다.

"나도 너 줄 선물이 있는데."

태화한의원에서 가져온 경옥고를 내밀었다.

"이거 먹고 힘내서 졸업논문 잘 쓰라고."

"아이고 성님. 제 몸땡이 한번 봐요. 이 짱짱한 몸에 뭔 보약이래요?"

두 손을 내저으며 한사코 사양했다.

"한의대가 우덜보다 겁나게 힘들께 이것도 성님이 드시는 것이 낫것어요."

"그럼 이 다음 고향 갈 때 부모님 드리면 되겠네."

부모 얘기를 꺼내 드니 그제야 고집이 누그러졌다.

"정말 이거 부모님 갖다 드려도 될까요?"

빙긋이 웃으며 파커를 걸쳤다.

"오랜만에 만났는데 막걸리나 한 잔 하러 갈까?"

"그거야 백 번도 오케이죠. 성님."

두 청년은 어깨동무를 하고 금정리 버스정류장 앞 선술집으로 씩씩한 걸음을 내디뎠다. 하숙집 시설이나 음식이 열악해서 수시로 하숙생이 바뀌었지만 판출은 만 사 년을 함께 하고 있었다.

"성님. 지는 언제까지고 성님 옆에 있을 거구만요."

본과 이 학년이 된 학생들은 대화하는 분위기나 사고체계가 한의학적으로 상당히 진화하고 있었다. 어떤 질병이나 증상을 거론할 때 직접적인 장부의 단순한 병리만 바라보는 게 아니라 원인이 되는 장부와의 연관성과 전체적인 변증을 수집하는 안목을 갖추기 시작했다. 본초학은 일 년을 더해야 했고, 방제학이 새로이 커리큘럼에 들어왔다. 침구학은 본과 삼학년 때 배우지만 이미 경혈학과 침구학을 마스터한 한영은 여유로운 학교생활을 할 수 있게 되었다.

개학하자마자 침구학회 창립을 위한 작업을 시작했다. 먼저 지도교수로 침구학 교수인 최동영 교수를 초빙하고, 본과 4학년생 김필균 외 3명, 본과 3학년 박순재 외 4명, 본과 2학년 홍순규 외 10명 등 학년마다 신청자를 선발하여 총인원 41명의 서명을 받은 다음, 동아리 등록신청서와 함께 학사 운영실에 제출했다. 얼마 지나지 않아 학교의 정식인가가 나고 아담한 동아리방이 생겼다. 그다지 크지는 않았지만, 교내에 공식적인 방을 하나 얻게 되자 사글셋방에 살다가 대궐 같은 집으로 이사를 하는 기분이었다.

만장일치로 초대회장이 된 한영이 스터디그룹을 결성했다. 학교에서 배정해준 학회 서클룸이 좁아 스터디는 강의실을 이용하기로 했다. 본과 3, 4학년 선배들도 한 명 예외 없이 스터디에 참석했다. 그들도 송영섭원장의 명성을 익히 알고 있었으므로 임상스터디에 거는 기대가 지대했다.

그동안 여러 명의 선배나 동료들이 수차례 송 원장에게 임상실습을 타진했지만 아무도 받아들여지지 않았다. 그러니 졸업이 멀지 않은 고학년들의 의욕은 기름에 불을 붙인 듯 스터디 분위기를 뜨겁게 달구었다. 강의 중 한영이 내뱉는 말 한마디마다 감탄사를 연발했고 장침(長針)과 대침(大針)실습을 할 때는 두려움에 오금을 저리면서도 서로 실습모델이 되겠다고 자청을 했다.

본과 3학년이 된 나상반이 침구학회실 문 앞을 서성거렸다. 4년 전 합격증을 수여하던 날 한영의 부탁을 매몰차게 무시했던 나상반이 침구학회 문고리를 만지작거리는 운명이 될 줄 어느 누가 상상이나 할 수 있었을까. 그때 마침 저만치서 한영이 걸어왔다. 나상반은 황급히 학회실 건너편 화장실로 뛰어들어가 몸을 숨겼다.

'에이 씨… 냄새나는 화장실에 숨어서 이게 무슨 꼴이람!'

평소처럼 태연하게 지나치면 되지만 목적을 앞에 둔 그는 도둑이 제발 저리듯 낯이 간지러워 그럴 수 없었고 또 그러지 못하는 자신에게 분통이 터졌다.

1984학년도 한의대 입시에서 김한영이 불합격하고 나상반에게 합격증 복사를 부탁했을 때 잠시 합격의 우쭐함으로 예비역 불합격자의 참담한 아픔을 공유하지 못한 미욱함을 뼈저리게 후회했다. 뻔뻔스럽게 마주할 자신이 없기도 하지만 후배에게 임상을 배우려니 자존심이 상한 나상반은 결국 침구학회 입회를 포기하고 말았다.

일요일마다 진행되는 침구학 스터디는 선풍적인 인기를 끌었다. 1회 차 강의를 마쳤을 뿐인데 학회 회원이 아니라도 스터디 참석을 하게 해 달라는 요청이 쇄도했다. 그도 그럴 것이 그의 강의는 현학적이거나 이론적이지 않고 간단명료하면서도 배우면 배우는 대로 바로 임상에 적용할 수 있는 엄청난 구현성이 있었다. 가르쳐주는 대로 환자에게 적용하면 신기할 만큼 바로 효과가 나타나니 너도나도 앞을 다툴 수밖에 없었다.

강좌를 개설한 지 한 달도 되지 않아 침구학회는 최고 인기 동아리로 등극하게 되었다. 처음에 가입신청을 하지 않은 학생들의 입회 요청이 줄을 이었지만 정원에 한계가 있었다.

"자. 오늘은 복모혈침법에 대해 강의와 실습을 해보도록 하겠습니다."

복모혈침법은 오장육부의 상태를 복부에 있는 12개의 모혈(募穴 오장육부의 기운이 나타나는 복부에 있는 혈 자리)을 진단함으로써 치료를 하는 침법이다.

"복부에 있는 12개의 모혈에 나타나는 압통 경결 변색 부종의 상태를 파악하는데 이 반응이 나타나는 장부는 실증(實證)입니다. 급성병이면 정혈(井穴)을, 열성질환이면 형혈(滎穴)을, 통증질환이면 유혈(俞穴)을, 숨이 차고 기침과 오한 발열하면 경혈(經穴)을, 역기(逆氣)가 되거나 소화기 장애나 설사에는 합혈(合穴)을 취혈합니다. 실증이므로 해당 장부의 원혈을 사해 주어도 좋습니다. 이 침법 역시 오장육부를 치료하는 탁월한 효과가 있으므로 경락치료로 효과가 나타나지 않는 질환이나 두통 불면 어지럼증 이명 우울증 체증과 같은 신경성 질환, 고혈압 등과 같이 장부나 경락을 찾기 어려운 모든 질환에 주효합니다."

늘 경락치료만 하던 학생들은 눈에 불을 켜고 강의에 집중했다. 침으로 오장육부의 질병을 진단하고 치료할 수 있다는 사실에 회원들은 서로서로 복모혈 실습을 하느라 강의실의 열기는 갈수록 뜨거워졌다.

"순재 형님. 저… 침구학회 임상 스터디 노트 좀 빌려주세요."

목이 마른 나상반이 같은 학년인 박순재에게 부탁하여 강의노트를 빌려 보앉지만 도무지 이해가 되지 않았다. 아니 이해는 되는데 임상으로 연결시킬 수가 없었다. 아무리 자료 정리를 잘해 놓았다 해도 직접적인 지도나 실습을 통하지 않고는 습득할 수 없는 것이 한의학의 어려움이다. 나상반이 합격했을 때 성적 미달로 떨어진 불합격자, 학년도 일 년 아래인 후배의 강의록을 선배가 소화해낼 수 없다면 얼마나 기가 차고 분통이 터질 일인가.

"크아아악… 김한영 이 나쁜 자식. 사람을 이렇게 비참하게 만들다니!!"

나상반이 비명을 내지르며 제 머리카락을 쥐어뜯었다.

여름방학이 다가오면서 의료봉사를 위한 장소물색을 해야 할 때가 되었다.

우연히 경상북도 문경군 산북면에 있는 '김용사(金龍寺)' 주지 스님으로부터 의료봉사 요청을 받고 사전답사를 위해 봉사대장으로 임명된 순규와 용진과 더불어 김용사를 찾아갔다.

김용사는 서기 588년 진평왕 10년에 건립된 신라 시대 고찰이었다. 서글서글한 인상의 주지 스님이 차와 다과를 내놓으며 합장을 했다.

차를 한 모금 넘기던 용진이 불쑥 스님에게 질문을 던졌다.

"스님. 나를 찾는 방법이 있습니까?"

은은한 눈길로 용진에게 되물었다.

"처사님은 어디서 나를 잃어버리셨습니까?"

말문이 막힌 용진이 우물쭈물했다.

"내가 나를 잃어버린 줄을 모르는데 어느 누가 나를 찾는 방법을 가르쳐줄 수 있겠으며 가르쳐준들 알 수가 있겠습니까?"

예상치 못했던 반격에 그만 말문이 콱 막혀버렸다.

"그렇게 말씀하시면 대화 자체를 무시하자는 것 아닙니까?"

억지를 부리며 창피함을 달랬다.

"제 말을 들으니 억울하십니까? 그럼 '억울한 마음'을 내놓아 보세요. 제가 풀어드리겠습니다."

다시 한 번 말문이 막힌 용진은 거친 숨을 몰아쉬기만 했다. 스님이 정색하며 대화를 이어갔다. 한없이 온화한 스님이 정색을 하자 마치 딴사람이 된 것처럼 진지해졌다.

"나를 찾고 싶다는 추상적인 욕심보다 여러분들의 감정 가운데 뱀처럼 똬리를 틀고 있는 오욕칠정을 매 순간 놓치지 않고 읽어내는 것이 더 중요하고 또 그것이 최우선입니다."

문득 관심법을 강조하던 금오 선생의 비장한 눈빛이 떠올랐다.

"처사님의 질문은 '나'가 무엇인지도 모르고 질문을 위한 질문을 한 것에 불과합니다. 참으로 막연하고 피상적인 개념이지요. 대체로 중생의 생각이나 인생은 그렇게 막연하고 피상적이고 관념적입니다."

"오욕칠정을 읽어낸다 해도 자유로이 조절할 수 있는 건 아니지 않습니까?"

용진이 용기를 내어 다시 물었다.

"그렇습니다. 초등학생이 대학생 교재를 이해할 수 없듯이 나를 찾는 공부도 수련이 필요합니다. 열심히 정진해서 진도가 많이 나가면 저절로 해답을 찾을 수 있게 되는 것이지요."

주지 스님의 해석은 간결하면서도 쉬웠다.

"나를 찾기가 어려운 가장 큰 이유는 육신을 나라고 착각하는 데에 있습니다. 내가 부리는대로 곧잘 움직이는 육신을 내가 아니라고 하니 의아하시죠? 그렇다면 내가 조작하는 대로 움직이는 자동차도 '나'여야 되겠네요. 허허… 단적으로 말씀드리면 여러분은 '나'와 '나의 것'을 혼동하고 있습니다."

세 사람이 동시에 찻잔을 들어 말라 드는 입술을 적셨다.

"나의 것은 나의 소유일 뿐 내가 아니지요. 자동차는 수명이 20년 정도 되고, 육신은 수명이 80년 내외인 내 소유의 물건일 뿐 '나'가 아님을 이제 이해하시겠습니까? 이 물건들을 나라고 동일시하면 그때부터 집착이 개입됩니다. 자동차 수명이 다하면 폐차를 시키고 새 자동차를 사듯 육신도 수명이 다하면 버리고 새 몸을 받아야 하지 않겠습니까? 그래서 금강경에 범소유상 개시허망(凡所有相 皆是虛妄)이라는 문구가 들어있는 것이지요.”

'범소유상 개시허망이라…' 가만히 되뇌어보았다. 혼자서 금강경을 읽을 때는 그저 세상 만물이 모두 헛것이므로 집착하면 안 된다는 소극적인 해석을 했는데 그 속에 담긴 '나의 모든 것이 내가 아니다'라는 심오한 의미가 무명의 껍질을 한 꺼풀 더 벗겨주었다.

알아듣기 쉬운 스님의 법문은 더욱 구체적으로 이어졌다.

“그런데 오관(五官)의 기능이 너무도 살갑고 즉각적이기 때문에 중생들이 현혹될 수밖에 없는 것입니다. 맛있는 음식을 어찌 맛이 없다 할 수 있겠습니까? 그러니 대부분의 사람은 이 오관을 만족시키며 사는 것으로 평생을 허비하고 맙니다. 오관은 오로지 육신의 몫입니다. 영혼은 어떤 감각기관도 없는 유체(幽體)인데 육신에 깃들어 육신의 감각을 공유하게 되는 것일 뿐입니다. 정확하게 표현하면 '동일시'입니다. 육신의 욕구를 내 것이라고 동일시하면 절대 육신에서 벗어날 수 없습니다. 그러므로 보고, 듣고, 냄새 맡고, 맛보고, 감각하는 모든 것이 내가 아니고, 활동하고 배설하고 생식(生殖)을 하는 것도 내가 아니고, 생각이나 판단력, 잠재된 무의식조차도 내가 아님을 아셔야 합니다. 그러면 '나'를 찾을 수 있는 기본이 되는 것입니다.”

“그래요? 이 모든 것이 내가 아니라면 나는 누구란 말입니까?”

용진이 방석을 바짝 당겨 앉았다.

“나라는 존재의 본질을 구체화하기는 불가능하지만 굳이 언어로 표현하자면… 육신과 오관과 육체적인 활동과 의식과 무의식을 포함한 모든 것들을 '내가 아니다.'라고 부정하고 나면 그것을 '관(觀)하고 지켜보는 어떤 것'만이 남게 됩니다. 그것이 바로 나입니다.”

눈이 번쩍 뜨인 한영이 자기도 모르게 무릎을 탁 쳤다. 어떤 책에서도 볼 수 없었고 어느 사람에게서도 들어보지 못한 스님의 법문은 그의 영혼을 동여매고 있던 굵직한 밧줄 하나를 툭 끊어주었다. 그것은 어떤 개념의 이해에 대한 결론이 아니라 사색과 명상의 깊이에 따라오는 자연적인 공감이요 동화였다. 반면 친구들의 표정은 갈수록 더 경직되었다.

"그렇다면 제가 지금 마시고 있는 이 차의 맛도 없는 것이고 부정을 해야 한다는 뜻입니까?"

너무 혼란스러운 나머지 용진이 말을 더듬거렸다.

"아닙니다. 지금 맛보고 있는 차나 저를 방문한 여러분들은 존재하는 것이 맞습니다. 제가 '부정하라'고 하는 의미는 이 차의 맛을 육신이 느끼는 것이지 영혼인 내가 느끼는 것이 아니라는 말입니다. 여러분이 지금 차 맛을 느끼는 것은 영혼이 육신에 깃들어 있어서 동일시하는 것일 뿐입니다. 그러므로 오관에 집착하면 안 된다는 것이지요."

느닷없이 죽비로 용진의 등을 세게 후려쳤다.

"아얏!!"

갑작스러운 타격에 몸을 비틀며 울상을 지었다.

"한 방 맞으니 아프고 기분이 나쁘죠? 저 중놈이 왜 때리지? 거기서 감정이 피어오르면 하나의 상(相)이 만들어지고 우리는 그 상의 틀에 갇히게 됩니다. 오관(五官)도 마찬가지입니다. 반야심경의 무안이비설신의(無眼耳鼻舌身意) 무색성향미촉법(無色聲香味觸法)이라는 구절을 두고 많은 중생이 오관을 부정하고 있지요. 그것은 옳지 않습니다. 방금 처사님이 죽비를 맞고 아팠던 것은 부정할 수 없는 엄연한 사실입니다. 금방 통증은 사라지는데 거기서 파생되는 우리의 감정은 쉬 가라앉지 않아요. 바로 그 감정이 나의 것이 아니라는 말입니다. 그것을 고집하면 그때부터 어리석은 중생이 되고 마는 것입니다."

말수 적은 순규가 조심스레 입을 열었다.

"스님. 그러면 어떻게 해야 어리석지 않게 됩니까?"

"좋은 질문입니다. 그러자면 먼저 무상(無常 모든 것이 늘 변함)에 대해 깊이 사색하고 공감해야 됩니다. 무상을 알려면 시공간의 개념에 대한 이해가 필요합니다. 현재 내 눈에 보이는 물건의 존재가 엄연한데 없는 것이라는 말이 이해가 되겠어요? 100년이 지나면 지금 여러분이 아끼는 그 육신은 어디에 있을까요? 땅속에 묻어도 육탈(肉脫)이 되고 더 시간이 지나면 뼈마저도 흙으로 돌아가 없어졌겠지요. 그런데 우리는 현재에 집착하고 매여서 무상함을 공감하지 못하므로 어리석어지는 것입니다. 우주의 시계로 계산하면 100년이 찰나보다 짧은데 말입니다."

아직도 아픈지 죽비로 맞은 자리를 쓰다듬며 대꾸했다.

"감정이 일어나는데 어떻게 그걸 조절할 수 있단 말입니까?"

"반야심경 서두에 그 해답이 있지요. 관자재(觀自在)는 관세음보살을 칭하기도 하지만 '나 자신의 존재를 본다'는 뜻도 됩니다. 그 '존재'는 '마음'을 뜻하는 것이므로 쉽게 해석하면 '내 마음속을 들여다본다'가 됩니다. 감정이 일어날 때마다 놓치지 말고 들여다보면 저절로 자유로워지게 됩니다."

"누구나 그렇게 감정 조절이 되고 자유로워질 수 있다는 게 가능한 일일까요?"

여전히 받아들이기 어렵다는 듯 순규가 되물었다.

"물론 단시일에 이루어지지는 않겠지요. 또한, 열심히 관자재 한다고 해서 누구나 자유로워진다고 말할 수도 없습니다. 감정의 미꾸라지 하나 놓치지 않겠다는 일념으로 간절히 노력하면 어느 시점부터 놀랄 만큼 변화된 자신을 발견하게 됩니다. 그렇게 한 단계씩 진화해나가면 반드시 성불(成佛)하게 될 것입니다. 눈을 뜨는 데는 많은 시간이 걸릴지 모르지만 보는 것은 한순간입니다. 나무 관세음보살…"

오래전부터 관법을 실천해왔던 한영은 보일 듯 말 듯 염화의 미소를 지었지만 순규와 용진은 아직도 설법을 충분히 이해하지 못했다.

"그러면 제가 재미있는 일화로 이해를 도와드리도록 할까요?"

"예~!!"

세 사람은 모이를 물고 오는 어미 새를 맞이하듯 길게 목을 빼고 한목소리로 대답했다.

어느 어부가 고기를 잡으러 바다로 나갔다가 풍랑을 만나 배가 전복되어 그만 물에 빠져 죽고 말았다. 어부의 아내는 매일 바닷가에 나와서 남편을 집어삼킨 바다를 원망하며 욕을 해댔다. 바다는 억울했다. 언제나 싱싱한 생선과 해산물을 제공하며 평생토록 어부의 삶을 도와준 선행만 했기 때문이었다.

"부인의 남편을 죽인 것은 제가 아니라 바람입니다."

바다가 아무리 이해를 시켜도 어부의 아내는 막무가내였다. 그녀는 결국 바닷가에서 망부석이 되고 말았다.

"오해의 '한 생각'이 아내의 목숨까지 거두어 간 것입니다. 인간의 본래 성품은 한 티끌의 물결도 풍랑도 일어나지 않는 절대 고요의 바다와 같습니다. 거기에 바람이 작용하면 움직임이 생기게 되지요. 여러분의 마음도 마찬가지입니다. 원래 깨끗한 백지와 같이 청정 무구한데 자꾸만 낙서하고 흠집을 내고 오욕칠정으로 오염을 시키니 본래의 빛을 잃을 수밖에 없는 것입니다. 그런데 바람에 의한 풍랑과 요동치는 바다를 중생들은 자기 자신이라고 믿고 있지요…"

비유가 너무 쉽고 간단명료해서 싱겁다고 여겨질 정도였다. 서서히 용진과 순규의 고개가 끄덕여지기 시작했다.

"세상에는 수많은 종교가 있고, 귀감이 되는 훌륭한 경전이 있고, 좋은 글이나 책과 스승들은 넘쳐나고 있습니다. 그런데 아이러니하게도 자유로운 인간은 실로 드뭅니다. 그 이유는 욕심과 감정을 조절하고 비우는 방법을 모르기 때문입니다. 이론적으로는 이해가 되는데 그것을 마음의 눈으로 볼 줄 모르니 평소

생활을 그 이론과 연결하게 하지 못하는 것입니다. 다시 예를 들어 마음 비우는 방법을 알려드리도록 하겠습니다."

A 스님과 B 스님이 길을 가다가 큰 냇가에 당도했는데 전날 내린 비로 물이 불어 건너가기가 쉽지 않았다. 그런데 저만치 떨어진 곳에서 아리따운 젊은 여자가 발을 동동 구르고 있었다. 위독한 아버지를 보러 친정으로 가는 길인데 무서워서 도저히 냇물을 건널 수 없다는 것이었다.

A 스님이 주저하지 않고 여자에게 다가가 등을 내주었다. 처음엔 당황했지만, 여자는 어쩔 수 없는 상황에 염치불구하고 스님의 등에 업혔다. B 스님이 길을 잡고 한 발씩 앞서서 징검다리에 발을 내디뎠고 여자를 업은 A 스님은 그 뒤를 따랐다. 몇 번의 아슬아슬한 비틀거림 끝에 무사히 징검다리를 건넌 스님이 여자를 내려놓았다. 여자는 냇물을 건너게 해 준 두 스님에게 수차례 인사를 하고 돌아섰다. 아무 말 없이 두 스님이 십 리나 걸어갔을까…. B 스님이 따져 물었다.

"A 스님은 사문의 몸으로 어찌 그런 파계를 한단 말이오?"

등을 내어 여자의 몸에 접촉한 것을 지적하는 말이었다.

그러자 A 스님이 B 스님에게 서슴없이 일갈했다.

"B 스님은 아직도 그 여자를 업고 계시오?"

여자를 업어보지도 못하고 B 스님은 되레 욕만 먹은 꼴이 되고 말았다.

"그럼 A 스님은 여자를 접촉하고도 아무런 음심이 들지 않았단 말이오?"

자존심이 몹시 상해 눈을 부라리며 따지고 들었다. 그러자 A 스님이 펄쩍 뛰었다.

"아이고~ 말도 마시오. 풍만한 젖가슴이 등에서 요동을 치고 허벅지 탄력이 얼마나 좋던지 오금이 저리고 다리가 후들거려 자칫하면 물귀신이 될 뻔했소이다."

"그것 보시오. 당신도 나랑 똑같지 않소!!"

그러자 A 스님이 싱긋이 웃으며 대답했다.

"나는 그 여자를 내려놓고 펄펄 뛰는 욕정을 죽을 힘을 다해 관(觀)하고 또 관하며 털어냈지요."

"여러분들은 스님이 여자를 접촉하고 흥분을 하면 잘못된 일이라 생각하시지요? A 스님처럼 솔직하게 말하기 어려울 겁니다. 여자를 접촉하고 흥분하는 것과 죽비를 맞고 아프다고 하는 것은 마찬가지입니다. 그 자체는 죄가 되지 않습니다. 그건 일차적인 본능이요 진솔함이지요. 문제는 그다음에 있습니다. 죽비를 맞아서 아픈데도 나는 도인이므로 아프지 않은 척한다거나 여체를 접하고 흥분이 되는데 안 그런 척하는 것이 잘못입니다. 이런 이차적인 위선과 행동이 여러분의 진정한 자아를 흐리게 합니다. 도(道)는 진솔함이지요."

다시 용진이 나섰다.

"그럼 진솔하기만 하다면 나쁜 짓을 해도 된다는 말입니까?"

그럴 줄 알았다는 듯 고개를 끄덕였다.

"시비의 문제가 아니라 본질의 문제를 거론하고 있는 것입니다. 처사님은 지금 달을 보지 않고 달을 가리키는 손끝을 보고 있어요. 두 스님의 스토리는 여기까지입니다. A 스님이 자신의 욕정을 들여다보며 털어내는 것을 관심법(觀心法)또는 관자재(觀自在)라 합니다. 의도적으로 떼어내려 하면 더 달라붙고, 잊으려 애를 쓰면 더욱 기억 속에 새겨지는 게 인간의 감정입니다. 일어나는 감정과 의식을 제삼자의 시선으로 들여다보면 객관화가 되고 다시 들여다보면 스스로 부끄러워집니다. 그러면 욕구가 저절로 정화되고 비워지게 됩니다. 모르면 어렵지만 실천해보면 그 효과를 누구나 금방 알게 되지요."

스님의 머리에서 오라(aura)가 환하게 발광이 되는 것 같았다.

"도를 먼 데서 찾지 마시고 스스로 마음 가운데서 이루시기 바랍니다.

한순간도 놓치지 않겠다는 집중력으로 하나하나 들여다보고 지워가다 보면 무명(無明)의 허물을 벗고 머지않아 진아를 만나게 될 것입니다. 나무아미타불 관세음보살…."

세 청년은 주지 스님에게 나란히 삼배하고 일어섰다.

의료봉사 예정일까지는 한 달이 채 남지 않았다. 한영은 스터디에 더욱 박차를 가했다. 본진을 맡을 본과 3, 4학년에게는 과장으로서의 임상적인 치료 능력을 중점적으로 지도했고, 그 아래 학년에는 숙련이 될 때까지 각 학년에 부여된 다양한 역할들을 복습시켰다.

의료봉사 하루 전 학교로부터 버스와 한약재를 지원받은 침구학회 의료봉사단은 문경군 점촌읍을 향해 출발할 준비를 모두 마쳤다.

서울 학생들의 과외를 일주일 간 휴가 낸 혜은도 봉사대 버스에 동승을 했다.

"혜은아. 이리와."

창가자리에 앉히고 한영이 옆자리에 앉았다. 무엇이 즐거운지 연신 싱글벙글 노래를 흥얼거렸다.

"의료봉사 가니 좋으니?"

"네. 형. 너무 기대돼요!! 심장이 마구 두근거리고 하늘을 날아가는 기분에요. 사실 예과 2학년 때 MT 갔던 게 여행으로는 평생 처음이었거든요."

"그럼 학창 시절 수학여행도 안 갔다는 거야?"

안타까이 물었지만 아무렇지 않은 듯 여전히 싱글거리기만 했다. 어쩌면 그녀는 의료봉사보다 연인과의 여행이 더 좋은 건지도 몰랐다.

버스가 북대구를 지나 상주를 향해 달릴 때 맨 뒤 구석 자리에 낯익은 얼굴이 보였다. 예상 밖의 합석에 한영이 눈을 동그랗게 뜨고 바라보았다. 나상반이었다. 침구학회 회원이 아닌 나상반이 버스를 훔쳐 타고는 맨 뒷자리 구석에 몸을 숨기고 있었다. 한영의 임상을 현장에서 보고 싶은 욕구를 견디지 못해 박순재를 꼬드겼던 것이었다.

"저게 누구야?"

이방인이 나상반인 것을 확인하자 용진이 안면을 일그러뜨렸다. 당장에라도 달려가 끌어내릴 태세였다. 화가 난 용진의 기세에 주눅이 든 상반이 어쩔 줄을 모르고 앞좌석 등받이 아래로 몸을 감추었다. 마치 포수에게 쫓기는 꿩이 다급한 나머지 풀밭에 머리를 처박고 숨는 시늉만 하는 꼴이 되고 말았다. 참다못한 용진이 안전띠를 풀고 벌떡 일어나자 한영이 저지하여 억지로 좌석에 주저앉혔다.

"용진아. 잠깐만. 일단 내 말부터 좀 들어봐."

몇 번인가 용진도 나상반과 좋지 않은 마찰이 있었던 것이다.

"내가 수습할게. 우린 지금 공식적인 행사를 하러가는 거잖아."

의료봉사를 시작도 하기 전 불미스런 일이 생기면 전체적인 분위기를 망치게 되므로 한영이 일어나 버스 뒷자리로 걸어갔다. 도둑질하다 들킨 죄인처럼 나상반은 고개를 숙이고 시선을 피하느라 손으로 낯을 가리고 있었다. 자기가 원하는 것을 거머쥐기 위해 자존심을 헌신짝처럼 내팽개치는 모습에 옆자리에 앉은 박순재가 씁쓸한 미소를 지었다.

"나 선배 이왕 이리되었으니 부담 갖지 말고 편하게 같이 갑시다."

가까이 다가가 흔쾌하게 허락을 해주었다.

"회… 회장님… 고… 고맙습니다…."

진땀을 뻘뻘 흘리며 머리를 주억거렸다.

신나게 달리던 버스가 산북면사무소 앞에서 정차하고는 좀체 출발할 기미를 보이지 않았다. 한영과 봉사대장 순규가 뛰어 내려가자 운전기사가 면장과 직원들의 제지를 받고 있었다.

"당장 차를 돌리세요. 어서!!"

서슬 퍼런 면장이 걷어붙인 팔을 휘두르며 고함을 치고 있었다.

"아니 당신이 무슨 권리로 갈 길을 막는 거요?"

목적지에 도착해야 보수를 받는 운전기사도 호락호락하지 않았다.

"자. 보세요. 이 공문을 보고 말하라니까!"

면장이 공문을 운전기사의 면전에다 대고 흔들었다. 제24회 88올림픽을 앞둔 정부는 보안을 위해 집회와 학생들의 사회활동을 극도로 제한하고 있었다.

"이미 관계 부처의 허가를 득한 줄로 압니다만⋯."

실무적인 내용을 모르는 한영이 할 수 있는 대응은 궁색하기만 했다.

"아. 글쎄 안 돼요. 절대 허락할 수 없으니까 이 길로 돌아가세요."

면장은 요지부동이었다. 눈앞이 캄캄했다. 그때 마침 저만치서 주지 스님이 땀을 뻘뻘 흘리며 뛰어오고 있었다.

"아이고 면장님. 더운 날씨에 수고가 많으십니다."

산골짜기 작은 절의 스님인 줄 알았는데 면장의 기세가 슬며시 꺾이는 것으로 보아 주지 스님의 법력이 상당함을 알 수 있었다.

"제가 모든 책임을 지고 의료봉사를 이끌어보겠습니다. 이번 한 번만 허락을 해주십시오."

가쁜 숨을 몰아쉬며 간곡하게 사정을 했다.

"이건 일반대학생들의 농촌봉사활동과 완전히 다르고, 지금까지 한의대 학생들은 대정부 집회나 시위 같은 것을 한 번도 한 적이 없습니다."

면장이 주춤하는 틈을 타 한영과 순규도 거들었다. 더는 저지할 명분이 없어지자 한참을 고민하다 어렵사리 길을 열어주었다. 길모퉁이로 버스가 사라지고도 못마땅한 인상을 지우지 못한 면장은 혀를 끌끌 차며 한참 동안 그 자리에 못 박혀있었다.

김용사와 가까운 운달초등학교는 첩첩 산골에 위치하고 있었다. 국도에서 골짜기로 들어가는 거리가 족히 5km를 넘었다. 면장의 제지에다 택시 기사도 꺼리는 좁은 비포장 길로 덩치 큰 버스를 운전하는 기사의 입이 닷 발이나 튀어나왔다. 분위기가 위축되자 봉사대장이 구호제창을 제안했다.

"건한 침구! 건한 침구! 아자 아자 파이팅~!!"

구호가 끝날 즈음 버스가 아담한 시골 초등학교 운동장으로 들어섰다. 담장 대신 키 큰 미루나무가 시원스레 둘러선 운동장이 포근하고 정겨워 장시간의 여독이 말끔히 풀리는 것만 같았다.

버스에서 짐을 내린 대원들은 쉬지도 않고 준비 작업에 열을 올렸다. 두 칸짜리 별채에 숙소를 정하고, 운동장에서 들어오는 첫 번째 교실은 대기실 겸 예진실로, 그리고 이어지는 세 개의 교실을 진료실 겸 치료실로 꾸몄다. 모든 준비를 끝마친 대원들에게 자유시간이 주어졌고 남학생들은 예비역과 현역으로 편을 갈라 운동장에서 축구를 하며 몸을 풀었다.

드디어 의료봉사 첫날 아침이 밝았다. 전원이 모여 허준 선서를 낭독하는 것으로 의료봉사가 시작되었다. 봉사대원들이 각자의 포지션에 자리를 잡고 환자를 기다리는데 여기저기서 우려하는 목소리가 들려왔다.

"산골이라 상주인구 수가 절대적으로 부족하고 두 시간에 한 번씩 버스가 다닌다는데… 장소를 잘못 고른 게 아닐까?"

맘먹고 임상을 펼쳐보려던 과장들은 풀이 죽었다. 그런데 그런 걱정들은 기우에 불과했다. 첫날 진료환자가 130여 명이었으니 5개과 과장들이 각각 평균 26명의 환자를 본 셈이었다. 게다가 첫날이라 스텝들 간 손발이 맞지 않은 상태로 26명을 보자니 여간 바쁜 게 아니었다.

봉사 이튿날은 아침 일찍 들어오는 첫차부터 환자들로 만원이었는데 그게 해가 질 때까지 그대로 이어지며 2일 차 내원 환자 수가 무려 300명이나 되었다.

전 스텝들은 반가움으로 일과를 시작했다가 모두 녹초가 되어 진료를 마감해야 했다. 치료효과가 기가 막힌다는 소문이 퍼지자 3일차부터는 상주나 문경을 넘어 괴산에서도 환자들이 몰려들고 있었다. 승용차나 트럭도 쉴 새 없이 드나들었고 산북면의 관용차까지 동원되고 있었다.

첫째 날 한영은 과장직을 맡지 않고 전체 과를 순회하며 관리를 했다. 필요한 것은 지도해주고 과장들이 부담스러워 하는 어려운 환자를 도맡았는데 기존의 치료 속도로는 밀려드는 환자를 감당할 수 없게 되자 이튿날부터 자그마한 강당에다 치료베드 10개를 세팅하고 본격적인 진료를 시작했다. 그리고 혜은을 진료보조 겸 자침담당으로 지목했다.

"내가 발침을 할 테니 너는 어서 식사를 하고 오너라."

"저는 괜찮아요. 힘드신데 식사마저 안 하시면 어떻게 해요…."

점심도 거르고 진료에 몰두하자 그녀도 밥을 먹으러 갈 수가 없었다. 사랑하는 사람과 함께 한 공간에 있는 것만으로도 설레는 혜은은 사실 배가 고픈지도 피곤한지도 몰랐다. 식당으로 달려가 국그릇에 밥 한 공기를 말아들고 돌아왔다.

"형. 이걸로 허기라도 때우세요."

"고맙지만 도저히 밥 먹을 시간이 안 되겠어."

아무리 빠른 속도로 환자를 본다고 해도 혼자서 감당하는 환자 수가 하루 70명을 넘어가자 숨돌릴 시간조차 내기 어려웠다. 식사시간을 낼 수 없기는 전 스텝이 마찬가지였다. 먹지 않고는 힘을 쓸 수 없으니 국이나 물에 대충 밥을 말아 훌훌 둘러 마시고 다시 진료실로 뛰어갔다. 환자가 미어터진다는 소식을 들은 산북면 면장이 직원 한 명을 상주시키며 뒷바라지를 하게 되자 대원들은 더욱 신이 났다.

"회장님. 큰일 났습니다!! 대기 중이던 환자 한 분이 쓰러지셨어요."

예진을 보던 예과 2학년 학생이 사색이 되어 달려왔다.

"빨리 모시고 오세요."

안내를 맡은 예과 1학년 학생이 오십 전후의 몸집 좋은 남자를 업고 들어왔다. 겉보기에는 상당히 건강한 체형이었는데 베드에 눕히고 보니 사지가 축 늘어진 그의 안면과 입술은 백지장 같았고 의식을 완전히 상실한 상태였다. 외관

상의 체질로 보자면 뇌졸중일 가능성이 컸다.

"접수할 때는 괜찮았는데 차례를 기다리며 앉아계시다가 갑자기 정신을 잃고 의자에서 바닥으로 굴러떨어졌어요."

의식을 잃고 소변자리(小便自利)가 되어 아랫도리가 흥건히 젖어있었다. 자주 만나기 어려운 환자여서 당황하지 않을 수 없었다. 눈을 감고 호흡을 고른 후 침착하게 맥을 보던 한영이 갑자기 당황하기 시작했다.

"아니? 이럴 수가!"

전갈을 듣고 달려와서 지켜보던 제1 내과 과장 박순재의 눈이 휘둥그레졌다.

"회장님 왜 그러세요? 중풍 맥이면 서둘러 십선혈(十宣穴 열손가락 끝에 있는 구급혈) 사혈을 해야 되지 않을까요?"

"아니요. 인영 촌구 네 개의 맥이 하나도 나오질 않습니다."

"그럼 어떻게 합니까? 맥이 나와야 치료를 할 텐데…."

"그렇지만 이 정도의 체질과 연령이라면 사맥(死脈)이라 하긴 어려울 것 같습니다. 일단 맥을 추동시켜 보겠습니다."

지난겨울 태화한의원에 있을 때 폭설을 뚫고 아들이 어머니를 업고 왔던 기억이 떠올랐다. 그나마 그때는 우측 인영과 촌구의 맥이 살아있어서 먼저 사관침으로 선치(先治)를 했지만 지금은 그럴 수도 없었다. 일단 맥을 살리는 것이 급선무였다.

맨 먼저 중충혈에 보법으로 침을 진입시키자 박순재가 헉 소리를 냈다.

"회장님. 바로 화색이 돌아오는 것 같아요!"

침 하나 찔렀을 뿐인데 확연히 혈색이 살아나고 있었다. 침착하게 다시 대돈혈을 보했다. 오분가량이 지나자 거의 정상에 가까울 만큼 안색이 돌아왔다.

"와~"

숨을 죽이고 들여다보던 스텝들이 탄성을 냈지만, 한영은 인영촌구맥을 확인하는 데 집중할 뿐이었다.

"아직 의식도 맥도 돌아오지 않고 있어요."

"혈액순환이 살아났는데 어찌 맥이 반응하지 않을까요?"

박순재의 얼굴에 수심이 가득했다.

"너무 기가 없어서 혈을 돌리지 못하는 것 같습니다. 기운을 좀 더 살려내야 하겠어요."

중완혈과 음교혈에 자침을 하고는 혜은이 건네주는 손수건으로 이마에 흐르는 땀을 닦았다. 다시 오분가량이 지나자 남자의 눈꺼풀이 파르르 떨리더니 천천히 눈을 뜨고 있었다.

"회장님! 깨어나고 있어요!!"

의식을 회복한 남자가 천천히 좌우로 눈알을 굴리며 물었다.

"제가 왜 여기에 누워있죠?"

아직 발음은 어눌했지만, 의식의 반은 회복된 것 같았다. 다시 맥을 잡아보던 한영의 표정이 환하게 밝아졌다.

"맥이 살아났습니다."

박순재가 한영을 부둥켜안았다.

"이제 되었어요! 회장님~!"

"그런데 좌측촌맥은 여전히 미미합니다."

그것은 심장과 심포의 맥이 거의 나오지 않는다는 뜻이었다.

"아… 혈액순환이 되지 않아 뇌에 산소가 부족했던 거였군요."

"이제야 인영3성 조맥(粗脈 조잡하고 거친 맥)이 나옵니다."

"소장실 심허로군요…"

박순재가 심장의 원혈인 신문혈을 보하고 소장의 원혈인 완골혈을 사했다. 침착하고 의연하게 자침하는 손길이 미더웠다.

"체력이 약한 데다 호전이 되고 있어서 상통혈은 자침하지 않았습니다."

그리고 얼마 지나지 않아 남자는 완전하게 의식을 되찾았다.

"혹시 근래 몸을 혹사시킨 적이 있으세요?"

"네에… 제가 점촌에서 설비업을 하는데 이번 장마에 누수가 된 집이 많았습니다. 언제 또 비가 올지 모른다고 하도 재촉을 하는 바람에 일이 너무 밀려서 며칠 계속 밤을 새다시피 작업을 했어요."

정확한 예측에 스텝들이 놀라서 입을 떡 벌렸다.

"저 정도 신체에 맥절(脈絕)하고 실신을 할 정도라면 몸을 혹사시킨 것밖에 더 있겠습니까?"

"듣고 보면 다 맞는 말인데 그걸 추론해내는 회장님의 직관에 그저 감탄할 따름입니다."

박순재가 다시 맥을 확인했다.

"심장 맥이 살아나면서 인영3성이던 맥이 인영2성으로 돌아왔습니다."

50세 남자가 인영2성의 맥을 나타낸다면 완전히 정상을 회복한 것이다.

"치료가 끝났으니 돌아가셔도 되겠습니다."

남자가 몸을 일으켜 베드를 내려왔다. 신발을 신고 소변으로 젖은 아랫도리를 툭툭 털고는 얼굴을 붉혔다.

"과장님. 고맙습니다."

"체력이 달려 일시적으로 기절한 것이니 무리하지 마시고 음주도 줄이도록 하세요. 재발하면 쓰러져 뇌진탕이나 골절 등 2차 피해를 볼 수도 있으니까요."

감사인사를 하고는 스태프들에게도 일일이 악수를 하고 돌아갔다.

"처음에는 뇌졸중을 의심했지만 중풍 맥이 아니었고, 육기진단에도 풍(風)의 기운이 없었어요. 손에 굳은살이 많은 걸로 봐서 무리하게 일을 하며 제대로 식사를 챙기지 않고 술로 피로를 달랬을 것으로 짐작했습니다. 처음엔 무척 난감했는데 좋은 결과가 나와 다행입니다."

설명을 듣던 본과 3학년 선배가 질문했다.

"보통 실신을 하면 십선혈(十宣穴) 사혈을 먼저 하는데 어찌 그리하지 않으셨습니까?"

"만약 십선혈을 사했다면 극심한 허증이라 사망을 할 위험에 처하게 되었을지도 모르죠. 그래서 환자를 볼 때는 반드시 먼저 맥을 봐야 하는 것입니다."

또 어떤 이야기가 나올까 모두들 입만 쳐다보고 있자 두 팔을 휘휘 저어 스텝들을 물리쳤다.

"어서 가서 진료하세요. 환자들이 밀려서 난리가 났는데…"

그때 혜은이 얼음을 띄운 녹차 잔을 쟁반에 받쳐 들고 다가왔다.

"목마르실 텐데 한잔 드시고 잠깐 쉬었다하세요."

"냉장고도 없는데 이게 어디서 난거냐?"

그녀는 그저 웃기만 할 뿐이었다.

그렇게 의료봉사 3일 차 일정이 마무리되고 있었다.

늦장마가 끝난 지 얼마 되지 않아 잔뜩 습기를 머금은 교정은 거의 찜통이라 할 만큼 끈적이는 더위가 기승을 부렸다. 가운 소매를 다 걷어 올리고 앞 단추를 풀어도 땀이 줄줄 흘러내렸다. 정오가 가까워지자 폭삭 땀에 젖은 와이셔츠가 몸에 척척 감기기 시작했다. 가뜩이나 불쾌지수가 치솟고 있는데 제1 내과에서 급한 기별이 왔다.

"회장님. 어떻게 하죠. 침이 빠지지 않는 환자가 있습니다."

진료를 중단하고 제1 내과로 달려갔다. 주의 부족으로 침을 맞은 상태로 발을 움직여 침이 발목뼈 사이에 끼어 침 끝이 갈고리처럼 꺾어져 뼛속으로 박혀버린 것이었다.

"자침조가 누구요?"

뒤를 돌아보았더니 나상반이 땀을 줄줄 흘리며 머리를 긁적이고 있었다. 절로 한숨이 나왔다. 침구학회 회원이 아니어서 의료봉사 전 교육을 받지 못했다 하더라도 그의 실수는 본과 3학년으로서는 부끄럽기 짝이 없는 일이었다.

정강이뼈 하단과 복사뼈 사이에 깊숙이 박힌 침은 요지부동이었다. 펜치로 빼야 할 정도로 저항이 완강했다. 억지로 빼내면 뼛조각이 따라 나오거나 침이 부러지게 되므로 힘으로 처리할 문제가 아니었다. 처음 자침할 때와 같은 자세로 발목을 리셋 시키고 자침을 한 방향과 침병(針柄 침 손잡이)이 나와 있는 각도를 계산하고는 침을 최대한 깊숙이 찔러 넣었다.

"헉!! 빼지도 못하는 침을 더 집어넣다니."

들여다보고 있던 스텝들의 입에서 탄성이 터졌다. 후퇴를 위해 전진을 하는 자연의 법칙을 적용했다. 침을 밀어 넣은 상태로 발목을 살살 돌려 관절 사이의 공간을 확보해나가며 꼼꼼하게 침의 유격이 여유로워지는 지점을 찾아갔다. 어느 찰나 침병에 아주 미세한 여유가 전달되었다. 그 상태에서 발목을 고정한 채 가볍게 발침을 하다가 다시 제동이 걸리자 계속해서 발목을 돌리며 침을 상하좌우로 조금씩 움직여나가자 한 단계에 1mm씩 침이 빠져나오더니 1cm쯤 빠지자 나머지는 그냥 쑤욱 따라 나왔다. 예각으로 꺾어진 침 끝에 가느다란 근섬유만 한 올 매달려 있을 뿐이었다.

"바쁘더라도 조금만 더 집중해 주세요."

대중을 둘러보며 한마디만 했을 뿐 나상반을 문책하지 않았다. 옆으로 비켜서서 턱을 매만지고 있던 나상반은 끝내 사과의 말 한마디 하지 않았다.

4일차 오후 진료가 마무리될 즈음 운달초등학교 교정으로 하늘색 포니 승용차 한 대가 들어와 멈추어 섰다. 송영섭 원장이었다. 일요일인데도 서울 집에 가지 않고 제자의 의료봉사를 격려하러 온 것이다.

"회장님 송영섭 원장님이라는 분이 오셨어요."

쏜살같이 달려나가 송 원장의 두 손을 덥석 잡았다.

"아이구 스승님. 주말인데 서울 안 가셨습니까?"

"아니~ 진료에 집중해야지 뭐하러 이렇게 달려 나와."

꾸지람하는 얼굴에 반가움이 가득 넘쳐났다.

"이렇게 방문해주실 줄은 정말 몰랐습니다."

"첫 의료봉사인데 내가 와서 보아야지."

다시 흐뭇하게 웃으며 주위를 살펴보던 송 원장의 눈이 크게 떠졌다. 과장한 명에 치료베드가 10개나 되는 큰 규모에 놀라는 척하며 제자를 놀렸다.

"아따 한영이 병원 크구나. 태화한의원 열 배는 되겠는데."

짓궂은 농담에 두 볼이 금방 홍당무가 되고 말았다.

"의료봉사 온 지 며칠 되지도 않았는데 어째 우리 동네까지 소문이 다 났더라. 허허허."

침을 맞고 간 연풍면 환자가 송 원장과 똑같이 침을 놓는 학생들이 있더라고 일러주었다고 했다.

그때였다. 서혜인대가 마비되어 우측 다리를 펴지 못해 부축을 받으며 들어오는 환자가 있었다. 50대 중반으로 보이는 꽤 비대한 몸집의 남자였다.

"저는 사업을 하는 사람이라 무리하게 몸을 쓰는 일이 없는데 이틀째 이렇게 마비가 풀리지 않고 있어요."

"스승님. 저희에게 한 수 가르쳐주십시오."

진지한 모습으로 돌아온 송 원장이 환자에게 다가가 맥을 보았다. 명의가 진료하는 절호의 기회를 놓칠세라 전원이 잠시 휴진을 하고 주위를 에워쌌다.

"좌측 관맥(關脈)의 침맥이 너무 빵빵해 이건 간(肝)에 풍(風)이 쌓인 것이야. 이 풍(風)이 다리로 가지 않고 머리로 갔으면 중풍이 되었을 게야."

불행 중 다행이었다.

"간풍(肝風)이 내동(內動)하면 근육이 마비되거나 머리가 어지럽거나 불수의적으로 몸을 움직이는 증상이 동반될 수가 있지."

설명을 듣던 환자가 깜짝 놀라며 말을 받았다.

"맞아요. 선생님. 왜 그런지 어지럽고 몸이 저절로 자꾸 움찔움찔해요."

스텝들의 입에서 동시에 탄성이 터져 나왔다.

"여기 팔뚝 부위를 만져보아. 바람이 꽉 든 풍선처럼 빵빵하지. 이게 풍이다. 이 환자는 간풍내동이 된 상태에서 육기의 풍이 겹쳐져서 서혜인대와 내전근이 마비된 것이다. 다행히 풍이 하초로 내려가서 다리만 마비가 된 것이지."

"자침을 해 보거라."

말을 하면서 선뜻 자리를 비켜섰다.

풍(風)은 성질이 삭변(數變)하므로 상초 중초 하초 어느 곳으로 와도 몸 전체의 풍 치료를 먼저 시행해야 한다. 따라서 목(木)의 오장인 간(肝)은 금극목(金克木) 즉 목(木)을 극(剋)하는 금(金)의 기운으로 치료를 한다. 금(金)의 천응혈인 상양혈을 보해서 목(木)을 치게 하고, 대돈혈을 사해서 목(木)의 기운을 억제시켰다. 상초풍(上焦風)은 풍지혈과 풍부혈을, 중초풍(中焦風)은 후계혈을, 하초풍(下焦風)은 속골혈을 추가로 자침하는데 이 환자는 하초에 풍이 온 것이므로 왼쪽 발의 속골혈에도 자침을 했다.

그리고 몸 전체의 금극목을 했듯이 서혜인대가 소속된 간경락의 금극목도 병행한다. 간(肝)의 금혈(金穴)인 중봉혈을 보하고, 간(肝)의 목혈(木穴)인 대돈혈을 사하는데 대돈혈은 몸 전체의 풍을 치료할 때 이미 사를 했기 때문에 중봉혈만 보를 하면 되었다. 제자가 자침을 하는 동안 송 원장은 지그시 눈을 감고 임상을 음미하는 것 같았다.

"간(肝)이 실한 병이니 간의 원혈(原穴)인 태충혈을 사하고, 상통장부로 대장의 원혈(原穴)인 합곡혈을 보해도 되지 않겠습니까?"

엎드려 자침을 하며 스승을 올려다보았다.

"하하하."

송 원장이 호탕하게 웃었다.

"한영이 수준이 그렇게까지 올라갔단 말이야? 이 정도에서 치료되면 더는 침을 놓을 필요가 없지만 만약 치료가 부진하면 네 말대로 그렇게 원혈에도 침을 추가해야겠지. 또 간(肝)이 실하면 담(膽)이 허한 것이니 족소양담경의 원혈인 구허혈에 보를 해주어도 좋겠지."

모든 스텝은 숨을 죽이고 두 사제의 대화에 귀를 기울였다. 하나도 모르는 용어는 없는데 무슨 말인지 내용은 제대로 이해할 수가 없었다. 익히 알고는 있었지만 회장인 한영의 임상 수준이 존경스럽기만 했다.

자침을 끝내고 불과 몇 분 지나지 않았는데 마비가 풀리면서 세워져 있던 무릎이 천천히 아래로 내려가기 시작했다.

"어어~ 저것 봐!"

다시 여기저기서 감탄사가 터져 나왔다. 한 10분이나 경과했을까… 환자의 다리가 완전히 펴진 상태로 베드에 밀착이 되었다.

"이제 발침을 해도 될 것 같구나."

지시에 따라 발침을 하고 환자를 일으켰다

"어! 이럴 수가! 뻣뻣하게 다리에 걸려있던 마비감이 하나도 없어졌어요. 마치 내가 엄살을 부린 것만 같네요."

건강한 사람처럼 베드를 내려와 성큼성큼 걸었다.

또다시 환호와 박수소리가 진료실을 떠나갈 듯 울려 퍼졌다.

"선생님. 감사합니다. 방문도 해주시고 멋진 임상도 보여주시고."

"내가 한 게 뭐 있나? 니가 치료를 잘한 거지."

잠시 후 이 방 저 방을 다니며 진료하는 모습을 보던 송 원장이 머리를 끄덕였다.

"그 짧은 기간에 학생들 지도하느라 애를 많이 썼구나."

"벌써 가시렵니까? 저녁식사라도 하고 가시죠."

옷소매를 붙잡는 제자의 어깨를 툭툭 쳐주고는 연풍으로 돌아갔다.

봉사 4일 차에는 제5 내과에서 비상호출이 있었다. 서둘러 달려가 보니 60세 정도로 보이는 아주머니가 정신을 잃고 실신을 한 상태였다. 면색이 백짓장이 되었고 이마와 안면에 식은땀이 흥건히 배어 나와 있었다.

훈침(暈鍼 침의 쇼크 또는 허탈현상)이었다.

"혜은아. 어서 발침을 하거라."

급하게 말을 하고 쳐다보니 혜은이 민첩하게 발침(拔針)을 마치고 다음 지시를 기다리고 서 있었다.

"너는 어찌 내 지시보다 먼저 발침 할 생각을 했니?"

"훈침이 일어나면 맨 먼저 발침부터 하라고 임상집에 다 적혀 있던 걸요."

참 기특하고도 사랑스러웠다. 그의 도움이 없지는 않았지만 매일 70명이 넘는 환자에게 자침과 발침을 하면서도 단 한 번도 지친 기색을 보이지 않았다.

"너는 임상에만 들어가면 정말 다른 사람이 되는 것 같구나. 하하."

과외를 하느라 바쁜 중에도 의료봉사 준비를 열심히 한 것 같았다. 귀퉁이에 적혀 있는 훈침에 대한 내용까지 알고 있을 정도라면 중요한 질병에 대한 치료법은 거의 독파를 했다는 뜻이었다.

맥을 잡아보니 우측 촌맥이 무력해서 거의 잡히지가 않았다.

"폐맥과 종기맥이 거의 잡히지 않는구나."

채식만 하며 고된 농사일에 시달리는 시골 어머니들에게 흔한 맥이었다. 기력이 허해서 침을 감당하지 못한 것이니 기운을 살려내야 한다.

"그럼 태연혈을 보해야 되나요? 침 맞을 기운이 모자라서 이리되었는데 약을 쓰지 않고 다시 침으로 어떻게 기운을 살릴 수가 있나요?"

궁금해하는 셈 치고는 상당히 구체적인 질문이었다.

"아무리 체력이 약해도 인체가 가진 기본 에너지는 남아 있어. 그걸 추동시켜 우선 정신을 차리게 해야지."

기운을 보충하는 혈 자리인 하완혈과 음교혈에 먼저 자침을 하고, 우측 태연혈을 보(補)한 다음 다시 족삼리혈에도 자침을 했다. 깨어나면 사군자탕(四君子湯 기를 보하는 처방)가루를 따뜻한 물에 타서 마시도록 처방을 하고 돌아왔다.

그러고 30분이나 지났을까.

"선상님. 고맙습니더…."

열심히 환자에 집중하고 있는데 등 뒤에서 인사하는 소리가 들렸다. 뒤를 돌아보니 실신을 했던 아주머니의 백지장 같던 얼굴이 발그레하게 화색이 돌아와 있었다.

의료봉사가 서서히 마무리되고 있었다. 마지막 진료를 끝낸 대원들은 운달산 계곡으로 달려가 물장구를 치며 더위와 땀을 씻었다. 저녁식사를 마친 한영은 혜은의 손을 잡고 교정의 미루나무 그늘을 산책했다. 선선한 저녁바람에 실려 오는 해거름 매미소리가 너무 평화로워 속세의 시간이 잊혀졌다. 벤치에 나란히 앉아 해가 지는 줄도 모르고 도란도란 이야기를 나누는 연인의 모습은 한 폭의 그림이 따로 없었다.

지친데다 긴장이 풀려 모두 업어 가도 모를 만큼 깊은 잠속으로 빠져든 한밤중 랜턴을 켜들고 진료기록부를 뒤지는 도둑이 있었다. 그는 바로 나상반이었다. 한영의 진료부를 샅샅이 찾아내어 황급히 자기 가방에 쑤셔 넣었다.

이튿날 날이 밝자마자 사용했던 모든 기물을 제자리로 원위치시키고 깨끗이 청소를 한 다음 학교로 복귀할 준비를 마쳤다.

그 시각 김용사를 찾아간 한영은 주지 스님을 만나 감사의 뜻을 표하며 차를 나누고 있었다.

"인사는 제가 해야 하는데 이렇게 방문까지 해주시니 더더욱 감사합니다."

의료봉사가 성황리에 끝맺음하자 스님은 대만족이었다.

"모두들 너무도 수고가 많으셨습니다. 자주 가서 제 눈으로 보았지만 졸업도 하지 않은 학생들이 그 많은 환자의 헤아리기 어려운 질병을 치료해냈다는 것이 도무지 믿기지 않습니다."

"그 모든 건 스님께서 좋은 기회를 만들고 물심양면 도와주셔서 가능했던 게 아니겠습니까."

"어느 정도 알고는 있었지만, 한의학은 참으로 대단한 학문인 것 같습니다. 어떤 재료나 약물도 첨가하지 않은 침 몇 개로 치료하지 못하는 질병이 없다는 것이 부처님의 법력을 보는 것과 어찌 다르다 할 수 있겠습니까."

찻잔이 채 비기도 전에 다시 차를 따라 주었다.

"스님. 근데 궁금한 것이 하나 있습니다."

아직 말을 꺼내지도 않았는데 기다리고 있었다는 듯이 반겼다.

"명상도 하고 불경과 수없이 많은 구도 서적을 읽었는데 깨달음에 이르는 직접적인 방법은 어디에서도 찾을 수가 없었습니다."

스님이 고개를 끄덕였다.

"보물이 든 금고는 찾았는데 열쇠를 찾지 못했다는 말씀이군요. 학생들 몇 명과 처음 저를 찾아오셨을 때 회장님의 간절한 마음을 읽었습니다."

기대감을 추스르며 차를 한 모금 마셨다.

"깨달음에 이르는 방법이 어찌 없겠습니까마는 세상 모든 이치가 그러하듯 어떤 방법이라는 건 그게 정법이라 하더라도 그 자체로 완전한 것은 아닙니다. 다시 말해서 그 방법이 아무리 정확하고 구체적이며 상세하고 또한 그것을 제대로 다 터득한다 해도 깨달음에 이를 수 있다고 말할 수는 없습니다."

들을수록 어려워지는 설명에 풀이 죽었다.

"그렇다고 너무 의기소침해 하지는 마세요. 하하."

다시 빈 잔에 차를 따르는 스님의 눈빛에 자비로움이 가득 담겼다.

"아주 배가 고픈 걸인은 하찮은 죽 한 그릇이 세상 어느 고급 음식보다 맛있고, 사막에서 길을 잃고 탈수가 되어 생명이 경각에 달린 사람은 물 한 병을 전 재산과 바꿀 수도 있지요. 다시 말해서 해탈성불을 하고 악업을 씻고 윤회의 굴레를 벗어나기 위해서는 어떤 방법을 시행하기 이전에 목숨과 바꿀만한 선근(善根)이 갖추어져야 되는 것입니다."

깨달음에 대한 집착으로 제일 중요한 것을 놓치고 있었던 것이다.

"그럼 어떻게 해야 그런 선근이 될 수 있습니까?"

"네… 먼저 대승(大乘)의 보리심(菩提心)이 성숙되어 이타행이 자연스러워지고 너와 나의 분별심이 없어져야 됩니다. 또한 매사 자신과 타인의 입장을 충심으로 바꾸어 생각할 줄 알아야 되고 세상 모든 사람이 나의 어머니라는 간절함이 저절로 우러나야 됩니다. 수억 겁의 삶을 윤회하며 수십억의 사람들 중 어느 누군들 한 번은 나의 어머니가 되지 않을 수 있었을까요? 어머니가 어떤 존재입니까? 자식을 위해 모든 걸 양보하고 희생하며 목숨까지도 아끼지 않는 분이 아닙니까? 뼈에 사무치도록 세상 모든 중생이 나의 어머니라고 여겨진다면 비로소 깨달음의 방법을 수행할 수 있는 선근이 완성되는 것입니다."

'아…!!' 자기도 모르게 탄성이 터져 나왔다. 평범한 이야기일 수도 있는 스님의 말씀이 그에게는 엄청난 충격이었다. 그동안 구도의 방법만을 추구했던 자신이 한없이 부끄러워졌다.

"아무리 좋은 보물이라도 그것을 제대로 다룰 줄 아는 사람이 가졌을 때 빛을 발하는 것과 같은 의미가 되겠지요."

법기(法器)를 만들어야 법을 담을 수 있다는 말에 절로 머리가 끄덕여졌다.

"너무 어려워하지는 마세요. 회장님은 이미 남들과 다른 근기를 가졌고 수행을 할 수 있는 기본이 잘 되어 있으니까요."

"부끄러울 따름입니다. 스님…"

"해탈성불을 하기 위해서는 보리심을 증득한 후 궁극적인 선정(禪定)을 완성해야 됩니다."

"어떻게 해야 선정을 완성할 수가 있습니까?"

기대감이 벅차올랐다.

"선정을 닦는 방법으로 구주심(九住心)이라는 것이 있습니다. 부처나 하나님에 의지하여 구주심으로써 성취하는 방법은 주심(住心 마음이 머무는 것)의 경험을 쌓아야 하며 구주심 각각의 단계를 알아차려야 합니다.”

구주심이라… 한 번도 들어보지 못한 생소한 용어였다.

“구주심은 선정을 완성해가는 아홉 가지 단계입니다. 첫 단계인 안주심(安住心)을 시작으로 별다른 노력 없이 선정에 들 수 있는 마지막 단계인 지주심(持住心)을 성취하면 육도윤회를 벗어나 부처를 이룰 수 있습니다.”

‘아! 이것이었구나!!’ 처음 듣는 내용이었지만 간구하던 것이었으므로 쿵쿵거리며 심장이 먼저 반응을 했다.

“각 단계마다 혼침(昏沈 산란 동요로 마음이 들뜨는 것)과 도거(掉擧 심신을 무겁고 침울하고 무기력하게 하는 마음)를 극복하는 노력이 결코 쉽지 않습니다. 또한 마지막 단계인 지주심의 성취로 미세한 혼침과 도거마저 완전하게 소멸이 되고 오랫동안 삼매의 상태에 머물 수 있어도 실제 선정은 아닙니다. 실제의 선정을 성취하기 위해서는 등지(等持 마음이 산란하지 않은 안정된 선정의 상태)를 다시 닦아 더욱 익숙해져 심신이 모두 경안(輕安 마음이 경쾌하고 편안한 상태)해야 되고 그 상태에서 특별한 희열이 일어나야 완성이 되는 것입니다.”

스님의 설법은 흘러가는 물처럼 자연스럽고 거침이 없었다.

(註)
■ 보리심(菩提心) – 불도의 깨달음을 얻고 그 깨달음으로써 널리 중생을 교화
　　　　　　　　하려는 마음. 상구보리 하화중생의 마음.
■ 출리심(出離心) – 무명 번뇌 고통 근심에서 벗어나려 노력하는 마음

“출리심, 보리심, 올바른 견해, 이 3가지 중 어느 하나에라도 의지하여 차례대로 대승의 길과 해탈의 길을 찾아가는 바른 수행을 해야 합니다. 그렇지 않으면 건혜(乾慧 문자로만 이해하는 지혜)가 되어 과거 업은 물론이고 미래에 일어날 일을 조금 알아차리는 수준의 수행이 될 뿐이므로 선정의 어떤 경지도 닦지 못하고 인생을 낭비하고 맙니다. 이런 바탕 없이 ‘마음의 실체가 밝고 공하여 집

착이 없다'는 정도의 깨우침만으로는 아집에 대한 어떤 치료도 할 수 없고 도리어 외도로 변할 위험이 있지요. 그런 수준 낮은 도를 귀하고 좋게 여기지 말고 완벽한 도를 살펴서 알아차려야 합니다."

스님의 긴 강의가 끝이 나고도 자리에서 쉬 일어나지 못했다. 너무도 간절했던 내용이었지만 막상 듣고 나니 그동안의 구도가 얼마나 피상적이고 이론적이었는지 절실히 깨닫게 되었다. 각성의 깊은 울림으로 한참 동안 눈을 감고 있던 한영이 천천히 일어나 스님께 삼배를 올렸다.

스님이 책장에서 '람림'이란 제목의 책을 꺼냈다.

"이 책을 읽어보시면 더욱 잘 이해하실 수 있을 것입니다. 너무 부담을 갖지는 마세요. 수행하다 막히면 언제라도 찾아오시고요. 회장님은 잘 해내실 겁니다. 성불하십시오…"

운달초등학교로 돌아오자 철수 준비를 마친 봉사대원들이 버스 시동을 걸어 놓고 기다리고 있었다. 경주를 향해 신나게 달리던 버스가 올 때와 마찬가지로 산북면사무소 앞에서 멈춰 섰다. 버스에서 내려서니 미리 나와 기다리고 있던 면장이 득달같이 달려와 한영의 손을 잡았다.

"와이고~ 회장님 제가 아무것도 모르고 의료봉사를 반대해서 정말 죄송합니다. 수많은 면민이 세상에 저런 명의들을 어디서 구해왔느냐며 입이 마르도록 칭찬을 했습니다."

머리가 땅에 닿도록 허리를 굽실거렸다.

"입이 열 개라도 드릴 말씀이 없습니다. 참 염치없지만, 내년에도 저희 산북면을 찾아주시면 어떻겠습니까? 그 은혜 평생 잊지 않겠습니다."

쓸쓸한 티를 내지 않고 정중하게 응대를 했다.

"저 혼자 결정할 일이 아니니 돌아가서 의논을 해보겠습니다. 그동안 고마웠습니다. 안녕히 계십시오."

버스가 아스라이 멀어져 보이지 않을 때까지 면장과 직원들이 일제히 손을 흔들고 서 있었다.

경주까지 소요되는 다섯 시간의 여행이 갈 때와 달리 조금도 지루하지 않았다. 보람찬 일을 제대로 완수한 모든 대원의 가슴은 따스함과 충만함 그리고 자신감으로 가득 채워졌고, 한의학을 전공한 기쁨의 엔도르핀이 전류처럼 온몸을 충전시켰다.

경주에 도착해서 한의학관 앞에 짐을 내리고 해단식(解團式) 준비를 하고 있는데 이태열이 황급히 달려왔다.

"혀 형님… 형님 진료부가… 하 하나도 보이지 않습니다."

당황한 나머지 말을 더듬었다. 그의 진료부는 침구학회 임상 스터디의 중요한 교재가 될 예정이었다. 그래서 짐을 내릴 때 각별히 챙겼던 것이다.

이태열이 후배들에게 소리쳤다.

"전 대원의 가방을 검사해라."

그때 이미 나상반은 테니스 코트를 돌아 쏜살같이 달아나고 있었다. 진료부를 훔친 나상반은 해단식 참석은커녕 버스가 정차하자 벼락같이 뛰어내려 바로 줄행랑을 쳤던 것이다.

"나 선배. 거기 잠깐만요!!"

태열이 눈치를 채고 큰 소리로 불렀지만 이미 나상반의 모습은 보이지 않았다. 태열이 잡으러 뛰어가려는 찰나 용진이 저지를 했다.

"그냥 두어라. 맥(脈)을 잡을 줄 모르면 가져가도 제대로 써먹지 못해. 부끄러운 줄도 모르는 쓰레기 같은 놈."

1984년 1월 17일 합격증을 교부하던 날 있었던 나상반과의 일은 아무에게도 말을 하지 않았으므로 박순재 외에는 아는 사람이 없었다. 진즉에 과거의 기억을 지운 한영은 이런 역지사지의 상황이 무안하고 부끄러운 줄 모르는 철면피 같은 욕심이 불쌍했다.

"형. 혹시 언짢은 일이라도 있으세요?"

학회실로 들어가자 혜은이 조심스레 안색을 살폈다.

"아니야. 지난 일주일간 너무 힘이 들어 그리 보였나 봐."

일부러 더 밝게 웃어주었다.

"너도 이번에 참 고생 많았다."

"형. 덕분에 정말 좋은 경험 했어요. 임상에 대한 자신감도 확실하게 갖게 되었고요. 그것보다 사실은 형과 같이 지낼 수 있었던 게 제일 좋았어요."

위로를 해주려는 듯 종알거리자 우울했던 마음이 한결 풀어졌다.

"너 이번에 보니 제법이더라. 손매도 여간 매운 게 아니고."

봉사기간 내내 한영이 하루 70명이 넘는 많은 환자를 볼 수 있었던 데에는 재치 있고 야무진 그녀의 뒷받침이 매우 컸다. 처음 참가한 의료봉사인데도 지시를 하거나 지적할 일이 없었고 과장이 무얼 원하는지 미리 알고 한발 빠르게 움직였으며 그 경황없이 바쁜 와중에도 발침 실수 한 번 하지 않았다. 일주일간 500명 가까운 환자에게 자침과 발침을 했지만 엄청난 집중력으로 단 한 개의 침도 놓치지 않았다.

"칭찬을 해주시니 기분은 좋은데…"

말을 끝맺지 못하고 얼굴이 홍당무가 되었다.

"하하하. 시집가면 내조 잘하는 일등 신부가 되겠어."

부끄러워 차마 대답은 못 했지만 그녀는 속으로 수없이 되뇌었다.

'저는 오직 한영 형 내조 잘하는 일등 신부가 되고 싶어요…'

마지막 가르침

본과 3학년 겨울방학을 맞이하게 된 한영은 다시 연풍으로 가기 위해 가방을 챙겼다. 어쩌면 학창시절 마지막 임상 수업이 될지 모른다는 서운함에 준비하는 손끝에서 자꾸만 허전한 바람이 묻어났다.

"난치병 치료를 잘하려면 상한론(傷寒論)과 금궤요략(金櫃要略)을 중점적으로 배우고 익혀야 할 것이다."

언젠가 지나치듯 들려준 스승의 말씀이 생생하게 떠올랐다. 본과 2학년과 3학년 총 4학기에 걸쳐 상한론 과목을 이미 우수한 성적으로 이수했지만, 이것 역시 스승의 가르침을 받지 않으면 완성도를 장담하기 어려운 과목이었다.

연풍면 버스정류소에 내려서자 처음 순규를 찾아왔던 이년 전의 풍경이 어제인 듯 정겨웠다. 꽤 세월이 흘렀지만, 시골 정류소는 늘 그때 모습 그대로 지난 추억을 간직하고 있었다. 매번 겨울방학 연풍을 다녀갔지만, 그때마다 늘 처음 왔던 그날처럼 가슴이 설렜다. 임상을 몰랐던 예과 때의 풋풋했던 동경과 열망이 겨울바람 속에 그대로 살아있었다. 심호흡을 크게 한 번 하고 정류장과 반대 방향에 있는 순규네 식당으로 걸어갔다.

"오느라 고생했다. 마중을 나갔을 텐데 전화도 하지 않고…."

반기는 친구와 굳은 악수를 하고 부모에게 큰절을 올렸다. 준비해온 해물 상자를 내려놓자 어쩔 줄을 몰라 했다.

"그 먼 길에 이 무거운 걸 무엇하러 또 가져왔나 그래."

"무겁긴요. 여긴 생선이 귀하니 맛있게 드세요."

인사를 하고는 곧장 스승이 계시는 태화한의원으로 달려갔다. 기우는 해가 갈매실산 한 뼘 위에 얹혔는데 어서 스승을 만나고 싶어 배가 고픈 줄도 몰랐다. 출입문 밖에서 유리창 너머로 바라보니 송 원장은 여전히 환자들 속에 파묻혀 있었다. 구부정한 등이 자꾸 눈에 밟혔다. 해산물 상자를 풀어 안채 냉장고에 채워 넣고는 곰삭은 알루미늄 유리문을 열고 들어섰다.

"어이쿠 이게 뉘기여?"

너무 반가운 나머지 송 원장이 침통을 떨어뜨릴 뻔했다.

"스승님 안녕하셨습니까. 건강은 좀 어떠신지요?"

"아~ 나야 늘 건강하지. 언제 방학을 했기에 이리도 빨리 왔나 그래~?"

얼마나 반가웠으면 눈에 잠깐 물기가 어리는 것도 같았다. 환갑이 멀지 않은 송 원장은 몇 년 사이 주름이 부쩍 늘어 있었다. 인사를 마치고 안채로 가서 쌀을 씻어 밥을 안치고 가져온 생선과 해산물로 찌개를 끓였다. 스승이 제일 좋아하는 요리를 만드는 제자의 가슴이 가스레인지 위에서 익어가는 찌개처럼 따뜻해져 갔다.

진료를 마치고 안채로 건너온 송 원장은 해산물 찌개로 작년과 같이 밥을 두 공기나 비우며 맛나게 저녁 식사를 했다.

"너는 어째 한의사를 할 게 아니라 식당 주방장을 해야겠구나…."

오랜만에 제대로 된 음식을 먹으며 좋아서 어쩔 줄 몰라 하는 스승을 바라보자 그만 눈시울이 붉어졌다. 언제까지나 옆에서 시봉을 하며 살았으면 좋겠다는 생각마저 들었다.

설거지를 마치고 쟁반에 홍시를 담아 안방으로 들어갔다. 작은 옷장 하나에 앉은뱅이 책상과 구형 TV가 살림살이의 전부인 초라한 안방이 새삼스레 서글 펐다.

"어서 앉지 않고 서서 뭐하는 게냐?"

"아… 아무 것도 아닙니다. 스승님."

홍시를 한 입 베어먹던 송 원장이 그윽한 눈빛으로 제자를 바라보았다.

"네가 침 치료나 진단 그리고 후세방에 대해서는 어느 정도 공부를 했지만, 상한론과 금궤요략은 아직 잘 모를 것이다. 수업은 들었느냐?"

"네에. 수업을 듣고 내용을 모조리 다 외웠는데도 환자를 어떻게 진찰하고 어떤 처방을 해야 하는지는 잘 모르겠습니다."

"고방 복진(腹診) 실습은 했느냐?"

"고방 처방을 잘하려면 반드시 복진을 해야 한다는 말은 들었지만, 수업 시간에는 실습이 이루어지지 않았습니다. 수소문을 해봤지만 제대로 복진에 능통한 사람을 찾지 못했습니다."

"어허! 그것 참. 고방은 맥진보다 복진이 더 중요하다 해도 과언이 아닌데 그걸 그렇게 허술하게 하다니…"

혀를 끌끌 차던 송 원장이 무거운 음성으로 말을 이었다.

"제대로 된 복진을 하려면 최소한 500명 이상 실습을 해야 기본을 세울 수가 있다. 체격이 좋고 건장한 사람과 야위고 유약한 사람, 젊고 튼튼한 청년과 병약한 노인의 복진이 어찌 같을 수가 있겠느냐… 고도의 융통성이 요구되는 것이 고방 복진이니라."

(註)

■ 변증론치(辨證論治) - 각종 증상을 종합적으로 살펴서 치료를 결정한다는 한의학이론. 서양의학에서는 질병명이나 결과를 보고 치료를 시작하지만, 한의에서는 질병의 원인이나 부위, 성질, 신체적 여건 등의 증후군을 종합적으로 살핀 후 치료를 한다는 이론.

언제나처럼 아무 교재도 없이 스승의 강의가 시작되었다.

"한의학에서 처방은 크게 두 가지로 나뉜다. 하나는 고방(古方 상한론과 금궤요략) 다른 하나는 후세방(後世方)이다. 어느 것이 더 낫다고 말할 수 없는 것은 각각의 사용처나 성격이 다르기 때문이다. 너도 알다시피 한의학은 모든 질병에 대해 변증론치를 하므로 질병의 근본적인 치료에 절대적으로 유리하지 않으냐. 그렇지만 열이 극심한 난치성 질환들은 아무리 변증을 잘해도 쉬 치료가 되지 않는다. 그 과도한 열을 해결해주지 못하면 잘 낫지 않고 나아도 재발을 하게 되니 결국 환자가 등을 돌릴 수밖에 없지 않겠느냐…"

"그렇다면 그런 환자들은 어떻게 합니까?"

"병원에 가도 치료 약이 없으므로 증상을 억제하는 약을 무기한 먹으며 살아가야 하겠지."

스승조차 치료가 쉽지 않은 질환이 있다는 말에 초조해졌다. 그리고 그런 질환들이 궁금했다.

"스승님. 난치성 질환은 어떤 것이 있습니까?"

"그래… 고방(古方)에 대해 설명을 하기 전에 난치병과 불치병에 대한 언급을 먼저 해야 되겠구나. 나는 난치병과 불치병이 크게 다르지 않다고 본다. 현재의 의학적 능력으로 불치병이라 해도 좀 더 진화한 의술이 등장하면 불치병의 개념이 바뀌게 되지. 그럼 그게 그 말이 아니겠느냐?"

기본적인 질병을 배우러 온 지 불과 2년 만에 난치병과 불치병을 주제로 대화를 나누고 있다는 사실이 꿈만 같았다.

"암(癌)을 포함해서 원인을 알 수 없거나 원인을 알아도 근절하지 않으면 치료가 되지 않는 모든 질병을 난치병 또는 불치병이라 통칭하자. 그런데 나는 그 가운데 90% 이상은 치료가 가능하다고 확신한다."

실로 믿기 어려운 엄청난 이야기였다. 일반적인 의료인과는 난치와 불치에 대한 개념 자체가 달랐다.

"암이나 에이즈, 전염성 바이러스 질환 같은 불치성 혹은 난치성 질환을 치료하는 기전은 뜻밖에 간단하다. 그 질병이 서식하는 환경을 개선해주면 된다. 예를 들면, 장마철에 습기가 많아져서 벽이 눅눅하고 곰팡이가 퍼렇게 자랄 때는 살균제나 제습제를 아무리 뿌려도 곰팡이나 습기를 제거하기 어렵다. 그때 아궁이에 군불을 때 주기만 하면 이 두 가지 문제를 깨끗하게 해결할 수 있다. 직접 싸우자면 상처나 전쟁 후유증이 남겠지만 이처럼 각 질병에 유리한 환경을 없애면 어떤 어려운 질병도 버티지 못하고 사라지지 않겠느냐."

"그럼 정말 말기 암이나 에이즈 같은 질병도 모두 치료가 가능하다고 보시는 겁니까?"

간단한 결론에 놀란 나머지 저도 모르게 소리를 지르고 말았다.

"질병의 상태에 따라 시간이 꽤 소요되기는 하겠지만, 인간의 질병 가운데 치료할 수 없는 것은 없다. 대자연의 힘으로 치료할 수 없는 병이 있다면 아마 그것은 지구 상에 출현하지 않았을 것이다. 그게 자연의 법칙이 아니겠느냐? 그렇지만 아무리 근치를 잘한다 해도 회복할 수 없을 만큼 몸이 망가졌다면 어쩔 수 없는 예도 있지 않겠느냐. 따라서 난치병을 곧잘 치료한다고 해도 내원하는 환자마다 완치된다고 단언할 수는 없는 것이다. 모든 질병은 병인(病因)의 무거움과 가벼움, 병정(病程)의 길고 짧음, 그리고 환자의 건강 상태에 따라 치료상 차이가 크게 나기 때문이지…"

잠시 말을 끊은 스승이 호흡을 가다듬었다.

"변증론치는 한의학 최고의 장점이지만 이성을 잃을만한 열을 가진 질병에 있어서는 치료가 잘되지 않는 경우가 많다. 치료가 잘못된 것이라기보다 대형화재에 소방차 한두 대로 불을 끌 수 없는 것과 같다고 하면 해석이 될 듯하구나."

"도대체 그 정도로 열이 많은 질병은 어떤 것이 있습니까?"

"자폐증이나 간질, 전광(癲狂 미치광이) 여러 가지 Syndrome(증후군)이나 극심한 아토피성 피부처럼 치료가 어려운 질병들은 셀 수 없이 많다. 상상을 초월하는 강한 열을 품고 있는 이런 질환들은 고방 즉 상한론과 금궤요략 처방이 효과적이라는 말이다. 그런데 의료인들이 이런 질환들이 가진 엄청난 열의 존재를 모르거나 믿지 않기 때문에 고방을 제대로 활용하지 못하고 있는 실정이다. 물론 허증이나 한증(寒症)에 쓰는 처방도 다 예비되어 있지만."

'아!! 고방이 그런 것이었구나… 어찌 보면 너무 간단한 처방 같기도 하고 또 어떤 것은 이렇게 써도 괜찮을까 두려움이 앞서는 살벌한 처방들에 이런 엄청난 의미가 들어있었구나… 해당 장부에 응축된 열이 얼마나 강하면 피부가 소나무껍질같이 뒤집히고, 세상과 단절을 하는 자폐가 되고, 자각과 판단력을 상실하고 미쳐버리는 것일까?'

"시골에서 고방을 쓸 일은 그다지 흔치 않아. 있다 해도 치료 기간이 긴 질환들이 많다 보니 경제적 형편상 완치가 될 만큼 치료에 전념하지도 못하고."

정신노동이 심하거나 스트레스를 많이 받거나 신경이 극도로 예민한 도시인에게 꼭 필요한 것이 고방이다. 그러므로 삶이 현대화될수록 고방을 써야 하는 환자 수가 늘어날 수밖에 없다는 결론이었다.

"내가 대도시에서 개원했다면 아마도 고방을 쓰는 비율이 5할은 넘었을 것이다. 자 이제 이리로 와서 누워 보거라."

제자를 요 위에 눕힌 스승은 복진 실습을 시작했다. 손바닥으로 흉부를 눌러 심장의 열을 확인하고 복직근과 복부 탄력도를 보고 명치와 중완부위를 눌러본 다음 배꼽 주변과 아랫배를 몇 군데 만져보고는 늑골 밑을 엄지손가락으로 넣어 흉협고만의 세기를 확인했다. 한 부위씩 확인을 할 때마다 꼼꼼하게 설명을 덧붙이며 강도와 반응을 자세히 체크했다.

"너는 간의 열은 적었지만 심장과 위장의 열이 많구나. 사소한 일에 너무 애를 많이 쓰지 말 것이며 어떤 일을 할 때 끝장을 보려고 매달리면 심신을 상하게 된다."

복진만 보고 해석을 하는데도 속을 들여다보는 것 같아 뜨끔했다.

이번엔 스승이 누워서 복진 실습을 하도록 모델을 자청했다.

"누르고 만지는 부위와 각도 그리고 강도를 각각의 자리마다 알려줄 것이니 잘 새기도록 하거라. 오늘은 모델이 나 하나라 아쉽지만, 체형이나 성별, 연령에 따라 복진의 강도와 요령이 달라지므로 상당한 융통성이 요구된다는 것을 유념하기 바란다."

정확한 실습을 위해 옷을 다 벗고 팬티 한 장만을 입은 채 자리에 반듯하게 누웠다. 제자를 위해 기꺼이 몸을 내어주는 스승의 몸집은 야위고 초라했다. 평생을 환자에게 시달리며 노인이 되어버린 모습을 바라보자 고마움을 표현할 새도 없이 저 깊은 곳에서 뜨거운 기운이 울컥하고 올라왔다.

"빨리 시작하지 않고 뭐하는 게냐?"

"예… 스승님."

"그렇지. 두 손을 약간 포개서… 더는 누르면 안 되고… 늑골 밑으로 잘 감아 올려야지 그렇게 하면 통증만 느껴질 뿐이야. 옳지! 그래 잘한다. 경결(硬結)이 있는지도 살펴보고."

그날 밤 태화한의원 안채에서는 축복처럼 은은하고 신비로운 서광이 우러나왔다. 온종일 수많은 환자와 씨름한 피로도 잊고 스승은 밤늦도록 수제자에게 고방의 진수를 전하고 있었다.

이튿날 고등학교 친구인 권덕호로부터 한의원으로 전화가 왔다.

"친구야. 우리 딸래미 연희가 다 죽게 생겼어. 흑…"

음성이 비탄의 눈물에 잠겨있었다.

"뭐~!! 애가 다친 거야? 속히 연희를 이리 데리고 오면 안 되겠나?"

허락을 구하지도 않고 무조건 데리고 내원하라고 재촉했다. 뒤를 돌아보니 송 원장은 이야기를 채 듣지도 않고 서두르라며 손짓을 하고 있었다.

"그럼 준비되는 대로 서둘러 올라와라."

"그래? 내일 당장 갈게!"

다음날 밤 10시가 넘은 시각, 긴급 휴가를 낸 덕호가 자가운전을 해서 아내와 생후 28개월인 딸 연희를 데리고 왔다. 여관이 없는 산골 마을이라 순규네에 여장을 풀도록 하고는 태화한의원으로 돌아갔다. 마당으로 들어서는데 한의원이 환하게 불을 밝히고 있었다. 깜짝 놀라 진료실 문을 열고 들여다보았다.

"친구 가족들은 아직 도착을 안 한 거냐?"

잠자리에 들지도 않고 진료실에서 기다리고 있었다.

"너무 늦은 시각이라 내일 진료를 볼까하고 쉬라고 했습니다."

말이 끝나기도 전에 벼락같이 화를 냈다.

"아이의 목숨이 경각을 다투거늘 휴식을 하다니 제정신이냐? 일 분 차이로 후유증이 얼마나 달라질지 모르는데!!"

"예! 스승님 당장 데리고 오겠습니다!"

숨을 고를 사이도 없이 쏜살같이 내달렸다. 꾸지람이 이다지도 고마울 수가 없었다.

어린 연희는 거의 미동도 하지 않았다. 반쯤 뜬 두 눈이 안쓰럽도록 시뻘겋게 충혈이 되어 있었고 입을 앙다문 채 경직된 몸을 간헐적으로 떨며 목을 움츠리고 있는데 의식이 없어 울지도 못하는 상태였다.

"그래? 이 늦은 시각에 오라고 하셨단 말이지."

재빠르게 아이를 둘러업은 덕호 부부가 한영을 따라 달리기 시작했다. 일행이 도착했을 때 송 원장은 대문 앞까지 마중을 나와 서 있었다.

"선생님. 안녕하셨습니까? 늦은 시각에 죄송합니다. 헉헉…"

"인사는 나중에 하고 어서 들어갑시다."

"딸아이가 자전거를 타다 계단에서 굴러떨어졌는데 실신을 해서 병원으로 데려갔습니다. 여러 가지 검사를 받아도 원인이 나오지 않고, 한 달이 지난 지금까지 의식을 회복하지 못하고 있습니다."

"풍(風)과 열이 공존하지만 우선 후세방으로 풍을 먼저 풀어야겠구나."

'정다산이라면 다산 정약용 선생을 일컫는 것인가?' 표제의 글을 도무지 믿을 수가 없었다. '한의학을 전공하지 않은 정치인이자 학자가 어쩌면 이리도 치밀한 소아과 전문서적을 집필할 수 있단 말인가!' 다산 선생의 한의학적 안목과 지극한 애민 정신에 감탄하지 않을 수 없었다.

"치경(瘈瘲)을 찾아 보거라."

퍼뜩 정신을 가다듬고 재빠르게 24페이지에 있는 치경을 찾아 책을 펼쳤다.

"거기 보면 강치(剛瘈)와 유치(柔瘈)로 구분이 되어 있을 것이다. 그중에서 강치를 주목해 보거라."

말을 마친 후 증상을 읊기 시작했다.

"강치(剛瘈)의 증상에 무한오한(無汗惡寒 몸에 열이 나면서 추위를 타는데 땀이 나지 않는 것) 전신경련(全身瘈攣 몸 전체를 떠는 것) 항배강급(項背强急 뒷목이 뻣뻣하게 굳은 것)이라 적혀 있을 것이다."

놀라지 않을 수 없었다. 책을 보지도 않고 내용을 훤히 꿰고 있는 스승이 대단하기도 했지만 책에 적혀 있는 증상이 연희의 상태와 한 치도 다르지 않았다.

"처방이 오약순기산(烏藥順氣散)이지?"

"네… 麻黃, 乾葛, 烏藥, 橘皮 各 1錢, 桔梗, 川芎, 白芷, 白殭蠶 各 7分, 羌活, 枳殼 各 5分, 甘草 3分 生薑 2쪽으로 되어 있습니다."

"어서 두 첩을 짓도록 하여라."

응급으로 백회혈과 인중혈, 양쪽 합곡혈 태충혈에 사관침을 놓고 소상혈 은백혈 대돈혈 중충혈에 사혈을 했다. 자침을 하고 다시 맥을 보던 송 원장이 독백처럼 중얼거렸다.

"풍열(風熱)이 너무 심해서 기혈이 정체되어 모든 맥이 침복(沈伏 약하게 가라앉은 것)했는데 이제 좀 살아나는구나. 원래 풍이나 열이 극도로 강해도 맥이 잘 나오지 않을 때가 있지… 한약을 복용하고 내일 진맥을 보면 대강 윤곽이 잡힐 것 같구나."

설명을 들은 덕호 부부가 안도의 한숨을 내쉬었다.

천장에 매달아 놓은 주먹만 한 주머니 하나를 끊어낸 다음 칼로 껍질을 벗기고는 살색으로 된 알맹이를 잘라 첩약에다 각각 2錢(7.5g)씩 첨가했다.

"이것은 우담남성(牛膽南星)이다. 우담남성은 오래될수록 효과가 좋은데 이게 한 20년 된 물건이니 주인을 제대로 만난 것 같구나. 하하."

이 심각한 상황에 스승이 웃는다는 것은 희망이 있다는 뜻이었다. 절체절명의 환자나 반드시 필요한 경우에 쓰려고 아껴두었던 우담남성을 기꺼이 내주었다. 20년 묵은 우담남성은 구하기 어려울 뿐 아니라 구한다 해도 부르는 게 값인 물건이다. 만드는 과정의 성의와 세월의 깊이를 보자면 산삼이나 사향보다 더 귀한 약재가 아닐 수 없다.

"선생님. 이 은혜를 어찌 갚아야 할지 모르겠습니다…"

감당할 수 없는 고마움에 덕호 부부는 두 손을 모아들고 비벼댈 뿐이었다.

순규네 약탕기를 빌려 한약을 달여 먹이는데 몸이 마비되어 약을 삼키지 못하자 아빠가 억지로 입을 벌리고 엄마가 약을 흘려 넣을 수밖에 없었다. 약이 기도로 넘어가자 반사적으로 기침을 하며 토해내면서도 미약한 의식 때문에 울지도 못하고 얼굴만 조금 찡그릴 뿐이었다.

"아무 잘못도 없는 어린 것이 불쌍해서 어쩌노."

애처로이 바라보던 순규 어머니는 혀를 끌끌 차며 손수건으로 연신 눈물을 훔쳤다.

새벽같이 일어나 군불을 때고 청소를 하고 소독한 침을 침통에 가지런히 정렬을 하고는 순규네로 달려갔다. 방에 불이 켜진 것을 보고는 노크를 할 새도 없이 방문을 열었다. 뜬눈으로 밤을 샜는지 덕호 부부의 두 눈에 붉은 핏발이 선연했다. 찬찬히 연희를 들여다보던 그의 호흡이 길어졌다. 여전히 움직임은 없었지만, 어젯밤과 비교하면 몸이 한결 유연해 보였다. 움츠러들었던 목이 좀 펴졌고 신체 경련도 미약해져 있었다.

"새벽이 되면서 아이가 조금씩 앓기도 하고 보채기도 했어요."

앓고 보챈다는 건 인지능력이 돌아오고 있다는 신호다.

"한 첩밖에 복용하지 않았는데 벌써 약효가 나타나기 시작하다니!!"

놀라는 표정을 보고 덕호 부부가 부둥켜안고 엉엉 울음을 터뜨렸다.

"한영아. 고맙다. 정말 고마워…."

"나는 아무 것도 한 게 없어. 스승님이 애써주신 덕분이지."

"그래도 난 니가 고맙고 또 고마워."

'우리 스승님은 정말 천부적인 명의가 아닐까… 배움을 통해 과연 저런 경지에 도달할 수 있는 것일까?' 연희를 보고 또 들여다보아도 믿기지 않았다.

오약순기산 두 첩을 복용한 연희는 단 이틀 만에 눈에 띄게 건강을 회복해 갔다. 전신경련이 현저히 줄었고 움츠러들었던 목과 등의 경직은 거의 다 풀려있었다.

"상당히 호전이 되는 건 맞는데 경직이 풀리면서 셈을 하듯이 손가락을 꼼지락거리기 시작했구나."

송 원장의 눈이 예리하게 반짝였다. 밤낮으로 아이를 품에 끼고 있는 덕호 부부도 그 증상은 알아채지 못했는데 말을 듣고 다시 보니 연희가 쉬지 않고 엄지와 집게손가락을 꼼지락거리고 있었다.

"저희도 알아채지 못한 증상을 어떻게 아셨어요?"

연희 아빠가 감탄을 하는 사이 송 원장이 다시 정다산소아과 목차에서 간(癎 간질)을 찾아보게 했다.

"간(癎)의 세 번째 항목에 감풍(感風)이 있을 것이다. 그걸 읽어 보거라."

22페이지를 열어 읽기 시작했다.

"간(癎)이 감풍(感風)에 의해 발병을 하게 되면 신열(身熱 전신발열) 담성(痰盛 목에 가래가 많이 끓는 것) 굴지여삭(屈指如數 무엇을 세는 듯이 손가락을 꼼지락거리는 것) 등의 증상을 나타낸다."

"어쩜 아이의 증상이 책에 똑같이 기록이 되어 있네요!!"

큰소리로 읽고 있는데 놀란 덕호 부부가 입을 모았다.

"원래 열이 뜨고 가래가 걸걸거렸지만 손가락 꼼지락거리는 것은 새로 나타난 증상입니다."

"잠복해 있던 풍(風)이 서서히 제 정체를 드러내는 것이지요."

한결 여유로운 표정으로 제자에게 처방을 내렸다.

"거기 적혀 있는 '가미강활산'을 '오약순기산'에 합방(合方)을 하도록 하여라."

신이 난 한영이 신속히 약 첩지 두 장을 펼쳤다.

"가미강활산은 天麻 1錢, 羌活 獨活 柴胡 前胡 防風 桔梗 枳殼 川芎 各 5分, 蟬退 甘草 各 3分, 生薑 2片, 茐(파) 1本이니 중복되는 약재는 용량이 많은 쪽으로 짓도록 하여라."

송 원장은 책에 적혀 있는 증상은 물론 약재 용량 하나 틀리지 않고 처방까지 다 기억을 하고 있었다. 학교를 졸업한 지가 30년이 되었고 연희 같은 환자가 온다 해도 일 년에 몇 명이나 올 것인가… 약을 지으며 또다시 감탄을 했다. 도대체 이 흔한 풀뿌리 나무뿌리 매미 허물 같은 것들이 어떻게 저런 엄청난 질병을 치료할 수 있는지 아무리 수긍을 하려 해도 믿기지 않았다.

인간이 '자연의 일부'이므로 인간의 질병은 오직 '자연의 산물'로써만이 치료가 가능하다. 인간의 심신을 건강한 상태로 회복시키는 양생의술이 그렇게 자연스레 완성된 것이었다. 자연은 인간의 판단력으로는 절대 이해할 수 없는 엄청난 힘과 능력을 갖췄다는 사실을 사무치게 체험하게 되었다.

며칠간 치료를 받은 연희는 믿기 어려울 만큼 호전이 되었다. 핏기가 풀린 안구를 움직여 사물을 확인하거나 말을 하려고 옹알이를 하기도 했고 부자연스럽기는 하지만 팔다리는 물론 몸을 움직여 원하는 행동을 시도했다. 신체의 움직임이 능동적인 것도 좋았지만, 인지능력이 살아나고 있다는 것이 더욱 고무적이었다.

"상당히 호전되었는데 간맥(肝脈)과 위맥(胃脈)이 잘 풀리질 않아…"

침과 처방과 증상의 아귀가 딱딱 맞는데 어느 지점에서 맥이 정체되었다.

"맥이 다 좋아지면 금방 나아서 집으로 가는 것 아니겠습니까? 이 정도로 빨리 호전이 되는 것도 믿을 수가 없는걸요."

권덕호가 왕방울만 한 눈알을 아래위로 굴리며 공손히 허리를 굽혔다.

"이제 고방을 써야 할 시점이 왔구나."

"이전 처방은 제 역할을 다 했으니 이제는 소시호탕과 백호가인삼탕을 합방하여라."

전장에서 장군이 최후통첩의 명령을 내리는 것처럼 단호했다.

"소시호탕은 간(肝)의 열을 풀고 백호가인삼탕은 위가(胃家)의 양명열을 푸는 처방이다. 아무리 심한 간질이나 자폐증도 치료되는 대표 처방들이니 열심히 익혀서 잘 활용하도록 하여라."

침 치료를 하면서도 스승은 가르침을 멈추지 않았다.

"조금만 더 실증이면 대청룡탕과 대승기탕이 필요한데 이만하기 다행이다."

부지런히 한약을 지으며 귀를 쫑긋 세웠다.

"현대인의 화(火)를 풀어줄 수 있는 가장 확실한 처방이 바로 고방이니라. 다시 또 한 권의 책을 송두리째 익히고 뜻을 증득하는 수고를 감내해야 하겠지만 미래로 가면 갈수록 그 사용 비중이 더욱 커질 것이니 명심하거라."

지치지도 않고 제자를 가르치는 송 원장은 시간마저 잊고 있었다.

"스승님. 벌써 자정이 넘었는데 이제 안채로 드셔서 좀 쉬시죠…"

"어 벌써 그렇게나 되었나? 그래 다들 가서 좀 쉬자."

얼마 전 복진 실습을 할 때와 같은 열정을 통해 고방의 중요성에 대한 간절한 뜻을 깊이 아로새겼다.

권덕호 아내와 딸 연희는 한 달을 연풍에서 머물며 치료를 받았다. 고방을 쓰고부터는 안구충혈이 말끔히 풀렸고 심신이 안정적으로 정상을 회복해 가고 있었다. 맥도 거의 정상이 되어 음양조절 치료만 하는 정도로 간단해졌다. 가끔 울거나 떼를 쓸 때는 목이 다소 경직되거나 팔이 약간 뒤틀리기는 했지만 그것도 곧 사라질 것이라고 낙관했다.

덕호 부부와 함께 큰절을 올렸다.

"스승님. 내내 강녕하시옵소서…"

권덕호 가족과 함께 부산으로 귀향길에 올랐다. 운전하면서도 수시로 옆에 앉은 친구를 돌아보며 권덕호가 큰 눈을 껌뻑였다.

"친구야. 고맙다. 고마워. 무엇이든 원하는 거 있으면 다 말해봐. 내가 집을 팔아서라도 보답을 할게."

병마로부터 딸을 구해낸 그의 말은 진심이었다.

"고맙기는 내가 한 게 뭐가 있다고."

한영에겐 연희가 건강을 회복하고 있는 것보다 더 큰 선물이 없었다.

"니가 약도 지어주고 침 치료도 해주었잖아."

덕호의 이야기는 듣는 둥 마는 둥 뒷자리를 돌아보며 두 손가락으로 V자를 그려보이자 연희가 배시시 웃었다.

떠나오기 전 권덕호가 치료비와 사례금 봉투를 건네려 할 때 송 원장은 펄펄 뛰며 고사를 했다.

"돈은 무슨 돈, 자꾸 이러면 화낼 거예요."

끝끝내 한 발도 양보하지 않았다. 제자의 친구에게 베푼 송 원장의 정성은 평생 잊지 못할 은혜로 새겨졌다.

지난 한 달간의 임상 경험은 한영으로 하여금 난치병이라는 새로운 영역에 접근하는 눈을 뜨게 해주었다. 얼마나 더 열심히 배우고 익혀야 할지 끝이 없을 것 같은데 그는 어느새 본과 4학년으로 진급을 하고 있었다.

한의사 국가고시

본과 4학년 수강신청 과목은 간계내과를 비롯한 5개 내과 과목, 부인과, 소아과, 정신신경과, 안과, 이비인후과 등을 포함해 총 19개였다.

본과 4학년 개학을 하면 가장 먼저 하는 작업이 졸업준비위원장(약칭 졸준장) 선출이었다. 본과 4학년은 과대표가 없고 그 역할을 졸준장이 대신했다. 졸준장의 가장 큰 임무는 졸업생 전원의 한의사 국가고시 합격이었다.

본과1학년 때 과대표를 했던 이재철과 두어 명의 학우들이 졸준장 경선에 나섰다가 박병훈이 등록하자 모두 경선을 포기하고 지지로 돌아섰다. 투표도 없이 만장일치로 졸준장이 된 박병훈이 교단에 올라서서 당선 소감을 발표했다.

"저보다 능력 있는 분들이 많은데 전적으로 저를 지지해주신 여러 학우님께 먼저 감사인사를 드립니다. 졸준장의 가장 크고 중요한 역할은 우리 본과 4학년 전원이 국가고시에 합격해서 한 명의 낙오자 없이 모두 자랑스러운 한의사가 되는 것이 아니겠습니까! 수단과 방법을 가리지 않고 어떤 수고로움도 마다치 않고 전원이 한의사 면허증을 취득하는 그날까지 혼신의 노력을 다하겠습니다."

수락연설이 끝나자 우레와 같은 박수 소리가 강의실을 뒤흔들었다.

졸준장은 여러 교수를 만나고 시험정보를 찾아다니고 자료를 정리해서 사본을 만들어 배포하고, 다른 학교 졸준장과 수시로 회동하여 정보나 자료를 공유하는 등 국가고시 전날까지 눈코 뜰 새 없이 바빠 자기 공부는 희생해야 되는 직책이었다.

국가고시는 4개 교시에 총 16개 과목이 배정되어 있었다. 시험과목만 외우기도 쉽지 않은데 지난 6년 동안 배운 모든 것을 다시 복습해서 10개월 만에 완성해야 했다. 많은 원서, 참고서적과 복사물들, 새로 나오는 자료들이 공부방을 가득 채우면 시간과 비례해서 그 높이가 상승하게 된다. 지난 5년간 받은 복사물만 해도 트럭 하나로 다 실을 수 없을 정도였으니 이젠 복사물에서 나는 특유의 싸한 냄새만 맡아도 욕지기가 올라올 지경이었다.

국가고시는 현실성 있고 중요한 질병을 위주로 출제된 문제은행으로 시험을 본다. 아무리 열심히 준비해도 태평양과 같이 방대한 한의학의 구석진 부분에서 출제하면 정답을 적어낼 사람이 없기 때문이다. 문제은행이라 해서 시험 준비가 쉬운 건 아니다. 이미 출제된 문제를 망라한 책이 여섯 권이라 그것만 통달하는데도 일 년이 부족한 실정이다. 게다가 매년 새로운 문제가 추가되므로 새로 출제를 예상하는 자료가 문제은행 자료보다 몇 배나 많다. 그러니 암기는 커녕 일 년을 내리읽기만 해도 제대로 한번 통독을 하기 힘든 분량이다. 그렇지만 문제은행에서 70% 정도 출제가 되므로 6년간 암기의 달인이 된 학생들의 합격률은 대체로 98%를 넘나들었다.

"아무 걱정하지 마십시오. 제가 열심히 뛰어서 여러분들의 걱정과 우려를 불식시키고 조금이나마 고생을 줄이는 수험 기간이 되도록 하겠습니다."

무슨 똥배짱인지 병훈은 5년 전 예과 1학년 때와 똑같이 자신만만했다.

"몇 년 전부터 시험문제를 완전히 바꾼다는 말이 나돌고 있어. 그러면 우리는 한 번도 보지 못한 문제를 받는 시범기수가 될 수 있단 말이야."

역시 용진은 정보가 빨랐다. 어디서 들었는지 미간 주름이 잡힌 눈에 힘이 잔뜩 들어가 있었다. 언제나 강의실 맨 앞줄에 앉는 이인도가 천천히 용진을 돌아보더니 머리를 끄덕였다. 그 사이를 낙천적인 이태열이 끼어들었다.

"아이고 행님들. 우리가 짬밥이 얼만데 신출 문제가 나온다고 평균 60점을 못 받겠어요?"

태열의 말대로 되었으면 좋겠다는 기대감에 부푼 순규가 한마디 거들었다.

"군대도 가지 않은 놈이 짬밥 타령도 할 줄 아네. 그래 그동안 한 번도 이변이 없었으니 거꾸로 매달아 놓아도 합격은 하겠지?"

"이번 국가고시는 대이변이 일어날 거야. 기존 자료나 공부 방식으로는 낭패를 보게 될 거니까 알아서들 준비 잘하라고…. 예년과 달리 본과 4학년생을 이렇게 뺑뺑이 돌리는 것도 심상찮아…."

이인도의 묵직한 음성에 분위기가 싸해졌다. 지난 5년간 그가 내뱉은 말이나 예상이 한 번도 틀린 적이 없었기 때문이다. 그러자 모범생 범진이 한마디 거들었다.

"아니~ 형님 말씀처럼 출제가 되면 암만 열심히 해도 소용이 없잖아요."

시험 걱정은 죽순처럼 쑥쑥 자라는데 이인도의 말처럼 19개 과목의 수업은 학생들의 진을 빼고 있었다.

"졸업반인데 무슨 학교가 이렇게 죽도록 공부를 시키나!!"

어지간해서는 불평을 하지 않는 김범진의 입이 튀어나올 지경이 되었다.

"야 이러면 국가고시 준비는 언제 하나? 휴우…."

순규의 끈끈한 한숨이 모두의 귀를 눅눅하게 만들었다.

"행님. 저는 공부 안 합니더. 인자 유급 없는 졸업반인데 뭐하러 그렇게 애를 쓸니껴. 하이고~ 마냥 놀지예."

장난기 넘치는 태열의 입담에 모두들 배를 잡고 웃는데 양복을 쭉 빼입은 졸준장이 교단 위로 올라섰다.

"여러분 국가고시 준비는 잘하고 계십니까? 여름방학이 다가오는데 국가고시 대비 모의시험을 한 번 봐야 되지 않겠습니까."

여기저기서 수런거리는 소리가 들렸다.

"수업 듣기도 바쁜데 준비는 무슨 준비를 했다고 모의고사를 친단 말이야?"

용진이 쓴소리를 내뱉었다.

"첫 시험이니 그냥 워밍업이라 편하게 여기시고 부담 없이 응해주시기 바랍니다. 성적이 반영되는 게 아니고 잘 본다고 상을 주는 것도 아닌데요 뭐."

본과 4학년 불쌍한 청춘들은 그렇게 시작된 국가고시 모의시험을 무려 18번을 치르고 나서야 한의사 국가고시 시험장에 들어갈 수 있었다.

드디어 한의사국가고시일이 다가왔다. 내일만 지나면 지난 6년간의 고생을 훌훌 벗어던질 수 있다. 어쩌면 한의사가 되는 것보다 지긋지긋한 학교를 탈출하는 게 더 좋은지도 몰랐다.

1월 12일 토요일 저녁 앰배서더호텔에 모인 학생들은 준비를 많이 했건 적게 했건 동질의 불안감으로 하릴없이 교재를 뒤적이고 있었다. 정리한 자료나 예상문제를 나눠보느라 자정이 지났음에도 분주한 발걸음 소리가 끊이지 않았다.

'왜 이렇게 자꾸만 찜찜한 불안감을 떨칠 수가 없을까…' 억지로 잠을 청하며 막 자리에 누웠는데 벨 소리가 울렸다. 문을 열어보니 눈이 벌겋게 충혈된 이인도가 서 있었다.

"내가 하는 말 잘 새겨들으세요. 내일 분명히 난리가 납니다. 객관식은 시간 안배 잘하고 주관식은 모르는 문제라도 무조건 뭐라도 적어 넣어야 합니다."

"형님. 그게 무슨 말씀이세요?"

"아무 말 말고 그냥 내가 시키는 대로 하세요. 꼭!!"

말을 마치고는 바람처럼 휭 하니 사라졌다. 그가 가고도 종내 잠을 이루지 못해 뒤척이고 있는데 진녹색 커튼이 서서히 연두색으로 바뀌기 시작했다.

거의 뜬눈으로 아침을 맞은 학생들은 간단한 식사를 하고 장원중학교의 지정된 자리를 찾아 앉았다. 수면 부족으로 눈꺼풀이 자꾸만 내려오는데 국가고시 문제지가 책상 위로 배부되었다.

그런데 1교시 문제지를 내려다보던 수험생들이 하나같이 '앗!' 하고 비명을 질렀다. 이인도가 예상했던 것과 똑같이 기존의 문제은행 문제를 찾아보기 어려웠다. 허둥지둥 시험지를 앞뒤로 뒤집어 보아도 거의 모든 문제가 신출이었다. 설마 했던 사상 초유의 사태가 벌어지고 말았다. 파격적으로 문제 체제를 바꾼다고 해도 일정 비율은 기존의 문제은행에서 출제되어야 되는데 아무리 눈을 씻고 봐도 문제은행 문제는 찾기가 어려웠다. 기존의 국가고시는 문제은행 문제가 70%를 상회했고 그 패턴은 40회가 넘는 국가고시에서 단 한 번도 예외가 없었다.

그런데 안타까운 일은 신출 문제에 그치지 않았다. 한의사 국가고시 문제에 듣도 보도 못한 양방문제도 눈에 띄었다. 더 황당한 것은 급조를 하다 보니 상식 밖이거나 허점투성이 문제가 줄줄이 이어졌다. 시험문제로서 객관성이 없는 것, 억지로 짜 맞춘 것, 정답이 두 개나 세 개인 것, 아예 정답이 없는 문제들도 즐비했다. 게다가 한 번도 출제되지 않았던 주관식 문제들이 복병처럼 나타나 다시 점수를 깎아 먹었다. 당황한 수험생들은 시험문제가 제대로 눈에 들어올 리가 없었다. 너무 긴장한 나머지 우왕좌왕하며 '어어~' 하는 사이 전국 한의대 졸준장들이 대책을 논의할 새도 없이 시험은 끝이 나고 말았다.

"이런 엉터리 시험을 왜 보이콧하지 않았어?"

시험장을 걸어 나오며 면색이 시뻘게진 용진이 졸준장에게 호통을 쳤다. 병훈은 아무 대꾸도 못 하고 땅을 쳐다보며 한숨만 쉬고 있을 뿐이었다.

"아 무슨 말이라도 좀 해봐~!!"

"이건 제 짐작인데요… 우리 학교 데모가 전국의 한의대로 확산이 되어 괘씸죄에 걸린 것 같습니다."

머뭇거리던 병훈이 내뱉은 말에 용진이 두 눈을 부릅떴다.

"괘씸죄라고? 그걸 말이라고 하는 거냐?"

학생이 데모한다고 이런 식으로 보복을 한다면 사제관계는 끝이 나는 것이다.

과정이야 어찌 되었든 주사위는 던져졌다. 본과 4학년 전원이 강의실에 모여 앉았다. 엄청난 배신감과 자괴감에 하나같이 우거지상을 하고 푹푹 한숨만 내쉬고 있었다.

"이렇게 출제를 할 거면 그냥 내버려두던지. 학생과 졸준장에게 거짓 정보를 흘려 공부를 방해하고 뒤통수를 쳤어요. 우리가 완전히 속은 겁니다."

늘 교수들과 얼굴을 맞대고 지낸 박병훈은 충격에서 헤어나지 못했다.

"이번 시험문제 한번 봐. 도대체 이게 정상적인 국가고시 문제야? 출제위원으로 선발된 교수들이 제 전공과목 시험문제 하나 제대로 출제를 못 하는데 6년간 그 밑에서 공부를 했다는 사실이 부끄럽지 않아?"

면색이 붉게 달아오른 용진이 바득바득 이를 갈았다.

"형님 말씀이 다 맞습니다. 의도했던 것보다 학생들 목을 너무 세게 틀어쥐어 아마 교수들도 지금 당황하기는 마찬가지일 겁니다."

"당황은 무슨… 지네들 안위를 걱정하고 있겠지."

그때 이인도가 천천히 일어나 교단으로 걸어 올라갔다. 창백하고 푸석하게 부은 몰골은 보기 딱할 정도였지만 눈에서 뿜어져 나오는 광채는 평소보다 더 빛이 났다.

"여러분… 그동안 고생 많았습니다. 모두들 열심히 노력했고 충분히 준비했지만 이런 사태가 발생했다는 현실이 저 역시도 몹시 마음이 아픕니다. 그렇지만 어떤 연유로 이런 일이 생겼다 하더라도 냉정함을 되찾아야 합니다. 그렇지 않으면 한 번 더 고통을 겪게 됩니다."

물을 한잔 마시며 목을 축인 이인도가 다시 말을 이어갔다. 그런데 오늘은 지금까지와 달리 말끝을 길게 늘이지 않았다.

"여러분들 중 스스로 합격에 자신이 있는 분은 손을 들어보세요."

그러자 아무도 손을 들지 못하고 주위를 두리번거리기만 했다.

"쉽지 않은 질문이죠. 저는 이번 시험 합격률이 30% 내외가 될 것으로 예상합니다. 그런 정도니 여기 앉아계신 여러분들 누구 하나 자신 있게 손을 들 수 있겠어요? 또한, 합격한다 해도 제 실력으로 합격이 되었다고 말하기 어려울 겁니다. 모르고 찍은 답이 운 좋은 결과가 된 것이니까요… 그런데 30%의 합격률로는 의료수급이나 국가고시 자체의 문제점이 사회적인 문제로 대두할 겁니다. 그러면 어떻게 할까요? 네. 다시 채점하게 될 겁니다."

그동안 한 번도 없었던 재채점이 거론되자 다시 좌중이 술렁거렸다.

"그래서 억지로 60% 정도의 선에 맞춰 최종 합격자를 발표할 거로 예상합니다. 그러자면 파행적인 채점을 하지 않을 수 없을 겁니다. 그러면 합격과 불합격이 무슨 차이가 있겠습니까? 그러니 합격을 하는 분이나 불합격을 하는 분이나 겸허하게 결과를 받아들이고 서로 위로하고 격려하며 6년간 다져온 우애에 금이 가지 않도록 해주시기 바라마지 않습니다."

한 수 앞을 내다보는 참으로 이인도다운 발언이었다. 교단을 내려와 숙연해진 강의실을 떠나며 박병훈의 어깨를 두드려주었다.

온몸에 수천 개의 바늘이 꽂히는 극단적인 고통은 시간이 흘러도 쉬 진정되지 않았다. 일 분 일 초가 한 시간보다 아니 하루보다 긴 것 같았다. 잠을 잘 수도 음식을 먹을 수도 없었고 목이 타들어 가는데 물조차 넘기기 어려웠다. 무엇보다 하루하루 합격자 발표일이 다가오는 것이 두렵고 끔찍했다.

그런데 예정보다 채점 기간이 길어졌다. 보통 열흘이면 발표가 되던 시험 결과가 무슨 꿍꿍이로 늦어지는지 모르는 사람은 아무도 없었다. 보름을 넘기고서야 발표된 전국 한의과대학 전체 합격률이 30%대 중반이었지만 건한대학교 합격률은 20%대 중반에 불과했다. 매년 평균 98%의 합격률을 감안하면 이 일은 국가고시 사상 최대의 충격적인 사건이었다. 이인도의 예상이 딱 맞아떨어지고 말았다. 일차 합격자 발표 결과 한영을 포함해서 측근 예비역들 모두 불합격이었다.

"우리 학교 합격률이 왜 최저가 되었어? 야 졸준장 어서 대답해봐!!"

강의실에 모인 불합격자들이 분통을 터뜨리자 아무 말도 하지 못하고 혼이 나간 듯 고개를 숙이고 있는 병훈의 모습이 딱했다.

"타 대학과 비교하면 이건 우리 교수들이 우리를 철저히 기만했다는 게 백일하에 드러난 결과야. 저 합격률은 기만 수치라고!!"

김용진이 열을 올리는 사이 여학생들은 손수건으로 눈물을 닦고 있었다. 강의실을 둘러보니 합격 판정을 받은 학생들은 한 명도 보이지 않았다.

"제대로 문제를 해결하려면 합격생들이 동참해야지…"

일차 발표에서 합격한 이인도였다.

"나는 이런 시험에 합격한 사실이 부끄럽기만 합니다. 처음 문제지를 받고는 무조건 합격을 하고 보자 머리를 굴렸는데 결국 교수들 놀음에 장단을 맞춘 꼴이 된 나 자신에게 화가 납니다."

합격하고도 이인도는 매일 열리는 학급회의에 빠지지 않고 나와 힘을 보탰다. 그의 말 한 마디 한 마디는 불합격자들에게 크나큰 위로가 되었다. 밤을 새워 회의하고 대책을 궁리해도 시원한 해결책은 나오지 않았고 하루가 일년처럼 정지된 것 같은 시간은 뒤돌아보면 어느새 저만치 달아나 있었다.

신문과 방송에서 일제히 한의사 국가고시의 문제점을 지적하는 보도가 나오기 시작했다. 교수들의 학생 때리기가 상식의 도를 넘어도 너무 넘었다는 것이었다. 불합격자들은 매스컴에 실낱같은 희망을 걸었지만, 며칠 지나지 않아 흐지부지되고 말았다.

그즈음 다시 채점을 한다는 소리가 들렸다.

"출제가 잘못된 객관식 문제는 정답으로 인정하고 주관식 문제로 합격률을 조정하겠다는 거 아니겠어? 잘못 출제한 문제를 맞는 거로 해서 합격률을 올린다면 그게 국가고시 문제로서 자격이 되겠어? 출제를 잘못했으면 출제자가 책임을 지고 재시험을 쳐야지 합격률을 조정하기 위해 임의대로 점수를 조작하겠다는 소리밖에 더 되겠냐고! 그렇다면 걸린 놈이나 떨어진 놈이나 뭐가 다를 것이며 불합격자의 억울함은 누가 어떻게 보상을 한단 말이야?"

김용진의 분노는 갈수록 격앙되고 있었다.

전국 한의대 졸업준비위원장 모임에서 행정소송을 준비하고 있었지만, 행정소송에서 이긴다 해도 내년이나 되어야 결과가 나오는데 그때는 이미 국가고시 재수 기간이 끝난 뒤였다.

최종 합격자 재발표의 날이 밝았다. 다시 채점한 결과 전국 한의대 평균 합격률이 60%대로 조정이 되었고, 건한대학교는 겨우 50%대 초반에 머물렀다.

다행히 김용진, 김범진과 손혜은은 합격을 했고, 불행히도 김한영과 홍순규, 이태열은 불합격이었다. 박병훈을 포함한 전국 한의대 졸업준비위원장들은 단 한 명도 합격하지 못했다. 전국의 11개 한의대에서 수석과 차석을 하던 사람들 가운데 둘 중 하나는 불합격을 했는데 그게 위안이 된다면 얼마나 우습고도 슬픈 일인가….

학생들의 희비가 엇갈리며 회의 참석인원이 급격히 줄어들자 학급회의가 흐지부지되기 시작했다. 박병훈이 간절하게 비상 연락망을 가동했지만 모이는 인원은 채 스무 명이 되지 않았다. 불합격자는 충격을 이기지 못해 불참했고 추가 합격자들은 언제 회의를 한 적이 있었느냐는 듯 단 한 명도 참석하지 않았다.

'그래도 용진이는 나올 텐데….' 아무리 둘러보아도 김용진이 보이지 않았다.

'오늘 바쁜 일이 있나….' 이제 곧 씩씩거리며 달려 들어오겠지 했지만, 해거름이 되도록 끝내 나타나지 않았다.

최종 불합격자들은 지금부터 일생의 가장 중요한 일 년을 관(棺) 속에 누워서 보내야 하는 것이다. 며칠 후면 한의사가 되리라 기대하고 있는 가족이나 지인들을 볼 면목이 없다는 것이 무엇보다 가장 큰 아픔이었다.

'얼마나 공부를 게을리했으면 국가고시에 불합격할까? 그렇다면 임상 실력도 형편없을 것이 아닌가?'하는 의심은 한의사의 자존심과 신뢰에 심각한 타격을 주었다. 장차 개원하게 될 때 족쇄가 되어 한의원 운영에 치명적인 타격을 받을 것은 두말할 나위도 없었다.

그렇게 국가고시의 파장은 상상조차 하기 어려운 후유증을 만들어냈고 그 결과는 참혹했다. 이미 개원 준비를 하고 있던 사람들은 상가 임대차계약을 파기하는 엄청난 금전손실을 입었고, 결혼을 앞둔 예비부부가 파혼을 당하는 충격적인 일도 발생했다. 자녀가 한의사가 되도록 6년간이나 뼈 빠지게 고생을 한 부모들은 상실감에 하나같이 눈물을 흘렸다. 극심한 충격으로 정신과 치료를 받는 사람과 우울증으로 두문불출하는 친구들의 사연도 가슴을 쓰리게 했다. 그 외에도 이루 다 헤아릴 수 없이 안타까운 일들이 탄식과 절망 속에서 끝도 없이 펼쳐지고 있었다.

큼지막한 여행가방을 끌고 김우성이 장충동 자취방으로 찾아온 날은 합격자 발표가 나고 불과 이틀만이었다.

"저런 식으로 출제된다면 한 해를 더 한다고 합격을 장담할 수 있겠습니까? 조금이라도 도움이 될까 하고 왔습니다."

그는 얼마 전 공무원직을 그만두고 한의대 입시 준비를 막 시작하던 참이었다. 음식을 장만하기도 하고 청소나 살림을 도맡아 하며 친구의 공부시간을 벌어주었다. 그만하라고 아무리 만류를 해도 듣지 않았다. 아무 잘못도 없는 그의 희생은 바라볼 때마다 절로 한숨이 나왔다.

최종 합격자 발표가 나고 한 달이 넘어도 국가고시의 상처는 쉬 아물지 않았다. 관법과 명상으로 가라앉혀 놓아도 수시로 울화가 다시 치밀고 올라왔다. 아픈 시간은 더디게 갔지만 반갑지 않은 졸업식 날이 덜컥 다가섰다.

"평생 한 번뿐인데 바람도 쐴 겸 친구들 만나 기분전환도 할 겸 졸업식 다녀오시죠."

너무 침체해 있는 친구를 보기가 딱했던 우성은 한사코 마다하는 한영을 달래고 부추겼다. 결국, 권유를 이기지 못하고 버스 편으로 경주로 내려갔다.

대강당으로 들어서자 합격자의 밝은 웃음소리와 불합격자의 어두운 한숨이 뒤섞여 졸업식장 분위기는 묘하고도 어수선했다. 이미 졸업식이 시작되어 자리에 앉지 못하고 맨 뒤에서 학부형들과 어울려 서 있는데 어깨를 툭툭 치는 사람이 있었다. 돌아보니 박순재였다.

"한영 씨 고생 많이 했지요…?"

반가워하며 웃는 눈매에 흘러내릴 듯 눈물이 글썽거렸다.

"누구나 다 하는 고생인걸요."

애써 미소를 지어 보였다. 작년에 졸업한 박순재는 약속도 없이 오로지 그를 위로할 목적으로 건한대학교를 찾아온 것이었다. 만약 한영이 내려오지 않았다면 쓸쓸히 돌아가는 심정이 오죽 안타까웠을까… 그럼에도 그 긴 세월 동안 한 번도 사전 연락을 한 적이 없었고 단 한 번도 헛걸음을 한 적도 없었다. 학교와 연관된 인연은 참으로 질기게도 졸업을 하는 날까지 두 사람을 연결하고 있었다.

"얘기 들었습니다. 참으로 속이 상하고 분노가 치미네요. 미치지 않고서야 사제간에 이런 불상사를 만들 수 있겠어요?"

평생 인상 한 번 쓰지 않던 박순재가 격하게 화를 내는 모습은 처음이었다.

"그래 형님은 요즘 어떻게 지내세요. 개원 준비는 잘되고 있습니까?"

"예… 인테리어가 거진 끝나서 담 달께나 진료를 시작할까 하고 있습니다."

대답을 하며 국가고시 재수를 감당해야 하는 한영의 눈치를 살폈다.

"연세가 있으시니 빨리 개원하셔야죠."

그러고 보니 개원을 앞둔 나이가 어느덧 마흔일곱이었다.

"아무 잘못 없이 이런 수모를 겪어야 한다는 게 도저히 용서되질 않네요."

진심 어린 박순재의 위로에 분노가 서서히 가라앉기 시작했다. 두 사람은 언제나처럼 팔짱을 끼고 건대교를 걸어 형산강을 건넜다. 괜찮다는 한영의 손을 잡아끌고 성언동 막걸리 집 문을 열고 들어섰다. 학교 다닐 때 더러 함께 들르곤 했던 그 선술집이었다.

졸업생들과 학부모를 피해 찾아간 허름한 막걸리 집에 김용진과 김범진이 먼저 와서 막걸릿잔을 기울이고 있었다. 축하분위기로 무르익은 얼굴은 이미 술기운이 올라 불콰했으며 혀가 꼬여 발음이 어눌해진 상태였다.

"오! 한영이 왔구나. 이리 와라. 어! 순재 형님도 오셨네요."

따로 앉으려는 두 사람을 비틀거리며 일어나 굳이 자기네 자리로 이끌었다.

"근데 형님은 오늘 어쩐 일이세요? 딸꾹~!"

"허허… 나는 한영 씨 보러왔지요."

벌컥거리며 잔을 비우고는 한 손으로 불쑥 박순재에게 빈 잔을 내밀었다.

"자. 술 한 잔 받으세요."

박순재의 잔이 넘쳐 바닥으로 술이 흘러내리는 줄도 모르고 한껏 취한 용진은 계속 주전자를 기울였다. 감정이 상할 법도 했건만 아무 말 없이 술을 받고 있었다.

"형님은 작년에 졸업하셨는데, 딸꾹! 근데 아직도 저 친구 뒤꽁무니를 따라다니세요?"

너무 도가 지나친 말이라 설마 하고 있는데 그는 그저 희미하게 웃기만 했다.

그 사이 범진도 빈 잔을 한영에게로 돌렸다.

"자자… 기분 풀고 너도 내 술 한 잔 받아라."

용진이 비틀거리며 한영의 잔에도 막걸리를 가득 따랐다.

"우짜겠노. 너 일 년 더 고생해야겠다. 근데 이번에 제대로 내게 한 번 졌네. 하하하."

합격자 발표 전 그렇게 분개하던 김용진은 온데간데없었다. 학교 성적이나 임상능력, 마음공부 등 모든 과정에서 언제나 한 수 아래였던 용진이 속으로 상당한 패배의식을 숨기고 있었다는 사실을 알게 되자 가슴이 철렁했다.

"용진아…"

눈치를 주는 범진을 아랑곳하지 않고 말을 이었다.

"이번 국가고시에 문제가 있는 건 맞아. 그래. 인정하는데 다시 생각해보니 출제를 하다 보면 그럴 수도 있겠다 싶더라고. 그리고 출제를 어떻게 하든 그건 출제 교수들의 고유 권한이잖아?"

술기운을 감안하더라도 이번에는 너무 지나쳤다. 일차 채점에서 불합격하고 눈에 쌍심지를 켰던 그가 아닌가! 대책 회의에 참석하지 않을 때도 불가피한 일이 있겠거니 했다. 그만큼 두 사람은 절대적인 신뢰로 6년간 다져진 우정이었다.

한영은 자신의 귀를 의심했다. 아니 잘못 들었다고 믿고 싶었다. 그의 말이 섭섭한 것이 아니라 순수한 우정이 위선이었다는 사실에 가슴이 미어졌다. 그런데 감정보다 몸이 먼저 반응했다.

"뭐라고?"

자리를 박차고 일어서는데 박순재가 팔을 붙잡았다.

"니 심정은 이해하는데 이미 결과가 나와 버렸는데 어쩌겠어. 수습하려고 충분히 노력했는데 별 소득이 없었잖아. 그리고 둘러보니 딱 떨어질 만한 사람이 떨어진 것 같더라고."

언제나 뜻이 가장 잘 맞았고 동료를 위해 누구보다 앞장섰던 친구가 아니었던가. 그런 용진이 하루아침에 저렇게 변할 수 있다는 사실이 혼란스럽고 허무했다. 평균 60점을 넘기면 되는 국가고시는 경쟁하는 시험이 아니고 불합격을 한다고 해서 영원히 낙오하거나 도태되는 게 아니라면 불과 일 년 먼저 한 의사가 되는 과정일 뿐이지 않은가.

어떤 것이 김용진 본래의 모습인지 정의로운 척하며 지난 6년간을 위선으로 살았던 것인지 종잡을 수가 없었다. 박순재가 서둘러 한영의 손을 잡아끌고 밖으로 나왔다. 그 자리에 계속 있다가는 어떤 일이 벌어질지 알 수 없었다.

저도 모르게 눈물이 흘러내렸다. 시험에서 낙오된 슬픔 때문이 아니라 절친했던 친구로부터 당한 배신감에 가슴이 터질 것 같았다. 경과야 어찌되었건 불합격을 한 패배자가 눈물을 흘릴 명분은 없는 것이다. 그럼에도 용진을 만나고 돌아서는 그의 두 뺨으로 하염없이 눈물이 흘러내렸다.

그 시각 혜은은 한영을 찾아 성언동 술집을 하나씩 뒤지고 있었다. 졸업식이 시작되고 나서 뒤편에 잠깐 그의 모습이 보였는데 식이 끝나고 아무리 살펴도 보이지 않아 성언동으로 찾아 나섰던 것이다.

'형. 어디 계세요…' 간절한 음성으로 한영을 부르며 잃어버린 아이를 찾는 엄마처럼 셀 수 없이 많은 술집을 찾아 헤매었다. 평소 자주 가던 술집을 다 뒤져도 찾을 수 없게 되자 그만 울상이 되고 말았다.

'어쩌면 강가에 있을지 몰라…' 형산강과 자주 대화하는 모습을 보아왔던 혜은이 재빠르게 형산강 둑길로 올라섰다. 건대교 다리의 가로등은 한 기둥에 전등을 두 개씩 매달고도 근근이 제 앞가림만 할 뿐 그믐의 강변을 밝혀줄 기미가 전혀 없어 보였다.

"한영 형~ 어디 계세요? 형. 거기 계세요~?"

다리 끝에 서서 어둠을 향해 큰 소리로 부르며 강변을 두리번거렸다. 겁이 많고 심약한 성격이었지만 칠흑 같은 어둠이 조금도 무섭지 않았다. 찰싹 물소리가 나며 강변 어귀에 사람이 웅크리고 앉아 있는 것 같은 검은 실루엣이 보였다. 앞뒤 가리지 않고 강변으로 뛰어 내려가다 내쳐 달리는 가속도를 이기지 못해 그만 돌부리에 걸려 앞으로 고꾸라지고 말았다. 손목과 무릎에서 둔감한 통증이 동시에 울려왔다. 벌떡 일어서서 아픔도 잊은 채 사방을 두리번거리며 계속해서 한영을 불렀다. 통증이 심해질수록 목소리는 더욱 간절하고 애절해졌다.

"형~ 한영 형~!!"

무심하게 되돌아오는 강 메아리가 서러웠다. 검은 실루엣이 바위임을 확인하고도 강변을 오르내리며 눈물 젖은 목소리로 그를 부르고 또 불렀다.

"형. 어디 계세요? 한영 형~~!!"

그 시각 박순재와 한영은 둑길을 걸어 고속버스터미널을 향해 걸어가고 있었다. 저만치 터미널 불빛이 가까워질 때까지 발자국 하나하나마다 슬픔과 아픔을 하나씩 지워나가던 그의 잠재의식 저 깊은 곳에서 간절하게 부르는 혜은의 목소리가 환청처럼 피어오르고 있었다. 자기도 모르게 우뚝 멈추어 섰다.

"왜 그러세요? 어디 아파요?"

눈을 감고 귀를 기울이고 있는 그를 박순재가 걱정스레 들여다보았다.

"형님. 무슨 소리 못 들으셨어요?"

"아니 아무 소리도 들은 것 없는디요."

갑자기 발길을 되돌린 한영이 건대교 방향으로 내달렸다. 영문 모르는 박순재도 엉거주춤 뒤를 따라 뛰었다. 건대교에서 고속버스터미널까지는 족히 3km가 넘는 거리였지만 내달리는 속도가 단거리 선수처럼 빨랐다. 숨이 차는 줄도 모르고 정신없이 달리는데 저만치서 건대교가 다가서고 있었다. 가쁜 숨을 몰아쉬며 주위를 두리번거리자 강가 어둠 속에서 흐느낌 같은 애절한 신음이 들렸다. 재빠르게 강변으로 뛰어 내려갔다.

거기엔 놀랍게도 혜은이 웅크리고 앉아 울고 있었다.

"혜은아~! 혜은이 맞지?"

반가움에 겨워 아무 말도 못 하고 천천히 올려다보는 까만 눈망울에 실낱같은 그믐달이 눈물에 일렁이고 있었다.

"너 여기 왜 이러고 있니?"

다급하게 몸 상태를 살폈다. 얼마나 울었는지 퉁퉁 부은 얼굴에는 어둠 속에서도 넘어져 긁힌 자국이 선명했다. 일으켜 세우려 했지만 한쪽 다리를 제대로 펴지 못해 중심을 잃고 그에게로 쓰러졌다. 북받쳐 오르는 반가움에 가슴에 안긴 채 엉엉 소리 내어 울었다. 울음을 그칠 때까지 말없이 그녀의 등을 토닥여 주었다.

혜은을 업고 강둑으로 올라와 가로등 불빛에 상처를 살펴보던 한영이 깜짝 놀랐다. 찢어진 청바지 사이로 퉁퉁 부은 무릎에서 피가 흐르고 있었다. 서둘러 그녀를 둘러업고 터미널을 향해 달렸다.

"한영 씨. 힘이 부치면 교대해요."

박순재가 숨을 헉헉거리며 열심히 뒤를 따랐다. 어떻게 뛰었는지 얼마나 달렸는지 숨이 차는지 다리가 아픈지도 모른 채 순식간에 터미널에 당도했다. 온몸이 땀으로 젖은 한영은 흡사 소나기를 맞은 허수아비 같았다.

터미널 약국에 들러 약을 사고 상가에 있는 터미널 다방으로 들어갔다. 소파에 앉혀 소독하고 연고를 바르고 밴드를 붙인 다음 침 치료를 했다. 그사이 박순재가 타월을 빌려왔다. 한영이 땀범벅이 된 머리와 목을 닦았다. 아직도 피어오르는 허연 김을 바라보며 혜은이 속으로 다짐을 했다.

'형… 제가 언제까지나 옆에서 형을 지켜드릴 거예요…'

10분쯤 지나고 굴신을 해본 무릎은 한결 부드러워졌고 통증도 반감이 되었다. 상처가 호전됨에 따라 허우룩했던 가슴에도 따스한 온기가 되살아났다.

부산에 볼일이 있다는 혜은의 말을 들은 박순재가 화장실을 다녀오겠다며 나가더니 부산행 승차권 석 장을 사 왔다.

"표를 제가 사야 하는데요…"

어쩔 줄 몰라 하자 박순재는 예의 그 누런 이를 드러내고 환하게 웃었다.

"이 다음에 다 갚아줄 거잖아요. 허허허. 그것보다 혜은 씨가 이만 허길 천만 다행이네요."

"너는 어쩌자고 거길 혼자서 간 거냐?"

꾸지람하자 찾아 헤매던 기억이 새로이 되살아난 듯 다시 눈물을 글썽였다.

"형이 걱정되어서요…"

"아니 내가 무슨 아이냐? 니가 내 걱정을 하게."

어두웠던 혜은의 표정이 점점 밝아졌다. 상처가 나서 아프거나 꾸지람을 들어도 그와 함께 있다는 사실에 저절로 피어나는 미소를 감출 수가 없었다.

"사실… 합격자 발표 보고 제 면허증을 형 드리고 싶었어요."

"그건 또 무슨 말이냐…?"

"그럴 수만 있다면 제가 불합격을 하고 형이 합격하게 하고 싶었어요…."

"지금 무슨 뚱딴지같은 소리를 하는 거냐?"

한영의 불합격 소식을 들은 혜은은 보건복지부에 자신의 합격 여부를 문의할 수가 없었다. 만약 자기만 합격이 되면 어떻게 하나…. 배반의 감정을 이기지 못할 것 같았다. 그리고 며칠 후 친구들로부터 합격 소식을 듣고 맨 처음 든 생각은 합격증을 그에게 주어야 한다는 것뿐이었다. 현실성은 없지만, 그녀의 바람은 오로지 그것이 전부였다.

홀로서기

"버스 시간이 다 되었어요."

먼저 박순재가 일어서자 혜은이 절뚝거리며 한영의 팔짱을 끼고 일어섰다.

버스에 올라 한영이 박순재 옆자리에 앉자 지체 없이 일어나 그녀를 한영의 옆자리에 앉히고는 통로 건너편 좌석으로 건너갔다.

"선배님 감사합니다."

그의 자상한 배려에 혜은이 방긋 웃었다.

"그래 너는 진로를 어떻게 계획하고 있니?"

잠깐 뜸을 들이더니 조심스럽게 대답을 했다.

"형에게 임상은 많이 배웠지만, 경험도 쌓을 겸 당분간 부원장으로 근무하려고 자리 알아보고 있어요. 오늘도 그래서 부산에 가는 거기도 하구요…"

"부원장 자리를 부산에서 구하려고?"

"네… 바다가 있는 부산이 좋아서요. 서울에는 친척이나 지인들 연고가 별로 없기도 하고."

서울에서 오랫동안 과외를 한 연고로 그녀의 개원을 기다리는 환자가 많았지만 차마 사랑하는 사람 가까이 가고 싶다는 말은 하지 못했다. 그런 사실을 눈치채지 못한 한영은 그저 격려의 말을 전할 따름이었다.

"지금 개원을 해도 임상적으로 부족함은 없을 거야."

사실이었다. 일상생활에 용의주도하지 못한 숙맥일 뿐 그녀는 한의학적으로 놀랄 만한 집중력을 타고난 천부적인 한의사였다.

"형 아니었으면 이 어렵고 추상적인 임상을 어떻게 했을까 눈앞이 캄캄해요. 덕분에 자신감을 가지게 된 은혜는 평생 갚아도 부족할 거예요…"

그때 옆에서 박순재도 거들었다.

"맞아요. 한영 씨 아니었으면 나 또한 이렇게 여유롭게 개원하기 어려웠을 거예요. 가르쳐주신 대로 지난 일 년간 집에서 환자를 보았는디 정말이지 믿기지 않을 만큼 치료 효과가 좋았어요. 후딱 개원을 하라고 재촉허는 환자들이 수두룩하답니다. 정말 고마워요…"

개원 전 그 정도 인정을 받으면 임상적으로 절대 실패하는 일이 없다. 늦게 시작한 한의학이라 조급할 만도 했지만 임상적으로 중심이 딱 잡힌 그는 여유로웠다.

"그동안 저에게 베풀어주신 것에 비하면 만분의 일도 되지 않을 겁니다."

목을 움츠리며 엄살을 떨자 박순재가 기분 좋게 껄껄껄 웃었다.

사직동 고속버스터미널에서 내린 세 사람이 시내버스정류장에 나란히 섰다.

"한영 씨 기분이 많이 풀린 것 같아 이제야 나도 안심이 되네요."

악수를 하고도 한참 동안 안색을 살피고 나서야 구포행 버스에 올라섰다. 차창 밖으로 손을 흔들며 무어라고 인사말을 하는데 버스가 멀어져갔다. 승차장에 선 두 사람도 손을 크게 흔들었다.

"너 오늘 잘 데는 있니?"

"네… 친구 집에 가기로 했어요."

나경과 사이가 멀어지자 편하게 찾아갈 친구가 없었다.

"아주 친한 친구는 아니지만 은주네에서 하루 신세 지기로 했어요."

"잠깐만 기다려봐."

터미널 앞 공중전화 부스에 들어가 집으로 전화를 걸었다.

"어머니 저 부산 도착했는데 일행이 있어요. 우리 반 동생이에요."

"그래? 추운데 어서 데리고 오이라."

양정로터리에서 버스를 내린 두 사람은 로터리당구장 앞을 지나 저만치 양정 초등학교 교정이 내려다보이는 대문 앞에 도착했다.

"형. 이렇게 불쑥 들어가도 될까요…?"

"그러엄~ 같은 반 동생인데 어때서?"

말이 끝나기도 전 쪼르르 달려가더니 오렌지 주스를 한 박스 사 들고 돌아왔다. 초인종을 누르자 달려 나오는 발걸음 소리가 분주했다.

"춥제. 어서 들어오이라."

어머니가 반가이 현관문을 열었다.

"하이고 참 이쁘게도 생겼다."

"처음 뵙겠습니다. 손혜은이라고 합니다."

"그래그래 어서 들어가자. 내가 소고깃국 끓여 놓았다 아이가."

뭉클하게 후각을 자극하는 소고깃국 냄새가 허기를 부채질했다. 어머니는 전화를 받고 바로 밥상을 차린 것 같았다.

"혜은아. 우리 어머니 소고깃국 하나는 기가 막히게 잘 끓이신다. 흐흐."

"그래요? 감사히 잘 먹겠습니다…."

인사를 하고는 국을 한 술 뜨다 말고 고개를 푹 숙였다. 따뜻한 정이 넘치는 가족의 품에 안기는 게 얼마 만인지 기억이 나지 않았다. 온몸을 감싸는 훈훈한 온기에 눈물이 배어 나왔다. 일찍 부모를 여의고 언니와 살았던 그녀가 가장 부러워했던 가족. 그 가족의 손길이 이리도 포근하고 정겨울 수가 없었다.

"기도는 그만하고 어서 묵어라. 음식 다 식겠다."

"어머니. 이거 기도하는 거 아녜요."

터져 나오는 웃음을 참느라 심호흡을 했다.

"그라모 어데 아푸나?"

"하하하…"

더는 참지 못하고 웃음보를 터뜨리고 말았다. 혜은의 긴 속눈썹 끝에 매달린 눈물방울이 아침이슬처럼 녹아내렸다.

"어머니가 너무 웃기시니 밥을 못 먹겠어요."

"내가 말을 잘못했나? 그라모 가만히 있을 끼니까 어서 묵어라."

고개를 끄덕이며 어서 먹자고 눈짓을 했다.

"그런데 보면 볼수록 아가씨가 참 곱고 예쁘네."

더는 말을 하지 않겠다던 약속을 스스로 깨며 어머니는 한 발짝 더 다가앉았다.

"고향이 어데고?"

"네. 서울이어요."

"부모님은 다 건강하시고?"

당황한 혜은이 주춤거렸다.

"식사부터 좀 하게 해주세요. 어머니."

"아~ 아가씨가 너무 좋아서 자꾸 말이 나오네. 인자 진짜 가만히 있으꾸마. 마이 묵어라."

서른이 넘은 아들을 볼 때마다 어머니는 애가 탔다. 어서 결혼을 시켜 손자를 안아보고 싶은데 서른세 살이나 되는 아들은 도무지 결혼에 관심이 없었다.

식사를 마칠 즈음 초인종 소리가 울렸다.

"아부지 오시는갑다."

황급히 일어서는 어머니를 따라 현관으로 달려갔다.

"다녀오셨습니까."

두 사람이 나란히 서서 인사를 하자 아버지가 어리둥절해 했다.

"손님이 왔구나."

"네. 우리 과 동생입니더."

"그래 맛있는 거 마이 먹고 재미있게 지내라."

양복 윗도리를 벗어들고 안방으로 들어가셨다. 사람을 대할 때 위아래를 막론하고 언제나 조용조용 말씀하시는 아버지는 적은 말수에도 불구하고 늘 다정다감하셨다.

"너거 아부지 술 냄새 많이 나는데도 너거들 왔다고 한 잔 더 하자 카신다."

안방을 따라 들어갔다 나오던 어머니가 설거지를 하는 혜은을 보았다.

"아이고 귀한 아가씨가 그 고운 손으로 설거지를 하모 우야노."

황급히 주방으로 달려가더니 어깨를 붙잡고 소파로 이끌었다.

"조금만 더 하면 되는데요…."

"안 된다. 손님이 남의 집에 와서 궂은일을 하다니."

억지로 소파에 앉히고 설거지를 마무리한 다음 새로 술상을 차렸다.

"평생 술꾼 남편을 모시고 살지만 너거 아부지처럼 주정 안 하고 헛소리 한 번 안하는 사람은 못 보았다 아이가."

아버지를 두둔하며 상을 차리는 어머니를 보며 다시 폭소를 터뜨리고 말았다.

"어머니처럼 평생 술상 차리면서 불평 안하는 사람도 없을 걸요. 하하하…."

모자의 대화를 듣고 있던 혜은도 손으로 입을 가리고 따라 웃었다.

"니도 너거 아부지 닮아서 술 쫌 하더마는."

속이 뜨끔해진 한영이 '어험~' 하며 헛기침을 했다.

"아. 요새 재수는 뭐하노? 그라고 보이 그 아가 요새 안 보이네."

술 이야기를 하다 오재수와 자주 대작을 하고 들어오던 기억이 떠올랐나 보았다.

"글마는 대학 졸업하고 진즉에 인천 가서 고등학교 선생님하고 있어요."

"그래? 참 잘됐네. 그 아이는 워낙 착실해서 잘 살끼다. 근데 결혼은 했나?"

"재작년에 결혼하고 딸내미 하나 낳았어요. 아버지도 인천에서 모시고 산대요. 조만간 여동생 은경이도 부를끼라 카던데."

"하이고. 효자네 효자야… 그래가 너거 아부지 술친구가 하나 줄었구마이."

그때 안방에서 헛기침소리가 들렸다.

"아부지가 빨리 상 차리라꼬 뭐라 카신다. 어서 가자."

한영이 술상을 들고 안방으로 들어가자 어머니가 뒤를 따랐다.

"그 아가씨도 들어오라 하지."

"혜은아. 아버지께서 부르셔…"

거실을 내다보며 손짓을 하자 머뭇거리던 혜은이 조심스레 걸어 들어왔다.

"낯선 곳이라 어렵겠지만 내 집처럼 편하게 하거라."

따뜻한 아버지 말씀에 혜은이 술상 한 편에 앉았다. 잔마다 술을 가득 따른 아버지가 어머니를 돌아보았다.

"오늘은 한영이 졸업한 기쁜 날이니 당신도 한잔 하지."

"그래야 되겠지예."

술이 몇 순배 돌자 분위기가 한결 부드러워졌다.

"저… 아버지 어머니. 이번 국가고시 때문에 많이 상심하셨죠?"

착잡한 아들의 음성을 듣던 아버지가 마시던 술잔을 천천히 내려놓았다.

"세상일이 내가 바라는 대로 다 이루어지겠느냐. 바쁠수록 둘러가라는 말에 얼마나 많은 뜻이 담겨 있는지 차차 알게 될 거다."

"그래도 나이가 있으니 어서 개원해서 두 분을 잘 모셔야 하지 않겠습니까…"

빙그레 웃으시는 아버지의 눈가주름이 오늘따라 유난히 깊어 보였다.

"너는 돈을 잘 벌고 부자가 되고 명성을 얻는 게 성공이라 생각하느냐?"

물끄러미 술잔을 응시하고 있는 한영과 달리 혜은은 두 눈을 반짝였다. 마치 자기에게 전하는 말처럼 들렸기 때문이었다. 어서 돈을 벌어 남부럽지 않게 살아보고 싶은 열망이 지금까지의 힘든 삶을 지탱해온 근간이었다.

"세상살이가 힘든 이유는 모두 태과(太過)와 불급(不及)에서 비롯된다. 그냥 살 만하면 되는 것이야…. 자기 일의 완성도를 높여 스스로 부끄럽지 않고 많은 사람에게 보탬이 되는 삶을 살아야 진정한 보람이 되는 것이다. 너희처럼 전공이 한의학이면 제대로 임상능력을 갖추고 끊임없이 실력을 쌓아 어떤 질병과 마주쳐도 두려움이 없어야 하지 않겠느냐?"

참으로 평범한 이야기가 가슴 깊이 아로새겨졌다.

술 주전자가 다 비워지자 어머니가 새로 술을 담아왔다.

"너무 많이 드시는 거 아인기요?"

어머니가 애를 태웠지만, 아버지는 비어있는 아들의 잔에 술을 채워 넣었다.

"이번 국가고시에 불합격한 것은 네가 게을러서 생긴 결과가 아니니 너무 상심하지 말고 차분하게 다시 준비하거라. 이만한 일이 부끄러우면 사내대장부가 무슨 일을 도모할 수 있겠느냐."

다시 주전자를 한껏 기울여야 술이 따라지게 되자 어머니가 애를 태웠다.

"아이들 피곤할 낀데, 인자 고만 드시이소…."

남은 술을 빈 잔에 마저 따르고는 찬찬히 혜은을 돌아보았다.

"이 처자가 집이 서울이라 내가 고마 자고 가라 캤어요."

어머니의 말끝을 아들이 이었다.

"부산에 부원장 자리를 알아보러 왔습니다."

"그래? 그럼 부산에서 지내야 하는구나."

어머니가 화들짝 반가워했다.

"그렇구나! 그라모 우리 집에서 지내모 안 되것나? 한영이 방 말고도 빈방이 하나 더 있다 아이가."

의외의 제안에 혜은의 두 눈이 휘둥그레졌다.

"객지에서 아가씨 혼자 사는 것도 좀 그렇고…."

어머니 이야기를 듣고 있던 아버지가 고개를 끄덕였다.

"그러면 좋겠구나. 아가씨가 불편하지만 않다면."

"처자 생각은 어떤가요?"

어서 대답하라는 듯 눈을 맞추며 재촉을 했다.

"너무 갑작스러운 일이라…."

예상치 못한 제안에 그만 말끝을 흐리고 말았다. 언제나 이렇게 따뜻한 가족의 품에 깃드는 것이 그녀의 가장 큰 소망이었다. 그것도 다름 아닌 한영의 집이 아닌가!! 예상 밖의 대화에 가장 놀란 사람은 한영이었다.

"그럼 그렇게 결정하자. 짐은 내일이나 모레쯤 가져오고."

아버지의 승낙이 떨어지자 어머니의 얼굴에 함박꽃이 활짝 피어났다.

"두 분 말씀은 고맙지만, 폐가 되지 않을지 걱정이 앞섭니다…."

"폐는 무슨… 우리가 아프면 침도 맞고, 노인 둘이 적적했는데 젊은 사람이 있으면 생기도 돌고 얼마나 좋아."

어머니는 벌써 아름다운 청사진을 그리고 있었다. 이부자리를 챙기러 어머니가 작은방으로 들어가자 혜은이 상을 치우고 설거지를 마쳤다.

"하이고 젊은 처자가 손도 빠르고 맵네. 우예 이리 깨끗하게 치웠을꼬."

"아버지 어머니 안녕히 주무세요…."

인사를 하고 작은 방으로 들어가니 이부자리가 정갈하게 펴져 있었다. 살며시 이부자리를 만져보았다. 너무 따스하고 부드러워 잠이 오지 않을 것 같았다.

"형… 이래도 될까요…."

한영이 미소를 지으며 고개를 끄덕였다.

"나도 예상치 못했는데 잘 된 일인 것 같아. 그러니 편하게 받아들이자. 우리 부모님께도 좋은 일이니까."

한영이 자기 방으로 가고 혼자 남은 혜은이 볼을 꼬집어보았다. 아무리 생각해도 꿈을 꾸고 있는 것만 같았다. 가슴이 너무 벅차서 잠을 이룰 수가 없었다.

'세상에 내가 어쩌면 형 집에서 잠을 다 자게 되다니….'

몇 시간을 뒤척거려도 꿈만 같은 현실이 믿기지 않았다. 거실에서 괘종시계가 '땡땡땡' 세 번을 울었다. 이대로 꼬박 밤을 새우고 말 것 같아 심신을 이완시키고 한영에게서 배운 명상에 들었다. 수많은 상념과 그 그림자들이 단순해지는 어느 순간 깜빡 잠이 들었는데 꿈속으로 언니 손혜진이 동생을 찾아왔다.

"혜은아. 잘 지내고 있지?"

언니가 밝은 미소로 다가와 살며시 그녀를 보듬어 안았다.

"아… 언니. 보고 싶었어요."

"그래 나도 보고 싶었어…. 우린 모두 잘 지내고 있으니 아무 걱정 마."

"아빠 엄마도 잘 계시나요?"

"그럼… 그러니 이제 모든 거 다 잊고 한영 씨랑 행복하게 잘 지내렴."

말을 마치자마자 언니가 손을 흔들며 멀어져갔다.

"언니! 혜진언니. 잠깐만…"

언니를 뒤따르며 손을 내젓다가 벌떡 일어나 앉았다. 손목시계가 새벽 5시를 가리키고 있었다. 이른 새벽인데도 부엌에서 달그락거리는 소리가 들렸다. 얼른 일어나 방문을 열고 나가보니 어머니가 식사 준비를 하고 있었다.

"어머니. 안녕히 주무셨어요?"

자기도 모르게 어머니라는 호칭을 하고는 그 자연스러움에 깜짝 놀랐다.

"아이고 뭐할라꼬 이리 일찍 일어나노. 그동안 공부하고 시험 치느라 피곤할 낀데 어서 들어가서 한숨 더 자거래이."

어머니는 두부 장사를 할 때와 같이 새벽 네시에 일어났던 것이다. 특히 마음에 쏙 드는 처녀가 한 지붕 아래 있으니 신이 나서 더 일찍 기침(起枕)하게 되었다. 그때 방문이 열리며 트레이닝복에 파카를 입은 한영이 걸어 나왔다.

"형. 안녕히 주무셨어요?"

"그래 잘 잤니? 낯선 방이라 잠 설쳤지?"

"아녜요. 몸이 개운하니 피로가 다 풀렸어요."

"그래? 그럼 나랑 산책하러 갈까?"

혜은이 어머니를 돌아보았다.

"운동하면 밥맛도 있고 좋제. 어서 댕기 오이라."

"그럼 다녀오겠습니다."

플라타너스가 늘어선 복개도로를 걸어 내려가며 살며시 손을 잡았다. 아직 캄캄한 밤이지만 발그레해진 볼을 감추려 혜은이 땅만 쳐다보고 따라 걸었다. 8년 전 박인애와 첫 데이트를 할 때 이 길을 걸었던 기억이 되살아났다. 많은 세월이 흘렀고 참으로 많은 일이 있었다. 한영이 가만히 숨을 골랐다.

'어쩌면 인애 씨가 지키라고 했던 배필이 혜은이 아닐까…?'

그 순간 번갯불 같은 섬광이 뇌리를 스쳐 갔다.

'아! 그래 이거였구나!' 아무런 의도도 없이 자연스레 이어지는 인연, 특별한 대화를 나누지 않고도 감정이 저절로 하나로 모이는 이 일체감….

교문을 들어선 두 연인은 등나무 파고라 아래 나무 벤치에 나란히 앉았다. 겨울바람에 이파리를 모두 떠나보낸 등나무 줄기가 힘들었던 지난 시간처럼 뒤엉켜있었다. 되짚어 보니 한의대생활 6년간 친하게 지낸 여학생은 오직 손혜은 한 사람뿐이었다. 그녀와의 셀 수 없이 많은 추억이 하나둘 되살아났다. 혼자 먹고살기도 힘든데 언제나 그의 곁을 맴돌았던 그녀가 새길수록 애틋하고 사랑스러웠다. 그런데도 6년이라는 긴 시간 동안 전달한 사랑법이라곤 형산강 합수머리에서 이마에 갖다 댄 건조한 입술이 전부였다.

"혜은아… 그동안 내가 너무 무심했지."

"아녜요. 형 없었으면 저는 어쩌면 졸업할 때까지 버티지 못했을지도 몰라요."

언제나 무심한 척했지만 자기를 아끼는 그의 속 깊은 정을 충분히 헤아리고 있었다. 시험 자료나 리포트와 실습자료, 송 원장 임상집 등 꼭 필요한 자료를 직접 또는 순규를 통해 전해주었고, 매주 일요일 침구학회 임상강의 때도 늘 실습 대상자로 혜은을 지목해서 직접 느낄 수 있도록 했으며, 의료봉사를 가서도 진료보조로 셀 수 없이 다양하고 많은 사례를 체험하게 해주었다. 그리고 먼저 손을 내밀어 인철과의 동천악몽을 깨끗하게 치유해주었으며 졸업식 날 형산강에 쓰러져 있을 때 바람같이 나타나 소낙비를 맞은 듯 땀을 흘리며 그 먼 거리를 초인처럼 내달리지 않았던가….

긴 추억의 영상에 흠뻑 빠져있던 혜은이 꿈결 같은 눈길로 바라보았다. 그리고 아직도 미안해하는 표정이 가시지 않은 그의 두 뺨을 살며시 어루만졌다.

"형… 그동안 너무 고마웠어요…."

한영이 두 손으로 그녀의 손을 감싸 쥐었다.

"오래도록 애쓰고 수고한 손이 아직도 많이 차구나. 앞으로는 내가 따뜻하게 덮혀줄게…."

촉촉이 젖은 혜은의 눈이 스르르 감기자 한영의 얼굴이 서서히 그녀의 얼굴 위로 겹쳐졌다. 그의 입술이 떨고 있는 그녀의 입술을 더듬었다. 두 입술이 맞닿는 순간 혜은의 두 볼을 타고 주르르 눈물이 흘러내렸다.

'사랑한다… 혜은아….'

'한영 형… 사랑해요….'

힘들었던 지난 나날들이 함박눈을 맞은 듯 하얗게 지워지고 있었다. 길고도 길었던 기다림이 빛을 잃어가는 그믐달처럼 천천히 여명 속으로 잠기어 갔다.

"형. 이제 어떤 힘든 일이 있어도 저 다 이겨낼 수 있어요."

"그럼~ 지금까지도 훌륭하게 잘 헤쳐 나왔잖아. 언제나 나보다 훨씬 야무지고 강하던 걸."

"아녜요. 저는 형처럼 용기를 내지 못했어요. 늘 소극적으로 살았지만 이제 형이 제 안에 계시니 앞으로는 아무것도 두려워하지 않고 세상을 향해 힘차게 걸어갈 거예요."

팔짱을 끼고 천천히 교정을 걸어 나올 때 질긴 어둠의 장막을 걷어낸 아침

해가 찬란하게 솟아올랐다.

"다녀왔습니다."

신발을 벗는데 현관에 큼지막한 보따리가 놓여 있었다.

"어머니 이게 뭐예요?"

"응. 그거 김치랑 밑반찬이다. 부산에서 시험 준비를 하면 좋을 텐데…"

아들을 챙기고 싶은 어머니의 애틋함은 언제까지나 식지 않을 것이다. 그때 새벽 등산을 하고 들어오시던 아버지의 얼굴에 미소가 가득 번져났다.

"식구가 느니 집안에 생기가 넘치는구나. 허허…"

네 사람이 오붓하게 모여앉아 아침밥을 먹는데 혜은이 다시 고개를 숙였다. 사랑하는 가족들과 정담을 나누며 식사를 하자니 또다시 목이 메었다.

"니 또 기도하는 기가?"

"와하하하하…"

어머니의 농담에 터져 나오는 웃음을 참지 못해 씹던 밥알이 튀어나와 밥상을 엉망으로 만들고 말았다. 식사를 마치고 두 사람이 나란히 서서 큰절을 했다.

"마음 편하게 한 해 잘 마무리 하고 오거라. 건강도 잘 챙기고…"

아버지의 격려에 다시 머리를 깊이 숙였다.

양정로터리에서 버스를 타고 사직동 고속버스터미널 앞에서 내렸다. 승차장에 서서 다시 손을 마주 잡았다.

"형. 너무 무리하지 마시고 건강하세요."

"그래 너도 잘 지내. 우리 부모님 좋은 분들이니 너무 부담 갖지 말고."

"제가 잘할게요. 걱정하지 마셔요."

코트 안에 노란색 터틀넥 스웨터를 받쳐 입고 마주 서서 티 없이 웃는 혜은이 갓 태어난 병아리처럼 사랑스러웠다.

먼저 한영이 서울행 버스에 올랐다. 다시 일 년 동안의 이별이 시작되었다.

온종일 같은 강의실에서 생활해도 늘 허기지던 사랑이 일 년이라는 긴 시간을 배웅하는데도 섭섭지 않았다. 혜은도 남은 짐을 가지러 경주로 향했다. 시린 손을 따뜻하게 잡아준 그의 온기는 경주에 도착할 때까지도 식을 줄을 몰랐다.

경주에 도착한 혜은은 하숙방을 정리했다. 쓰임새가 있을 만한 기물들은 다음 사용자를 위해 그대로 두고 옷가지와 책만 챙겼다.

힘들었던 한의대 공부를 혼자서 학비와 생활비까지 벌어가며 끝마친 그녀는 누구보다 감회가 남달랐다. 6년을 동고동락했던 정든 방을 이제 영원히 떠나야 한다 생각하니 쉬 발걸음이 떨어지지 않았다. 깨끗이 청소를 마친 방바닥을 손으로 쓸어보기도 하고 다시 앉을 일 없는 앉은뱅이책상을 쓰다듬으며 한참을 앉아있던 혜은이 천천히 일어섰다. 방문을 열고 나오는데 문 옆에 세워둔 접이식 포마이카 밥상이 옷깃을 붙잡았다.

'어! 다리 하나가 펴져 있었네.' 아이들 과외 할 때 사용하던 싸구려 포마이카 밥상은 다리가 삐걱거리고 군데군데 칠이 벗겨져 그녀의 힘든 삶을 대변해 주고 있었다.

"6년 동안 고마웠는데 작별 인사도 못 하고 갈 뻔했구나. 미안해⋯"

다리를 접어주고 방문을 나서는데 자꾸만 가슴이 울컥거렸다. 언제 왔는지 주인아주머니가 울먹이며 방문 밖에 서 있었다.

"인자 고마 영영 가는 기가?"

"아주머니 그동안 정말 고마웠습니다⋯"

마지막 인사를 하다 기어이 울음을 터뜨리고 말았다.

"그래그래. 우리 혜은이는 앞으로 잘 살거야. 암 잘 살고말고⋯"

두 사람은 부둥켜안고 한참을 같이 울었다.

"안녕히 계세요. 어디 불편하시면 연락주시구요."

한 번도 바꾸지 않고 우직하게 6년을 한 집에서 하숙을 끝마친 손혜은. 그녀가 한영의 고향인 부산을 향해 힘찬 발걸음을 내디뎠다.

"어머니 저 왔어요."

활짝 웃으며 현관문을 들어서자 버선발로 뛰어나와 반겼다.

"어서 오이라. 무거운 거 들고 온다꼬 욕 보았제."

"아녜요. 제가 보기보다 힘이 세거든요. 호호…."

어느새 친 모녀처럼 서슴없이 대화를 주고받았다.

"오다가 경주 황남빵 사왔어요. 이거 좀 드세요."

"짐도 무거운데 이런 걸 뭐하러 사왔노. 어서 앉거라. 배고플 낀데."

작은 방에 짐을 내려놓고 나오니 벌써 밥상이 다 차려져 있었다.

"어머니도 같이 드시죠."

"오야. 어서 먹자."

"어머니랑 같이 먹으니 더 맛있는 것 같아요."

"그래. 나도 늘 혼자 먹다가 니가 있으니 밥맛이 더 좋구나."

"아 참. 한영이 잘 도착했다꼬 아까 전화 왔다."

서글서글한 눈매로 환하게 웃는 모습이 떠오르자 또다시 목이 메었다.

"얹힐라. 물 마시가매 묵어라."

어머니가 컵에 물을 따라 주었다. 속내를 들킨 것 같아 정말 음식에 목이 막힌 것처럼 벌컥거리며 물을 마셨다. 저녁 식사를 마치고 혜은이 설거지를 하려 하자 어머니가 또 말렸다.

"공부만 한 처자가 살림할 줄 아나?"

"요리는 잘 못 해도 설거지나 청소는 잘해요. 어머니."

서로 싱크대를 차지하려 실랑이하는 소리, 밀고 당기다 까르륵 웃는 소리가 이어지더니 결국 어머니가 설거지하고 그녀는 청소를 했다. 그렇게 부산에서의 둘째 날이 저물어 갔다.

방에서 짐을 정리하고 있는데 어머니가 방문을 두드렸다.

"야야. 전화 왔다."

혜은이 황급히 달려가 전화를 받았다.

"기집애야, 부산에 왔으면 오늘 어쩔건지 알려줘야 할 거 아냐!"

동기생 이은주였다.

"응. 미안해. 당분간 한영 형 집에서 지내게 될 거 같아."

"뭐 뭐라고? 어제만 잔다고 했던 게 아니었어?"

"응. 그렇게 되었어."

"그래? 야 이거 일대 사건인데!"

"자꾸 그러지마… 나도 부담스러운데 어쩔 수 없었어."

"그래 알았어. 어쩜 잘 된 일인지도 모르겠다. 조만간 만나서 얘기하자."

"응 자리 잡히는 대로 바로 연락할게. 고마워~."

이튿날 아침 혜은이 서둘러 외출 준비를 했다. 수안로터리에 있는 운주한의원(雲住韓醫院)에 면접을 보러 가기로 예정이 되어 있었다. 버스를 타고 약속 시각에 맞춰 도착하고는 프런트 직원에게 자기소개를 했다.

"아 네. 원장님께서 기다리고 계세요. 어서 들어가 보세요."

규모가 상당한 한의원이라 원장실 옆에 휴게실이 따로 마련되어 있었고 부원장실도 작지 않았다.

"손혜은 씨 어서 오세요."

출력한 이력서를 읽고 있던 원장이 반갑게 맞았다. 그는 사십 대 중반의 나이에 풍채가 좋고 호방한 인상이었다.

"처음 뵙겠습니다…"

"아주 인상이 좋고 미모가 출중하시네요. 실례되는 말씀입니다만… 현역에다 이번에 졸업하셨는데 임상을 잘하실 수 있겠어요?"

"네… 침구학회 활동하면서 임상은 어느 정도 해보았습니다."

직원이 차를 가져와 테이블에 내려놓았다.

"우선 차부터 한잔 하세요."

"네. 감사합니다."

원장실 책상 위의 명패에 '이성한(李晟韓)'이라 새겨져 있었다.

'밝은 성(晟) 한의 한(韓)이라… 한의학을 전공하실 수밖에 없는 분이구나.' 한영과 같은 한(韓)자가 있어 더 친근한 느낌이 들었다.

"그 당시 흔히 그랬듯 나도 늦깎이로 입학해서 개원한 지 이제 10년 조금 넘었어요. 동문은 아니지만 건한대 출신 부원장에게 침구학회에 관한 이야기를 들은 적이 있습니다. 학회를 만든 학생이 본과 2학년인데 대단한 임상능력이 있다는 소문이 있더군요."

원장의 입에서 한영이 거론 되자 반가움에 심장이 뛰었다.

"그럼 안심하고 임상을 맡겨도 되겠군요. 하하하"

"감사합니다…"

"가능하다면 내일부터 출근하시죠. 침구학회 임상이 궁금하기도 하니."

원장의 기대가 전혀 부담스럽지 않았다. 그만큼 혜은은 임상에 자신이 있었다. 인사를 하고 나오자 날아갈 듯 기분이 상쾌했다. 창립한 지 불과 삼 년밖에 되지 않는 학회의 능력을 임상가에서 인정해준다는 사실이 꿈만 같았다.

수안로터리 공중전화로 은주에게 전화를 걸었다.

"나야. 방금 면접보고 나왔어. 오늘 시간 되겠니?"

"응 어떻게 되었니? 아 그건 만나서 얘기하고. 동래전철역 앞에 라임커피숍이 있어. 거기선 걸어와도 되는 거리야."

매가마트와 대동병원을 지나 동래전철역 앞 횡단보도를 건넜다. 대형 상가건물 2층 커피숍을 들어가니 은주가 먼저 와 앉아있었다.

"빨리 왔네."

"응 우리 집이 바로 옆 럭키아파트야. 널 부산에서 보니 참 새롭다."

"그래 넌 요즘 뭐하고 지내니?"

"6년간 너무 고생해서 일단 아무 계획도 세우지 않았어. 무기한 쉬고 싶어. 그래 면접은 어떻게 되었니?"

"응. 내일부터 바로 출근하라 하시네."

"내 그럴 줄 알았어. 예뻐도 좀 예뻐야지."

"얘 그게 무슨 말이야. 부원장을 인물 보고 뽑는 게 어디 있어."

"그렇게 말하는 거 보니 너도 너 예쁘다고 생각은 하는구나. 호호호."

"그런 게 아니라… 근데 그 원장님이 침구학회를 아시더라."

"그래에? 어떻게?"

"글쎄 … 구체적인 건 모르겠지만 임상적으로 뛰어나다는 소문을 들었대."

"소문 한번 빠르네. 하긴 한영 형 임상이 워낙 탁월하니까. 근데 그 형 어떻게 하냐…. 재수하자면 많이 속상할 텐데."

그때 최나경이 커피숍으로 들어서고 있었다.

"나경아. 여기야."

의외의 등장에 놀라서 돌아보자 손을 흔들며 다가왔다.

"친구들. 잘 지냈어?"

"니가 여긴 어쩐 일이니?"

"뭐 내가 오면 안 될 자린가 봐."

그 사이를 은주가 끼어들었다.

"나오는데 마침 전화가 와서 너 만난다니까 나경이도 오겠다고 해서…."

정말 만나고 싶지 않았지만 어쩔 수가 없었다.

"근데 한영 형 집에서 지내면 불편하진 않겠니?"

은주가 걱정스레 묻다가 아차하며 손으로 입을 막았다.

"누가? 뭐? 혜은이가 한영 형 집에서 지낸다고?"

"아 아니야 아무 일도…."

"얘들이 둘이 짜고 사람 바보 만드는구만. 졸업한 지 며칠 되었다고 그래

그새 한영 형 집으로 들어갔다는 거야?"

둘은 대답도 못 하고 서로의 눈만 마주 보았다.

"그래? 그런 거야?"

눈에서 질투의 불꽃이 이글거렸다.

"나경아. 무슨 말을 그렇게 하니?"

"뭐 내가 못할 말을 했니? 이참에 살림을 차려야 하는데 좀 안됐네."

너무 기가 차서 말문이 막히고 말았다.

"서방은 서울로 가고 각시만 시부모 모시고 독수공방 시집살이를 하게 되었구면. 호호호호…"

"기집애. 너 정말 이럴 거니?"

화가 난 은주가 쏘아붙였다.

"은주 너도 한영이랑 한 패구나. 어서 방 빼라. 배 아파 쓰러지기 전에."

"혜은아. 미안해. 엉겁결에 내가 말을 잘못했어. 나도 나경이가 이 정도일 줄은 몰랐어."

"그래? 나를 왕따 시키겠다 이거지. 그래 니들끼리 잘들 해봐. 잘난 체하던 한영이 공부바라지나 잘해라. 쌤통이다. 흥!"

휙 하니 일어선 나경이 하이힐 굽으로 커피숍 바닥을 뚫을 듯 쿵쿵거리며 나가버렸다.

"혜은아… 정말 미안해… 며칠 전부터 자꾸 네 소식을 묻기에 널 보고 싶어 하는 줄 알았어."

"난 괜찮아. 은주야… 너무 맘 쓰지 마."

예전 같았으면 말매가 아파서 울었겠지만 그와의 약속대로 달라진 혜은은 울지 않았다.

"쟤는 어쩌면 나이를 먹어도 하나도 변하지를 않네… 국가고시 불합격하고 나더니 옛날보다 더 이상해졌어."

은주가 간절히 사과하며 아픔을 풀어주려 애를 썼다.

"은주야. 나 이제 지난날의 어리석고 바보 같은 내가 아니야. 그러니 애쓰지 않아도 돼. 걱정 마."

도리어 혜은이 은주를 위로했다.

"나 이제 어깨 쫙 펴고 씩씩하게 살 거야. 외로워하지도 기죽지도 않고 당당하게 걸어갈 거야."

은주와 헤어져 집으로 돌아오자 어머니가 울상을 하고 있었다.

"야야. 어떤 남자가 친구라 카면서 자꾸 전화가 온다…."

"네에? 남자가요?"

너무 놀랍고 황망해서 잠시 중심을 잃고 휘청거렸다.

"저 남자친구 없어요. 어머니."

"근데 자꾸 널 바꿔달라며 떼를 쓰더라."

바로 짐작이 갔다. 나경이 강인철에게 전화번호를 알려주고 압박하는 것임을. 혜은이 부산으로 오지 않았다면 흐지부지되고 말았을 인연이었지만 보문에서 혜은을 놓치고 오래도록 애를 태우던 인철과 두 연인을 이간질하려는 나경의 이해관계가 찰떡같이 맞아떨어졌던 것이다.

"앞으로 전화 오면 다시는 전화하지 말라고 해주세요."

"오냐. 그라꾸마…."

동의하면서도 불안의 끈을 놓지 못했다. 그렇지만 앞으로도 인철이 계속 이렇게 나온다면 어떤 방식으로도 어머니를 설득시킬 자신은 없었다.

눈앞이 캄캄했다. 한 달도 아니고 일주일도 아니고 불과 며칠도 되지 않아 남자에게서 전화가 바리바리 온다면 어머니가 어떻게 생각할 것인가. 이대로 넘어가선 안 될 것 같아 용기를 내어 안방 문을 노크했다.

"어머니, 잠깐 들어가도 될까요…."

"그래. 들어오이라."

아직도 펴지지 않은 얼굴을 보자 그저 울고 싶은 심정이었다.

"5년 전 미팅에서 딱 한 번 본 남자가 있었는데 우리 학과 친구에게 전화번호를 얻어서 전화한 거예요."

"미팅이라는 게 무언지 나는 잘 모르지만… 그라모 몇 년간 계속 연락을 했다는 말이가?"

"저는 한 번도 연락하지 않았고 그 이후로 만난 적도 없는데 이렇게 전화를 하네요."

"오래전에 한 번 본 남자가 아직도 니를 좋다고 연락을 한다 그 말이가?"

"네… 그런 것 같아요. 심려 끼쳐 드려 죄송합니다."

"글마가 지 정신이가? 아니 싫다고 하는데 우예 자꾸 연락을 한단 말이고!"

상식 밖의 상황에 아무 잘못도 없이 죄인이 되는 것만 같았다.

"잘 알겠다. 글마 전화 오모 내가 따끔하게 뭐라 카꾸마. 그리고 한영이에게는 얘기하지 말거라."

"그럼요. 어머니."

강해지기로 한 혜은이 최나경과 강인철에 대한 부담을 걷어냈다 하더라도 한영의 부모와 함께 생활하는 한 결코 그들로부터 벗어날 수는 없다. 그런 약점을 두 사람은 집요하게 파고들었다. 그들과의 악연이 언제까지 이어질지…. 손발이 꽁꽁 묶인 채 칠흑 같은 늪 속으로 빨려 들어가는 것만 같았다.

이튿날 깨끗하게 가운을 다려 백에 넣고 운주한의원으로 첫 출근을 했다.

"안녕하세요. 좋은 아침입니다."

직원들과 인사를 하고 부원장실로 들어갔다.

"원장님은 아직 출근을 안 하셨어요."

프런트 직원이 모닝커피를 한 잔 타들고 들어왔다.

"근데 좀 전에 부원장님 찾는 전화가 왔었어요."

"네에?"

출근 첫날 근무도 시작하기 전 전화를 할 사람은 강인철 뿐이었다.

"앞으로 그 사람 전화 오면 그냥 끊어버리세요. 저랑 아무 연관도 없으니까요."

과장을 하면서까지 말 못을 박아야 하는 처지가 서글펐다.

"네. 그렇게 할게요."

"손 선생님 일찍 출근하셨네요."

막 출근한 원장이 활짝 웃으며 문을 열고 들어왔다.

"아 네. 원장님. 어서 오세요."

"아직 시간이 조금 남았으니 진료 시작 전에 손 선생님 침법에 대해 한 번 들어봐도 될까요?"

'개원한 지 10년이 넘은 임상가가 새내기 한의사에게 궁금한 것이 있을까?' 처음에는 테스트하려나 조심스러웠는데 원장의 눈빛이 너무도 진지했다.

"네. 저는 오장육부의 기운을 조절하고 조화롭게 하는 몇 가지 침법과 풍한서습조화를 다스리는 육기침법, 그리고 근육골격계와 경락을 치료하는 원위침법과 개합추 등 다수의 침법을 구사할 수 있습니다. 그리고 척추질환에 특효인 타골요법을 배웠습니다."

"네에? 침으로 오장육부의 기운을 조절하고 육기까지 치료를 할 수 있다는 게 사실입니까? 그리고 수술을 하지 않고 척추질환을 치료할 수 있다는 말씀입니까?"

"네… 아직 부족합니다만."

"놀랍습니다! 그게 사실이면 참으로 대단한 능력입니다. 임상에선 일반적으로 경락치료를 위주로 하거나 아시혈(阿是穴 통증이 느껴지는 부위에서 가장 민감한 자리)에 자침을 하는데… 앞으로 제가 한 수 배워야겠습니다. 하하하"

스무 살이나 나이가 많고 이미 명성을 얻은 원장이 허심탄회하고 겸손하게 대하는 모습을 보고 놀라지 않을 수 없었다.

"그렇게 말씀하시니 너무 송구합니다."

"아이구 아닙니다. 임상에 나이와 경력이 무슨 소용이 있습니까. 진료하는 마지막 날까지 배워야지요. 손 선생님 덕분에 환자들도 저도 큰 은혜를 입게 되었습니다."

"열심히 해보겠습니다."

원장과의 열린 대화는 강인철로 인해 답답했던 가슴을 시원하게 뚫어주었다.

부원장의 주된 업무는 침 치료와 간단한 처방 등이었다. 진료 첫날 혜은을 본 환자들은 여자 부원장이라 실망하는 눈치가 역력했다.

"인물이 좋아서 뽑았나… 저렇게 어린데 경험이 부족해서 되겠나?"

"몸이 저리 말라 무슨 힘으로 치료를 하겠노. 내가 다 애가 쓰이는구마이."

불평하는 소리가 늘어나는 만큼 하루가 다르게 내원 환자 수가 줄어들기 시작했다. 결국, 혜은은 10명도 채 되지 않는 환자를 보는 데 그쳤다. 일부는 오래 기다렸다 원장에게 치료를 받았고 상당수는 치료를 받지 않고 발길을 돌렸다.

"원장님 저 때문에 환자가 줄게 되어 죄송합니다."

"아닙니다. 환자들이 아직 손 선생님 실력을 몰라서 그런 것이니 괘념치 말고 편히 진료해주세요. 부원장이 바뀌면 늘 거쳐야 하는 과정이니까요. 하하하…"

역시 원장은 통이 컸다. 그리고 그의 예상은 정확하게 맞아떨어졌다. 며칠 지나지 않아 부원장을 찾는 환자들이 서서히 늘기 시작했다.

"야 이번 부원장님에게 침을 맞았더니 이전 부원장님 때보다 통증이 엄청 빨리 호전되고 있어."

"나는 허리가 아파 침을 맞았는데 그 오래 아프던 두통이 없어졌어."

"소화가 안 되어 치료를 받는데 세상에나 어제 잠을 얼마나 잘 잤는지 몰라."

대기실 여기저기에서 부원장의 임상능력을 칭찬하는 소리가 이어지고 있었다. 그동안 경락치료만 받던 환자들이 오장육부조절과 육기치료와 타골요법이 추가되면서 다양하고도 신속한 효과를 보게 되었던 것이다.

일주일을 넘어서자 너도나도 부원장에게 치료를 받겠다고 앞을 다투는 상황으로 전개되었다. 어느새 일일 진료수가 40명을 넘어섰고 기존환자들의 입소문을 따라온 신규 환자가 줄을 서서 기다리게 되었다.

"내가 먼저 접수를 했는데 왜 새치기를 해요?"

"아니 나는 아까 접수하고 동래시장 가서 장을 보고 왔다니까."

서로 먼저 치료를 받으려고 실랑이가 벌어지자 원장의 입이 함지박만 해졌다.

"손 선생님 대단하세요. 역시 침구학회 소문이 틀리지 않았어요."

"아직 새내기에 불과한데 과찬을 해주시니 송구합니다."

"아닙니다. 사실 그대로 말씀을 드리는 것뿐입니다. 하하하… 그런데 처방에 관해 한 가지 여쭤볼 게 있습니다."

베테랑 한의사의 이야기에 당황했지만 이내 침착하게 귀를 기울였다.

"소화기 장애 질환에 오적산이나 안중산 또는 평위산 등을 쓰면 효과가 참 좋은데 어떤 환자는 전혀 효과가 없거나 오히려 더 힘들어하는 경우가 있어요. 여기에 대해 어떻게 생각하세요?"

정확한 의도를 알 수는 없었지만 변증을 소극적으로 했거나 표치(標治 원인을 배제하고 증상에 맞춰 처방하는 것)를 한 것이 아닐까 추측을 했다.

"제 견해로는 본치(本治 병증이 나타나는 원인이나 그 장부를 치료하는 것)에 대한 고려가 부족해서가 아닌가 합니다만."

"그럼 본치 처방은 어떤 것이 있을까요?"

"네… 열의 병리에 의한 소화기 장애는, 간장의 열이면 시호제를, 심장의 열이면 황련제를 처방해야 합니다. 심열이 가장 흔하므로 한 예를 들자면 반하사심탕이나 소함흉탕 같은 처방이 주효합니다. 간과 심의 열이 겹쳐 있을 때 소시호탕에 반하사심탕을 합방하면 오래되고 예민한 소화기 장애도 한두 첩에 바로 효과를 보았습니다. 그리고 심열이 없고 복강이 허랭한 경우에는 인삼탕과 같은 건강제를 처방해야 하는 줄로 압니다."

원장이 무릎을 탁 쳤다.

"아! 그렇군요. 부끄러운 이야기지만 저는 아직 본치에 대한 개념이 부족합니다. 고방도 마찬가지고요. 그런데 장부의 열은 어떻게 진단을 하는 것입니까?"

"네에. 맥진만으로 부족하면 복진을 겸해서 찾을 수 있습니다."

"정말 침구학회에서 그런 진단이나 처방도 공부를 한다는 게 사실이군요!"

"네에. 침구학을 표방하지만, 본과에 진입하면 진단과 처방도 배웁니다."

"세상에! 정말 대단하군요. 앞으로 기대가 큽니다."

"이제 새내기에 불과한데 그렇게 말씀하시니 몸 둘 바를 모르겠습니다."

"아닙니다. 명확한 개념을 가진 손 선생님 실력이 부럽기까지 합니다. 제가 아주 복이 많은 것 같습니다. 하하하…"

원장 자리에 있는 사람이라고 믿기 어려울 만큼 솔직했다. 그렇게 그녀의 유명세가 안팎으로 수직으로 상승하는 날들이 이어졌다. 진료인원수 60명을 넘기고 파김치가 되어 퇴근하는데 한의원 정문 앞에 강인철이 기다리고 서 있었다.

"혜은 씨. 안녕하셨어요? 흐흐…"

예상 밖의 방문에 깜짝 놀라 물러서자 인철이 다가서며 음흉하게 웃었다.

"뭐 잘못한 일이라도 있나요? 왜 이렇게 사람을 피하실까? 근데 오랜만에 보니 더 예뻐졌네."

더는 약하게 보여선 안 되겠다 싶어 눈을 부릅뜨고 쏘아보았다.

"아이구 화내는 모습이 더욱 귀엽네요."

"도대체 왜 이러는 거예요?"

"왜라니요? 사랑하니까. 사랑하는 게 죄가 됩니까?"

한 번 만나고 5년이나 세월이 지났는데 마치 어제 일인 듯 능청을 떨었다.

"인연이 되려니까 턱하니 혜은 씨가 제 사무실 근처로 오게 되는 거 아닙니까. 내가 군 면제가 되지 않았다면 또 못 만났겠지만, 나경에게 근무지 소식을 들고는 무릎을 탁 쳤다니까요. 이런 걸 필연이라고 하는 게지요. 아암… 흐흐흐"

그는 수안로터리에 있는 증권회사에 다니고 있었다. 그나마 5년 전에는 학생티라도 났는데 군 면제를 받은 사회생활 3년 차의 인철은 완전히 저질 속물이 되어 있었다. 더는 피해갈 수 없는 장애물은 깨부수어야 한다고 작정을 하고는 따끔하게 쏘아붙였다.

"집과 직장으로 전화를 하다못해 이렇게 찾아오기까지 한다면 나도 가만히 있지 않을 거야!"

"왜? 스토커로 신고라도 하시게?"

점입가경이었다. 회유책으로 마음을 살 수 없다는 걸 잘 아는 인철은 노골적으로 들이댔다. 여리고 심약한 혜은이 자기의 적극적인 대시를 결국은 이기지 못할 거라는 계산이었다.

마침 지나가던 택시가 멈추어 서자 서둘러 차 문을 열었다.

"오늘은 여기까지 하고 갑니다. 조만간 술이나 한잔 합시다."

좌석에 앉았는데도 택시 문을 붙잡고 서서 너스레를 떨었다.

집에 도착하자 어머니가 초조해 하고 있었다.

"야야… 오늘은 꽃바구니가 배달되었다."

그럴 리가? 혹시나 하고 살펴보니 역시나 이었다.

'부산에 오신 것을 축하합니다. 그리고 사랑합니다. 강인철'이라 적힌 리본이 매달려 있었다.

"이기 무슨 말이고? 맨 앞 글자는 부산이라 카는 거 같기도 하고…"

한글을 모르는 어머니는 아직 내용을 모르는 것 같았다.

"안부 글이어요. 어머니. 그냥 친구가 선물을 보낸 것 같아요."

"그 혹시… 전화했던 그 남자친구라 카는 글마가 보낸 건 아이가?"

말문이 콱 막혔다. 예측이 너무도 정확해서 맞는다고 할 수도 아니라고 할 수도 없는 백척간두에 서고 말았다.

"사실 오늘 아침에 니 나가고 바로 또 전화가 왔었다."

한영의 부모를 자꾸 들쑤셔서 그 집으로부터 혜은을 빼내야 작업이 수월해질 것이므로 그녀가 출근하고 나서도 일부러 전화를 해댔던 것이다. 거짓말을 하지 못하는 혜은은 어쩔 수 없이 모든 것을 인정할 수밖에 없었다.

"그렇지만 어머니 저는 그 사람과 정말 아무 관계도 아닙니다."

분명히 진실을 이야기하는데 왜 변명을 하는 것 같은 기분이 드는지, 왜 궁색해져서 이런 아픈 일에 발목을 잡혀야 하는지 너무도 속이 상했다.

"그래. 니를 믿어야지…"

믿는다고 하면서도 우울해 하는 모습을 바라보기가 더 괴롭고 아팠다.

"오늘도 고생 많았제. 어서 저녁 묵자. 손 씻고 오이라…"

"네에. 어머니…"

꽃바구니를 분리하고는 장미꽃을 움켜쥐고 쓰레기통에 콱 쑤셔 박았다.

"야야 그 아까운 꽃을 와 버리노?"

출근하지 않는 일요일 외출을 하는 어머니를 배웅하고 설거지를 마친 후 마무리를 할 요량으로 나경에게 전화를 걸었다. 전화번호를 누르는 손끝이 마치 똥을 주무르는 것만 같았다.

"여보세요."

"나. 혜은이야."

"니가 웬일로 전화를 다 하고?"

"웬일이라니? 너 자꾸 강인철에게 내 사생활 공개할 거니?"

단도직입적으로 쏘아붙였다.

"무슨 소리를 하는지 모르겠네. 야 내가 뭐 할 짓이 없어서 그러겠니? 이리저리 수소문하면 그런 정보는 누구나 다 알 수 있어. 너 공인이잖아."

어이가 없어서 말이 나오지 않았다. 인철을 좀 말려달라고 부탁을 하려 했는데 나경에게 그런 기대를 한 자신이 바보 같다는 어리석음만 확인을 하고 말았다.

"기집애야 인철이 뭐 어때서? 돈 잘 벌지 인물 좋지 사랑하는 사람에게 지극하지 또 얼마나 적극적이고 좋아? 나잇값도 못하고 지질하게 국가고시 떨어지는 한영이보다 백 배 낫구만."

되지도 않는 헛소리가 듣기 거북해 송수화기를 내려놓았다.

뒤돌아서기 바쁘게 다시 전화벨이 울렸다.

"야 이년아. 너는 얘기하는데 무시해도 유분수지. 좀 똑똑하고 예쁘면 다야?"

이제 욕까지 해대는 나경에게 아무 말도 섞고 싶지 않아 그냥 듣고만 있었다.

"그러게 왜 한영이를 좋아하느냐고? 왜 내 물건에 손을 대느냐고?"

아무 대꾸도 하지 않고 다시 조용히 송수화기를 내려놓고 말았다.

몇 번 강인철의 전화가 왔었다는 프런트의 전언이 있었지만, 그럭저럭 한 달이 지나가며 혜은이 첫 월급을 탔다. 월급봉투를 쥔 손이 격하게 떨렸다. 지난(至難)한 고통의 시간을 이겨내고 한의사로서 받은 첫 수입의 감동은 액수와 무관했다.

'엄마와 언니가 살아있다면 얼마나 좋아했을까….'

"계약상 500만 원이지만 상여금으로 100만 원을 더 넣었습니다. 하하하."

월급봉투를 건네던 원장의 너털웃음이 계속 귓전을 맴돌았다. 퇴근길에 바로 동래시장으로 가서 한영부모의 내복을 한 벌씩 샀다. 정육점에 들러 소고기도 사고 다른 반찬거리며 과일까지 한 아름이 넘도록 안고는 집으로 돌아왔다.

"어머니. 저 왔어요…."

"어서 오이라. 아니 그기 다 뭐꼬?"

"오늘 월급 받았어요. 어머니."

"객지 생활하면 돈이 많이 들낀데 이래 많이 쓰모 우야노?"

"저 월급 엄청 많이 받아요. 헤헤…."

"빨리 돈 벌어서 병원 채리야지."

그때 안방 문이 열리며 아버지가 웃으며 걸어 나왔다.

"혜은이 한 달간 고생 많이 했구나. 허허허."

"아 참, 두 분 내의도 한 벌씩 샀어요."

"하이고 우리가 오늘 복이 터졌구나. 하하."

따로 준비한 봉투를 핸드백에서 꺼내어 하나씩 내밀었다.

"이건 또 뭐시고?"

두 분이 동시에 눈이 휘둥그레졌다.

"제가 드리는 용돈이에요. 그리고 어머니 봉투에는 제 하숙비도 들어있어요."

"용돈은 무엇이며 하숙비는 또 무어냐?"

아버지가 정색하며 물었다.

"용돈은 딸처럼 잘해주시니 드리는 거고, 하숙비는 당연히 드려야 하는 거죠."

"세상에나… 말도 안 된다."

이번에는 어머니가 나섰다.

"우리는 니가 우리 집에 와 있는 것만 해도 고마운데 이라모 같이 몬 산다."

어머니의 기세가 만만치 않았다. 기어이 봉투를 그녀의 핸드백에 다시 넣고는 지퍼를 잠갔다.

"알라가 통이 커도 유분수지. 이건 아이다."

"그래도 얼마나 용돈을 드리고 싶었는지 몰라요."

"인자 고마해라. 어서 씻고 밥 묵자."

"그래. 어머니 말씀대로 하거라."

기분 좋은 미소를 지으며 턱수염을 쓱쓱 문질렀다.

그날 저녁 한영네 부엌은 또다시 구수한 소고깃국 냄새가 가득 넘쳐흘렀다.

식사를 마치고 과일을 깎고 있는데 전화벨이 울렸다.

"누고? 그래 에미다. 밥은 잘 챙기 묵고? 그 친구는 공부 잘하고?"

아들 이야기는 한마디도 듣지 않고 어머니는 당신 하고 싶은 말만 계속했다.

"아부지 바꿔주까? 아부지 전화 받아보이소."

"내가 뭐 할 말이 있나. 어서 혜은이나 바꿔주지."

"그래 건강하게 잘 있다. 알아서 잘하리라 믿는다. 무엇보다 같이 지내는 친구 잘 챙기고…."

"네에. 아버지. 저희 걱정은 안하셔도 됩니다. 고혈압 있으신데 술 너무 많이 드시지 마세요."

간단하게 몇 마디만 나누고는 전화를 혜은에게 넘겼다.

"형. 건강하시죠? 저도 잘 지내고 있어요. 부모님께서 워낙 잘해주셔서 너무 잘 먹고 잘 지내요. 살이 좀 찐 것 같아요. 호호."

"한의원 근무는 할 만하니?"

"네. 임상이 너무 재미있어요. 가르쳐주신 대로 하니 다들 척척 낫는 거 있죠. 새삼 형이 얼마나 대단하신지 알게 되었어요."

어머니가 다시 전화기를 넘겨 달라고 손짓을 했다.

"형. 잠깐만요."

"야야. 오늘 혜은이 월급날이란다. 맛있는 것도 사오고 용돈도 따로 주더라."

되돌려 준 용돈을 받은 것처럼 이야기하는 어머니를 보며 눈을 찡그리며 웃었다.

"전화비 많이 나올라 인자 끊자."

아들의 말소리가 계속 이어지는데도 송수화기를 내려놓았다.

"허 거참… 아이가 뭐라고 말을 하는데 끊으모 우야노."

아버지가 무어라 하거나 말거나 어머니는 마냥 싱글거리기만 했다.

4월이 되자 도심에도 봄물이 한껏 올랐다. 산들이 연두로 옷을 갈아입자 벚꽃이 하얀 꽃망울을 터뜨리며 화답을 했다. 벚꽃이 만개할 때가 언제나 중간

고사 기간이라 경주에서 6년을 살면서도 제대로 된 벚꽃 구경 한 번 못하고 졸업했던 아쉬움이 컸다. 벚꽃 만발한 출근길이 새하얀 꽃빛에 눈이 부셨다. 두 팔을 높이 들고 하늘을 향해 환호성을 올렸다.

"야호~"

언젠가 한영과 팔짱을 끼고 이 벚꽃 길을 걸을 상상을 하자 신이 나서 저절로 웃음이 번져 나왔다. 멀리 떨어져 있지만 그리움은 조금도 아쉽거나 애타지 않았다. 양정초등학교 등나무 아래에서 온전히 하나가 된 혜은은 정서적으로 지극히 안정되었고 짧은 기간 훌쩍 어른이 되어 있었다. 언제 어디서나 가슴 가득 한영을 품고 사는 그녀는 더 이상 아무것도 바라는 게 없었다.

"자… 오늘은 회식 날이죠."

일일결산보고를 받은 원장이 한껏 멋을 부리며 원장실을 나섰다.

"원장님. 우리 고기 먹으러 가요."

"새로 부원장님도 오셨는데 오늘은 일식집 가요."

"음… 그럼 결정을 손 선생님이 해주세요."

원장이 웃으며 돌아보았다.

"네. 여기가 부산이니까 회는 어떨까요?"

대뜸 메뉴를 말하고는 스스로 놀라고 말았다. 옛날의 그녀였다면 '저는 아무거나 괜찮으니 정하는 대로 따를게요.'라고 말했을 것이다.

맛난 회를 먹고 노래방에 가서 신나게 노래도 불렀다. 노래를 부르는 중간 자신의 목소리를 찾아주었던 윤경열 선생의 안부를 궁금해하기도 했다. 언젠가 한영과 함께 윤 선생을 뵈러 가야겠다는 생각이 들었다.

회식을 마치고 양정로터리에서 버스를 내려 양정초등학교 길을 걸어 내려오는데 저만치 대문 앞에 그림자가 하나 일렁였다. 설마 하고 다가가니 역시 강인철이었다.

"혜은씨이… 오늘 퇴근이 좀 늦네요오~"

혀 꼬부라진 말 끝에 훅하고 역한 술 냄새가 끼쳤다.

"여기가 어디라고 왔어요?"

너무 화가 나 피가 거꾸로 솟는 것 같았다. 누가 보기라도 하면 큰일이었다.

"이리 와요!"

급하게 손목을 잡고 양정초등학교 정문 쪽 내리막길로 이끌었다. 만취 상태인 인철은 그녀의 완력에 무기력하게 끌려 내려갔다. 하필 그때 계 모임을 마치고 귀가하던 한영의 부모가 길모퉁이를 돌아서다 그 광경을 보고 말았다.

"어… 저 아가 혜은이 아인기요?"

"어데?"

"아, 저기 남자 손잡고 내빼는 저 아가 안 보이는기요?"

"음… 그런 것도 같네."

"저리 손을 잡고 가는 거 보니 사귀는 남자가 아이라 카더마는 그기 거짓말인가베…"

"무슨 이유가 있겠지… 너무 속단하지 말게."

상심한 어머니는 그 자리에 털썩 주저앉아 앞섶을 쥐어짜며 울었다.

"아이고~ 이 일을 우야모 좋노."

두 사람이 어둠 속으로 사라지고 나서도 울음을 멈추지 못했다. 앉은 채 어린아이처럼 두 발을 버둥거리며 몸부림을 쳤다. 끔찍하게 혜은을 사랑하는 어머니는 그만큼 아픔이 더 컸다.

"이 사람아 사실관계를 확인하지도 않고 이러면 어쩌겠다는 건가?"

감정에 북받쳐 남편 말이 들릴 리 없는 어머니는 급기야 목을 놓고 통곡을 하기 시작했다.

"아이고~ 이 일을 인자 우야노. 아이고~~."

손목을 잡아끌고 양정초등학교 정문을 지나쳐 한참을 내려가다 강하게 손을 내팽개쳤다.

"정말 나에게 왜 이러는 거예요? 왜?"

"내가 혜은 씨 사라한다고 해짜나요오. 사랑하다고요오⋯"

과음으로 혀가 꼬여 발음이 불분명했다.

"나는 너를 사랑하지 않는데 왜 내 삶을 이렇게나 힘들게 해!!"

담장을 넘어간 고함에 학교 운동장이 쩌렁하고 울렸다. 이전과 판이한 그녀의 강한 대응에 취중에도 움찔하고 기가 죽었다.

"내가 너에게 무얼 잘못했다고 이래. 이 나쁜 자식아!!"

젖 먹던 힘까지 짜내며 멱살을 쥐고 흔들었다. 술에 취한 인철은 뜻밖에 여린 손아귀를 벗어나지 못하고 휘둘렸다. 한참 실랑이를 하고 있는데 경찰차 한 대가 경광등을 번쩍이며 다가왔다. 학교 앞 동네 주민이 신고한 것 같았다. 차에서 내린 경찰이 흠씬 취한 인철을 훑어보더니 알았다는 표정을 지었다.

"신분증을 제시해 주세요."

인철이 호주머니를 뒤지는 사이 혜은의 상태를 살폈다.

"어디 다치신 데는 없습니까?"

"네."

"댁은 어디십니까?"

"저기 도로 입구예요."

"어서 귀가하십시오. 이 사람은 적당한 곳에 내려드리겠습니다."

귀가하는 여성이 취객을 만나 고생하는 것으로 판단한 경찰은 인철을 차에 밀어 넣고는 멀어져갔다. 계단을 올라 이 층 현관 앞에서 옷매무시를 고치고 집으로 들어가자 두 분은 애를 태우며 안절부절못하고 있었다.

"다녀왔습니다⋯"

아무 일도 없었던 것처럼 인사를 했다.

"으응⋯"

걱정과 안도감과 서운함이 교차하는 분위기는 복잡 미묘했다. 한참 뜸을 들이던 어머니가 조심스레 말문을 열었다.

"니 혹시 전화 왔던 그 남자 만난 기가?"

의외의 물음에 깜짝 놀라고 말았다. 눈에 띄지 않으려 팔을 잡아 끌어가며 자리를 피했는데 어떻게 알게 되었는지 짐작이 되지 않았다.

"네에…"

목격했든 짐작으로 묻는 것이든 거짓을 말할 수는 없었다.

"우리가 보기엔 둘이서 손을 잡고 걸어 내려가는 것 같던데 사실이가?"

"네에…"

외형상 그렇게 보였으니 아니라고 할 수가 없었다. 변명하거나 둘러대면 오히려 더 인정하는 것처럼 보일 것만 같았다.

"내게 사귀는 남자가 아니라고 했는데 친하지 않은 남자가 집을 찾아오는 것도 이상하고 그 남자와 손을 잡고 가는 건 더 이상한 거 아이가?"

"제가 전화도 받지 않고 만나주지 않으니 집으로 찾아온 것 같습니다. 집 앞이라 오해를 받을까 자리를 피하느라…"

"전화도 받지 않고 만나주지도 않는데 몇 년 전에 한 번 만난 사람이 집으로 찾아온다는 기 말이 되는 기가? 그라고 아무 관계도 아니라면서 자리는 와 피하노?"

딱 부러지게 해명을 해야 하는 시점인데, 상식 밖의 일을 연세 드신 분들에게 이해를 시키기 어렵다는 절망감만 머릿속을 가득 채웠다. 어디서부터 어떻게 설명을 해야 될까… 도무지 답이 나오지 않았다.

"대답을 못 하는 거 보이 사귀기는 사귀는 모양이구마."

"아버지. 어머니. 그건 정말 아닙니다."

"우리가 두 눈으로 똑똑히 보았는데 계속 시치미를 떼겠다는 기가?"

"아닙니다. 어머니. 그건 오해예요… 흑흑."

억울한 혜은이 할 수 있는 건 아무것도 없었다.

"그뿐이 아니다. 너에게 말은 안 했다만 그동안 너 없을 때 애인이라며 전화도 여러 번 더 왔었고 꽃다발도 새로 왔다. 사랑한다카나 뭐라나 편지도 들었더라. 아부지가 편지를 읽다가 손을 부들부들 떨면서 쓰러질 뻔했다."

그녀를 아끼고 사랑하는 만큼 고혈압인 아버지의 충격은 위험천만이었다. 사태가 이 정도로 꼬일 줄 몰랐던 혜은은 아무 말도 못 하고 통한의 눈물을 흘릴 수밖에 없었다.

"한영이를 봐서 그동안 마이 참았다. 그 아이가 이 사실을 알면 우예 공부를 할 수 있겠노?"

무릎을 꿇은 혜은은 눈이 퉁퉁 붓도록 오열했다.

"나도 어지간하면 덮어두려 했는데 이건 도리가 아닌 것 같구나…"

두 사람의 대화를 죽 듣기만 하던 아버지의 마지막 한 마디에 끝내 가슴이 찢어지고 말았다. 아버지가 천천히 안방에 들어가시자 어머니는 느닷없이 집안 청소를 하기 시작했다. 방문을 부술 듯 세차게 여닫거나 식탁의자를 발로 차서 넘어뜨리고는 비질을 했다. 자정이 다 되어 가는데 덜커덕거리며 청소하는 소리에 집안이 북새통이 되었다. 더는 앉아 있을 수 없어 빗자루를 받으려 하자 어머니가 손을 뿌리쳤다.

"어디 여우같이 요망한 년이 들어와서 집안을 더럽히고 있노."

한참을 엉거주춤 서 있던 혜은은 자기 방으로 들어갈 수밖에 없었다.

"어머니 편히 주무세요… 흑흑."

뜬눈으로 꼬박 밤을 새우고 뜨기조차 어려울 만큼 부은 눈을 비비며 아침 일찍 부엌에 나와 보니 두 분은 아직 주무시는 것 같았다. 조심스레 쌀을 씻어 아침밥을 준비하고 있는데 어머니가 안방에서 나왔다.

"그만 되었다. 니가 해주는 밥을 우예 묵겠노."

방으로 세차게 등을 떠밀었다. 주춤거리며 방으로 들어온 혜은이 이불 위에 쓰러지며 다시 등을 들썩였다. 밤을 새워 울었는데도 또다시 눈물이 줄줄 흘러내렸다. 엉망이 된 몰골로는 출근이 어려워 한의원으로 전화를 걸어 하루 결근한다고 얘기하고는 짐을 싸기 시작했다. 눈에서는 계속해서 눈물이 걷잡을 수 없이 흘러내렸다.

가진 것 없는 혜은이 짐을 꾸리는 데 걸리는 시간은 그리 길지 않았다. 한의학서적이나 책들은 부원장실 책장에 옮겨두었으므로 이부자리와 몇 개 되지 않는 옷가지만 챙기면 그만이었다. 가방을 현관입구에 내려두고 조심스레 안방 문을 두드렸다.

"아버지. 어머니. 인사드리러 왔어요…"

놀란 표정으로 아버지가 문을 열고 나왔다.

"아니? 어딜 가려고?"

"저를 예뻐해 주시고 보살펴주셨는데 두 분께 심려만 끼쳐 죄송합니다."

미어지는 가슴을 부여잡고 극진히 인사를 했다.

"어디 갈 데라도 있는 거냐?"

"네에…. 한의원 근처에 방을 하나 구하려고요."

"그렇게 마음을 정했다면 어쩔 수가 없구나. 그렇지만 언제라도 힘들면 다시 들어 오거라…"

아버지가 어깨를 다독거려주었다.

"혹시 형 전화 와서 저를 찾으면 잠시 외출했다고 전해주세요…"

다시 눈물이 왈칵 쏟아져 황급히 돌아서서 뛰어나오고 말았다. 뒤돌아 앉은 어머니는 떠나는 혜은의 모습을 끝끝내 외면하고 말았다.

산동네의 집세는 언제나 부담이 적었다. 특히나 복천동 산동네는 그다지 높지 않았고 저렴한 집세에 비해 한의원이 가까워 좋았다. 종로구 대신동 달동네에 비하면 이곳은 거의 도심이라 해도 지나치지 않았다.

전세 100만 원에 월세 20만 원인 방 하나에 거실과 부엌을 겸한 슬레이트집은 누추했지만 이런 집에 익숙한 그녀는 그럴싸한 가옥보다 오히려 더 편하고 정이 갔다. 짐을 내려놓고 거실 바닥에 무릎을 세우고 앉아 한참 동안 웅크린 채 움직이지 않았다. 온종일 굶었지만, 배가 고프지 않았고 뒤죽박죽이 된 머리는 어떤 감정도 감각도 허락하지 않았다. 사랑했던 사람들이 모두 떠나고야 마는 기구한 운명이 무심히 켜 놓은 TV 드라마처럼 저 혼자 흘러가고 있었다.

이 세상에 유일하게 남은 단 한 사람. 김한영이 보고 싶었지만 음성조차 들을 수 없었다. 간절한 그리움을 홀로 삭이며 무릎을 껴안은 채 모로 쓰러져 보일러도 켜지 않은 채 잠이 들었다. 눈썹 끝에 차디찬 이슬 한 방울을 매단 채.

얼마나 시간이 흘렀는지 밤인지 낮인지도 모르고 혼곤히 쓰러져 있던 혜은이 벌떡 몸을 일으켰다. 시계를 보니 새벽 다섯 시였다.

'이러면 안 되지. 기운을 차리고 출근 준비를 해야지…'

욕실로 가서 눈물이 말라붙은 얼굴을 씻어내려 비누칠을 하자 눈자위가 쓰라렸다. 부기를 가라앉히려 세면대 가득 찬물을 받아놓고 얼굴을 담갔다. 차디찬 수돗물은 안면 감각을 가져가는 대신 또렷한 의식을 되돌려주었다.

십오 분 거리에 있는 한의원은 걸어 다니기 적당했다. 집 앞의 내리막길은 동래시장 옆을 지나고 수안로터리로 이어졌다. 시장길을 지나다 보면 장사하는 아주머니나 할머니들이 알아보고 인사를 할 만큼 그곳 생활에 익숙해져 갔다.

"와이고 부원장님 출근하시네예. 나중에 치료받으러 갈게요."

"젊은 사람이 우야모 그리 재주가 좋은지 몰라."

너도나도 한마디씩 하자 쑥스러워 도망치듯 한의원을 향해 쪼르르 달려갔다. 근무할 때는 슬픔과 아픔이 잊혔고 일은 하면 할수록 재미가 붙고 즐거웠다. 아주머니와 할머니들과 친해지는 만큼 걸쭉한 부산 사투리도 하나씩 늘어갔다.

"어무이~ 오늘은 억수로 예쁘게 하고 왔네예~."

"호호호 우리 부원장님 갱상도 사투리가 마이 늘었네예."

일주일에 한 번 정도 양정 집으로 안부 전화를 넣었지만 받지 않거나 어머니가 받아도 음성을 확인하면 끊어버렸다.

두 번째 월급을 받은 날 퇴근을 하고 동래시장에 가서 소고기와 과일을 사서 들고 양정 집으로 달려갔다. 대문 앞에서 올려다보니 이층 거실에 커튼이 쳐져 있었다. 아버지는 저녁 9시에나 오실 것이고 어머니도 볼일을 보러 나가신 것 같았다. 자그마한 마당을 지나 이층계단을 오를 때 처음 한영과 함께 걸어 올라 갔던 기억이 나 눈을 감고 서서 더없이 행복했던 그날을 추억했다.

집안에 누군가가 있다 해도 초인종을 누를 수는 없었다. 현관문 앞에 가지고 간 물건을 내려놓고 한참 동안 문 손잡이를 매만지다 천천히 계단을 걸어 내려갔다.

이튿날 점심을 먹고 있는데 전화벨이 울렸다. 전화기를 들자마자 칼칼한 어머니의 음성이 와락 달려들었다.

"이거 니가 갖다 놓은 기제?"

단도직입적으로 쏘아붙이자 선뜻 대답을 못 하고 주춤거렸다.

"우리가 고기나 과일 사 먹을 돈이 없는 줄 아나?"

너무 원색적인 말에 간이 철렁 내려앉았다.

"그게 아니라 저는 그저…"

"니가 그란다꼬 내가 니를 용서할 줄 아나?"

'아…' 한숨 같은 한 마디의 탄식 외에 어떤 말도 할 수 없었다.

한영과 친하다고 해도 처음 방문했던 날 여자 친구나 애인으로 소개한 것도 아니었고, 두 사람의 관계에 대해 한영이 따로 어떤 언질을 주지도 않았지 않은 가? 그네들이 먼저 손을 내밀었고 또 그렇게 내치지 않았던가! 사실 혜은이 남자친구를 사귄다고 해도 입을 댈 일은 아니었다. 객관적으로 아들의 동기생일 뿐인 그들의 욕심이 지극하다는 이유로 그녀를 단죄할 수는 없는 일이었다.

"두 번 다시 한영이나 우리 주변에 얼씬도 하지 마라."

쐐기를 박고는 일방적으로 전화를 끊어버렸다. 머리를 호되게 얻어맞은 충격은 쉬 가시지 않았다.

"오늘 부원장님 기운이 없어 보이네예."

"얼굴이 영 반쪽이 되었구마. 힘내이소 예."

환자들의 위로는 귓전을 스쳐 갈 뿐이었다. 부모와 가족의 정에 목말랐던 혜은은 그 집에서 머무르며 나누었던 따뜻하고 행복했던 기억들이 서럽고도 아팠다. 그래도 섭섭함은 잠시 머물다 사그라지는 새벽안개일 뿐 한영의 부모를 탓하거나 원망하지 않았다. 오히려 자기를 탓하고 나무라는 미운 정에 감사했다. 혈혈단신인 외로움은 부정적인 관심조차도 고마운 것이다.

국가고시 준비에 주력하도록 옆에서 애를 쓰는데도 불구하고 한영은 국가고시 공부 대신 새로운 작업을 시작했다.

한의대를 다니면서 종합적인 한의서(韓醫書 동의보감과 같은 임상서적)를 하나 탐독하고 정리를 하고자 했으나 숨 돌릴 틈 없이 빡빡한 학업 일정상 미루었던 작업이 있었다.

동의보감은 교과서나 참고서로 언제나 접하는 서적이었으므로 다른 임상서 하나는 더 독파하고 졸업을 하고 싶었는데 여의치가 않았었다. 어떤 책으로 할까 궁리를 하다 교수나 선배들이 이구동성으로 추천하던 명나라 이천(李梴)이 저술한 '의학입문(醫學入門)'으로 결정을 했다.

동의보감의 볼륨이나 전문성에는 못 미치긴 하지만 방대한 분량의 종합 한의서를 저술하고도 제목을 '의학입문'이라 기록한 저자 이천(李梴)의 겸손함에 크게 감명을 받고 현실성 있게 편집을 해보기로 작심을 하게 되었다.

그런데 막상 의학입문을 펼쳐보니 줄줄이 이어서 기록한 방식이 아주 불편했고 책을 이해하고 개념을 정리하기에 무척이나 혼란스러웠다. 그래서 도표를 만들 수 있는 것은 모두 도식화를 했다. 국가고시의 아픔을 잊기라도 하듯 번역 작업에 몰두했다. 엄청난 분량의 책이었지만 도식화를 하니 용량이 절반으로 줄었고 읽는 속도도 몇 배나 빨라졌다.

먹고 자는 일 외에는 오로지 책을 편집하고 기록하는 데에 몰두하자 몇 번이나 김우성이 참견을 하려 했지만 신들린 사람처럼 몰입하는 모습에 머리를 절레절레 흔들고 말았다.

만 4개월을 의학입문 편집과 씨름을 하고 나니 계절이 어느새 여름의 한가운데를 지나가고 있었다. 금오 선생 강의록에 버금가는 필사본 책이 또 하나 탄생하게 된 7월 끝 무렵 땀에 절어 축축해진 내의를 벗어던지며 마지막 페이지에 '590'이라는 숫자를 기재하고 펜을 내려놓았다.

책명을 '도해의학입문(圖解醫學入門)'이라 명명했다. 국가고시로 인한 스트레스가 말끔하게 풀리는 기분이었고 6개월 후 다가올 국가고시에 저절로 합격이 될 것만 같았다. 세상 모든 한의서가 머릿속에 다 들어앉은 것 같았고 이론과 실기의 완성도는 장원으로 급제한 문무겸장의 장군이 된 것처럼 뿌듯했다.

가슴에 불덩어리를 안고 다시 일 년을 어떻게 견딜까 고뇌했던 우려와 달리 시간은 빠르게 흘러갔다. 절치부심하던 김우성은 학력고사를 사흘 남겨두고 부산으로 내려갔다. 애시 당초 서울을 올라올 때 그는 적어도 10점 이상 손해를 볼 각오를 하고 있었다. 한의과대학의 입학 점수가 해마다 치솟고 있었으므로 심적 부담이 컸지만 오로지 한영을 챙기는 일념으로 일 년을 인내했다.

김우성의 학력고사 성적은 340점 만점에 무려 311점이나 되었다. 그렇게 높은 점수를 받았음에도 불구하고 부산에 소재하고 있는 동우대학교 한의예과의 합격점에는 단 1점이 모자랐다. 평년 같으면 장학금을 받고 입학할 수 있는 성적이었지만 안타깝게도 불합격을 하고야 말았다. 아니 한영으로 인해 불합격이라는 애석한 결과를 받아들여야 했다.

서른네 살에 다시 대학입시 공부를 한다는 건 너무나도 참혹한 일이 아닐 수 없다. '도해의학입문' 작업을 하지만 않아도 합격을 했을 것이다. 우성을 챙기지 못했던 안일함과 그의 내조를 당연하게 받아들인 이기심을 사무치게 후회했지만 이미 때가 늦고 말았다.

국가고시일이 불과 일주일밖에 남지 않았지만 서둘러 열차를 타고 부산으로 달려 내려갔다. 부산역에 내리자마자 택시를 잡아탔다.

"아저씨. 거제리 철도관사로 가주세요."

집에서 휴식을 취하고 있던 우성은 뜻밖의 방문에 깜짝 놀라 뛰어나왔다. 얼굴은 핼쑥했지만 걱정했던 만큼 어둡지 않아 다소나마 안도가 되었다.

"저 때문에 이리 되어 어떻게 용서를 빌어야 될는지…."

깊이 머리를 숙였다.

"국가고시가 얼마 남지 않았는데 이렇게 내려오시면 어떻게 합니까."

자기의 불합격보다 친구의 미래를 더 걱정했다. 다시 일 년간 고생할 친구를 생각하면 그저 한숨만 나올 뿐이었다. 터무니없는 국가고시 후유증은 이렇게 간접적인 사람들에게까지 치유하기 어려운 상처를 남겼다.

단 한마디 원망의 말도 하지 않고 김우성은 두 사람의 손때가 묻은 거제 독서실로 다시 들어갔다. 그들이 독서실에서 처음 만난 날로부터 9년이 가까운 시점이었다.

잔뜩 먹구름이 낀 하늘은 금방이라도 송곳 같은 비를 퍼부을 것만 같았다. 그러나 겨울 하늘은 온종일을 울먹이면서도 끝내 눈물을 뿌리지 않았다. 미련 때문에 독서실 문 앞을 날이 저물도록 서성이다 무거운 다리를 끌고 서울로 되돌아갔다.

한의원 개원

무사히 국가고시를 치르고 내려온 한영이 부모에게 큰절을 했다.

"그동안 심려를 끼쳐드려 죄송합니다…"

"그래. 작년처럼 시험이 어렵지는 않더냐? 합격할 만하더냐?"

대답이 궁금해 죽겠다는 눈길로 어머니는 입만 쳐다보았다.

"어허! 결과야 열심히 한 만큼 나오는 것인데 무얼 그렇게 재촉하는가!"

아버지가 어머니를 나무랐다.

"그래. 그동안 고생 많았다. 이제 좀 쉬면서 재충전을 하거라."

심심한 아버지의 격려에 면목없는 아들은 한참 동안 머리를 들지 못했다. 큰 방에서 물러 나와 작은방 문을 열고 들어설 때 어머니는 외면하며 등을 돌렸다.

"근데 혜은이가 안 보이네요? 짐도 없고…"

"그 아이 집 나간 지 오래되었다."

뒤돌아선 어머니의 차디찬 음성에 살얼음이 잔뜩 끼어 있었다.

"네에? 왜요? 무슨 일이 있었어요?"

"그럴 일이 좀 있었다."

단호하고 무거운 분위기에 더는 물어볼 수가 없었다.

이튿날 이른 아침밥을 먹고 거제독서실로 향했다. 그 옛날 오재수의 소개로 처음 거제독서실로 걸어가던 기억이 어제 일처럼 선연했다. 대학입시가 끝난 독서실은 인기척이 느껴지지 않을 만큼 조용했다. 계단을 올라가는데 문득 가쁜 숨을 몰아쉬며 이 계단을 걸어 올랐을 박인애의 모습이 떠올랐다. 계단 손잡이를 잡고 한참 동안 눈을 감고 서 있는 그의 귀에 '우리 편'하고 부르는 목소리가 들리는 것만 같았다.

4층 성인실 앞에서 잠시 숨을 고르고 살며시 문을 열었다. 성인실은 텅 비어 있었고 자기가 앉았던 구석 자리에 김우성의 모습이 보였다. 반가운 만큼 가슴이 아렸다. 가까이 다가가도 공부에 몰입한 그는 인기척을 느끼지 못하는 것 같았다. 입구 자리에 앉아 가만히 눈을 감았다. 이 자리에서 처음 우성을 만났을 때부터 지금까지 9년 세월이 손금처럼 선명하게 들여다보였다. 언제나 우성은 자신보다 친구를 우선했지만, 그는 항상 자기를 우선했다는 사실을 부인할 수 없었다. 진실한 우정이었다고 자부했던 날들을 되돌아보면 손금 아래 숨어있는 욕심이 물밑에 가라앉은 썩은 낙엽처럼 일렁거렸다. 지난여름 생일을 맞아 우성의 축하를 받으며 쓴 시 한 편이 떠올랐다.

손 금

七月 보름 밤
홀린 듯 뜰 앞에 나서니
환한 달빛에 비추이는 선명한
손금이 부끄럽다.

절규했던 진실이

개구리 울음에 묻히고

시드는 풀꽃에 흩뿌렸던 눈물은

여린 별빛에도 말라버렸다.

집 앞 실개천에 내려가

물소리 나지 않게

가만가만히 손을 씻어 본다.

정겨운 음성이 흠뻑 젖어있는 상념을 조용히 흔들어 깨웠다.

"언제 오셨어요?"

"조금 전에요. 죄송해서 볼 면목이 없습니다…."

"무슨 말씀을요~."

친구의 부담을 덜어주려 명랑하게 말끝을 올리며 웃어 보였다.

고등학교를 졸업하고 14년이 지난 시점, 다시 대학입시를 준비하기 위해 그는 네 뼘밖에 되지 않는 작은 책상에 앉아 비지땀을 흘릴 것이며 키 낮은 다락방에서 쓸쓸히 식은 도시락을 먹으며 또 한 해를 보내야 한다. 끝도 없이 자신과 싸우며 길고 긴 나날을 인내해야 할 것이다.

"발길이 잘 떨어지지가 않네요…."

"아무 걱정 마세요. 내년에는 무슨 일이 있어도 합격할 거니까요."

활짝 웃으며 어서 가라며 친구의 등을 떠밀었다. 두 사람은 굳게 악수를 하고 헤어졌다.

퇴근 시간에 맞춰 운주한의원에 도착한 한영이 대기실 의자에 걸터앉았다. 치료실에서 환자를 보고 있을 혜은의 모습을 상상하니 미소가 저절로 입가에 걸렸다.

진료 마감이 얼마 남지 않았지만 적지 않은 환자들이 들고났다.

"형! 언제 오셨어요?"

기다림의 조바심을 달래려 신문을 뒤적이고 있는데 혜은이 달려왔다. 가운 입은 모습이 그지없이 예뻤다.

"연락도 하지 않으시고…"

반가움을 가누지 못해 금방이라도 눈물을 쏟을 듯 울먹거렸다.

"이렇게 무작정 앉아 기다리시면 어떻게 해요~"

"응. 도착한 지 얼마 되지 않았어. 고생이 많구나."

"아녜요. 조금만 계세요. 곧 마감하고 나올게요."

쏜살같이 뛰어들어가더니 채 일 분도 되지 않아 평상복으로 갈아입고 나왔다.

"형. 제가 맛있는 거 사드릴게요."

기쁨에 들뜬 목소리가 종달새처럼 하늘을 날아올랐다. 손을 꼭 잡고 한의원 옆 골목으로 이끌었다.

"이 거리에 소문난 맛집들이 많이 있어요."

골목을 돌아들자 음식점들이 즐비했다. 마치 부산사람 다 된 듯 어느 식당 문을 서슴없이 밀고 들어갔다.

"아이고, 부원장님 어서 오세요."

사장으로 보이는 주방장이 반가이 맞이했다.

"오늘은 메뉴 중 제일 비싸고 좋은 거로 주세요."

"네. 잘 알겠습니다. 기대하십시오."

"형. 이리로 오세요."

손을 잡아끌어 방으로 안내하고는 어깨를 으쓱했다.

"하하. 너 이 동네 유지 같다."

"네에. 제 인기를 잘 유지하고 있죠. 호호."

우문현답에 둘이 동시에 웃었다.

"여기서 가끔 한의원 회식을 해요."

"근데 너무 비싼 거 주문한 거 아냐?"

"형. 제 월급이 얼마나 되는 줄 아세요? 보너스는 또 어쩌구요."

다시 어깨를 으쓱거렸다.

"그래 알았다. 오늘은 우리 몸보신하는 날이라 하자. 하하"

"이모. 여기 화랑도 한 병 주세요."

술까지 주문하자 입이 딱 벌어지고 말았다.

"술꾼 형이 이만한 일로 놀라시면 어떻게 해요?"

풋풋한 청춘들은 실로 오랜만에 일상의 무거운 짐을 다 내려놓고 흔쾌히 건배를 했다.

"형의 합격과 우리의 미래를 위하여 건배!!"

어엿한 사회인이 된 모습을 대견한 시선으로 바라보자 입을 삐쭉거렸다.

"형은 아직도 절 어린애 보듯 하고 있는 거죠?"

"아니야, 그게 아니라…"

말끝을 흐리고 술잔을 입에 갖다 댔다. 아직 어리다면 어린 혜은이 타향에서 홀로서기를 하느라 애썼을 날들이 눈앞을 어른거렸다. 술을 벌컥 들이켜도 안쓰러움은 씻겨 내려가지 않았다.

"나 없는 사이 고생 많이 했지…?"

"형… 얼마나 보고 싶었던지 몰라요."

고개를 숙인 그녀의 뺨을 타고 주르르 눈물이 흘러내렸다. 한 번도 먼저 힘든 내색을 하지 않았던 혜은이 아니던가. 수없이 인철에게 시달림을 받을 때도, 설상가상으로 한영의 집에서 쫓겨났을 때도 전화 한 번 하지 않고 슬픔과 아픔을 오로지 혼자서 삭이지 않았던가….

손수건을 꺼내 눈물을 닦아주었다.

"내가 또 힘들고 외롭게 했구나."

"아녜요. 형. 저 씩씩하게 잘 지냈어요."

"앞으로는 잘할게…."

매번 잘하겠다고 약속만 하고 제대로 한 번도 지키지 못한 가슴이 아렸다.

"괜찮아요. 저는 형만 있으면 돼요. 아무리 멀리 있어도 아무리 오래 만나지 못해도."

"이렇게 어엿하게 잘 살아줘서 고마워."

머뭇거리던 혜은이 정색을 했다.

"근데 상의할 일이 있어요. 저 사실은 부모님께 큰 심려를 끼쳐드렸어요…."

"그게 무슨 말이야. 니가 그럴 일이 어디 있어?"

잠시 눈을 감고 있다가 결심을 한 듯 이야기를 풀어냈다. 예과 1학년 겨울방학 때 최나경의 강권으로 강인철을 만난 일부터 부모와의 일까지 하나도 남김 없이 풀어냈다.

"정말 마음고생이 이만저만 아니었구나…."

지난 일 년간 그녀가 겪었을 아픔과 수모가 숨이 막힐 듯 폐부 깊숙이 파고 들어 왔다. 국가고시 준비로 가까이에서 챙기지 못하는 사이 의지할 곳 없는 손혜은이 겪은 고통은 상상보다 훨씬 크고 아팠다.

"내가 강인철을 한 번 만나야겠다."

"아녜요 형. 요즘 좀 뜸하기도 하고 그 일은 제가 해결할 수 있어요. 그게 좋을 것 같아요. 아니 그러고 싶어요."

그 천박하고 유치한 물에 사랑하는 사람의 발을 담그게 하고 싶지 않았다. 무엇보다 자신의 일을 굳건히 헤쳐나가는 능력을 스스로에게 증명해 보이고 싶었다. 이제 더는 유약한 여대생 손혜은이 아님을.

"정 그렇다면 당분간 지켜보도록 할게. 여의치 않으면 언제라도 알려줘. 그리고 부모님께는 오해가 풀리도록 잘 얘기할게."

쉽지 않은 일이라는 걸 잘 알지만, 시간이 진실을 밝혀줄 것이라는 믿음에 별반 걱정이 되지 않았다.

"집으로 배웅해 줄게."

손을 잡고 걸어가는 발걸음이 날아갈 듯 가벼웠다. 오르막길을 몇 블록 올라가자 간유리가 끼워진 알루미늄섀시 문 앞에 멈추어 섰다. 외벽과 입구의 조잡한 시멘트 마감이 왠지 모를 슬픔을 자극했다.

"이렇게 후미진 데서 사는 줄도 모르고 내 앞가림하기 바빴구나…."

"이래 봬도 실내는 근사해요. 들어가서 차 한잔 하세요."

"그럴까. 근데 빈손으로 와서 어쩌지…."

무슨 생뚱한 이야기냐는 듯 싱긋 웃고는 열쇠로 문을 따고 들어갔다. 방 하나에 부엌 겸 거실로만 구성된 집은 단출했지만 성언동 하숙방과 달리 아기자기했다. 침대 위에 큼직한 곰 인형이 모로 누워있고, 옷장이며 살림살이도 제법 그럴듯하게 구색이 갖춰져 있었다.

"이 사진 어디서 났어? 처음 보는 건데."

화장대 위에 놓여 있는 사진을 가리켰다.

"예과 2학년 MT 때 찍은 거예요. 제 보물 1호니까 함부로 만지면 안 돼요."

보경사 쌍생폭포에서 서로를 물속으로 밀어 넣고 흠뻑 젖은 생쥐처럼 물을 줄줄 흘리는 천진스런 모습이었다. 순규랑 셋이 찍은 사진은 풋풋한 지난날을 고스란히 간직하고 있었다.

"며칠 전 순규 형과 통화했어요. 서울에서 개원할 거라 하셨어요."

재수기간 새 자료가 나오면 맨 먼저 그를 챙기던 순규가 늘 고마웠다.

"형. 저는 이제 아무것도 더 바라는 거 없어요. 부모님도 언젠가 제 진실을 아시게 되겠죠."

마주보고 선 한영이 그녀를 품으로 이끌었다. 자석에 끌리듯 안겨온 혜은이 그의 따스한 품 안에서 지친 날개를 접었다.

한의사 국가고시 합격을 하고 일 개월 반이 지난 1992년 3월 7일, 만 33세의 나이로 고향 동네 양정동에서 '김한영한의원'을 오픈했다.

개원식 날 점심시간이 되기도 전 송원섭 원장을 비롯해 김우성, 박순재, 홍순규, 손혜은, 김용진, 이태열 등 수많은 선배와 동료들이 한자리에 모였다. 천 리 먼 길을 마다 않고 평생 처음 한의원 문을 걸어 닫고 송영섭 원장이 부산으로 내려올 줄은 몰랐다.

"부족한 제가 스승님을 모시고 개원을 하게 되어 참으로 영광입니다."

스승에게 큰절을 올렸다.

"네 실력이면 환자에게 큰 피해를 끼치지는 않을 것이다."

흐뭇하게 웃으며 제자를 격려하고는 하객이 듣는 자리에서 부모에게 덕담을 했다.

"이 아이는 저의 수제자입니다. 제가 여러 학생을 지도해 보았지만 김한영 원장 만큼 성실하고 뛰어난 학생은 보지 못했습니다. 아마도 부모님의 기대를 저버리지 않을 것입니다."

"저 철부지를 거두어 주시고 가르쳐주신 은공을 어떻게 다 갚아야 할지 모르겠습니다."

한영의 부모가 감사인사를 하고 또 했다.

개원 첫날은 진료하지 않는다고 공지를 했음에도 어떻게 알고 왔는지 대기실은 내원한 환자들로 채워지고 있었다.

"진료를 받으러 왔는데 왜 접수를 받지 않나요?"

환자와 보호자들에게 떡과 음료수를 대접하며 내일 오면 안 되겠느냐고 양해를 구했지만 막무가내였다.

"무릎이 아파 오늘을 손꼽아 기다리신 어머니를 부축해서 모시고 왔습니다."

"양산에서 왔는데 어찌 그냥 돌아가란 말입니까?"

"저도 김해서 오는데 멀리서 온 사람들만이라도 치료를 해주시면 안 될까요?"

소문을 듣고 벼르고 온 환자들이라 쉬 발길을 돌릴 것 같지 않았다.

"하이고 아지매요. 축하합니더!"

친정 조카 같은 아주머니가 달려와 어머니의 손을 잡고 흔들었다.

"한영이… 아이구 참 인자 원장이제. 호호호. 보기 좋습니더. 개원하기를 울 매나 기다렸는지 몰라예."

"고맙구로 그 먼 창원에서 이리 왔구마이."

"아이라예. 축하도 할라 했지마는 사실은 이 사람 진맥을 좀 볼라꼬예."

소개를 받은 옆지기가 꾸벅 인사를 했다.

"박 서방 아이가! 오랜만에 보니 퍼뜩 못 알아 보것네. 하하."

아버지가 사내의 등을 두드리며 반겼다. 훈훈한 풍경을 바라보던 송 원장이 한영을 돌아보며 허허허 웃었다.

"너는 언제 소문이 났기에 개원 첫날 시외에서도 저렇게 환자들이 찾아온단 말이냐? 아무래도 오늘 진료를 좀 봐야겠구나."

"그럼 멀리서 오신 몇 분만 퍼뜩 보고 좋은 횟집으로 모시겠습니다. 조금만 기다려주세요."

"아니야. 이럴 줄 알고 많이 먹었어. 출장뷔페 음식도 참 맛이 있구나."

스승의 권고까지 이어지자 어쩔 수 없이 가운을 입고 진료를 시작했다. 멀리서 온 환자들만 빨리 보고 정겨운 자리를 가질 요량이었는데 진료를 하면 할수록 환자 수는 점점 더 늘어났고 시외에서 온 환자들만 보느냐는 항의에 부딪혀 내원한 환자들을 모두 볼 수밖에 없게 되었다.

"한영이 앞으로 고생깨나 하게 생겼다."

해가 서서히 기울도록 대기자가 줄지 않자 송 원장과 짬나는 시간을 기다리던 동료들이 작별 인사를 했다.

"이제 우리는 그만 가야겠다. 너무 섭섭해 하지 말고."

"고맙고 죄송합니다. 조만간 따로 자리를 만들어 뵙도록 하겠습니다."

아쉬운 배웅을 하고는 본격적으로 진료에 돌입했다. 작정을 하고 가운을 챙겨온 혜은은 돌아가지 않고 원장을 도왔다. 저녁이 되어도 적지 않은 환자가 남아있었지만 7시가 가까워지자 직원들은 모두 퇴근을 시켰다.

"혜은아. 너도 인제 그만 가거라."

"아녜요. 저는 마무리하는 거 보고 갈게요."

혼자서 도와주는데도 언제나처럼 둘의 손발은 척척 맞아떨어졌다. 서빙을 하고 발침만 하는 게 아니라 추후 치료 안내와 개인적인 상담까지 해주는 모습은 부원장 생활의 관록을 짐작케 하고도 남았다.

마지막 환자를 보고나니 저녁 8시가 가까웠다. 식사도 하지 못하고 겨우 한숨을 돌린 한영이 가운을 벗고 접수 상황을 보니 최종 넘버가 '57'로 기록되어 있었다. 의료봉사를 하듯이 침 치료만 한다면 100명도 어렵지 않은 인원이지만 첫날이라 신중한 진료에 치료와 처방까지 하다 보니 늦어질 수밖에 없었다.

"형은 언제나 참 대단하세요! 개원 첫날 환자들이 어떻게 알고 이렇게들 찾아오는지 이해할 수가 없어요. 드라마라 해도 이렇게 쓰긴 어려울 거예요."

"글쎄다. 아무 홍보도 하지 않았는데 무슨 일인지 모르겠구나. 그나저나 오늘 너무 고생이 많았다. 이렇게 신세를 져서 어떻게 하니."

"신세라뇨. 그리 말씀하시면 섭섭한 걸요. 호호."

서로 마주 보며 활짝 웃었다. 예전의 혜은이었다면 부모나 가족을 대하기 부담스러워 개원식에 오지 않았거나 왔더라도 잠깐 축하 인사만 하고 돌아갔을 것이다. 그러나 그녀는 일 년이라는 짧은 기간 완전히 다른 사람이 되어있었다.

"방학 때 너에게 치료를 받은 사람마다 효과를 잘 보았다며 언제 개원하느냐고 그동안 성화가 대단했단다."

아들을 대견스러워하면서도 온종일 옆을 지킨 혜은은 거들떠보지도 않았다.

"그럼. 저도 이만 가볼게요…"

해맑게 웃으며 인사를 했다.

"오늘 휴가까지 내가며 이렇게 수고를 했는데 식사는 하고 가야지."

"그 아이는 빨리 보내라. 누나와 자형들이 식당에서 목 빠지게 기다리고 있다."

"같이 가서 먹으면 되잖아요?"

동행을 고집했지만, 어머니는 끝내 허락 하지 않았다. 다소곳이 절을 한 혜은은 집으로 돌아갔다. 온종일 진료를 돕느라 힘들기도 했지만, 부모와 가족들의 냉랭한 시선을 견디며 장시간 긴장상태로 버틴 터라 문밖을 나서자 다리가 휘청거렸다.

한편, 전 가족이 모인 저녁식사 자리에서도 개업식 행사는 계속되었다.

"자… 모두 잔을 채우세요. 처남의 무궁한 발전을 위해 건배합시다."

큰 사위가 일어나 분위기를 띄우자 모두 술잔을 채워 들었다. 잔 부딪치는 소리와 박수 소리가 식당 홀을 가득 메웠다.

"야들아. 한영이 나이가 34살이나 되었는데 장가를 보내야 안 되것나?"

"엄마 벌써 많은 후보가 동생을 보자고 대기하고 있으니 걱정 마세요."

누나 셋이 신이 나서 목청을 높이자 매형들도 앞다투어 유세를 떨었다. 만약 강인철 방문 사건이 없었다면 오늘이 한영과 혜은의 결혼 발표가 있었을지 모르는 날이었다.

집으로 돌아와 차를 한 잔 마시며 혜은의 이야기를 꺼냈다.

"아버지, 어머니가 오해하시는 겁니다."

"오해라꼬? 니가 그 현장을 보았다면 눈이 뒤집어졌을지 모른다이."

"글쎄 그게 아니라니까요…"

"얌전한 고양이 부뚜막에 먼저 올라간다 카더마는 고것이 여기가 오데라꼬 서방질을 한단 말이고!"

'서방질'이란 오해가 아니라 음해였다.

"그 사람이 우리 집까지 찾아오자 오해를 받을까 봐 서둘러 자리를 피하느라 그랬던 겁니다."

"지가 잘못한 게 있으니 자리를 피했던 거 아이겠나? 여기가 어디라고 그런

본데없는 짓을 한단 말이고!! 그라이까네 부모 없이 자란 것들은 못 쓴다는 말을 하는기라."

정황을 알리고 전할수록 어머니의 언성은 더욱 높아져 갔다.

"내 눈에 흙이 들어가기 전에는 안 되는 줄 알아라."

최후통첩하고는 뒤도 돌아보지 않고 안방으로 들어가고 말았다. 고개를 숙이고 비탄에 잠겨 있는데 담담한 아버지의 말씀이 등을 어루만졌다.

"나는 니 말에 수긍이 간다. 너거 엄마 저래도 시간이 가면 차차 풀리지 않겠나. 혜은이를 지나치게 좋아하다 보니 상심이 더 컸을 것이다. 좀 기다려보자…"

아버지가 안방으로 들어가고도 한참 동안 자리에서 일어나지 못했다.

개원 2일차 출근을 하려 한의원 문을 열고 들어서던 한영이 그 자리에 우뚝 멈춰서고 말았다. 대기실은 환자들로 꽉 들어차 빈자리가 없었고 서 있는 사람들도 적지 않았다.

"어제 치료받고 간 환자분들이 한 번 치료에도 너무 효과를 잘 보았다며 지인들을 계속 동반하고 오시는 바람에 저희도 지금 경황이 하나도 없어요."

간호사 이현정이 어찌할 줄 몰라 발을 동동거렸다.

"현정 씨, 빨리 환자분들 모시도록 하세요."

원장실로 뛰어들어가 서둘러 가운으로 갈아입고 진료를 시작했다. 계속 밀려드는 환자들로 인해 점심도 못하고 결국 마감보다 두 시간이나 늦은 저녁 아홉시에야 진료를 마칠 수 있었다. 2일차 누적인원수가 86명이나 되었다. 최종수치를 눈으로 보고도 믿을 수가 없었다.

그렇게 증가하던 환자 수가 채 일주일이 지나기도 전에 100명을 넘어섰다. 내원 환자의 연고지 분포도 부산시 전역을 넘어 경남이나 그보다 더 먼 지방으로 계속 확산이 되고 있었다.

개원한 지 몇 개월 되지 않은 김한영 한의원의 유명세는 실로 대단했다. 진료를 시작하기 두 시간 전인 오전 7시에도 한의원 정문 앞은 20명이 넘는 환자들이 줄을 서 있었다. 그 이유는 번호표가 120번까지만 발부가 되기 때문이었다. 언제나 오전 10시가 되기 전에 번호표가 동이 났다. 100번대의 번호를 받은 사람들은 귀가하거나 볼일을 보고는 늦은 오후에 다시 와야 했다. 그런 불편을 겪으면서도 환자들은 계속 더욱 늘어만 갔다.

하루 백 명 이상의 환자가 온다면 적어도 수십 개의 질병과 마주 해야 되는 것이다. 그리고 그 모두를 치료해내야만 한다. 이것이 어떻게 가능할 것인가? 그런데 그 방법은 뜻밖에 간단하다. 인체 오장육부는 서로 연관이 되어 있어서 어떤 장기에 문제가 발생했을 때 그 장기만을 보아서는 질병의 원인을 제대로 알아낼 수 없는 경우가 많다. 그런데 사진(四診)과 한방 생리와 병리를 공부하면 오장육부 각각의 문제뿐 아니라 연관된 장부의 인과관계까지 간단하게 파악해낼 수 있다.

가령, 심(心)의 맥이 커지면 상극(相剋)으로 화극금(火克金)이 되어 폐맥(肺脈)이 작아지면서 폐의 감정인 '우울'이 증가하여 우울증을 유발한다. 이때 항우울제나 안정제를 먹으면 뇌의 신경전달물질이 분비되지 않아 치매가 올 가능성이 커진다. 그러므로 우울증 환자는 먼저 심장의 열을 푸는 치료를 해야 한다.

또한, 스트레스를 많이 받아 심화(心火)가 상승하여 심맥이 커지면 금생수(金生水)의 상생이 안 되니 허파에서 산소 공급을 원활하게 하지 못해 병이 발생한다. 산소 공급이 안 되면 피를 합성시키지 못해서 빈혈이 되고 금생수가 안 되니 수(水)의 장부인 신장과 방광의 병이 발생하게 된다. 이 모든 상황 즉 우울증이나 빈혈과 다양한 신장 방광의 질병이 오게 되는 원인은 어떤 장부일까? 그건 바로 심장이다. 그러므로 환자가 호소하는 증상들을 붙들고 씨름을 할 게 아니라 황련제를 써서 심장의 화를 치료해주어야 하는 것이다.

맥을 보고 증상을 죽 읊어주면 환자는 탄복할 수밖에 없는 것이다. 자기가 느끼는 증상을 의사가 먼저 알고 있으니 어찌 놀라지 않을 수 있을 것인가!

그렇게 바쁜 와중에도 난치병치료에 집중하기 시작했다. 어려운 질환은 도전하지 않고는 넘어설 수 없는 산이다. 실패를 두려워하면 능력을 갖추고도 엄두를 내지 못하게 된다.

전신 피부가 소나무 껍질처럼 검고 거칠고 두꺼운 여중 2학년생 정은영이 내원을 했다. 보기에 안쓰러울 만큼 몸이 야위었고 눈가는 물론 입술까지 마르고 갈라져 피가 흐르는 극심한 전신 아토피 증상을 보였다. 팔꿈치와 무릎이 접히는 부위는 문드러지고 짓이겨져 차마 눈 뜨고 볼 수 없을 만큼 참혹했다.

"우리 아이가 잘 먹지 못하고 늘 체하는 데다 공부를 하려고 책상에 앉으면 10분을 견디지 못해요. 하고 싶은 욕구는 엄청나게 강하고 지기 싫어하는 성격인데 집중을 할 수 없으니 짜증을 내다 못해 머리를 벽에 찧으며 울어요. 2년 전에 첫 생리를 했는데 몇 번 하지도 않고 생리마저 중단되었어요. 어떻게 하면 좋죠? 무슨 방법이 없을까요?"

아이 엄마의 절박한 호소가 애처로웠다.

"이런 아이들은 체질적으로 열이 너무 강해요. 그 열이 아래쪽 단전(丹田)에 있어야 하는데 자꾸 위로 떠오르니 갑갑해서 견디지를 못하게 되는 겁니다. 그러면 하초가 차가워져 수족냉증과 자궁냉증이 따라오게 되지요. 그러니 생리가 정상적으로 나올 수 없는 거고…"

설명을 듣던 엄마가 맞장구를 쳤다.

"맞아요. 선생님. 은영이 수족이 얼음처럼 차갑고요. 냉수나 찬 것을 좋아하는데 추위는 또 엄청나게 탄답니다."

"그것은 열이 뜨기도 하지만 열이 몸속으로 졸아들어 겉이 차가워지니 추위를 타게 되는 것입니다. 그걸 열결재리(熱結在裏)라고 하는데, 추위를 타면 보통 몸을 따뜻하게 해주어야 한다고 생각하지만 이 경우는 속에 있는 열을 풀어주는 찬약을 써서 열이 제자리로 돌아가게 해야 합니다."

대화하는 동안에도 아이는 한시도 가만있지 못하고 몸을 뒤틀며 피부를 긁어댔다. 갈라진 피부에서 피가 배어나며 허연 인설(鱗屑 가루)이 바닥으로 쉼 없이 떨어져 내렸다.

역시 좌측 관맥의 침맥(沈脈)이 강하고 빨랐다. 그건 간(肝)에 열이 많고 실(實)하다는 뜻이다. 또 우측 관맥의 부맥(浮脈) 역시 삭실(數實)하게 나왔다. 위장 역시 열이 많고 실한 것이었다. 복진 상으로도 흉협고만(胸脇苦滿 가슴과 옆구리가 그득하고 괴로운 증상)이 강하게 나왔다. 게다가 복부 탄력도가 송판처럼 딱딱했다. 이것은 진액이 부족하고 복강이 아주 실하고 열이 많은 상태를 의미한다.

"변비도 심하지 않으세요?"

"네. 맞아요. 우리 아이는 변비만으로도 이만저만 고생이 아니랍니다."

대시호탕(大柴胡湯)에 백호탕(白虎湯)과 대승기탕(大承氣湯)을 합방했다. 심한 열이 좀 풀리고 나면 소건중탕이나 육미지황탕 같은 보음제(補陰劑 진액과 음기를 보충하는 약)를 추가하기로 했다. 열을 먼저 치고 나서 진액을 보충하여 말라가는 나무에 물을 주는 것과 같은 치료를 해야 마무리가 되는 질환이 아토피이다. 여러 단계를 거쳐야 체질개선이 완성되므로 치료기간이 길어질 수밖에 없다.

"이 체질은 치료가 쉽지 않아요. 아니 치료가 어렵다기보다 체질개선하는 시간이 오래 걸립니다."

"괜찮아요. 원장님. 얼마나 걸려도 좋으니 제발 우리 아이 좀 낫게 해주세요. 저래서야 시집이나 보낼 수 있겠어요?"

중학교 2학년생을 두고 시집보낼 걱정을 하는 엄마를 보니 저절로 웃음이 나왔지만 지금 상태가 지속한다면 엄마의 걱정이 기우로 그치지 않을 것이다.

"짧게는 6개월, 길게는 일 년 정도 각오를 하셔야겠습니다. 단, 음식을 잘 관리하고 스트레스를 덜 받게 한다면 치료 기간이 앞당겨질 수 있어요."

설명을 들은 엄마가 아이에게 눈을 흘겼다.

"밥이 넘어가지 않으니 늘 인스턴트식품이나 육고기만 먹으려 하고 채식은 아예 거들떠보지도 않는답니다. 얘 좀 꾸짖어주세요. 가려워서 긁느라 잠이 들지 못하니 밤새 얼음찜질을 해주는 저도 이만저만 힘든 노릇이 아녜요."

한숨을 길게 내쉬는 엄마가 측은했다. 그동안의 고충이 진하게 배어나는 엄마의 하소연에 새침해진 딸아이는 돌아앉아 팔꿈치와 무릎을 더 세차게 긁어대기 시작했다.

"아이가 잘못하는 게 아니라 자기도 어쩔 수 없어서 하는 행동을 꾸짖어서 되나요. 아토피 체질이 개선되면 피부가 좋아지는 것뿐 아니라 식사나 집중력, 생리주기나 생리통도 같이 개선됩니다. 개개의 치료를 하는 게 아니라 몸이 최적의 상태가 되도록 만들어가기 때문입니다."

아이의 처지에서 분위기를 밝게 이끌었다. 아직 인내심이 여물지 않은 어린 여학생이 징그럽고 흉측한 몰골에 대한 스트레스가 얼마나 클 것인가.

긍정적인 결론에 엄마의 얼굴이 펴졌지만 아이는 아직 선뜻 마음을 열지 않았다. 그동안 여러 치료를 받으며 수없이 많은 실패와 좌절을 겪었을 것이다.

"보통 아이들의 열배가 넘는 열이라 치료를 하는 중간중간 호전과 악화를 반복할 거예요. 그럴 때 치료경과를 의심해서 중지하지만 않으시면 됩니다."

"예. 잘 새겨 명심하겠습니다."

"은영이는 의욕이 강해서 한약 맛이 쓰지만 잘 복용해내리라 기대합니다. 은영아 파이팅~!!"

아이에게도 격려의 말을 빠뜨리지 않았다. 그러자 대화를 하는 동안 비켜 앉아 내내 눈을 내리깔고만 있던 아이가 처음으로 고개를 들어 눈을 맞추었다. 마음이 열려야 몸도 열리는 것이다. 억지로 약을 먹는 것과 의욕적으로 자청해서 복용하는 것은 비교할 수 없이 약효가 달라진다.

한약을 처방해야 하는 환자들이 태반을 넘었지만, 서민들의 호주머니 사정을 고려해서 침 치료에 더 많은 공을 들였다. 그런데 대부분이 노인성이자 만성 질환자임에도 불구하고 거의 모든 환자가 일 회나 이 회 치료에 바로 효과를 보아야 한다고 성급한 기대를 했다.

"침은 딱 세 번 맞고 효과가 없으면 그 병원에서는 못 고치는 거라면서요?"

발병한 지 얼마 되지 않은 질병은 대다수 침 치료 몇 회 이내에 효과를 보거나 완치가 된다. 그렇지만 척추의 디스크가 빠져나왔거나 다 닳아 척추 사이가 거의 붙어버렸거나, 무릎관절의 연골이 심하게 닳았거나 무릎이 변형되어 잘 걷지 못하는 환자들조차 며칠 치료를 받지도 않고 효과를 운운할 때는 그만 맥이 빠지고 말았다. 정형외과를 십수 년 다녔으면서도 한의원에는 오기만 하면 바로 효과를 봐야 한다고 기대하는 환자들의 어리석은 욕심이 원장을 힘들게 했다. 한의원의 임상능력을 그만큼 인정한다면 발병 초기에 한의원을 먼저 찾아왔어야 할 일이 아닌가!!

목욕탕에서 일하는 50대 중반의 아주머니가 허리디스크에 협착증으로 병원 치료를 5개월 받고 만족할 만한 결과가 나오지 않자 수술권유를 받고는 내원을 했다.

"저는 죽어도 수술은 할 수 없어요."

그녀의 의지는 확고했다.

"척추질환이 제일 흔한 케이스이니 너무 걱정하지 말고 치료를 받아보세요."

더는 달리 설명할 게 없었다.

"그럼 믿고 따를게요."

수술을 받지 않을 수 있다는 기대감에 아주머니는 매일 열심히 치료를 받으러 왔다. 일주일에 한 번씩 타골요법과 골반교정요법을 병행했다. 이 요법들은 불과 몇 분 이내에 놀랄만한 척추치료 효과를 발휘한다. 일 개월 남짓 치료를 받은 아주머니는 일상생활에 전혀 문제가 없을 만큼 호전이 되었다.

"원장님 고맙습니다. 이젠 제가 환자였나 의심이 갈 만큼 다 나은 것 같아요."

치료를 끝냈음에도 가끔 한의원을 찾아와 감사하다며 과일이나 간식거리를 직원들 손에 쥐어주고 갔다.

그렇게 일 년이 지난 어느 날 그 아주머니가 다시 내원을 했다.

"목욕탕에서 미끄러져 압박골절이 됐는데 병원에 다녀도 낫지 않고 수술을 해야 한다고 해서 찾아오게 되었어요. 저는 죽어도 수술은 할 수 없어요."

마치 처음 병원에 온 사람처럼 하소연을 했다. 재발하면 그때 바로 찾아왔으면 될 것을 다시 수술 권유를 받고서야 한의원을 떠올리게 되었다는 것이다.

"가만 있어 보자… 내가 일 년 전에도 허리가 아파 수술을 할 뻔했는데, 그래 맞아 그때 한의원에서 고쳤지!! 그 한의원이 어디더라…. 그랬는데 그제야 원장님 생각이 딱 나는 거예요."

인정을 받는 건 맞는데 조금도 기쁘지 않았다. 한의원 근처에 살면서 지난 일 년 가까이 먹고 마실 것을 사 들고 수시로 출입을 했음에도 그녀의 뇌리에 새겨진 의료기관 순서는 약국부터가 시작이었던 것이다.

'한의원은 장의사 옆집'이라고 하던 선배들의 농지거리가 그제야 실감이 갔다.

'맨 먼저 약국에서 진통제를 사 먹다가, 안되면 동네의원을 갔다가 잘 낫지 않으면 더 큰 병원을 갔다가, 그래도 효과를 못 보면 민간요법이나 무면허 의료인을 찾다가, 그래도 답이 나오지 않으면 그제야 한의원을 찾는다.'고 농담처럼 던지던 금오 선생 말씀이 떠올라 쓴웃음을 지었다.

만족할 만한 효과를 보지 못해도 약국이나 병·의원은 언제라도 다시 찾아가고, 치료가 되지 않으면 질병을 탓하지만, 한의원에는 오기만 하면 하나같이 즉효를 보아야 한다고 기대를 했다. 게다가 치료를 받는 중에 다른 증상이라도 나타나면 그 모든 걸 한의사 탓으로 돌리기 일쑤였다.

한의원에는 양방처럼 중추신경에 작용하여 환부의 통증을 느끼지 못하게 하는 진통제가 없다. 그런데도 만성질환이나 난치성질환조차도 바로 효과를 봐야 한다는 것이 상식이 된 지 오래였다. 심지어 효과가 빠르면 한약에 스테로

이드를 섞었느냐는 의심을 받기도 한다.

수시로 경험하게 되는 이런 억울한 일들로 많은 한의사가 힘들어한다. 효과를 잘 보아도 한의학은 비과학적이고 주먹구구라고 여기는 사람들이 아직도 적지 않다. '신뢰'의 자리를 '우연'이 차지하고 있는 것이다. 아이러니한 것은, 혈압강하제나 혈당강하제, 진통제 같은 대증요법제가 근본치료가 되지 않는다는 것을 대다수의 환자가 잘 알고 있다는 사실이다. 고혈압이 되거나 혈당이나 당화혈색소 수치가 올라가면 체중을 줄이거나 운동과 식이요법으로 체질을 개선해서 수치가 정상이 되도록 노력해야 하는데도 불구하고 초기 환자조차도 아무 개념 없이 혈압약이나 당뇨약을 복용한다.

"제가 혈압과 당뇨가 있어서 약을 먹고 있는데 요즘은 정상입니다."

거의 모든 사람은 이렇게 이야기한다. 정상이라니? 정상이 되었다면 약을 끊어야 하는 것 아닌가? 무엇보다 약을 먹고 수치가 정상으로 나오면 관리가 게을러지는 점을 경계해야 한다.

"응급환자가 왔는데 신청을 받을까요?"

간호사 현정이 발을 동동거렸다.

"어서 들어오시라 하세요."

"근데… 대기 환자가 너무 많아서요."

새치기를 해야 하는 상황이라 눈치가 보였던 것이다.

"그래도 응급인데 양해를 구해야죠."

그때 대기실에서 웅성거리는 소리가 들렸다.

"에구머니나! 저럴 수가. 어서 안으로 모셔서 진료를 받게 하세요."

대기하던 환자들 몇이 일어나서 가족들과 함께 응급환자를 부축했다. 70대 초반으로 보이는 남자는 대학병원 환자복을 입고 있었다. 복부에 작은 병이 달린 고무호스를 여러 개 꽂고 상의단추를 채우지도 못한 채 원장실을 들어섰다.

"아니 이런 상태로 퇴원하신 겁니까?"

"네. 아버님이 워낙 위중하고 복부에 배농관을 6개나 박아놓은 상태라 평상복으로 갈아입을 수가 없었어요."

복부에 꽂아놓은 배농관 끝에는 작은 병이 하나씩 매달려 있었는데, 병마다 푸르죽죽한 고름이 담겨있었다. 아들은 아버지의 건강을 체념한 기색이 역력했다.

"사실 아버님의 회복에 대해 저희는 이미 포기를 한 상태입니다."

아버지에게 들리지 않게 귀엣말을 했다. 새로운 병원에 와서 치료도 받아보지 않고 부친의 병환에 대해 포기라는 표현을 너무 쉽게 하는 것이 안쓰러웠다.

"처음부터 차근차근 경과를 얘기해주세요."

풀이 죽은 아들이 헛기침하며 목청을 가다듬었다.

"아버님이 배가 아파 병원에 가서 검사했더니 소장에 종양이 있다고 해서 개복수술로 종양을 떼어냈습니다."

그리고는 한숨을 내쉬었다.

"간단한 수술이라 해서 아무 걱정을 안 했죠. 수술은 잘되었는데 회복실로 온 후 일주일이 넘도록 소장도 복부도 아물지를 않고 계속 고름이 나오는데 제일 강한 소염제와 항생제를 썼는데도 아무 소용이 없었어요."

이야기를 듣고는 가볍게 고개를 끄덕였다. 한눈에 알아보았다는 뜻이었다. 영양이 부족해서 세포조직이 재생능력을 상실하면 소염제로 염증을 잡아도 새살이 생기지 않는다.

"그렇게 3주를 더 입원하고 있었어요. 그런데 그 상태로 더 나빠지지도 않고 회복이 되지도 않았죠. 더는 입원을 하고 있어도 소용이 없다며 일주일치 약을 처방해주고는 퇴원을 권고하는 겁니다."

입원하고 있어도 회복이 되지 않는데 퇴원을 시킨다는 것은 환자의 치료를 포기하겠다는 것과 다름없었다.

"그래 어쩔 수 없이 퇴원했는데 얼마 버티지 못하실 것 같아요. 그러니 한약을 일주일분만 주세요. 더 지어가도 드실 시간이 되지 않을 것 같으니…"

침통해하는 아들의 어조는 말을 할수록 더 느리고 무기력해졌다. 멀쩡하던 분이 불과 한 달 사이에 사망을 목전에 두게 되었으니 그럴 수밖에 없을 것이다.

그는 오장육부의 맥이 전체적으로 침(沈)하고 무기력했으며 영기(營氣)뿐 아니라 원기(元氣)와 진기(眞氣)도 모두 부족했다. 풍전등화와 같은 목숨이었지만 미미하게 손끝을 붙드는 실낱같은 맥을 놓치지 않았다. 탁리소독음에 십전대보탕을 합방하라고 약제실에 처방전을 전했다.

"제가 첩약을 여섯 첩 지어드릴 테니 어서 가서 최대한 빨리 달여 드리세요."

삼 일분밖에 약을 지어주지 않자 자신 없어 하는 줄 알고 아들과 가족들이 탄식을 내뱉었다.

"회복할 수만 있다면 몇 재를 지어주셔도 좋습니다만…"

"약을 달여서 택배로 보내자면 하루가 소요됩니다. 첩약을 지어드리는 이유는 일 분 일 초라도 빨리 약을 복용하시도록 하기 위함일 뿐이니 너무 상심하지 마세요."

"그럼 정말 회복할 가능성이 있다는 말씀입니까?"

여유롭게 미소를 지으며 되물었다.

"만약 사흘 후 건강을 회복하여 스스로 걸어 병원에 오시게 된다면 어떻게 하시겠습니까?"

"그럴 리가요?"

자신감이 묻어나는 대화에 부인과 가족들은 믿을 수도 믿지 않을 수도 없는 복잡 미묘한 표정을 지으며 돌아갔다.

그리고 사흘이 지난 오후 나절. 말쑥하게 정장을 차려입은 아버지를 앞세우고 전 가족이 다시 원장실을 찾아들어 왔다. 두 손에는 큼직한 케이크와 한 아름이나 되는 꽃다발이 들려 있었다.

"원장님. 감사합니다. 정말 감사합니다."

아버지가 먼저 극진하게 인사를 했다. 이어 가족들도 일제히 허리를 숙였다.

"이번에 저는 딱 죽는 줄 알았습니다. 그런데 정말 기적같이 나았어요."

감격에 겨워 눈물을 글썽였다.

"원장님, 어쩜 그렇게 족집게처럼 예상하실 수가 있어요? 약 두 첩을 달여 하루를 드시게 했더니 거짓말처럼 고름이 딱 멎는 거예요. 그리고 다시 하루를 더 드시는데 저절로 배농관이 빠지면서 빨갛게 새살이 차 나오는 겁니다. 얼마나 신기하고 놀랐는지 몰라요."

이번에는 며느리가 나섰다.

"그렇게 사흘을 드시더니 글쎄 다 아문 것 같다면서 샤워를 하고 싶다는 거예요. 당연히 아직 이르다고 말렸죠. 그런데 막무가내로 샤워하고 원장님을 뵈러 가야 된다고 하시는 겁니다. 그래서 말리지도 못하고 모두 따라나선 겁니다."

너무 흥분한 나머지 너도나도 앞을 다투는 바람에 원장실이 시끌벅적해졌다. 대기실에서도 사흘 전 노인의 증상을 본 환자들이 웅성거렸다.

"어머나! 저 할아버지 좀 봐. 불과 사흘 전에 다 죽어가던 중환자가 어쩜 저리 멀쩡하게 살아 돌아올 수가 있어?"

"그 사람이 저 사람 맞아? 정말 맞는 거야?"

"세상에나! 어쩜 저런 기적 같은 일이…."

기분 좋은 감탄성으로 대기실이 술렁였다. 모두 원장의 설명에 귀를 모았다.

"탁리소독음(托裏消毒飮)은 화농과 염증을 치료하는 최고의 처방입니다. 아버님은 연세와 비교하면 기와 혈이 너무 허약해서 수술에 대한 회복능력을 상실한 상태라 기(氣)와 혈(血)을 쌍보(雙補)하며 기육(肌肉)을 재생시켜 새살이 차 나오게 하는 십전대보탕(十全大補湯)으로 보강을 한 것이지요. 빠른 효과가 믿기지 않으시겠지만 사실은 예정된 결과입니다. 죽음 앞에 선 인간의 몸은 상식으로 이해할 수 없는 엄청난 속도로 회복하는 자생력이 있어요."

곧 죽을 사람처럼 보여도 내공이 살아있어 조금만 손을 보면 쉬 건강을 되찾는 경우가 있는가 하면 겉보기는 멀쩡한데 속이 문드러진 사람도 있다. 전자의 환자가 오면 별달리 큰 수고를 하지 않고도 명의 칭호를 받을 수 있지만, 후자의 환자를 만나면 자칫 나쁜 결과를 뒤집어쓸 수도 있다.

한방 양방 협진이 되어 수술환자에게 한약을 복용시킬 수 있다면 수술의 완성도는 물론 회복기간 단축에 획기적인 전기를 마련할 수 있겠지만, 수백 수천만 원의 거금을 들여 수술하고는 소액의 한약 한 재를 복용하는 사람은 드물다.

"일단 급한 불은 껐지만, 기혈을 보충하는 약을 몇 재 드시게 해야 앞으로의 건강을 지켜나갈 수 있을 겁니다. 아마도 평소 신체를 무리하게 사용하면서 거의 한 번도 몸을 보강하지 않았던 게 아닐까 추측해봅니다."

이야기를 듣던 노인이 손뼉을 치며 감탄을 했다.

"맞아요! 원장님. 제가 평생 노동일을 해서 가족을 먹여 살렸는데, 입에 풀칠하기 바빠 제 몸 돌보는 건 꿈도 꿀 수 없는 삶을 살았지요. 그냥 억척스레 부려 먹기만 했어요."

환자 가족이 사온 케이크가 워낙 커서 직원들과 대기실 환자들이 나누어 먹고도 모자라지 않았다.

"원장님. 감사합니다. 덕분에 우리가 잘 먹었습니다!"

모두가 일제히 기립박수를 했다.

'오늘쯤 합격자 발표가 났을 텐데…'

동우대 한의예과 합격자 발표일이라 김우성의 집으로 몇 번이나 전화를 걸었지만, 그때마다 아무도 받지 않았다. 마음이 푸근해지는 것으로 보아 불합격했을 리는 없다고 안심을 하면서도 연락이 닿지 않자 초조해지지 않을 수 없었다. 해거름이 되자 초조가 서서히 불안으로 바뀌기 시작했다.

"원장님. 김 선생님 오셨어요."

현정이 김우성을 앞세우고 원장실로 들어왔다.

"온종일 왜 연락이 되지 않죠?"

뾰로통해진 친구를 보며 밝게 웃었다.

"죄송합니다. 오늘 합격자 발표 보고 점심때 가족 외식을 하느라…"

"그럼 합격이네요!!"

"네! 하하하…"

"축하합니다! 정말 축하해요!"

"모두 원장님 덕분입니다."

얼마나 애를 쓰고 고생을 했으면 그 건장하던 몸이 반쪽이 되어 있었다. 그런데도 우성은 모든 공을 친구에게 돌렸다. 면목은 없었지만 더는 안타까워하지 않아도 된다는 사실이 무엇보다 기뻤다.

"커트라인이 몇 점이었어요?"

"311점이라고 들었어요."

"네에? 작년보다 1점이 낮아졌군요. 작년에 이랬으면 합격이 되었을 텐데…"

작년 학력고사 성적이 311점이었으므로 아쉬움이 더 컸다. 그런데 340점 만점에 무려 317점이나 받고도 장학생으로 선발되지 못했다.

"학교 다니면서 장학금 받으면 되죠."

이미 공부에 이골이 난 우성은 여유로웠다.

"나이도 있는데 너무 무리하거나 애쓰지 마세요. 저도 힘을 보탤게요."

그리고 보니 어느덧 나이가 서른다섯이나 되어 있었다.

"제 잘못이 너무 큽니다…"

"아녜요, 원장님 계기가 없었다면 한의대를 포기했을지 모릅니다. 이제 두 번 다시 그런 말씀 마세요."

"고맙습니다. 그동안 고생했으니 오늘은 몸보신 좀 해야겠죠?"

양정시장 상가에 있는 소갈비 집을 찾아들었다. 기쁘고 즐거운 시간은 왜 그리도 빠른지 몇 잔 마시기도 전에 밤이 이슥해졌다.

"우리 아지트에 가서 한 잔 더 해야죠?"

"좋습니다. 가서 오늘은 마음껏 취해봅시다."

서서히 혀가 꼬이기 시작했다. 택시를 타고 거제독서실 앞에서 내렸다. 언제 공사를 했는지 독서실 앞을 흐르던 개천은 복개도로로 바뀌어 말끔하게 아스팔트포장이 되어있었다.

"그래도 우리 추억의 장소를 한 번 보고 가야겠죠?"

불이 꺼진 독서실 문을 열고 컴컴한 계단을 더듬으며 4층으로 올라가니 시험이 끝난 성인실은 텅 비어 을씨년스러웠다. 형광등 스위치를 올리자 치열하게 산 흔적은 온데간데없고 책상 위로 엷은 먼지만 한 꺼풀 내려앉아 있었다. 처음 만났던 날의 영상이 꿈결같이 떠올랐다.

"반갑습니다. 오늘 처음 등록하셨어요?"

첫인사를 건네던 정겨운 미소가 아직도 거기 그대로 살아있었다. 말없이 눈을 감은 채 그도 역시 지난날을 회상하는 듯했다. 함께 나눠 먹던 맛있는 도시락과 삐걱거리던 책걸상 소리가 그리웠다. 그렇게 거제독서실은 두 청년이 한의대를 가려고 의기를 투합한 지 9년 만에 뜻을 이룬 기념비적인 장소가 되었다.

인애와 함께 갔던 코딱지만 한 생맥줏집은 큼지막한 프랜차이즈 경양식집으로 바뀌어 있었다. 세월은 그렇게 사람도 시간도 추억의 물상들도 다 쓸어 안고 가는가 보았다. 자정이 넘도록 만취한 두 청년은 팔짱을 끼고 거제시장이 떠나가도록 노래를 부르며 걷고 또 걸었다.

화려한 비상(飛翔)

"모레가 공휴일이니 우리 데이트할까?"

예상 밖의 제안에 혜은이 비명을 질렀다.

"네! 좋아요!! 형, 우리 어디로 가요?"

"음… 부산하면 그래도 해운대를 맨 먼저 가야 하지 않을까?"

고등학교 문예반 시절 친구들과 자주 찾았던 해운대를 언젠가 함께 걸어보리라 마음먹고 있었다.

"그래요! 아주 좋아요. 해운대 정말 가보고 싶었는데 형과 같이 가려고 아껴두었죠. 호호"

삼일절의 하늘은 티끌 한 점 없이 맑고 깨끗했다. 집을 나선 한영이 복천동으로 차를 몰았다. 동래구청 앞에서 우회전하고 언덕길을 올라가는데 저만치서 혜은이 걸어 내려오고 있었다. 얼른 정차하고 내려서 조수석 문을 열었다.

"길이 어긋나면 어쩌려고…."

"너무 설레서 집안에서 기다릴 수가 없었어요. 헤헤."

티 없이 웃는 모습을 보자 어머니로 인한 부담이 한결 가벼워졌다.

"근데 너, 청바지와 티는 어떻게 하고 이리 공주처럼 차려입었냐?"

"아이~ 형! 저도 옷 있어요. 칫!"

"하하하…"

폭소를 터뜨리자 어깨를 토닥이며 따라 웃었다.

해운대에 도착한 그들은 공영주차장에 주차하고 해변을 산책한 다음 동백섬 둘레길을 걸었다. 삼월 첫날의 동백섬은 붉디붉은 동백꽃으로 겨울을 털어내느라 분주했다.

"어머. 저기 떨어진 동백꽃들이 있어요. 근데 나무에 피어있는 꽃이랑 너무 똑같아요!"

나뭇가지를 열고 들어가더니 떨어진 동백꽃을 몇 송이 주워왔다. 동백 낙화는 신기하리만치 나무에 매달려있는 꽃과 조금도 다르지 않았다.

"어쩜 낙화가 이렇게 시들지 않고 색이 바래지지 않을 수 있을까요? 이것 보세요. 고운 꽃잎에 상처 하나 나지 않았어요."

"동백은 떨어지고도 상당 기간 원형을 유지하는 꽃이란다."

"이 아이가 혹시 하고 싶은 말이나 이루지 못한 꿈이 있는 건 아닐까요…?"

듣고 보니 정말 그럴 수도 있겠다는 공감이 되었다. 그렇지 않고서야 땅에 떨어진 채 열흘이 넘도록 이렇게 싱싱할 순 없을 것이다.

"억울한 오해를 받았거나 진실하지 못한 사랑을 했거나…"

거짓말할 줄 모르는 사람이 타인의 거짓말에 곧잘 속듯이, 사랑을 꾸미지 못하는 사람 역시 상대방의 거짓 사랑을 눈치채지 못한다. 그래서 아파도 시들지 못하는 것이다. 진실한 사랑을 하는 사람은 실연의 아픔을 먼저 겪지만 거짓 사랑을 하는 사람은 나중에 실연의 아픔을 겪게 된다. 왜냐하면, 그는 형벌과도 같이 영원히 진실한 사랑을 이룰 수 없기 때문이다.

삼월 동백섬

삼월 동백섬 가면
생채기 하나 없는 민낯으로
떨어진 동백이 수런거린다.

그래 그 마음 다 알아
그럼 사랑하고말고 언제나
보고 싶다던 겨울편지는
읽을 때마다 늘 허기가 졌다.

그럴 거면 화장이라도 좀 하지
어깨를 툭 치고 가던 바람이
뒤돌아보며 씩 웃는다.

그랬어야 했을까
그랬으면 또다시
동백섬을 찾지 않을 수 있었을까?
파도에 실어 보낸 편지는
답장이 왔을까….

삼월 동백섬 걸으면
굽이도는 길 끝에 잡힐 듯
잡히지 않는
발자국 하나 있다.

1991년 2월 25일 첫 출근을 했던 혜은의 운주한의원 근무도 어느덧 4년 차에 접어들고 있었다. 계약 기간은 2년이었지만 연장근무 계약서에 사인을 할 필요가 없었다. 원장은 그녀가 원하는 한 언제까지나 근무를 해주었으면 좋겠다고 수차례 당부를 했기 때문이다.

"작년에 이어 올해도 월급을 좀 인상했습니다. 하하…"

원장이 내민 봉투에는 팔백만 원이라는 거금이 들어있었다. 매년 백만 원씩 인상한다는 것은 전례를 보기 드문 일이었다.

"손 선생님 실력으로 보면 천만 원을 드려도 아깝지 않지만, 어상의 형평성을 고려한 것이니 섭섭해 하지는 마세요."

"아닙니다. 너무 과분한 대우를 해주셔서 몸 둘 바를 모르겠습니다…"

감사인사를 하고 부원장실로 들어가자마자 노크 소리가 들렸다.

"네에. 들어오세요."

"혜은 씨 안녕하셨어요?"

강인철이 도어를 열고 들어오며 음흉한 미소를 흘렸다.

"아니 여기가 어디라고…"

너무 갑작스러운 일이라 말문이 막혔다. 프런트 수현 씨가 그 뒤에 서서 초조해 하고 있었다.

"허락 없이 들어가면 안 된다고 아무리 말려도 소용이 없어요."

"수현 씨, 진료방해로 즉시 경찰에 신고 좀 해주세요."

프런트로 돌아간 수현이 전화를 걸고 있어도 개의치 않고 소파에 털썩 퍼질러 앉았다.

"얼마든지 신고해 보세요. 내가 진료방해를 했나 행패를 부렸나."

비열한 놈들은 약자에게 더 강하므로 두려워 하는 티를 내지 않으려 애를 썼다.

"이젠 집도 모자라 진료실까지 치고 들어와?"

심호흡하고는 일부러 큰소리를 질렀다.

"그 댁에서도 쫓겨났으니 이제 포기하고 내게로 오세요. 혜은 씨에겐 내가 딱 맞는 남편감이라니까요."

그녀와 결혼을 하게 되면 인철은 미래가 보장된 인생 열차에 무임승차를 할 수 있었다. 임상능력이 뛰어난 혜은이 개원을 하게 되면 세상 모든 것을 거머쥐는 것과 다름없었으므로 자기를 좋아하지 않는다는 걸 알면서도 결코 포기할 수 없었다. 그런데 한영을 향한 그녀의 사랑이 그저 남녀 간의 애정만이 아님을 모른다는 것이 불행이었다.

전화나 다른 표현 외에도 지난 일 년간 무단으로 출현한 횟수는 열 손가락을 두 번 접고도 모자랐다. 그런데도 걱정하고 신경 쓸까 봐 한영에게 아무 말도 하지 않았다. 무엇보다 자칫 그의 페이스에 말려 더 큰 곤란을 겪을까 조심스럽기만 했다.

그녀가 만나주지 않자 퇴근길 뒤를 밟아 집을 알아내고는 밤늦은 시각 술에 취해 현관문을 두드리다가 대응하지 않으면 발로 문을 걸어차기 일쑤였다. 유리를 깨고 들어오지나 않을까 벌벌 떨었지만 약아빠진 인철은 겁만 줄 뿐 구속사유가 될 수 있는 기물 파손이나 무단 침입은 하지 않았다.

경찰을 불러도 그때뿐이었다.

"내 애인이 잠귀가 아주 어두워요. 그래서 노크를 좀 세게 한 것뿐인데 그게 그렇게 잘못된 거요?"

경찰에 연행 되어가도 소용이 없었다.

수현 씨의 이야기를 들은 원장이 허겁지겁 달려왔다.

"당신 누구요?"

"저는 혜은 씨 애인입니다. 애인을 보러오는 게 무슨 문제가 됩니까?"

낯 두꺼운 인철은 뻔뻔하기 그지없었다.

"근무시간에 이게 무슨 짓이요?"

옥신각신하고 있는데 경찰이 도착했다.

"이거 상습범이구먼. 스토커 신고하고 접근금지가처분신청을 하셔야겠어요."

"내가 무얼 잘못했다고 이래?"

경찰에 이끌려나가면서도 전혀 기가 죽지 않았다. 그는 여러모로 혜은의 입지를 흔들어 항복을 유도해낼 심산이었다.

"가스총이라도 하나 가지고 다녀야지 이대로는 불안해서 안 되겠네요."

보배 같은 부원장의 안위를 걱정하는 원장이 자구책을 거론하는 상황으로까지 일이 커지자 혜은은 어쩔 줄을 몰라 했다.

"저 때문에 불미스런 일이 생겨 어떻게 사과 말씀을 드려야 할는지…"

"괜찮습니다. 누군가를 지극히 사랑하다 보면 그럴 수도 있는 일이죠. 다만 진정성에 문제가 있지 않나 싶네요…"

강인철로 인해 결국 이 년간 정든 집을 떠나게 된 혜은은 안전을 위해 한의원 인근 원룸으로 이사를 해야 했다. 평일은 근무 마치는 대로 퇴근을 했고, 필요한 용무는 점심시간이나 일요일에 보는 등 경계를 강화하자 인철은 그녀를 납치할 계획을 세우기에 이르렀다.

'최후의 수단을 가동해야겠어. 일단 내 것으로 만들고 봐야지.'

여성들의 사회참여도가 높아지면서 과거와 비교하면 불임환자가 현저하게 늘어나는 추세를 보이고 있다. 10대말부터 20대 30대의 여성들이 수족이 얼음장같이 차고 추위를 타는데 안면홍조나 여드름과 같은 피부 트러블이 끊이지 않는다면 생리불순이나 생리통이 있거나 불임이 될 확률이 높다.

따뜻해야 정상적인 생리현상을 유지하는 자궁이 지속해서 냉해지니 자궁 내 혈액순환이 불리해져 어혈이 쌓이게 되고 난소기능저하에 따른 배란장애나 착상 장애가 생기지 않을 수 없다.

산부인과 검사에서 이상 소견이 나오지 않으면 대수롭지 않게 여기고 방치를 하는 데에서 문제가 발생하게 된다. 기능적인 자궁의 문제는 구조를 확인하는 어떤 검사에도 나오지 않는다. 이상 반응이 나타나는데 구조에 문제가 없다면 기능을 의심해야 할 텐데 구조에 가치를 두거나 젊은 사람일수록 기능에는 무관심했다. 검사상 이상이 없고 피임을 하지 않는데 일 년 이상 임신이 되지 않으면 불임일 가능성이 매우 크다. 그런 여성들은 인공수정이나 시험관시술을 받아도 성공 확률이 낮을 수밖에 없다.

그렇지만 고민할 필요는 없다. 언제라도 한의원을 찾기만 하면 큰 어려움 없이 건강한 임신과 출산이 가능하다. 한의학에서 불임 치료는 임신이 되게 하는 것이 아니라 저절로 임신이 되도록 몸을 만들어주는 것이다.

친정엄마의 손에 이끌려 병원에 온 30세 직장여성의 첫마디는 원장을 참혹하게 만들었다.

"한의원에서도 불임 치료가 돼요? 초현대식 첨단 장비를 갖춘 큰 병원에서도 잘 안되던데 아무 진단 기계도 없는 한의원에서 어떻게 치료를 한단 말예요?"

눈곱만큼도 믿음이 가지 않는다는 냉랭함과 불신으로 음성이 착 가라앉아 있었다.

"얘. 그게 무슨 말버릇이야?"

"아니? 내가 못할 말 했어? 환자가 궁금할 걸 묻는데 그게 뭐 잘못이야?"

볼 낯이 없어 엄마가 안절부절못하자 원장이 수습을 했다.

"괜찮아요. 충분히 이해합니다."

젊은 여성들은 대부분 그 정도로 알고 있으니 새삼 불편해할 필요는 없다.

"이 애가 결혼 전부터 냉이 많았고 생리불순에 생리혈이 검고 생리통이 심했어요. 산부인과에서 호르몬 이상이라며 호르몬제 복용을 권하더군요. 그래 한참 약을 먹었는데도 임신이 되지 않아 소문을 듣고 찾아오게 되었어요."

"그랬군요. 이런 체질은 불임에 있어 아주 보편적인 케이스입니다. 근데 호르몬 이상이라면 왜 호르몬 이상이 되었는지는 아시는지요?"

"아뇨. 저희는 그런 질문을 할 만큼 잘 알지도 못할뿐더러 병원에서 그렇다고 하니 그냥 그러려니 하는 거죠."

"호르몬 이상이라는 진단이 틀린 것이 아니라 호르몬 이상이 발생한 직접적인 원인을 찾는 게 중요합니다. 그래야 근치를 할 수 있으니까요."

"그렇군요. 우리는 왜 그 생각을 못 했을까요…."

진찰을 해보니 역시나 신경이 예민해서 심장의 열이 너무 많았고, 성격이 급해서 간기울결(肝氣鬱結)이 심한 상태였다. 거기에다 위열(胃熱)이 많아 열결재리(熱結在裏)가 된 지도 오래되었다.

"따님이 수족이 냉하고 추위를 많이 타지 않으세요?"

"네! 맞아요. 선생님. 젊은 사람이 얼마나 추위를 많이 타고 손발이 찬지 옆에 오면 소름이 끼칠 정도라니까요."

"이런 진단이 나온다면 열이 상초로 몰려 자궁 역시 냉해진 지가 오래된 상태입니다."

"네… 고등학교 때도 그랬어요. 이리 오래되었는데 치료가 가능할까요? 저러다 정말 임신을 못 하면 어떻게 하죠?"

"너무 걱정하지 마세요. 열을 제자리로 돌리고 자궁을 정비하고 어혈을 풀어내고 또 그 기능을 보강하는데 대략 3개월 정도 소요될 것 같습니다."

"정말 그 기간 치료하면 임신할 수 있을까요?"

걱정스러워하면서도 친정엄마의 표정이 서서히 밝아졌다.

"과로하거나 스트레스가 많은 일을 한다면 좀 더 늦어질 수도 있지만, 지금까지 제 경험으로는 대체로 그 정도에서 좋은 결과가 나왔습니다. 한약을 복용하면 생리통이 줄어들게 되고 생리혈이 평소보다 더 검고 많은 어혈 덩어리가 나오게 될 겁니다. 그건 자궁이 청소되는 과정이니 좋은 징후라 여기시고 아무 걱정하지 마세요."

엄마와 달리 딸은 여전히 시큰둥해 하고 있었다.

"다만 침 치료와 한약을 복용하는 3개월간은 피임을 해야 합니다. 가끔 한약을 일이 개월 정도 복용하는 중에 임신하게 되는 경우가 있어요. 그리되면 아직은 몸이 덜 만들어진 상태라 유산을 할 가능성이 큽니다. 그러니 반드시 3개월의 약속을 지켜주시기 바랍니다."

"그렇군요. 제가 딸을 잘 살피도록 하겠습니다."

그렇게 이 개월가량 지난 어느 날 딸에게서 전화가 걸려왔다.

"원장님, 근래 임신이 되었는데 병원에서 심장이 잘 뛰지 않는다고 하네요. 한약을 잘못 지어서 그런 것 아녜요?"

지시대로 한약을 잘 챙겨 먹지 않고 침 치료도 제대로 받지 않은 불성실한 환자로부터 어이없는 의심을 받게 되자 망치로 호되게 얻어맞은 것 같았다.

"사람들이 임신 중에 한약을 먹으면 유산이 되거나 기형아가 될 수 있다고 하던데 나도 그런 거 아녜요?"

너무도 기가 막혀 간략하게 답변하고 전화를 끊고 말았다. 한참 동안 심호흡을 하고 진정을 되찾은 후 엄마에게 전화를 걸었다.

"약속을 어기고 몸을 다 만들기도 전에 임신해서 유산 위험이 매우 큰 상태입니다. 당장에라도 휴가를 내어 열흘 정도 절대 안정을 취해야 합니다. 그리고 유산 방지 처방으로 바꾸어야겠습니다."

"우리 딸이 그랬군요…. 죄송합니다. 제가 챙긴다고는 했지만 요즘 애들이 말을 들어야 말이죠."

임상에서 가장 힘이 드는 것은 미래를 예측하기 어려운 촉박한 상황이 전개되는 시간이다.

'태산반석산'에 '당귀산'을 합방하고 하루 네 번 공복에 연복하도록 지시했다. 그러고는 또다시 환자들에 파묻혀 시간을 잊고 지내던 어느 날 친정엄마와 딸이 원장실을 찾아왔다.

"원장님 덕분에 우리 아이가 위험한 고비를 넘겼어요. 정말 고맙습니다."

고마움과 미안함이 어우러진 감사인사를 했다.

"이 아이가 원래 말을 함부로 하는 버릇이 있어요…"

딸을 돌아보며 빨리 인사를 올리라고 닦달했다.

"원장님 고맙습니다…"

그제야 딸이 다소곳이 머리를 조아렸다.

"참 다행입니다. 그렇지만 맥을 보니 아직 안심하기는 좀 이릅니다. 임신 중기나 말기 유산도 흔하니까요. 임신 5개월에 '안태음(安胎飮)'을 한 재 더 복용하면 무난하게 해결이 될 겁니다."

두 모녀가 그렇게 하겠노라 약속을 하고 밝게 웃으며 원장실을 떠나갔다.

"원장님, 한 달 전에 다녀갔던 아토피 여중생 정은영이 지금 접수되어 있어요. 바로 모실게요."

겉으로 보기에 은영의 아토피는 큰 차도가 있어 보이지 않았다.

"피부는 아직 잘 모르겠는데 사부작거리는 것이 좀 덜해진 것 같아요."

처음부터 눈에 띄게 호전이 되지는 않을 거라는 말을 들은 엄마는 경과를 재촉하지 않았다. 진맥을 본 다음 딸의 피부를 만져보게 했다.

"아토피의 호전 정도는 이렇게 만져보시면서 두께와 건조한 정도 그리고 색깔로 판단하셔야 합니다. 두께는 아직 큰 변화가 없지만, 처음보다 색깔이 좀 연해졌고 바싹 말라있던 건조도가 조금 덜해졌네요."

전문가가 아닌 엄마는 잘 모르겠다는 듯이 고개를 갸웃거렸다.

"한 달간의 치료 경과를 일반인들이 알아보기는 쉽지 않아요. 차차 아시게 될 것이니 아이의 하소연에 연연하지 마시고 피부의 두께, 색깔, 건조도의 경과를 한 달 단위로 노트에 기록을 해보면 많은 참고가 될 겁니다. 이 세 가지가 개선되고 있으면 가려움증이 심하거나 다른 불편을 호소해도 걱정 안 하셔도 된다는 뜻입니다."

"아, 그렇군요. 잘 살피고 기록해보겠습니다. 고맙습니다."

아이 엄마가 기대감 넘치는 표정으로 인사를 했다.

그때 침구실에서 떠들썩한 소리가 들렸다. 상담으로 치료가 지연되자 침구실 환자들이 원장을 기다리느라 목을 빼고 있었다.

"아이고 원장님, 제가 약속이 있는데 빨리 좀 해주세요…."

"저는 가스 불 위에 찜통을 얹어놓고 왔는데 큰일 났어요."

직접적인 재촉은 못하고 이런저런 핑계를 대는 모습들이 정겨웠다.

"아따 그만 하이소. 소변 보고 지퍼 올릴 시간도 없는 사람을 그렇게 닦달을 하모 우야노."

입담 좋은 어머니의 말에 치료실에 왁자한 웃음보가 터졌다. 오래 기다리다 보니 대기실, 치료실 가릴 것 없이 환자들의 사랑방이 되어 있었다.

이년 전 무릎 관절염 치료를 받고 완치가 되어 서울로 이사를 하고도 재발을 하면 치료를 받으러 부산을 오가며 가끔 한약을 복용하던 70대 후반의 여성 고영자로부터 전화가 걸려왔다.

"원장님, 이번 약을 딱 두 첩밖에 먹지 않았는데 소변이 잘 나오지 않아 병원에 가서 검사했더니 급성신부전증이라고 합니다. 병원에서는 한약 때문이라고 하는데 그게 사실입니까?"

너무 황당해서 잠시 숨을 고르는 사이 더욱 기가 차는 말을 덧붙였다.

"아. 사실이구나. 빨리 대답을 못 하는 거 보니…."

여기에는 몇 가지 문제점이 있다. 급성신부전증이 발병할만한 원인을 규명하지도 않고, 처방전도 모르는 사람이 일방적으로 한약이 원인이라 단정해도 되는 일일까? 수차례 복용하고 좋은 효과를 보았던 한약이 과연 갑자기 맹독성 물질이 될 수 있을까? 천연식품인 한약은 화학적인 가공물질이 아닌데 극소량으로 인체에 치명적인 문제가 될 수 있다는 억지 주장이 사실이라면 세상의 모든 식품이 인체에 치명적일 수 있다.

이 정도라면 어떤 대화도 되지 않겠지만, 처방을 한 의사로서 응대를 해야 하는 의무가 있다.

"어머니. 최근에 감기약이나 진통제 같은 것 드신 적 없으세요?"

"으응… 감기가 잘 낫지 않아 근래 보름 남짓 감기약을 먹었지."

"이번에 복용하신 한약이 평소 효과가 좋았던 그 처방인데, 몇 개월 쉬다가 최근에 두 첩을 드시고 급성신부전증이 왔다면 그게 가능한 일이겠어요?"

"아~ 난 모르지. 병원에서 그렇다고 말을 하니까 그렇게 믿을 수밖에 더 있겠어?"

그녀는 단호했고 의사의 말을 철석같이 믿고 있었다. 무릎이 다 나았다고 기뻐하던 모습과 한약을 먹을 때마다 몸이 두루 좋아진다며 고마워하던 밝은 모습은 온데간데 없었다.

처음 통화를 한 날부터 매일 한두 차례씩 고영자로부터 전화가 걸려왔다.

"담당과장님과 통화를 했는데 한약때문이라 한 적이 없다는데요."

과장과의 통화 내용을 전달해도 막무가내였다. 한약 때문에 생긴 일이니 당장 보상을 해달라고 했다.

"더 악화가 되어 신장이식수술을 받게 되면 그땐 그것도 책임을 져야 할 거예요."

누군가가 조작한 일을 제 맘대로 뒤집어씌운다면 이 세상은 그야말로 난장판이 될 것이다.

바쁜 일과 속에서 매일 30분씩 어처구니없는 전화를 받게 되자 진이 빠질 대로 빠져버렸다. 하루 수십 명이 한약을 지어 가는데 한약을 먹고 신부전증이나 독성간염이 온다면 한의원을 유지해 나갈 원장은 아무도 없을 것이다. 전국적으로 15,000개가 넘는 한의원이 있는데 한약 몇 첩으로 인체에 치명적인 부작용이 생긴다면 대한민국에서 한의사 제도가 폐지된 지 오래일 것이다.

한약재로 사용하는 식물이 4,000종이 넘는데 그중 2,000종만 사용한다고 해도 우리나라 사람이 먹는 음식재료 중 한약재에 포함되지 않을 식품은 단 하나도 없다.

한약으로 질병을 치료하는 것은 식치(食治)의 대표적인 효과이다. 한약은 약이기 이전에 그냥 음식이다. 민간에서도 음식으로 치료하는 일은 허다하다. 감기에 도라지와 꿀과 배를 삶아 먹듯이 한의원에서도 그렇게 치료를 하는 것이다. 한의사가 주부나 요리사와 다른 점은 더욱 다양한 음식으로 전문적인 메뉴를 짠다는 것이다. 그것이 바로 처방이다.

그렇게 천연 음식으로 치료하는 것인데 치료 효과가 좋다 보니 '약(藥)'이라는 명칭이 붙게 된 것이다. 다시 말하면 질병을 치료하는 전문 요리사가 짜는 메뉴에 공식적인 계급장을 붙여준 것이 '한약'이다. 그 전문적인 레시피가 바로 처방전이다. 그러므로 음식의 독성을 거론하자면 그건 주부나 요리사의 몫이 되어야 한다. 왜냐하면, 한의사가 사용하는 음식재료는 보건복지부 소속인 식약청에서 관리하는 최상품이기 때문이다.

요리사의 음식은 주로 입을 즐겁게 해주지만 한의사가 지어주는 음식은 인간의 몸을 즐겁게 한다는 사실을 알아야 한다. 음식으로 이 세상 모든 질병을 치료하는 한의사의 역할과 노력이 실로 대견하지 않은가! 격려는 해주지 못할망정 사기를 치거나 음해를 해서야 될 일인가!

음식을 먹고 탈이 나면 음식을 탓하지 요리사를 탓하는 경우는 드물다. 그런데 한의사는 어려운 질병을 치료해주고도 의심을 받아야 한단 말인가? 6년간 고생해서 한의사 면허증을 취득하고도 요리사보다 못한 대접을 받아야 하는 것인가? 늘 외면하고 싶었던 한의학계의 현실이 오늘따라 더욱 아프게 가슴을 파고들었다.

이튿날 또다시 전화한 환자 고영자는 소송을 준비하고 있다고 했다.

"원하는 대로 하세요."

현실성 없는 주장이지만 순순히 동의를 해주었다. 그러구러 고영자의 전화가 뜸해지고 몇 개월이 지난 어느 날 그녀를 소개했던 단골 환자가 병원에 왔다.

"원장님 그동안 마음고생 많으셨죠? 너무 죄송스러워 몸이 아픈데도 찾아오지를 못했어요."

"아녜요. 그게 어머니랑 무슨 상관이 있어요? 편하게 하세요."

원장의 소탈한 모습에 아주머니의 움츠린 어깨가 조금 펴졌다.

"그 애가 원래 성격이 까다롭고 특이했어요. 게다가 우울증이 있어서 오래 고생을 했지요."

이미 잘 알고 있던 내용이었다.

"아 참, 내가 진짜 할 말을 잊고 엉뚱한 이야기만 했네요. 수차례 복용하며 효과를 보았던 한약이었고, 몇 개월 쉰 후 두 첩을 복용하고 급성신부전증이 왔다고 했더니 소송을 의뢰받은 변호사가 절대 승소할 수 없다며 말렸다고 들었어요. 특히나 양약을 한 주먹씩 복용한다는 소리를 듣고는 소송 의뢰를 거절했답니다. 이참에 돈 잘 버는 한의원 덕 좀 보려 했는데 아쉽게 되었다 하기에 마구 욕을 해줬어요. 나쁜 년. 감사한 줄도 모르고…"

그렇다. 인간은 돈 앞에서 실체를 드러낸다. 고영자도 한약 때문에 그렇다고 단정하지는 않았을 것이다. 담당 의사와 대화를 하다가 순간적으로 이기적인 욕심이 동했는데 신경성 질환자이다 보니 자기가 설정한 의심에 스스로 빠져들었을 가능성이 컸다. 슬픈 일이긴 하지만 누군가의 진심을 알고 싶을 때 돈거래를 해보면 가장 빠르고 정확한 결론을 얻을 수 있다.

심한 아토피로 치료를 받던 은영이와 엄마가 밝게 웃으며 진료실 문을 열고 들어왔다.

"감사합니다. 은영이 아토피가 다 나은 것 같아요."

11개월간 한약을 복용한 은영의 피부는 백옥처럼 희고 촉촉하고 부드러웠다. 가장 심했던 팔꿈치와 무릎관절 부위 역시 눈을 씻고 보아도 아토피의 흔적을 찾을 수 없었다. 피부가 문드러져 엉망이 된 아토피나 건선, 알레르기 피부질환은 치료가 되고 나면 흉터나 흔적을 거의 남기지 않는다는 특징이 있다.

"제가 보기에도 그런 것 같습니다. 피부 색깔과 윤기와 습도가 오히려 다른 아이들보다 더 좋은데요. 하하하. 은영아 축하해~"

생글거리는 아이와 악수를 했다. 처음 내원할 때와 정반대로 곧잘 웃고 차분하게 이야기도 잘했다.

"그 긴 기간 동안 중학생이 침을 맞고 한약을 먹어낸 것이 참 대견스러워요. 어른도 감당하기 힘든 대단한 인내심이죠. 또 저를 믿고 따라준 엄마의 공이기도 하고요."

"근데 신기하게도 치료가 되는 과정과 비례해서 성적이 올라가더니 이번에 반에서 1등을 했어요. 잠시도 가만히 있지 못하고 긁어서 피부에 피딱지 마를 날이 없었는데, 그때는 성적이 중간도 되지 못했거든요. 그리고 성격도 완전히 바뀌었어요. 늘 투정을 부리거나 화를 내던 아이가 어쩜 이렇게 달라질 수가 있는지…"

감탄하며 딸아이의 머리를 쓰다듬었다.

"기쁜 일이 또 있어요. 특목고 입시설명회에 초대를 받아서 진료 마치면 바로 그리로 갑니다."

신이 난 모녀는 발을 동동거리며 좋아서 어쩔 줄을 몰라 했다.

"축하할 일이 한두 가지가 아니네요. 정말 잘 되었습니다."

아토피와 같은 체질성 질환은 완치가 되어도 영원히 재발하지 않는다고 말할 수는 없다. 체질개선이 되어 쉽사리 재발하진 않겠지만 그래도 섭생의 기본은 지키는 생활을 해야 한다.

그리고 아토피 체질을 가진 환자가 내원할 때마다 모두 완치가 된다고 장담할 수도 없다. 가끔은 호전으로 끝나는 환자가 있기도 하고 또 경과가 지지부진하거나 드물게는 제대로 치료가 되지 않을 수도 있다. 그렇지만 시간적 여유를 가지고 꾸준히 잘 따라만 준다면 마냥 어렵지만은 않은 질환이다.

어려운 질병을 치료해주고 나면 매번 마치 큰 산을 하나 정복한 것 같은 성취감이 전신을 충전시킨다. 추측이나 짐작으로 치료한 것이 아니라 질병과 체질에 대한 완벽한 진찰과 처방으로 이루어낸 결과라는 것이 가장 큰 보람이자 기쁨이다.

"야야. 너거 오촌 당숙이 몸이 말을 잘 듣지 않는다고 연락이 왔다. 오늘 간다니까 잘 좀 살펴보거래이."

어머니와의 통화가 끝나고 얼마 지나지 않아 접수대에서 당숙의 걸걸한 목소리가 들려왔다. 얼른 달려가 인사를 하고 보니 와사 증세를 보이며 혀가 마비되어 발음이 어눌했다.

"아재. 어서 진료실로 들어가시죠."

부축하고 걷는데도 다리가 휘적거려 보행이 쉽지 않았다. 일분일초가 다르게 좌측수족마비가 진행되고 있었다.

"이 상태로 어떻게 혼자 오셨어요?"

"조카가… 있는데… 무슨… 걱정이야…"

몇 마디 나누기도 전에 초점이 흐려지며 침을 흘리기 시작했다. 눈앞에서 순식간에 증세가 심해지자 신속하게 진료베드에 눕히고 치료에 돌입했다. 먼저 수족말단에 있는 12경락의 정혈(井穴)을 사(瀉)하고 백회혈과 인중혈 승장혈에 자침을 하고 나니 초점이 돌아오고 발음도 한결 나아졌다. 우황청심환을 입에 넣어주고 맥을 보니 간실(肝實) 담허(膽虛)인 촌구2성 평맥이었다. 양측 구허혈을 보하고 좌측 태충혈에 사를 하고 상통혈로 합곡혈을 보하고 신문혈을 사했다. 10여 분이 지나자 돌아갔던 입이 거의 제자리로 복원되었다.

"어머나. 얼굴에는 침을 놓지도 않았는데 어떻게 나을 수가 있어요?"

어시스트를 하던 침구실 직원의 눈이 동그래졌다.

"중풍치료를 하면 중추성 와사는 따로 치료하지 않아도 금방 좋아져요."

빠른 대응으로 위험한 고비를 넘기자 한결 여유롭게 설명을 했다.

그리고 얼마 지나지 않아 당숙은 스스로 베드에서 일어나 앉았다.

"좀 더 안정을 취하셔야 되는데 왜 벌써 일어나세요?"

다시 눕히려 하자 손을 내저었다.

"환자가 저리 밀렸는데 내가 시간을 너무 많이 뺏었어."

옷매무시를 고치며 일어섰다.

"조금만 늦었으면 길에서 쓰러질 뻔했어요. 한 며칠 출근하지 말고 쉬면서 치료받으세요. 그리고 앞으로는 술과 담배를 하시면 안 되겠어요. 체중조절과 규칙적인 운동은 물론이고예."

"내가 하는 노동일이 얼마나 운동량이 많은데."

"아이고 아재요~ 노동과 운동은 완전히 달라요. 제 말 안 들으시면 머지않아 재발합니다. 그리고 그때는 오늘처럼 금방 낫지 않습니다. 뇌혈관이 슬쩍 막히다가 뚫려서 이만했지만 다음에는 자리 보전할 수도 있습니다."

우황청심환을 몇 개 더 쥐여주고 배웅을 했다.

"역시 우리 조카는 참 대단해!"

마치 아무 일도 없었던 사람처럼 당숙은 껄껄거리며 집으로 돌아갔다.

그즈음 정태용이라는 이름으로 접수된 진료부에 '자폐증'이라는 병명이 적혀 있었다.

"원장님께서 어려운 병을 잘 치료하신다는 소문을 듣고 왔습니다."

태용 엄마는 십칠 년 동안 장애인 아이를 키우느라 한눈에 보기에도 기진맥진해져 있었다. 키가 180cm가 넘었고 체중도 80kg에 육박하는 거구를 어떻게 부양하고 감당했을지 엄마의 고행이 눈에 선하게 보였다.

"그동안 안 해본 치료가 없었어요…."

엄마의 목소리는 갈증 난 입안에 모래를 한주먹 털어 넣은 것처럼 깔깔했다.

"이 나이 되도록 뒷바라지하신다고 참 고생이 많았겠어요."

원장의 위로를 받으면서도 그저 묵묵한 반응을 보일 뿐이었다. 그동안 실패를 거듭해서 지쳤거나 치료에 대한 기대치가 미미하다는 뜻이다.

"시간이 오래 걸리고 치료가 쉬운 것은 아니지만, 너무 낙심하지는 마세요."

아들은 태어날 때부터 자폐 증세를 나타냈다고 했다. 특수학교에 다니고 있지만, 대부분 자폐아와 마찬가지로 정신지체가 심해 정신연령이 3~4세에서 정지되어 있었다. 자폐증의 어려움은 여러 가지지만 가장 힘든 것이 진찰이다. 베드에 눕지도 않지만 누워도 가까이 다가가면 몸을 웅크리며 고함을 지르고 당장에라도 숨이 넘어갈 것처럼 힘들어한다.

정태용은 자폐 장애의 대표적인 증상인 대인상호관계장애, 의사소통과 언어의 장애, 행동장애, 지능과 인지의 결손 등 자폐를 증명할 만한 증상을 고루 다 갖추고 있었다.

"이렇게 심한 자폐는 보통 일 년 육 개월 내외로 치료 기간을 잡습니다. 완치되면 더할 수 없이 좋겠지만, 호전만 되어도 얼마나 다행한 일이겠습니까."

무심하게 듣고 있던 어머니의 눈동자가 잠깐 흔들렸다. 마지막 기대의 끈을 잡을지 말지 갈등을 하는 것 같았다. 그들에게는 이번이 마지막 기회일 것이다. 어쩌면 치료에 대한 희망을 접고 불행을 받아들일 준비를 하기 위한 과정인지도 모른다. 막연한 희망이 얼마나 힘든 것인지 겪어보지 않은 사람은 알지 못한다. 만약 제대로 치료해내지 못하면 두 모자에게 영원히 불행을 수용하게 하는 어둠의 메신저가 될 처지에 놓였다.

"난치병의 주된 원인은 대부분이 열(熱)입니다. 어디에 소재하고 있는 열이든 그 열이 일반인들의 열 배가 넘는다고 보면 됩니다. 과잉행동장애 증후군과 같이 산만한 아이들의 열을 끄는 데 대략 육 개월 정도의 기간이 걸린다면 아토피는 1년 내외, 간질은 1년에서 1년 6개월, 자폐는 그보다 더 걸리는 예도 있습니다."

사실 개원한 지 몇 년 되지 않은 한영으로서도 케이스가 그리 많지 않았고, 상당한 호전을 보이는데도 치료를 중지하는 아쉬운 예도 없지 않았다. 그렇지만 자폐증에 대한 부담은 없었다. 그 이유는 열의 병리를 가장 잘 치료할 수 있는 고방(古方)에 자신이 있기 때문이었다.

"수시로 몸을 흔들기는 하지만 자해나 공격적 행동을 하지 않는 것만도 천만다행입니다."

다른 자폐아에 비해 키가 크고 건강 상태가 아주 양호해서 폭력을 행사한다면 아무도 감당할 수 없을 것이다.

아이가 잠깐 조는 틈을 타 어렵사리 맥을 확인할 수 있었다. 긴삭실(緊數實)한 맥에다 복부 탄력도가 최고 수준임을 확인하고 대청룡탕에 대시호탕과 백호탕을 합방했다. 주 치료처방인 대청룡탕은 표리(表裏)가 모두 실(實)해서 열이 빠져나가지 못해 몸속이 뜨거운 불 위에 올려놓은 압력밥솥과 같은 상태일 때 쓰는 처방이다. 그건 마치 한여름 더위에 한증막에 가두어놓고 계속해서 불을 때는 것과 같은 형국이다. 그러니 성인이라 해도 미치지 않고 견뎌낼 사람은 없을 것이다.

"치료 기간이 긴 만큼 경과는 최소 육 개월 이상 지나야 어느 정도 변화를 인식할 수 있을 것입니다. 그러니 조급해하지 말고 잘 따라주시기 바랍니다."

치료의 개요와 과정을 막힘없이 술술 풀어나가자 엄마의 얼굴이 조금씩 밝아지기 시작했다.

"이제 더는 기댈 데도 없으니 원장님을 믿고 시작해보겠습니다."

난치성 질환의 치료율이 높다는 소문이 퍼지기 시작되자 정신과 질환, 루퍼스, 간질, 전신건선, 여러 가지 알레르기성 질환자들이 줄을 이었다. 간혹 치료 기간이 길어지기도 했지만 그다지 어렵지 않게 난치병을 이겨내고 있었다.

그런 어느 날 다섯 살이 되었음에도 근무력증으로 일어서지도 걷지도 못하는 '이슬비'라는 예쁜 이름의 여자아이가 내원을 했다. 어찌나 총명한지 침 치료를 병행해야 한다는 말을 듣고는 엄마가 설득하기도 전에 먼저 침 치료를 받겠다며 손을 내밀었다.

"침을 맞으면 많이 아픈데 그래도 참아낼 자신 있어요?"

조심스러운 물음에 잠시 고민을 하더니 비장한 표정으로 대답했다.

"예. 선생님. 무섭긴 하지만 침 맞을래요."

찌르르 감전이 되는 충격이 심장을 관통하고 지나갔다. 어린 가슴이 얼마나 간절하고 애가 탔으면 다섯 살밖에 되지 않은 철부지가 그런 용기를 낼 수 있단 말인가! 무슨 수를 써서라도 아이의 아픔과 상처를 치유해내리라 다짐했다. 그런데 지극한 노력에도 불구하고 좀체 호전이 되지 않았다.

이 정도로 심하게 이완된 근육과 관절을 수축시키려면 영추(靈樞 황제내경의 한 부분)의 개합추로 치료를 병행해야 한다.

첫째, 진기(眞氣)가 갇혀 흐르지 못해 마비되었으므로 양명의 합(闔)인 여태혈과 대영혈을 취혈했다. 둘째, 관절의 이완으로 골요(骨搖)가 되어 뼈가 흔들려 걷지 못하므로 소양의 추(樞)인 규음혈과 청회혈을 취혈했다. 거기다 오장육부 조절 침을 병행했으니 혈 자리가 9개나 되었다. 아홉 군데나 자침을 하는데도 주르르 눈물만 흘릴 뿐 아이는 신음조차 내지 않았다.

"세상에. 어쩌면 어린애가 저럴 수가…!"

옆에서 지켜보던 환자들은 너무 놀라 말을 잇지 못했다.

근골(筋骨)을 튼튼하게 하는 육미지황탕은 선천지근본(先天之根本)을 보강하는 최고의 처방인데 한약과 침을 병행하는데도 한 달이 지나도록 조금도 호전의 기미를 보이지 않았다.

3개월이 지날 즈음 원장실로 슬비 엄마를 따로 불렀다.

"맥을 보고 오장육부의 기운을 조절하고 한약으로 하체를 보강하고 침으로 경락을 소통시켰음에도 아직 아무런 효과가 없어요. 그래서 드리는 말씀인데요… 죄송하지만 슬비의 병은 제가 완치를 시킬 자신이 없습니다…"

엄마가 양손으로 얼굴을 가리며 울음을 터뜨렸다.

최선을 다했음에도 좌우척맥이 살아날 기미를 보이지 않았다. 아무리 어려운 난치병도 3개월이면 최소한의 변화가 나타나기 마련인데 아이의 몸은 좀체 반응하지 않았다. 외형적인 호전도가 미약하다 해도 맥이 바뀌기 시작하면 되는 것이다. 맥이 돌아오면 증상의 호전은 저절로 따라오게 되어 있다. 그런데 슬비는 다른 환자들과 달리 맥조차 요지부동이었다.

아직 예비가 된 침 치료와 처방들이 있고 어려운 병이라 최소한의 치료 기간을 일 년은 잡아야 하지만, 어린아이가 매일 침을 맞으며 인내하는 모습을 바라보기가 견디기 어려울 만큼 고통스러웠다. 그리고 가능성만으로 무한정 끌고 갈 수도 없는 일이었다. 원장의 눈에서도 눈물이 흘러내렸다.

"정말 죄송합니다…"

"그러면 우리 슬비는 이제 어디로 가야 합니까…"

어느 햇살 눈 부신 날

네 번째 생일을 지나고도
걷지 못하는 아이를 만났네.

뼛속까지 침을 찔러 넣어도
뚝뚝 눈물만 떨구며 울지 않는 아이.

너무 일찍 철이 들고만 아이를
사랑하게 되었네.

눈물이 채 마르기도 전
고마스미다…
사라하미다…

어느 햇살 눈 부신 오후

시선 둘 곳 하나 찾지 못했네.

"원장님, 제가 알레르기 천식과 비염으로 고생이 이만저만이 아닙니다. 사업상 사람을 자주 만나야 되는데 늘 훌쩍거리거나 재채기를 하는 데다 어쩔 수 없이 술이라도 한잔하게 되면 가래가 끓어오르고 호흡 장애가 심각합니다."

50대 중반의 남자는 젊을 때부터 꾸준히 운동한 듯 근육질의 꽤 튼실한 체질이었다. 진맥을 마친 원장의 표정이 밝았다. 예상하던 것과 맥이 같다는 뜻이었다.

"우측 촌맥이 느리고 단단합니다. 이 맥(脈)은 폐(肺)가 차갑고 냉하다는 것입니다. 알레르기는 유전적인 성향이 강해서 잘 낫지 않고, 호전되어도 곧잘 재발하지요. 게다가 환경의 영향을 많이 받고 사장님처럼 사업상 자주 술을 마시게 되면 알레르기가 자극을 받아 치료가 어려워집니다."

"맞습니다. 원장님. 제가 안 해본 것이 없습니다. 아무것도 소용이 없었어요. 그래서 지금은 심할 때마다 양약을 복용하고 스프레이를 뿌리며 살고 있습니다. 50세가 되기 전에는 전혀 이런 증상이 없었는데."

"그렇지만 알레르기 천식이 새로 발병한 것은 아닙니다. 알레르기 체질이 몸속에 잠복해 있다가 적당한 조건이 되면 활성화되니까요. 알레르기는 피부나 점막을 자극하는 특징이 있어요. 비강점막을 자극하면 비염이 되고, 기관지 점막을 자극하면 천식이 되고, 피부를 자극하면 알레르기 피부가 되는 것입니다. 그래서 어떤 사람은 몇 가지 알레르기가 동시에 나타나기도 합니다."

"아… 그런 거군요. 다른 의료 기관에서는 이런 기전에 대한 해석을 들어본 적이 없습니다. 이제 제 체질을 이해할 것 같습니다."

남자가 고개를 끄덕였다.

"근본적으로 치료하는 방법은 없을까요?"

"타고난 체질이라 쉽지는 않지만, 체질개선이 될 만큼 치료를 받고 가능하면 자극이 될 만한 술 담배를 끊거나 줄이고 식이요법을 병행한다면 무난하게 치료가 될 겁니다. 공기 좋은 전원에서 사신다면 더욱 좋겠지요."

알레르기성 천식은 허약체질이거나 흉부희안(胸部喜按)에다 폐가 냉할 때는 영강감미신탕(苓薑甘味辛湯)이 좋고, 가래가 많으면 영강감미신하탕(苓薑甘味辛夏湯)이 주효하다. 그런데 신체가 건장하고 피부가 튼실하고 폐가 냉한 체질은 마황탕(麻黃湯) 계열의 처방만큼 좋은 게 없다.

인영4성 평맥의 폐허(肺虛) 대장실(大腸實)에 맞춰 오른쪽 손목의 태연혈을 보하고 양쪽의 합곡혈을 사했다. 그리고 한(寒)의 찬 기운을 풀기 위해 육기침법으로 토극수(土克水)의 치료법을 시행한 다음 마행의감탕을 처방했다.

"기분 때문인지는 몰라도 침을 맞자마자 코가 뚫리고 숨쉬기가 금방 편해지는 느낌이 듭니다."

심호흡을 해보기도 하고 코를 실룩거리며 신기해했다.

"폐가 따뜻해질 때까지 체질개선을 해야 되므로 몇 개월 정도 치료를 받으면 좋겠습니다."

"모든 걸 원장님께 맡기겠습니다. 잘 부탁합니다."

며칠간 침을 맞고 한약을 복용하더니 치료실에 들어온 원장의 손을 붙잡았다.

"세상에 이런 일이 있을 수 있습니까? 지금 느낌으로는 80%는 나은 것 같습니다. 걸으면 숨이 차고 호흡이 가쁘고 힘이 들었는데 그 증상까지도 엄청나게 개선이 되었습니다."

마행의감탕(麻杏薏甘湯)은 마황, 행인, 율무만으로 구성된 처방이다. 마황에다 흔하디흔한 살구씨와 율무만으로 해묵은 알레르기 체질을 바꾼다는 사실을 그 누가 믿을 것인가! 이렇게 우리가 보통 먹는 음식으로 치료한다고 해서 한약을 식치(食治)의 최고급 메뉴라고 하는 것이다.

같은 증상을 보이는 알레르기 천식이나 비염이라도 몸이 마르고 진액이 부족한 체질의 환자에게 마행의감탕은 아무런 효과가 없다. 같은 병명이나 증상을 가지고 있어도 체질과 맥에 따라 처방이 모두 다르다는 것이 한의학의 장점이자 어려움이다. 그런데 그런 어려움을 극복해나갈 때 난치병을 치료하는 결정적인 심미안(審美眼)이 생기게 되는 것이다.

예상보다 빠른 일 개월 반 정도 한약을 복용하고 침 치료를 받던 알레르기 천식 환자는 더 이상 내원을 하지 않았다. 궁금해하던 차 전화를 해왔다.

"원장님 덕분에 다 나은 것 같습니다. 남은 약만 먹으면 될 것 같아요."

그의 음성은 아주 맑고 쾌활했으며 이전처럼 가래 끓는 소리도 나지 않았다.

"그럼 지내보시다가 다시 나빠지면 오세요."

바로 수긍을 해주었다. 일반적으로 환자들은 모든 것을 원장에게 맡기겠다고 철석같이 약속을 해놓고도 증상이 호전되면 대부분 치료에 게을러진다. 그런데 스스로 치료를 중단하고는 재발을 하면 한의원에서도 완치가 되지 않고 그때뿐이더라고 하는 경우를 자주 보게 되었다. 증상이 좋아질수록 완치에 대한 기대감이 커지며 더욱 치료에 집중하게 되는 것이 상식이지만 일반인들의 해석은 그들만의 루틴으로 흘러갔다.

어느 날 휠체어를 탄 60대 남자가 원장실로 들어왔다. 오른쪽 발목은 이미 절단을 했고 왼발은 붕대를 했는데 붕대 바깥으로 출혈한 혈흔이 검게 배어 나와 있었다. 환자가 다가오자 살 썩는 냄새가 진동했다.

"제가 당뇨합병증으로 한쪽 눈을 전혀 볼 수 없게 되었고 오른쪽 발은 절단을 했어요. 근데 왼쪽도 계속 썩어들어 이것마저 절단을 해야 한다고 해서 찾아오게 되었습니다."

낙담한 환자의 상태는 처참하기 짝이 없었다. 붕대를 벗겨보니 왼발도 발가락은 전부 절단이 되었고 염증이 발전체로 진행되어 발가락을 잘라낸 부위가 시꺼멓게 썩어들고 있었다.

"저는 그동안 다닌 여러 의료 기관에서 시키는 대로 열심히 치료와 관리를 했습니다. 혈당강하제 꼬박꼬박 복용하며 운동과 식이요법을 최대한 실천하려 노력했습니다. 합병증이 오기 전까지는 수치도 정상을 잘 유지하고 있었고요."

"그나마 관리를 했으니 이 정도지 관리를 게으르게 했다면 꼼짝없이 누워서 지내고 계실지도 모릅니다."

고혈압이나 당뇨병을 앓는 환자들이 이구동성으로 하는 말은 '병원에서 주는 처방대로 약을 열심히 먹고 지시에 따라 충실하게 관리한다.'는 것이다. 맞는 말이다. 그런데 그것이 전부가 아니라는 것을 모르고 있다. 소모성 질환인 당뇨는 관리를 잘해도 일반인보다 노화나 오장육부의 기능 저하가 훨씬 빠르게 진행된다. 단기간으로 보면 별 차이 없어 보이지만 10년 혹은 그 이상의 장기적인 미래를 예상해보면 엄청난 차이가 난다. 그러다 합병증을 거론하는 시점이 되면 비로소 관리의 한계를 깨닫게 된다.

관리가 어려우냐? 그렇지 않다. 합병증이 오기 전이라면 일 년에 2회 정도 규칙적으로 허약해진 오장육부의 기능을 보강하는 한약 처방을 복용하면 되고, 합병증이 현저하게 인식되는 단계라면 일 년에 4회 정도로 충분하다. 내원하는 환자들이 새길 수 있도록 단단히 당부해도 제대로 지키는 비율이 5%를 넘지 못했다.

"어때요? 치료가 가능할까요?"

"당뇨 말기 합병증이라 단순한 염증 치료를 하는 것과는 좀 다르지만 한 번 해볼 만할 것 같습니다. 처음 증상이 나타날 때 오셨으면 오른쪽 발을 절단하지 않아도 되셨을 것을…"

"젊을 때 당뇨가 왔었는데 당뇨 판정을 받고도 이 사람은 술고래였어요. 담배도 하루 세 갑씩 피웠으니."

"무슨 소릴 하는 거야? 내가 술 담배 끊은 게 언젠데!!"

나름대로 애를 썼다는 표현을 아내에게 역정을 내는 것으로 대신했다.

"선생님의 노력은 충분히 인정합니다. 당뇨나 고혈압 체질을 타고난 분들은 당뇨나 혈압에 해로운 음식이 절대적으로 당깁니다. 그 본능적인 욕구를 극복하기란 여간 어려운 일이 아니죠. 이런 유전적 육체는 당뇨나 혈압이 합병증을 완성해야 자기 소임을 다했다고 여기니까요."

"아… 그럼 입이 당기는 대로 음식을 먹으면 안 되는 거군요!"

"그렇습니다. 일반인들은 입이 당기는 대로 먹는 것이 몸에 좋다고 말들을 하는데 그건 아주 좋은 체질을 타고난 경우에만 해당하는 것입니다."

이 환자 역시 대학병원에서 소장종양을 수술하고 회복하지 못하던 노인과 아주 흡사한 케이스이다. 병명이 다르고 환부도 달랐지만, 몸이 자생력을 잃어 재생능력을 발휘하지 못하는 공통점은 같다. 전자는 몸이 허약해서 회복이 어려웠다면 후자는 오랜 당뇨로 인해 몸의 기혈이 소진된 케이스이다.

"몸이 너무 부실하여 아무래도 하초의 기운을 극대화하는 녹용을 좀 넣어야 겠습니다."

두 내외가 동시에 눈을 동그랗게 떴다. 살이 썩어 가는데 왜 치료를 하지 않고 보약을 쓰느냐는 것이었다.

"녹용이나 인삼 같은 약들이 보약으로 쓰이는 경우가 대부분이라 그리 생각하실 수도 있습니다. 그런데 극도로 소모성이 심한 질환을 치료하고 재생시키는 데에 선천지근본(先天之根本)을 되살리는 녹용보다 좋은 치료제는 없습니다. 아니 이것이 아니면 치료가 지연되거나 완성도가 떨어질 수밖에 없지요."

"아… 그렇군요. 비용은 괘념치 마시고 우야든동 이 사람 좀 살려주십시오."

뜻을 제대로 알아차린 부부의 간청이 반가웠다.

흉부희안에다 맥이 무력하고 지삽(遲澁 느리고 껄끄러운 맥)해서 사역탕에 탁리소독음과 십전대보탕을 합방하고 녹용을 가미하여 한 번에 두 재를 지어주었다. 한 재를 복용하고 재진을 할 상황이 아니었다.

약을 가져가고 일주일이 채 되지 않았는데 환자로부터 전화가 왔다.

"원장님. 큰일 났습니다. 염증이 점점 더 진행되고 있어요. 진물도 더 많이 흐르고요."

신속히 내원을 하라고 일렀다. 통화를 마치고 30분이 채 지나지 않았는데 부부가 진료실로 들어왔다. 붕대를 벗기고 핀셋으로 환부를 들춰보았다. 뼈와 껍질만 있던 경계부위에서 빨간 새살이 색실처럼 미세하게 돋아나는 것이 보였다.

"하초맥이 처음보다 많이 활성화가 되었어요. 그리고 염증 부위에 새살이 돋아나기 시작했고요. 고름이 더 많이 나오는 것은 속에 들어있던 나쁜 것들을 밖으로 뿜어내는 거니까 걱정 안 하셔도 되겠습니다."

탁리소독음(托裏消毒飮)이란 처방의 탁리(托裏)는, 문자 그대로 속에 있는 고름이나 염증을 밖으로 밀어낸다는 뜻이다. 절박한 환자들은 이해의 집중력이 높았다. 부부가 감사인사를 하고 돌아갔다.

삼 주일 후 다시 병원에 온 환자의 다리는 붕대에 고름이 거의 묻어있지 않고 살 썩는 냄새 역시 나지 않았다.

"원장님. 고맙습니다. 그날 이후로 염증과 고름이 점점 줄더니 새까맸던 피부도 살 색이 많이 돌아왔어요!"

완치에 대한 기대감으로 음성이 한껏 들떴다. '이제 되었다!' 내심 완치를 확신했다.

다시 한 달이 지나고 내원한 환자의 발은 검은색을 벗어나며 진물이 멎었고 뼈가 들여다보이던 부위도 거의 재생이 되어 있었다.

"요즘은 소독하지도 않아요. 그래도 계속 좋아지니 아주 기쁘답니다."

다시 2개월간 한약을 복용한 남편은 휠체어를 버리고 지팡이를 짚고 걸어서 원장실을 들어왔다. 절단한 발은 의족을 했지만, 완치가 된 발은 신발을 신었는데 보행에 별 어려움을 느끼지 않았다.

"지팡이 없이 걸을 수 있는데 와이프가 자꾸 지팡이를 쥐어주는 바람에…"

투정을 하면서도 남편은 연신 싱글거렸다. 축하 악수를 하는데 기운을 회복한 환자가 얼마나 세게 쥐는지 '악!'하고 비명을 질렀다. 건강 상태를 간접적으로 전달하는 실로 우스꽝스러운 건강 과시 방법이었다.

"원장님 덕분에 새로운 삶을 살게 되었어요."

한영이 기분 좋은 웃음을 지었다.

"새 삶이라니요. 죽을 사람을 살려 주신 거지."

당뇨합병증이 치료되었다는 것은 단순히 그 환부만 좋아진 것이 아니다. 그 부위가 재생되었다는 것은 오장육부가 정상적인 활동을 할 수 있는 단계로 업그레이드가 되었다는 것이다. 그러면 앞으로도 건강한 상태로 연장된 수명을 누리게 됨은 두말할 나위가 없다.

부부가 보자기에 싼 큼직한 선물 꾸러미를 책상 위에 올려놓았다.

"이게 뭐죠?"

"네. 한우 갈비입니다. 댁에 가져가셔서 사모님과 맛있게 드십시오."

선물을 반려하려는 노력은 노부부의 고집을 감당하기 어려웠다.

"그러면 저희 직원들과 회식을 하도록 하겠습니다. 고맙습니다."

원장실을 나간 부부는 바로 귀가를 하지 않고 대기실에 있는 다른 환자들과 신나게 덕담을 나누고 있었다.

그다음 차례로, 자폐로 내원했던 정태용이 엄마 손을 잡고 빙그레 웃으며 들어왔다. 한약을 복용한 지 벌써 일 년 오 개월이 지나고 있었다. 태용은 치료를 받은 지 10개월이 지나며 스스로 베드에 누워 진찰의 손길을 받아냈다. 흔들던 팔다리와 몸이 안정되었으며 정신적으로도 집중력이 살아나기 시작하자 엄마가 완치에 대해 확신을 하면서 치료 과정이 더욱 순조로웠다.

"원장님. 희… 희소식이 있습니다."

말이 헛나올 만큼 엄마는 한껏 들떠있었다. 과장된 몸짓으로 일부러 조바심을 내는 척했다.

"글쎄 특수학교 담임선생님이 이제 어떠한 자폐 증세도 남아 있지 않다고 확답을 해주셨어요. 그리고 지금부터 공부하면 대학을 갈 수 있고 사회생활도 가능하다고 했어요."

기대는 하고 있었지만 직접 결과를 듣게 되자 형용할 수 없이 크나큰 감회가 밀려왔다. 말이 1년 5개월이지 하루도 빠지지 않고 30재가 넘는 한약을 데워 먹인 엄마와 그걸 먹어낸 아이의 끈기가 놀라웠다. 이 결과는 엄마의 믿음이 이루어낸 한 편의 감동적인 드라마였다.

"고맙습니다. 알고는 왔지만, 처음엔 사실 믿지 않았거든요."

말을 하면서도 원장의 손을 잡고 놓지 않았다. 직원들과 함께 태용의 경과를 지켜보았던 대기실 환자들이 원장실로 몰려와 일제히 박수를 쳐주었다.

"정말 멀쩡한 청년이 되었어!!"

"이런 기적 같은 일도 다 있구나."

자폐가 치료되었다는 것을 믿을 사람은 드물다. 치료 메커니즘이 아무리 좋다고 해도 또 다른 정태용이 내원을 했을 때 똑같이 치료된다는 보장은 없다. 그렇지만 제 삼, 제 사의 정태용이 온다고 해도 두렵지 않았다. 이미 임상에서 난치병의 원인과 기전을 알아냈고 여러 차례 치료해준 경험은 그의 능력을 정점으로 이끌고 있었다.

아직은 지각능력이 3~4세에 불과한 정태용이지만 일상과 학업은 지금부터 익히면 된다. 평생 타인의 손길 안에서 생활해야 되는 어른아이가 홀로서기를 할 수 있으니 세상은 지금부터 배워나가면 되는 것이다. 부모가 원하는 대로 자식이 따라주지 못해 가족 간에 갈등과 마찰이 생기는 가정이 허다하다. 그런데 불치병을 앓는 자녀를 둔 부모는 오로지 자식이 건강하기만을 소망한다. 그 소박함이 모든 사람의 인연에 적용된다면 세상은 참으로 아름다울 것이다.

검은손

　허리가 아픈 할머니에게 침 치료를 하려고 바지를 내리자 팬티와 엉덩이에 눌린 대변이 찐득하니 모습을 드러냈다. 연세가 많아 팬티에 똥을 지린 줄 몰랐던 것 같았다. 얼른 화장지를 가져다 그 위를 살짝 덮었다. 똥냄새가 물씬 났지만 아무 일도 없는 것처럼 허리와 고관절치료를 했다. 워낙 순발력 있게 처리를 해서 아무도 똥 묻은 엉덩이와 팬티를 보지 못했다.

　다음날 할머니가 다시 침 치료를 받으러 왔다. 혹시나 하고 이번에도 조심스레 바지를 내리는데 고개를 돌려 바라보며 씩 웃었다.

　"우리 원장님은 비위가 참 좋아요."

　"어머니. 무슨 말씀이세요?"

　"오늘 내가 화장지 값을 두둑이 내야 하는데…"

　흐뭇한 미소를 띠며 원장의 엉덩이를 톡톡 쳤다. 연세가 드신 분들은 감각이 떨어져 예상치 못한 실수를 자주 한다. 가리개 커튼을 벽인 줄 알고 기대다가 떨어져 혹이 불거져 간담을 서늘하게 하기도 하고, 아픈 부위를 잊어먹고 한참

동안 온몸을 더듬어보는 노인들도 있다.

"참 이상하네…. 분명히 아파서 왔는데 여기만 오면 아픈 데를 까묵네."

"와하하하…"

너도나도 배를 잡고 웃었다. 입심 좋은 어머니는 온갖 동네 소문을 다 물어오고 신앙심이 돈독한 할머니는 거룩하게 설교를 하기도 했다. 한동안 그렇게 평화로운 나날들이 이어졌다.

퇴근하고 들어오는 아들을 불러 앉혔다.

"너. 거기 좀 앉거라."

"무슨 하실 말씀 있으세요?"

"지금부터 내가 하는 말에 절대 토 달지 말고 시키는 대로 해주어야겠다."

그즈음 부모는 노총각이 된 아들을 하루라도 서둘러 결혼을 시키려 애를 쓰고 있었다. 한의원이 잘 나간다는 소문을 타고 여러 군데서 선을 보자고 줄을 섰지만, 눈에 드는 혼처를 찾기는 쉽지 않았다. 아들의 나이는 고려하지 않고 한껏 높아진 어머니의 기대치도 한 몫을 했다.

"언제까지 이렇게 지낼거냐? 너도 이제 결혼을 해야 하지 않겠나? 혹시 사귀고 있는 아가씨가 없으면 좋은 자리가 있는데 한 번 만나 보지 않을래?"

그동안 누나들로부터도 수차례 제안을 받았지만 늘 바쁘다는 핑계를 댔다.

"한 번도 우리들 부탁을 들어주지 않았지만, 이번만큼은 더는 양보를 못하겠다."

평소와 달리 어머니는 단호했고 한 치도 물러설 기미를 보이지 않았다. 이제는 형식적으로라도 한 번은 선을 봐야 할 시점이 되었다.

"옛날에 우리가 세 들어 장사하던 집 주인 딸인데 이름이 희영이라고 너도 알거야. 나이가 너보다 네 살 아래라 한 동네 살아도 친하게 지내진 않았겠지만…. 아버지도 찬성하셨단다."

아들의 눈치를 살폈다. 어쩌면 혜은과의 관계를 염탐하는 건지도 몰랐다.

"사귀는 사람은 없제?"

없기를 바라는 어머니의 눈빛이 간절했지만 대답을 하지 않았다. 어머니가 극도로 싫어하니 아직 혜은과 결혼을 해야겠다는 말을 꺼내지 못하고 있었다.

"너도 알다시피 그 집은 쳐다보기조차 어려운 이 지역 유지야. 너를 잘 키워 세 들어 살던 주인집 딸과 혼담을 나눈다니 신이 나서 어깨춤이라도 추고 싶구나."

부잣집이나 유지의 딸과 결혼을 하면 품격이 크게 상승한다고 여기는 것 같았다. 어쨌거나 대학을 졸업할 때까지 뒤를 봐주신 부모의 권유를 또다시 거절하기는 어려웠다.

"그럼 한 번 만나보죠."

승낙이 떨어지자 어머니는 감격스러워했다.

"조속한 시일 안에 자리를 만들어 볼 테니 그리 알고 있어라."

말을 마치자마자 바로 전화기로 달려가 다이얼을 돌렸다. 차르르 소리를 내며 돌아가는 다이얼이 삼류 극장 영사기 돌아가는 소리처럼 찝찝했다. 너덜거리는 필름이 금방이라도 끊겨 여기저기서 야유가 터져 나올 것만 같았다.

반색하다가 호들갑스럽게 웃다가 허리를 굽실거리다가 과장된 몸짓으로 맞장구를 치다가 전화기를 내려놓았다.

"애야. 그 집에서도 서두르자고 하는구나. 희영이가 서울에 그 유명한 대학을 나왔잖아. 미국으로 유학을 갔다 오기도 했고."

이희영이 E 여대를 나왔다는 정도는 알고 있었다. 시장에서 장사하는 사람들이 자녀를 서울의 사립대학으로 보내기는 어려운 일이었으므로 그녀의 유명세는 대단했다. 수도 없이 선을 보았다는 말도 있었고 콧대가 높아 서른이 되도록 시집을 가지 못했다는 소문도 있었다.

"오는 일요일 오후 2시 서면 대아호텔 커피숍에서 만나자는구나. 일단 너희 둘이 먼저 만나본 다음 상견례를 하기로 했다."

말을 마치기도 전에 어머니는 벌써 상견례 때 무슨 옷을 입을까 라며 장롱문을 열었다.

　이희영을 만나기로 한 일요일은 새벽부터 추적추적 비가 내렸다. 버스를 타고 서면 로터리에서 내려 우산을 받쳐 들고 저만치 떨어진 대아 호텔커피숍을 향해 걸어갔다. 그때 호텔 앞 도로변에 로열살롱 승용차가 미끄러지듯 다가와 멈춰 섰다. 흡사 배우나 모델 같은 미모의 여성이 차에서 내리더니 운전기사의 우산 서빙을 받으며 호텔 안으로 들어갔다.

　비껴드는 빗방울에 옷을 적신 한영이 호텔 입구에 비치된 거울을 보며 물방울을 털고는 커피숍으로 들어섰다. 이리저리 실내를 둘러보아도 이희영으로 여겨지는 여성은 보이지 않았다. 고등학교 다닐 때 말고는 한 번도 본 적 없이 15년 넘어 세월이 흘렀으니 그럴 만도 했지만, 여자 손님이라고는 방금 전 고급 승용차를 타고 온 그녀가 유일했다.

　선택의 여지가 없었다. 조심스레 다가가 말을 건넸다.

　"저, 혹시 이희영 씨인가요…?"

　"네, 접니다. 앉으세요."

　감정이 드러나지 않는 무표정한 얼굴로 이희영이 자리를 권했다. 심드렁한 분위기로 보아 그녀 역시 억지로 떠밀려 나온 자리인 것 같았다.

　"김한영입니다."

　자리에 앉자마자 무안할 만큼 한참을 빤히 쳐다보더니 입꼬리가 슬며시 올라갔다.

　"가까이 이웃하고 살았어도 제가 사립 초등학교를 다녀 친해질 기회가 없었죠. 하긴 지저분한 시장 골목을 도통 나가 놀지 않았으니…. 자주 어울렸으면 오빠와 동생 하며 친하게 지낼 수도 있었을 텐데."

　그녀의 집은 시장에서 몇 블록 떨어져 있는 고급주택이었다. 높은 담장 안으로 잘 정돈된 향나무가 한 줄로 늘어서 있는 거대한 철 대문을 지나칠 때마다 주눅이 들어 제대로 쳐다보기조차 어려워했던 기억이 났다.

희영은 결벽증 환자가 아닐까 할 정도로 옷매무새나 머리 손질, 화장 등 어느 하나 깔끔하고 완벽해 보이지 않는 것이 없었다. 다소 차가운 느낌은 있었지만, 키가 크고 늘씬할 뿐 아니라 서구적인 이미지의 보기 드문 미인이었다.

이희영이 아래위로 옷차림을 훑어보며 묘한 웃음을 흘렸다.

"공부만 열심히 한 남자들의 공통점이 좀 촌스럽다는 거예요. 그런데 한영 씨 외모는 퍽 귀공자 타입이시군요."

칭찬 같기도 하고 그 반대인 것 같기도 한 이야기에 좀 얼떨떨해졌지만, 성격이 직선적이어서 그럴 거라 여기기로 했다.

"아. 신경 쓰지 마세요. 나쁜 뜻은 아니니까. 근데 개원한 지 얼마 되지 않았는데 아주 잘나간다면서요?"

현실 불가한 현상을 보는 듯 신기해했다.

"한의원이 병원인지 한의사가 의사인지 사실 잘 몰라요. 그런데 한의원으로 환자가 온다면 병도 고친다는 거 아닌가요?"

솔직한 것인지 모자라는 것인지 기분을 황당하게 만드는 묘한 화법을 구사했다.

"나는 한의원이라면 할아버지가 긴 담뱃대를 물고 앉아 몸보신 하는 약이나 지어 파는 곳인 줄 알았거든요."

대체로 상대방의 입장이나 감정을 고려하지 않고 자기 위주로 해석하고 말을 하는 타입임을 알 수 있었다. 말을 돌려 하거나 꾸미는 것보다 좋을 수도 있겠다며 대화에 적응하려 애를 썼다.

"아 참. 차 주문해야죠. 저는 블랙 좋아해요. 한영 씨는?"

"저도 같은 거로 하겠습니다."

커피를 좋아하지는 않지만 기왕 마시지 않을 것이니 무엇이든 상관이 없었다.

"이 집 커피 맛이 요즘 왜 이러지…"

혼잣말을 중얼거리며 커피를 홀짝이더니 엉뚱한 말을 꺼냈다.

"연애해 본 적 있어요? 아니다. 연애박사일 수도 있겠다. 외모를 보면 여자들에게 아주 인기가 많을 것 같은데."

윤기 없는 어투는 먼지처럼 흩어졌고 사생활에 아무 관심이 없는 눈치였다.

"없지는 않았지만… 그다지 오래 사귀지는 못했어요."

더듬거리는 모습을 보며 쿡쿡 웃었다.

"키스도 못 해보고 헤어진 거 아녜요?"

엉뚱한 질문에 당황해서 얼굴을 붉히자 재미있다는 듯 깔깔거리며 웃어댔다. 주위 사람을 전혀 의식하지 않는 큰 웃음소리에 낯이 간지러워 목을 움츠렸다.

"좋아요, 한영 씨 마음에 들었어요."

상대방의 의견은 아랑곳하지 않고 또다시 일방통행을 했다. 마치 자기만 결정하면 성사가 되는 일인 양 득의만면한 미소를 흘렸다.

"저는 연애도 많이 해보았고 또 선도 많이 보았는데, 결혼을 전제하고 보니 제 눈에 드는 신랑감이 없었어요. 학벌이 좋거나 전문직은 융통성 없이 따분하고, 돈 많은 부자는 거들먹거리거나 거만하고… 누구는 뭐 지네들만큼 못 사나. 근데 한영 씨는 좀 다른 것 같네요."

손을 들어 웨이터를 부르더니 다른 커피로 바꿔오라며 인상을 썼다.

"저는 지난 10년 동안 한의학에만 파묻혀 살아 세상 물정을 잘 모르고 희영 씨처럼 멋을 낼 줄도 모르고 가진 돈도 없는데 어쩌죠?"

일부러 부정적인 이미지를 강조했는데 뜻밖에 화통하게 수용하며 거리를 두려는 의도를 무색하게 만들었다.

"세상 물정이야 지금부터 알아나가면 되고, 멋 내는 건 내 전공이니 아무 문제가 없고, 돈은 잘 버신다니 된 거네요."

어느새 그의 밥상에 슬그머니 젓가락을 올려 놓았다.

"저는 의류학을 전공했어요. 미국으로 석사를 하러 갔다가 노느라 학위도 못 받고 아버지 눈 밖에 나서 불려 들어왔죠."

말하기 곤란한 주제나 자신의 결점을 눈 하나 깜짝하지 않고 서슴없이 드러 냈다. 사실은 희영이 학점을 이수하지 못한 것도 있었지만, 남자와 동거를 하다 들통이 났던 것이었다.

거짓말에도 음양(陰陽)이 있다. 직접적인 말로 상대방을 속이는 것이 양(陽)에 속하는 거짓말이라면 정보를 제대로 제공하지 않아 상대방을 속도록 유도하는 것은 음(陰)에 속하는 거짓말이다. 그런데 이희영은 이 두 가지 거짓말을 적당 히 섞어 쓰는 것 같았다.

"우리 부모님이 한영 씨 칭찬을 많이 하던데. 어릴 적부터 효심이 지극하고 공부 잘하고 착했다고."

"그건 어른들끼리 좋게 말씀들을 해서 그렇지 실제는 그렇지 않아요."

또다시 상대방의 말은 무관심하게 흘려버리고 이내 주제를 바꾸었다.

"솔직히 나는 결혼에 관심이 없어요. 설령 결혼한다 해도 아이는 낳고 싶지 않고…."

상식 밖의 대화를 왜 첫 만남에서 하는지 이해할 수가 없었다. 대화해 갈수 록 이야기는 점점 더 일방적으로 흘렀고, 수용하려 애를 써도 말의 진의에 대한 의심이 시커먼 콜타르처럼 끈적거리며 달라붙었다. 하늘이 점점 더 무겁게 내 려앉으며 창밖의 빗줄기가 굵어지기 시작했다. 그는 자꾸만 그 빗물에 둥둥 떠 서 악취 나는 하수구로 흘러가는 길 잃은 종이배가 된 것 같았다.

그렇게 첫 만남을 마치고 납덩이처럼 무거워진 발을 끌며 집으로 돌아왔다.

"처자가 아주 예쁘제? 그래 우야기로 했노?"

어머니는 호기심을 견디지 못하겠다는 듯 아들 곁을 맴돌았다.

"아가씨가 너무 멋쟁이에다 부잣집 딸이라 부담스러웠어요."

"그 아이는 평생 손에 물 한 방울 적시지 않고 살았는데 요즘 세상은 그리

귀하게 자란 여자가 살림을 더 잘한다는 말이 있더구나."

말도 되지 않는 칭찬을 늘어놓는 어머니는 스스로 감동을 하기로 작정한 사람처럼 보였다. 그런 기대치를 딱 잘라 거절을 하기는 어려웠다.

"상견례는 좀 더 생각해보고 나서 날을 잡도록 하세요."

뭐라고 대응을 하기 전에 방으로 들어가 옷을 갈아입고는 서둘러 현관문을 열고 나섰다.

"바람 좀 쐬고 올게요…."

기분이 영 개운치 않아 앞만 보고 걸어가는데 자꾸만 혜은의 얼굴이 어른거렸다. 양정초등학교 정문 옆에 있는 공중전화 부스에 들어가 전화를 걸었다.

"여보세요…."

"아. 형!!"

밝은 음성이 우울한 심사를 단번에 흩어주었지만, 비밀리에 선을 보고 온 죄책감에 다시 풀이 죽고 말았다.

"근데 오늘 목소리에 힘이 하나도 없으세요."

"아니야 괜찮아. 너도 만만찮지?"

"호호. 저는 서바이벌 체력이잖아요. 근데 부모님은 다 건강하시죠? 보고 싶은데 뵐 수가 없어서…."

외롭게 자란 혜은은 그의 부모와 생활했던 한 달여의 날들이 사무치게 그리웠다. 쫓겨난 지 3년이나 지났지만, 함께 지낸 행복했던 기억을 떠올릴 때마다 두 눈 가득 눈물이 어렸다.

"머지않아 그렇게 되지 않겠니."

"저 때문에 신경 쓰지 마세요. 전 괜찮아요. 부모님이 건강하게 살아계시는 것만으로도 늘 감사해요."

"비만 치료로 효과를 본 동료가 있어서 찾아왔습니다."

삼십 대 중반으로 보이는 남자가 명함을 내보이며 박민수라고 자기소개를 했다. 증권회사에 근무하는 샐러리맨이었다. 키가 170cm이라는데 체중은 100kg이 넘어 보였다.

"제 동료가 글쎄 2개월에 체중을 25kg을 뺐더라고요. 그런데 다이어트만 잘 된 게 아니라 얼굴빛이 훤하게 밝아지고 몸도 엄청나게 건강해졌어요."

마치 자기 일인 양 신이 나 있었다.

"다이어트를 하고 나서 건강검진을 했는데 당뇨와 혈압수치는 물론이고 총 콜레스테롤과 중성지방, 지방간수치도 모두 정상이 되었답니다."

"지시하는 대로 잘 따르면 누구나 그런 효과를 볼 수 있지만 그렇지 않으면 별반 효과를 보지 못할 수도 있어요."

열심히 해 보겠노라고 박민수가 굳게 약속을 했다.

"우리 한의원 다이어트는 몇 가지 방법이 있는데, 젊고 체중을 많이 줄여야 하는 경우는 주로 절식 다이어트를 합니다. 제공하는 생식으로 식사를 대신해 주시고 생수 이외에는 아무것도 드시면 안 됩니다."

"그럼 술은 한 방울도 마시면 안 되는 겁니까? 제가 워낙 술을 좋아하는 데다 직업이 술 상무라 술을 마시지 못하면 영업을 할 수가 없는데 어떻게 하죠?"

"그러면 다이어트를 하기 어렵습니다. 술을 마시게 되면 적게나마 안주를 먹지 않을 수 없고 또 주로 늦은 시각에 먹게 되므로 수고한 만큼 결과가 나오지 않으니 흐지부지되기 일쑤죠."

한참을 궁리하더니 결심한 듯 눈을 부릅떴다.

"그럼 모든 걸 접고 확실하게 해보겠습니다."

그렇게 한 달간 다이어트를 하고 다시 내원한 남자는 15kg 감량에 성공했다며 엄지손가락을 치켜세웠다.

"지키느라 힘은 들었지만, 배가 고프지 않아 할 만했습니다. 처방에 보약을 넣어주신다고 하셨듯이 절식 다이어트를 하는데도 오히려 몸이 가벼워지며 체력은 더 좋아졌습니다."

연신 싱글벙글이었다. 살이 빠지자 펑퍼짐하던 얼굴이 갸름하게 작아지고 핸섬해졌다.

"그동안 연기해두었던 거래처도 만나야 하고 밀린 업무가 많아 한두 달 쉬었다가 해야겠습니다."

두 달이 지난 어느 날 다시 다이어트를 하겠다고 내원을 했다. 그런데 체중이 처음으로 되돌아가 있었다. 진맥을 보던 원장의 눈빛이 심각해졌다. 지난번과 비교하면 좌측 관맥의 간맥(肝脈)이 너무 실하고 거칠었다. 그건 간(肝)이 나빠져 표면까지 거칠고 울퉁불퉁해졌다는 의미이다.

"그동안 밀린 술을 너무 많이 드신 거 아니세요?"

"헤헤… 영업적으로 미뤄두었던 술자리라 많이 마시지 않을 수 없었는데, 몸이 받쳐주니 매일 술을 마셔도 전처럼 취하지를 않고 자고 나면 주독이 너무 잘 풀려 계속 달렸습니다."

신이 난 박민수는 원장의 우려를 별반 귀담아듣지 않았다.

"과로에다 과음이 겹쳐 지금 간 상태가 아주 나빠져 있어요. 다이어트를 좀 연기해야 할 것 같습니다."

박민수가 손을 휘휘 내저었다.

"아이고~ 제가 요즘 몸이 얼마나 좋은데요? 작심했을 때 화끈하게 하도록 밀어주십시오."

찜찜한 느낌을 떨칠 수 없었다. 그렇지만 전번에도 만족할 만한 효과를 보았고 환자가 워낙 의욕적인 데다 간 기능을 재생하는 처방을 가미하면 좋아질 수도 있으므로 망설임 끝에 승낙을 하고 말았다. 그런데 박민수는 다이어트를 제대로 하지도 않고 평소보다 더 심하게 과음을 하다 그만 쓰러져버렸다. 지어간 다이어트 약을 고작 사흘밖에 먹지 못한 시점이었다.

영혜병원 응급실로 실려 간 그는 응급처치를 받고 의식을 회복했지만,

몸은 점점 더 나빠지고 있었다. 눈이 충혈되고 구토, 발열, 검은색 소변, 황달 등 독성간염 증세가 나타나기 시작했다.

한약재에 대한 음해보도가 매스컴을 통해 흘러나오기 시작하던 시점이었다. 전 국민이 한목소리로 성토하기 시작했다. 출처가 애매한 싸구려 수입품 한약재를 거둬서 검사를 하고는 마치 모든 한약재가 그런 것처럼 언론이 마녀사냥을 하는데 놀랄 만큼 시청자들의 반응이 뜨거웠다. 터무니없고 황당한 보도였지만 언론의 힘은 실로 대단했다.

어떤 기자가 억지 특종을 만들려는 이야기치고는 너무도 현실성이 떨어지는 사안이었다. 그렇다면 어떤 배후가 있으리라는 의심을 하지 않을 수 없었다. 과연 누가 그런 음모를 꾸밀 수 있는 것일까? 한의원과 이해관계에 있는 몇 개의 단체나 기업 외에는 의심할 여지가 없었다. 그즈음 한의학계를 인정하며 적정수위를 유지하던 다른 의료계에서도 한의학을 폄훼하기 시작했다.

참아내기 어려울 만큼 안타깝고도 억울했다. 한두 번의 안일한 대응보도는 국민의 오해를 제대로 풀어주지 못했다. '뒤 담화 루틴'과 '하더라 루틴'에 빠진 사람들의 의심은 지루한 삶의 맛깔 나는 양념이 되었다.

이런 의심과 오해가 종식될 때까지 한의 의료계는 왜 지속해서 적극적인 해명을 하지 않는 것일까? 한의사나 한의사협회뿐 아니라 한의대 교수와 학생들이 성명을 발표하고 한약재의 무해성을 증명하는 실험논문과 다각도의 노력으로 진실이 증명될 때까지 왜 맞서지 않는 것일까?

그 마녀사냥의 최대 피해자는 한의사가 아니라 바로 내 이웃과 지인들 나아가 전 국민인데 그들이 두 팔 벌려 마중을 나가며 스스로 건강을 볼모 잡히고 말았다. 그래서 한의원 대기실에 아래와 같은 자료를 공지했다.

한약은 정말 간(肝)에 부담되는가?

간질환은 간염바이러스, 독성이 있는 약품이나 화학물질, 알코올, 담배 등의 과잉 섭취, 과로와 스트레스, 자가면역질환 등으로 인해 발병하고 있습니다.

그래서 먼저 간 손상을 유발하는 성분을 몇 가지 추려서 기술해보기로 합니다.

진통제, 결핵약, 항생제, 해열 진통소염제, 먹는 무좀약, 조현병 치료제, 항우울제, 정신질환 치료제, 항암제, 아스피린, 통풍약, 혈압약, 항바이러스 제제, 항경련제, 항혈소판제제, 고지혈증치료제, 감염 치료제, 갑상선약 등이 있습니다.

이런 약들이 모든 환자에게 문제를 일으키는 것은 아니지만, 복합적으로 복용하거나 건강상태가 좋지 않은 사람에게는 간에 심각한 손상을 유발할 가능성이 있습니다.

그런데 최근 한약재의 장기 투여가 간에 손상을 준다는 논란이 일고 있습니다. 당해 한의사의 처방전을 의뢰하지도 않고, 한의학을 전공하지 않은 비전문 인이나 무자격자가 한약이 인체에 해롭다고 언급하는 것은 어불성설입니다.

한약은 복용하면 안 되지만 똑같은 재료의 녹즙은 간에 좋다고 권하고 있는 현실은 정말 아이러니가 아닐 수 없습니다. 더욱이 각 제약회사에서 한약재로 만든 의약품을 수십 종씩 앞다투어 출시하며 미래의 치료제는 한약(생약)뿐이라고 광고를 하고 있습니다.

서양 의료계에서도 이미 오래전에 한약이 양약보다 근치가 잘된다는 통계자료를 발표했으며, 전 세계 여러 의료계에서 치료가 한계에 다다르면 한의치료인 자연요법을 권하고 있는 것이 현실입니다. 한약처방을 선호하는 일본의 의사들은 한약으로 간경화와 간암을 치료한 다수의 논문을 발표하고 있으며 해가 갈수록 한약 처방의 비중을 늘리고 있습니다.

다른 모든 분야와 마찬가지로 한의학도 발전을 거듭하여 전국에 11개나 되는 한의과대학이 있으며 15,000여 명 넘게 배출된 한의사들의 연구와 노력으로 과거 어느 때보다 탁월한 치료의학으로 자리매김을 하는 오늘날, 독성이 있는 저질의 한약재를 사용할 한의사는 단 한 명도 없을 것입니다. 모든 한의원에서는 의무적으로 유효성과 안전성의 엄격한 식약청 검사를 통과한 의료용 한약재만을 사용합니다. 그러므로 한의원에 공급되는 한약재에 대해서는 아무 걱정 하지 않으셔도 됩니다.

한의학의 기본은 자연의 섭리를 거스르지 않고, 병을 제거하기 이전에 병을 이길 수 있도록 인체의 자생력을 키워주는 데 있습니다. 그러므로 한약은 간(肝)을 치료할 수 있는 유일한 치료제임을 아시기 바랍니다.

진찰하던 한영이 대기실에서 나는 고함에 벌떡 몸을 일으켰다.

"야, 원장 나오라 그래!!"

걸걸한 남자의 목소리는 거의 단말마에 가까웠다.

연이어 현정과 직원들이 남자와 밀고 당기는 소리가 들렸다.

"이거 안 놓아!!"

"어머나~! 아야!!"

비명과 함께 우당탕 소리가 나며 말리던 직원들이 나가떨어졌다. 뒤이어 쾅하고 원장실 문이 부서질 듯 열렸다. 발로 문을 차고 들어온 불한당은 칠순 정도 되는 노인이었다.

"당신이 원장이야?"

눈을 부릅뜬 영감은 살기가 등등했다. 가지고 온 한약 상자를 원장실 바닥에 내동댕이치고는 크리스털 명패를 쥐어들고 원장을 향해 돌진했다. 눈 깜짝할 사이 명패가 머리를 향해 날아들었다. 급하게 몸을 숙여 가까스로 피하자 다시 겨누고 달려들었다. 너무 무서워 직원들은 가까이 오지도 못하고 문밖에서 벌벌 떨고 서 있을 뿐이었다.

"무슨 일인지 말씀을 하세요. 영문도 모르는 사람에게 이러면 어떻게 합니까?"

다급하게 소리를 질렀다.

"뭐 뭐가 어째? 말로 하라고? 지금 내가 말을 할 기분인 줄 알아?"

더욱 거세게 으름장을 놓으며 재차 달려들었다.

"무슨 일이기에 이렇게 무력을 쓰십니까?"

영감은 오로지 기선을 제압하려는 과잉행동을 멈추지 않았다. 그가 이런 위험한 짓을 하는 이유는 간단했다. 세게 나갈수록 자기의 주장이 정당화되고 원하는 목적을 달성할 수 있기 때문이었다. 10분 이상 난동을 부리다 다소 진정 기미를 보이자 따라온 부인이 팔을 잡고 억지로 소파에 앉히려고 애를 썼다. 그래도 영감은 씩씩거리며 명패로 삿대질을 멈추지 않았다.

"너 때문에 우리 아들이 다 죽게 생겼어. 어떻게 할 거야? 우리 아들 살려내!!"

눈이 튀어나올 정도로 고래고래 소리를 지르다가 가쁜 숨을 몰아쉬며 못 이긴 듯 소파에 걸터앉았다.

"이 양반이 간경화가 되어 중국에 가서 사형수 간을 이식받았는데 그때부터 성질을 부리기 시작하더니 사소한 일에도 아무나 붙잡고 죽으려고 달려들어요. 그전에도 성질이 급하긴 했지만 이렇게 사납지는 않았어요."

부인이 자초지종 설명을 했다.

"아들이 여기서 한약을 먹고 독성간염이 되어 병원에서 누워있는데, 이제는 눈은 물론이고 전신피부까지 노랗게 황달이 되었어요."

한약이 원인이라고 기정사실로 하는 이야기가 목에 걸린 가시처럼 불편했다. 양약은 부작용을 기재하고 팔아도 당연하게 받아들이는데 아무 독성 없는 한약은 왜 늘 온갖 곡해와 누명을 뒤집어써야 하는지 한숨이 나왔다.

하루에도 30명 이상이 한약을 지어 가는데 한 번도 이런 일이 없었고, 설령 있다고 해도 정확한 원인을 찾아서 해결해야 될 문제를 막무가내로 행패를 부리니 어떤 소통도 할 수 없는 지경이 되고 말았다.

"당장 병원으로 가자. 가서 봐야지."

다시 소파에서 일어난 영감이 원장의 팔을 붙잡아 끌었다.

"지금은 진료 중이라 마치고 갈 테니 일단 돌아가세요."

정신을 차린 현정이 112로 전화를 걸었다.

"여기 병원인데요. 진료를 방해하는 환자가 있어서요. 어서 좀 와주세요."

현정이 전화를 끊고 채 5분이 되지 않아 사이렌 소리가 나더니 경찰 둘이 원장실로 들어왔다.

"공공기관에서 이러시면 어떻게 합니까? 어서 나갑시다."

의경으로 보이는 젊은 경찰이 다가갔다.

"당신들 뭐야? 왜 나를 간섭해?"

"지금 대기실에 환자가 꽉 차 있는 거 안 보이세요?"

"그게 나와 무슨 상관이야?"

의경에게 눈을 부라리며 다시 명패를 거머쥐었다. 의경이 감당할 수 없는 상황이 이어지자 한 걸음 뒤에 서 있던 경장이 앞으로 나섰다.

"지금 들고 계시는 명패 그거 휘두르는 순간 살인미수로 바로 구속입니다."

경장의 차분하고 묵직한 대응에 그제야 슬그머니 명패를 책상 위에 올려놓았다.

"이런다고 문제가 해결됩니까? 순리대로 풀어야지요."

못 이기는 척 영감은 경장의 손에 이끌려 나갔다. 어처구니없이 낭패를 당하자 너무도 분하고 억울했다. 행패 때문이 아니라 건강을 도와준 사람으로부터 오해를 받는다는 사실이 아팠다.

한약을 복용하고 불과 며칠 사이 간이 저 지경이 될 수 있다면 똑같은 처방으로 지난번엔 어떻게 좋아질 수 있었단 말인가? 독성물질로 인해 저런 결과가 나오려면 위나 장이 먼저 탈이 났을 것이다.

시작은 이랬다. 몇 개월 전 강인철은 사무실에서 박민수가 한약을 먹고 있는 것을 목격하게 되었다. 그런데 약봉지에 인쇄된 김한영 한의원이라는 상호를 보자 두 눈이 번쩍 뜨였다.

'이런 절호의 기회가!!' 나이가 동갑이라 친구처럼 친하게 지내는 동료를 꼬드기기 시작했다.

"야, 민수야. 우리 이번에 목돈 한번 쥐어보자."

"그게 무슨 소리야?"

"너 이번 건강검진결과 간 수치가 높게 나왔다고 했지?"

"응 GOT GPT가 300 정도 되고, 지방 간 수치도 그 정도 나왔어."

"내가 검색을 좀 해보았는데, 너 조금만 더 몸을 혹사하고 과음하면 그 수치가 엄청나게 올라갈 거야."

"그래서?"

"그러면 그걸 그 한의사에게 뒤집어씌우는 거지."

"어떻게?"

"수시로 가서 패악질을 하고 드러누워 봐. 수많은 환자가 쳐다보는데 어떻게 감당하겠어. 그리고 의료사고로 소송한다고 겁을 줘봐, 합의를 안 해주고 배기겠어? 적어도 몇천만 원 이상은 뜯어낼 수 있을 걸. 또 소송으로 간다고 쳐도 100% 이기는 게임이야. 직장생활 죽도록 해봐야 남는 게 뭐가 있어? 좀 벌어도 주식으로 털어먹기에 십상인데…."

제대로 알지도 못하면서 강인철은 그럴듯하게 박민수를 자극했다.

"호오~ 그 좋은 생각이네. 그럼 어떻게 해야 간 수치가 더 올라가는데?"

"흐흐…. 그건 간단해. 너 식이요법을 하며 나랑 한 열흘 술을 진탕 먹는 거지. 며칠 굶으며 매일 폭음을 하면 금방 답이 나온대."

"그럼 내 간이 다 망가지는 거 아니냐?"

"그건 걱정하지 마. 내가 알아봤는데, 넌 아직 젊으니까 입원해서 한 달 정도 휴식하면 깨끗하게 회복이 된대. 이참에 병가 내서 푹 쉬면 도랑치고 게 잡고 일거양득 아니겠냐?"

사실은 돈보다도 한영을 괴롭히는 게 강인철의 목적이었다. 그를 흔들어 혜은과의 관계를 소원하게 하고 그 틈바구니를 파고들 속셈이었다.

'저러다 간이 더 나빠져 박민수가 죽기라도 한다면 한의사 면허증까지 박탈할 수 있을 텐데… 그럼 모든 게 다 해결되는데….' 행복해서 죽을 것 같은 기분이 이런 건가 싶었다.

진료를 마치고 영감부부가 알려준 병원을 찾아갔다.

GOT GPT 수치가 1,000을 넘었다고 했다. 사실 독성간염은 나쁜 물질을 더는 몸에 넣지 않고 휴식을 취하면 대부분 몇 주 이내에 자연치유가 된다. 그렇지만 오랜 기간 과로와 스트레스, 과음이 겹쳐 간 조직에 실질적인 손상이 오면 치료가 늦어지거나 간 이식을 받아야 하는 경우도 없지 않다. 게다가 박민수는 간에 대한 부친의 가족력까지 있지 않은가.

병실에는 직장동료 한 사람이 더 있었다. 무엇이 즐거운지 한영을 바라보며 자꾸만 희죽이다 다가와 명함을 한 장 건넸다.

'강인철이라….' 어디서 본 듯한 이름이 왠지 모르게 거슬렸다. 일전에 혜은으로부터 들은 이름이었지만 얼굴을 본 적이 없는 데다 경황이 없어 누구인지 기억을 해내지 못했다.

"유명하신 원장님을 여기서 뵙게 되어 영광입니다."

"저를 아세요?"

의아해하자 묘한 웃음을 흘리며 또다시 이죽거렸다.

"그 유명한 원장님이 이런 꼴을 당하다니…."

"뭐라고요?"

그를 쏘아보았다.

"아~ 기분이 나빴다면 죄송합니다. 하하. 저는 사실대로 말했을 뿐입니다."

이 모든 음해의 뿌리를 강인철이 쥐고 있음을 모르는 한영은 불쾌했지만 더는 내색을 하지 않았다.

"조리 잘하세요. 무난하게 회복될 거니까요."

위로의 말을 들으면서도 박민수는 코웃음을 치며 비웃었다.

"아니~ 사람을 이 지경으로 만들어 놓고 고작 하는 말이 그거요? 담당의사는 치료제가 없다고 하던데 이제 어떻게 할 거요?"

실제로 독성간염에는 치료제가 없다.

때마침 영감부부가 병실로 들어왔다.

"이 나쁜 놈 잘 왔다."

영감이 다시 멱살을 잡고 흔들었다.

"야 이놈아 우리 아들 살려내라."

"이거 좀 놓으세요. 이런다고 달라질 게 뭐예요?"

'돈 액수가 달라지지 흐흐흐…' 수모를 당하는 한영을 바라보며 박민수와 강인철은 베드에 비스듬히 누워 빙글빙글 웃고 있었다. 이제 꼼짝없이 모든 것을 뒤집어쓰게 되었다. 그렇지 않으면 살인이라도 날 판이었다.

겨우 병실을 빠져나와 담당과장을 찾아갔다.

"과장님도 한약 때문에 독성간염이 되었다고 판단하십니까?"

"제가 한약은 잘 모릅니다만 한약 사흘 치를 복용하고 저 정도로 심각한 상태가 된다는 건 있을 수 없는 일이라고 봅니다."

과장은 순순히 동의를 해주었다.

"단층촬영을 해보니 저 환자의 간은 오랜 기간 손상을 입은 것입니다."

"그렇다면 그 내용을 환자나 보호자가 이해할 수 있도록 설명을 좀 해주실 수 있겠습니까?"

정중하게 부탁을 했다.

"잘 알겠습니다. 질이 좋지 않은 사람들이라 이해를 시킬 수 있을지 장담은 못하겠습니다만…"

그러마고 하면서도 고개를 갸웃거렸다.

"말씀만 들어도 한결 어깨가 가벼워집니다."

감사인사를 하고 돌아왔다. 저녁도 먹지 못하고 집에 도착하자 시계는 벌써 10시를 훌쩍 지나고 있었다. 앞으로 얼마나 더 고생해야 할지…. 답답하고 억울해서 잠을 이루지 못했다.

일이 손에 잡히지 않았다. 당장 한의원을 그만두고 싶은 생각뿐이었다. 오로지 환자를 위하며 살아온 시간이 허무하기 짝이 없었다. 하루하루를 어렵게 견디고 있는 그를 단골환자들이 위로해주었다.

"원장님, 정말 말도 안 되는 일이에요. 하루에 나가는 약이 수십 재인데 한약을 먹고 그랬다면 병원 문 닫은 지 오래되었겠요. 그렇지 않습니까?"

"맞아! 지난번 그 자폐아이 봐. 한약을 일 년 반이나 먹고 완치가 되었는데 기껏 며칠 먹지도 않고 억지를 부리는 사람들이 제정신인가? 하는 짓을 보니무슨 꿍꿍이가 있는 게 분명해."

"어디 그뿐인가. 아토피 치료받고 공부 일 등한 중학생은 또 어쩌고."

"농약이나 양잿물 마신 사람들조차도 간이 탈 났다는 소리는 들어본 적이 없구마이."

고마운 분들의 위로가 방전된 기운을 충전시켜 주었다.

'그래 힘을 내자! 힘을 내야지!'

며칠 지나지 않아 또다시 영감부부가 한의원으로 찾아왔다.

"원장, 왜 코빼기도 안 보이는 거야? 내 아들이 직장을 쉬면 월급을 받을 수 없고 몸을 상하면 식구들 밥을 굶게 되는데, 얼굴 한 번 슬쩍 비치고는 나 몰라라 하겠다 이거야?"

부담을 극대화하려 일부러 많은 환자 앞에서 더 큰 소리를 질러대는 그는 아들과 한 치도 다르지 않았다.

"이제 그만하세요! 제가 다 보상해드릴 테니!"

너무 화가 나서 저도 모르게 허락을 하고 말았다.

"옳지 그래야지. 말 잘했다. 다들 들었지요?"

대기실의 환자들을 둘러보며 득의만면한 표정으로 눈을 번득였다.

수시로 수모를 당하고 있음에도 환자는 줄지 않았고 오히려 원장이 힘들어하는 상황을 지켜보며 한마음으로 안타까워할 따름이었다.

개원한 이래로 제대로 휴식을 취해 본 적이 없었다. 일 년을 통틀어 여름휴가 3일 이상의 여행을 해보지 못했고 언제나 피로와 긴장과 스트레스 속에서 살았다. 과로로 인해 혀가 갈라지자 맵거나 짠 음식을 먹기 어려웠고 침 치료를 하느라 하루의 절반을 엎드려 살다 보니 허리통증이 견디기 어려울 만큼 심해지고 있었다.

"그 빛이 나던 얼굴은 어디 가고 몰골이 어쩌다 이렇게 되셨어요…?"

단골환자들은 삶에 찌든 모습을 자기 일인 양 측은해했다.

그날 저녁 이인도로부터 전화가 걸려왔다.

"요즘 힘들죠? 지금 부산에 왔는데 잠깐 얼굴 볼 수 있겠어요?"

약속 장소를 정하자고 해도 굳이 찾아오겠다던 이인도는 전화를 끊고 채 20분도 되지 않아 한의원 문을 밀고 들어왔다. 새하얀 개량 두루마기를 입은 고고한 모습은 마치 산신령이 강림한 것 같았다.

"형님! 어서 오세요. 이게 얼마만이에요?"

대기실로 달려나가 얼싸안았다.

"역시 한영 씨는 기대했던 대로네요. 너무 능력이 뛰어나도 힘든 게 인생이지. 어떻게 살고 있나 보고 싶어 왔어요. 한의원 자리도 한 번 보고."

그는 들어오기 전 이미 풍수를 점검한 것 같았다.

"식사시간이 늦었는데…. 제가 맛난 거 사드린대도요."

"밥이야 늘 먹는 건데 한두 끼 굶으면 어때요?"

현정이 퇴근을 한 뒤라 어쩔 수 없이 종이컵에다 티백 녹차를 내놓았다.

"대접이 부실해서 어쩌죠?"

"무얼 새삼스레… 우린 그런 사이 아니잖아요? 하하…"

녹차를 한 모금 들이키고는 그윽한 눈매로 바라보았다.

"내가 처음 만날 때부터 한영 씨 참 좋아했지요."

사태의 심각성을 알고 온 사람답지 않게 싱글거리며 옛날이야기를 꺼냈다.

"하긴 학창 시절 당신 좋아하지 않은 사람이 있었나…"

인도의 눈망울에 십 년 전 과거의 영상들이 하나둘 떠올랐다.

"그래 형님은 요즘 뭐 하세요?"

"나는 한의사 체질이 아닌가 봐. 환자를 좀 보고 나면 아주 좀이 쑤셔서…"

졸업하고도 선방(禪房)을 전전하다가 한 때 한방병원을 열었다가 지금은 다 그만두고 구름처럼 떠돌아다닌다고 했다.

"머지않아 아주 좋은 일이 있을 거요."

그는 현재 상황과 정반대로 해석하고 있었다.

"물극위지변(物極謂之變)이라 세상 모든 일은 행(幸)이든 불행이든 그대로 계속될 수는 없지요. 그러니 너무 상심 마시오. 나쁘면 나쁠수록 괴로우면 괴로울수록 끝이 가까운 것이니 좋은 일이 아니겠소?"

참으로 이인도 다운 이야기였다.

"힘내세요. 이번 일이 해결되면 나랑 전 세계를 주유(周遊)하며 삽시다."

소파에서 일어서며 한마디를 더 추가했다.

"머지않아 축하할 일이 생길 거요. 그동안 죽도록 고생했는데 이젠 좀 편해야 하지 않겠어요?"

"그게 무슨 말씀입니까? 형님?"

말을 채 끝내기도 전에 알 듯 말 듯한 미소를 남기고는 구름처럼 두둥실 떠나갔다.

심신은 초주검이 되었지만, 환자들은 끊임없이 밀고 들어왔다. 휴진할 수 없다면 차라리 환자에게 집중하며 고통을 잊어보자고 애를 썼다. 그렇게 한 며칠 추스르고 나니 또다시 영감이 들이닥쳤다.

"원장님. 큰일 났어요!!"

현정이 새파랗게 질려 오들오들 떨고 서 있었다. 한의원 입구 외벽에 영감이 플래카드를 달고 있었다.

'이 한의원에서 한약을 먹으면 간(肝)이 죽습니다.'

너무 놀란 나머지 털썩 주저앉고 말았다.

힘겹게 진료를 마치고 집으로 돌아온 그는 불덩이 같은 고열을 견디지 못하고 쓰러졌다. 출근 시간이 되어도 나오지 않는 아들이 이상해서 방으로 들어온 어머니가 비명을 질렀다.

"아이고 야야… 이기 우짠 일이고!!"

개원 이후로 한 번도 결근하지 않던 아들이 소나기 같은 땀을 흘리며 몸을 가누지 못하자 어쩔 줄 몰라 발을 동동 굴렀다.

"어서 병원에 가자. 어서."

"어머니. 괜찮아요… 좀 쉬고 나면 괜찮아질 거예요."

"이대로는 안 된다. 어서 가자. 내가 구급차를 부르마."

"병원에 가서 치료할 병이 아니니 제발 좀 쉬게 내버려 해두세요."

아들의 만류에 속수무책인 어머니는 뼈아픈 신음을 흘릴 뿐이었다. 사흘을 꼬박 누워서 몸부림치다 겨우 몸을 추스르고 일어나 출근을 했다. 매일 한의원에서 진을 치고 기다리던 영감은 원장을 발견하자 득달같이 달려들었다.

"어디로 도망갔다 왔냐? 내 손아귀를 벗어날 수 있을 줄 알아?"

주먹이 연신 면전을 오르내렸다.

"그래 얼마 줄 거야?"

의료배상 보험에서 적정한 보상을 약속했지만 제시한 금액이 기대에 미치지 못했던 것이다.

"그 금액으로는 내가 합의를 해줄 수 없지. 그럼 소송을 할 수밖에 없구먼."

"그렇게 하세요."

어떤 대화도 더는 나누고 싶지 않았다. 영감이 돌아가자 대기실에서 기다리고 있던 의료배상 보험 직원이 들어왔다.

"원장님. 잘하셨어요. 저렇게 억지를 부리면 소송을 할 수밖에 없습니다. 저런 사람들과는 절대로 합의를 하시면 안 됩니다."

"제가 준비할 게 있으면 알려주세요."

"이번 처방을 하기 전 진맥을 보면서 간에 대한 문제를 먼저 거론하셨고, 또 한약을 복용하기 어렵다고 언급을 하셨기 때문에 소송에서 불리한 것은 없습니다. 그리고 여러 차례 보호자나 가족이 와서 행패를 부리며 진료방해를 한 것도 저쪽으로서는 상당히 불리한 상황입니다. 승소할 걸로 보지만 추측하건대 진다 해도 소액의 배상금으로 끝이 날 겁니다."

돈의 액수가 문제가 아니라 누명을 쓰는 것이 억울하고 힘이 드는 것이다. 크게 도움을 받고도 은혜를 원수로 갚는 사람들이 적지 않은 세상이 되었다.

"부원장님. 전화 받아보세요. 상담입니다."

"혹시 지방간도 치료됩니까?"

오래전부터 그녀의 단골인 이용식이었다. 지방간 수치가 200이 넘어 간 경화 판정을 받고 입원을 했다가 달리 치료제가 없어 링거만 맞다가 지루해서 바람도 쐴 겸 멀지 않은 운주한의원을 방문하려던 참이었다.

"네. 지방간이 간의 담(痰)이라 간 기능을 활성화하고 담을 제거하는 치료를 받으시면 됩니다."

"아. 그렇군요. 그럼 당장 달려가겠습니다."

한 시간쯤 지나자 이용식이 치료실로 들어왔다.

"운동 삼아 걸어왔습니다."

자침을 하고 있는데 생뚱한 질문을 했다.

"부원장님. 혹시 한약을 먹고도 간 수치가 올라갈 수 있습니까?"

"아뇨. 검사상 간 수치는 여러 가지가 있는데 대부분 지나친 스트레스나 과음, 과로, 비만, 다량의 지속적인 지방섭취 등으로 옵니다만…"

"그렇죠. 제가 입원한 병원 같은 병실에 있는 환자가 한약을 먹고 간 수치가 올라갔다고 어찌나 한의사를 닦달하던지 옆에서 보기가 참 민망하더라고요. 모르는 제가 들어도 말도 되지 않는 고집을 부리는데 그렇게 몰아붙이면 당하지 않고는 배기지 못하겠던 걸요."

"그래요? 몹시 나쁜 사람이네요."

"그런데… 좀 이상했어요."

이용식이 주위를 둘러보더니 말소리를 죽였다.

"그 환자가 친구와 나누는 대화를 조금 엿듣게 되었는데요 중환자라고 하면서 둘이 키득거리는 것도 이상했고 모종의 일을 꾸미는 것 같았어요."

"그게 무슨 말씀이세요?"

무심코 듣던 혜은이 정색을 하고 바라보았다.

"글쎄요…. 합의금을 받아내기 위해 무슨 모의를 하는 내용이었어요. 병실을 방문했던 한의사가 당하는 게 하도 딱해서 직접 진상을 알려드리고 싶은 심정이었다니까요."

"그래요? 그럼 귀띔이라도 해드리지 그랬어요?"

"그러고 싶었는데 초면이라…"

"누군지 알 수만 있다면 저라도 연락을 해드리고 싶네요."

"네. 정확하게 듣지는 못했는데 김한… 무슨 한의원이라고 했던 것 같아요."

무심코 이야기를 듣던 혜은의 동작이 딱 멈춰졌다.

"네에? 혹시… 김한영 한의원이라 하던가요?"

"음… 스쳐들어 확실하진 않은데…"

"선생님 잠깐만 기다려주세요."

부리나케 달려가 김한영 한의원으로 전화를 걸었다.

"현정 씨 빨리 원장님 좀 바꿔주세요."

"지금 진료중이신데요."

"긴급입니다."

너무 다급해서 안부도 묻지 않고 통화를 재촉했다.

"네. 원장입니다."

"형. 저예요. 한의원에 무슨 일 있으시죠?"

"그걸 네가 어떻게 아니?"

"사실이군요. 알겠어요. 나중에 말씀드릴게요. 어서 일보세요."

"혜은아. 혜은아…"

음성이 들리는데도 송수화기를 내려놓고 이용식에게 달려갔다.

"선생님. 그 원장님이 저와 가까운 분인데 좀 도와주실 수 있을는지요?"

"아. 그럼요. 부원장님 지인인데 당연히 그래야죠."

"고맙습니다. 근데 그 사람들 대화 내용에서 참고될 만한 것은 없을까요? 무슨 일을 하는지 작은 단서라도 있으면 어떻게 해볼 수 있지 않을까 해서요."

"네. 대화 내용으로 유추해보면 증권이나 주식 쪽 일을 하는 것 같았어요."

말을 듣는 순간 퍼뜩 짚이는 게 있었다.

"저, 선생님 부탁을 하나 해도 될까요?"

"네. 무엇이든 말씀만 하세요."

"혹시 이 일이 법적 문제로 비화하면 참고인이나 증인으로 좀 나와 주실 수 있을까요? 사례는 충분히 하겠습니다."

"사례라니요? 그런 말씀 마십시오. 저도 불의를 보고 참지 못하는 성격이라 알려드린 것이니 당연히 그렇게 해야죠. 그렇고 말고요."

"감사합니다. 그럼 잘 부탁하겠습니다…"

오전에 짬을 내어 인철의 회사로 전화를 걸었다.

"인철 씨. 오늘 잠깐 봐요."

"어이구~ 우리 공주님이 무슨 바람이 불었을까나. 흐흐."

점심도 하지 않고 수안로터리에 있는 타임커피숍 문을 열고 들어갔다. 먼저 와서 자리를 잡은 인철은 핸드폰으로 누군가와 열심히 통화하고 있었다.

"네네… 본부장님, 그건 제 잘못이 아니라 그 고객님이 수락하신 건입니다. 정말입니다. 확인해보시면 알게 되실 겁니다."

상사와 통화를 하는지 평소 거들먹대던 모습은 흔적도 없고 부지런히 머리를 조아렸다. 눈인사를 하고도 10분 넘게 통화를 했는데, 내용은 알 수 없지만 무슨 문제를 일으켜 문책을 당하는 것임은 분명했다. 통화를 끝낸 인철이 손수건으로 이마의 땀을 닦으며 바닥에다 걸쭉한 가래침을 탁 뱉었다.

"날 송충이 보듯 하는 혜은 씨가 무슨 일로 먼저 만나자고 했을까?"

어느새 좀 전의 기죽었던 가면을 벗고 느끼한 인상으로 되돌아와 있었다.

"지금 부리고 있는 수작 그만두지 않으면 내가 절대 가만있지 않을 거야."

"무슨 말을 하는지 도통 모르겠네."

빙글거리는 낯짝에 주먹을 한 방 날려도 분이 다 풀릴 것 같지 않았지만 가늘 게나마 남은 설득의 끈을 놓을 수는 없었다.

"영혜병원에서 꾸미고 있는 나쁜 짓거리를 내가 모를 줄 알아?"

모의사실을 다그치며 다부지게 노려보자 저도 모르게 움찔했다.

"나쁜 짓거리라니? 무슨 말을 듣고 그러는지 모르겠지만 그래 가만있지 않으면 어쩔 건데? 아니 그보다 수습하기엔 이미 일이 너무 커져 버렸는데 어쩌나 흐흐흐."

여유를 되찾은 인철이 비열한 웃음을 흘렸다.

"환자를 사주한 죗값 치르지 않으려면 당장 이 일 수습해!!"

"글쎄 난 그러고 싶지도 않고 그리될 것 같지도 않은데…"

담배 연기를 혜은의 얼굴을 향해 길게 내뿜으며 거만을 떨었다.

"그래? 그럼 머지않아 민사와 형사소송 두 개를 모두 감당해야 할 거야."

말을 마친 혜은이 벌떡 일어나 걸어나갔다.

"하하하, 하하하하…"

뒤에서 들려오는 과장된 웃음소리에 치가 떨렸지만, 오히려 스스로도 믿기 어려울 만큼 냉정해져 갔다.

'그렇다면 지금부터 정면 돌파를 할 수밖에.'

서둘러 퇴근을 하고 김한영 한의원으로 달려갔다.

"형. 저 왔어요."

"응. 어서 와. 빨리 퇴근했네."

피로가 잔뜩 내려앉은 창백한 모습이 안쓰럽기 그지없었다.

"네. 그 환자 한약 가져온 거 보관하고 있죠?"

제대로 인사도 나누지 않고 한약을 찾는 그녀가 의아했다.

"무슨 일 있어?"

"그거 몇 봉지만 주세요. 제가 좀 알아볼 데가 있어요."

"그래…"

"형. 힘내세요…"

피폐해진 얼굴에 살이 부쩍 더 빠진 연인을 바라보는 혜은의 두 눈 가득 눈물이 어렸다. 가슴이 미어질 듯 아팠지만, 꾹꾹 참으며 활달하게 인사를 하고 돌아왔다.

한편, 영혜병원으로 돌아온 이용식은 베드에 누워 어떻게 하면 구체적인 이야기를 들을 수 있을까 궁리를 하며 커튼을 걷어 박민수를 건너다보았다.

아직 황달은 심했지만, 별반 환자 같지 않은 박민수는 TV 쇼 프로를 보며 리듬에 맞춰 발끝을 까딱거리고 있었다. 그들의 대화를 엿들은 것만으로 증언하기는 현실성이 부족하다고 판단한 이용식은 틈을 보아 접근을 시도했다.

"저 혹시 증권회사에 다니세요?"

마치 증권에 관심이 많은 것처럼 자연스럽게 말을 걸었다.

"아 네. 주식하시나 봐요?"

즉각적으로 반응했다.

"돈은 좀 있는데 주식을 잘 몰라서…."

"그러시겠죠. 주식이 어디 쉬운가요."

"근데 친구분과 대화하는 거 들어보니 아주 전문가이신 것 같던데…."

"그렇다고 봐야죠. 하하"

빙긋 웃으며 어깨를 건들거렸다.

"그럼 앞으로 제가 부탁을 좀 해도 될까요?"

"그럼요. 퇴원하면 바로 계좌부터 하나 트고 신나게 달려보죠."

부자 고객 하나가 어부지리로 굴러왔으니 기분이 들떴다.

"근데 돈을 버는 다른 건수가 또 있나요…?"

어눌하게 더듬거리는 이용식이 바보 같아 실소를 터뜨렸다.

"푸하하하. 그건 그냥 우리들의 비즈니스지요."

'이놈아 그게 비즈니스냐 사기지.' 속으로 욕을 하면서도 숙맥인 양 천진난만하게 따라 웃었다.

"하하… 저도 그 비즈니스에 동참할 수 없을까요?"

"그게 아니라 제가 한약을 지었는데 그 한의원이 엄청나게 돈을 잘 버는 거예요. 그래서 친구와 장난을 조금 치고 있지요. 아까 그 원장 쩔쩔매는 거 보셨죠? 그게 저희의 능력입니다. 하하하."

"와 대단하십니다. 어떻게 그게 가능하죠?"

나쁜 짓을 탓하지 않고 오히려 칭찬하자 완전히 경계심을 풀어버렸다.

"제 병을 그 원장 탓으로 돌리는 거죠."

"아하… 그럼 높은 간 수치를 한의사에게 뒤집어씌운다는 말입니까? 설마하니 그게 가능할까요?"

"아까 보셨잖아요. 보고도 못 믿으세요?"

능력을 한껏 과시해야 전적으로 믿고 따르는 우수고객이 된다고 생각했던 것일까….

"그런 식으로 수단과 방법을 가리지 않고 고객님을 부자로 만들어드리겠다. 뭐 그런 뜻입니다. 하하…"

나쁜 짓도 자꾸 하다 보면 죄의식이 사라지고 칭찬이라도 들으면 선행을 능가하는 환희심이 드는지도 모를 일이었다.

"그러게요. 한의사들은 대체로 세상 물정이 밝지 않아요. 그래서 사기도 잘 당하고 조금만 괴롭혀도 순순히 호주머니를 열지요."

신이 난 박민수는 마치 무용담인 양 주접을 떨었다.

"아 네… 참 대단한 능력입니다. 앞으로 잘 부탁하겠습니다."

명함을 건네받고는 자기 베드로 돌아왔다.

그로부터 몇 개월 후 변호사 사무실에서 1차 변론기일 통지가 왔는데 법정에 출석은 하지 않아도 되겠다고 했다. 다시 몇 개월 후로 2차 변론기일이 정해졌다.

"2차 변론기일에는 참석하셔야 되겠습니다. 이번 재판은 2차로 끝날 확률이 높으니까요."

변호사의 권고에 휴진 공고를 내고 법원으로 향했다. 부산지방법원 305호 법정 방청석에는 한영의 부모와 누나들이 걱정스러운 표정으로 앉아있었다. 연신 헛기침을 해대는 어머니는 불안하고 초조한 기색이 역력했다.

방청석 맨 앞줄에 혜은의 모습이 보였다.

"저 아가 여기 우얀 일이고?"

손가락으로 그녀를 가리켰다.

"증인을 대동하고 온 것 같습니다."

"그래? 무슨 증인인고?"

자못 궁금해하면서도 외면을 했다. 아직도 지난날의 묵은 감정에 묶여있는 어머니는 마음이 끌리면서도 애써 그녀를 밀어내고 있었다.

곧이어 판사들이 들어와 앉고 재판이 시작되었다.

"지금부터 사건번호 1996가합 123***번 손해배상 소송에 대한 재판을 시작하겠습니다."

양측의 변호사가 변론을 시작했다.

"피고는 환자의 간에 무리가 되는 처방을 하고도 혐의를 부인하고 있습니다. 원고는 간 수치가 1,000이 넘는 상태로 입원했고 한 달이 넘도록 치료를 받고 현재는 퇴원하여 집에서 조리하고 있는데 출근을 못 하니 생계가 막연한 상태입니다."

피고 측 변호사가 일어섰다.

"아닙니다. 원고가 내원을 했을 때 이미 간이 극도로 나빠져 있는 상태였고, 피고가 간의 상태를 충분히 언급하고 한약 복용을 반대했으며 간이 회복되고 나서 처방을 하겠다고 했지만, 원고가 약 복용을 고집했습니다. 그리고는 의도적으로 과음하며 간을 더욱 혹사한 사기극입니다."

영감 측 변호사가 다시 일어섰다.

"전혀 사실과 무관한 억측을 주장하고 있습니다. 어느 누가 자신의 건강과 목숨을 담보로 자해하려 하겠습니까?"

그러자 피고 측 변호사가 증인 신청을 했다.

"재판장님. 이용식을 증인으로 채택하겠습니다."

"증인은 증인석으로 나오세요."

재판장의 말이 떨어지자 혜은이 이용식에게 무어라고 귀엣말을 했다. 한영의 가족들이 웅성거렸다.

"혜은이가 저 사람을 데리고 온기가? 무슨 일인고?"

"방청석은 좀 조용히 하세요."

재판장의 엄한 꾸짖음에 방청석이 조용해지자 이용식이 증인석에 서서 선서를 했다. 피고 측 변호사가 증인을 소개했다.

"증인 이용식은 원고가 한약을 복용하던 중 의도적으로 엄청난 과음을 하고 몸을 혹사한 사실이 모의 된 것임을 증명하는 증인입니다."

"증인은 증언하세요."

재판장의 말이 떨어지자 증언을 시작했다.

"저는 박민수와 같은 병실에 입원 중이었던 환자입니다. 어느 날 우연히 박민수가 친구와 나누는 대화를 듣게 되었는데 악질적이고 교묘한 범죄를 도모한다는 사실을 알게 되었습니다. 그래서 제가 직접 물어보고 확인을 했습니다."

뒤를 이어 한영의 변호사가 이미 제출된 자료를 언급하기 시작했다.

"자료 중 하나는 동우대학교 바이오센터에서 한약의 성분을 분석한 결과입니다. 보시다시피 120여 가지 검사 종목 중 단 하나도 유해 성분이 검출되지 않았습니다."

그 외에도 첨부된 자료가 적지 않았다. 한약으로 간 질환을 치료한 논문들, 수차례에 걸친 영감의 행패와 진료방해에 대한 CCTV 녹화 영상과 환자들의 자발적인 탄원서, 혜은의 조언으로 영혜병원에서 복사해온 만성적인 간 손상을 증명하는 단층촬영사본 등이었다.

모든 자료가 완벽하다는 걸 알고 있던 박민수의 변호사는 얼굴이 참담하게 굳어져 버렸다. 증인신문이 끝나자 판사가 쌍방 변호사에게 물었다.

"더는 할 말 없습니까?"

영감 가족들과 원고 측 변호사는 일제히 두 눈을 내리감고 있을 뿐이었다.

"그러면 여기서 변론을 종결하도록 하겠습니다. 선고기일은 오늘로부터 3주뒤인 2월 15일입니다."

법원 복도를 걸어 나오는데 영감과 담당 변호사가 설전을 하는 소리가 들렸다.

"아니 무슨 변론을 그따위로 하는 거야? 그렇게 몇 마디만 하려면 나도 변호사 하겠네. 씨벌…"

"영감님이 불리한 모든 사실을 다 숨기고 변론을 맡겼으니 어떻게 할 수가 없잖아요. 처음부터 이런 내용인 줄 알면 누가 변론을 맡으려 하겠어요?"

그로부터 3주가 지난 2월 18일 판결문이 배달되었다고 변호사 사무실에서 연락이 왔다. 내용은 다음과 같다.

사건번호 1996가합 123***번 손해배상 소송 원고 박민수 피고 김한영 사건에 대해 다음과 같이 판결한다.

　　1. 원고의 청구는 기각한다.

　　2. 소송 비용은 원고의 부담으로 한다. 피고가 한약을 잘못 처방하여 간 수치가 올라갔다는 원고의 주장은 이유 없다. 증인 이용식의 증언에 비추어, 오히려 원고 스스로 과도한 음주를 통해 간 수치를 높인 것을 인정할 수 있다.

판결문이 배달되고 며칠이 지나자 박민수와 영감 부부가 한의원을 찾아왔다. 예전의 포악한 모습 대신 불만과 억울함이 덕지덕지한 표정들이었다.

"원장님. 이렇게 끝내기는 너무 억울합니다. 도의적으로 최소한 병원비라도 좀 해주시면 안 되겠습니까?"

"도의적이라고요? 그렇다면 그동안 제게 와서 폭력과 망발을 하고 진료를 방해한 대가를 도의적으로 먼저 지불해주세요."

"그건 억하심정에 그런 건데…"

어느 누가 일시적인 감정으로 나쁜 짓을 도모하고 공공의료 기관에 와서 살인할 듯이 패악을 부릴 수 있단 말인가?

"정 그러시다면 이번엔 형사재판 법정에서 다시 만나야 하겠군요. 지금 저희 손해배상 보험회사에서 보험 사기로 형사소송을 준비 중인 걸로 압니다. 증거가 확실하므로 아마 패소하실 게 분명합니다."

"그럼 우리 아들이 구속이라도 된다는 말씀입니까?"

"그렇습니다."

"아이고 원장님. 그건 안 됩니다. 구속이라니요? 그럼 우리 아들 직장은 어떻게 됩니까?"

"합의되지 않으면 전과자가 되니 당연히 퇴출이 되겠죠. 설령 합의한다 해도 합의금이 만만치 않을 겁니다. 그뿐만이 아닙니다. 영감님이 공공의료 기관에 와서 행사한 폭력에 대한 형사재판도 따로 진행될 겁니다."

"그럼 나도 구속이 될 수 있다는 말입니까?"

"당연한 결과가 아니겠습니까?"

기고만장하던 영감이 사지를 바들바들 떨며 중심을 잃고 휘청거렸다.

"잘은 모르지만, 살인미수니까 상당히 무거운 형을 받게 되겠지요."

설마 했던 일이 사실로 드러나자 모두가 새파랗게 질려버렸다.

"잘못했습니다. 원장님… 제발 한 번만 용서를 해주십시오…"

구걸하러 왔다가 혹을 하나 더 붙여가게 된 영감 가족들은 원장실 바닥에 일제히 무릎을 꿇고 읍소를 했다.

남의 것을 욕심내는 사람들의 공통점은 내 것은 절대 손해 보지 않고, 사죄를 해도 형식적이거나 거짓을 꾸밀 따름이다. 그렇지만 저들을 용서하지 않고 어쩔 것인가? 너나없이 마음으로 온갖 악행과 음행과 살인을 저지르는 인간에게 진정성을 요구한다는 게 얼마나 가당치 않은 일인가… 나도 예외가 아니라면 과연 내게 누군가를 용서할 양심과 권한이 있는 것일까… 언제라도 합당한 조건이 마련되면 언제 어디서 무슨 짓을 저지를지 모르는 똑같은 인간이 아닌가…

재판에서 승소한 사실을 확인한 혜은이 강인철의 회사로 전화를 걸었다. 자신과 그와의 질긴 악연을 이쯤에서 종결지어야겠다고 작심을 했다.

"강인철 씨 좀 부탁합니다."

"강인철 씨는 얼마 전 퇴사처리 되었습니다."

담당 직원의 음성이 유난히 냉랭했다.

"네에? 그게 무슨 말씀인지요?"

"개인 사정상 상세한 내용은 알려드릴 수가 없습니다."

서둘러 최나경에게 전화를 걸었다. 그녀도 3년 전 국가고시에 합격하고 동문 선배한의원에서 부원장으로 근무한 지 어느덧 이태를 넘기고 있었다.

"나경아. 나야. 근데 뭐 좀 물어볼 게 있는데…."

"으응. 오늘 진료 마치고 볼까? 나도 할 말이 많은데…."

사 년 만에 들어보는 음색은 다른 사람이 아닌가 할 만큼 순하고 부드러웠다.

약속 장소인 라임 커피숍 문을 밀고 들어서자 맨 안쪽자리에 앉아있던 나경이 손을 흔들었다.

"이게 얼마 만이야?"

반가워하는 음성이 사뭇 정겨웠다.

"반갑다. 근무는 재미있니?"

대답 대신 건너편에 앉으려는 혜은의 손을 잡아끌고는 옆자리에 앉혔다. 잠시 뜸을 들이다 예상 밖의 말을 했다.

"혜은아…. 내가 잘못했어."

"생뚱맞게 그게 무슨 말이야?"

대답 대신 손수건으로 눈물을 닦았다. 안구까지 빨개진 걸 보니 진작부터 울고 있었던 것 같았다.

"얘. 우리 차부터 주문하자."

갑작스러운 사과의 말을 어떻게 해석해야 할지 가늠이 되지 않았다. 혼란스런 머리를 정리하기 위해 직원을 부르지 않고 프런트로 걸어가며 생각에 잠겼다. 또다시 무슨 일을 벌인다고 의심하기엔 표정이 너무도 진지했다.

주문한 차를 가지고 돌아올 때까지도 계속 눈물을 찍어내고 있었다.

"그동안 내가 너희 두 사람에게 몹쓸 짓을 너무 많이 했어. 정말 미안해…."

울컥해진 혜은은 아무 말도 못 하고 한참을 바라보기만 했다.

"나 때문에 오래도록 한영 형도 너도 너무 고생이 많았지…. 그렇지 않았으면 진즉에 결혼해서 행복하게 잘살고 있을 텐데…."

어느새 혜은의 눈에서도 눈물이 흘러내렸다.

"내가 먼저 자리를 만들었어야 했는데 잘못이 너무 커서 차마 용서를 빌 염치가 없었어. 믿기지 않겠지만… 나… 지난 사 년 동안 하루도 맘 편히 지내지 못했어."

참회하는 친구의 손을 꼭 쥐었다. 어떤 반성의 계기가 있었는지는 모르지만 아무 것도 묻지 않았다.

"형이 그 나이 되도록 결혼도 못하고 부원장 없이 힘들게 사는 것도 다 내 탓이고. 이번 송사(訟事)로 고생하게 된 것도 결국은 모두 다 나로부터 비롯된 일이야…."

"이번 일이야 너랑 상관없지 않니?"

그녀가 가만히 도리질했다.

"직접 관여한 일은 아니지만 따지고 보면 무관한 일도 아니지. 재작년부터 인제 그만 괴롭히라고 그렇게 말렸는데 내 말을 듣지 않더라구. 그 자식 사회생활하고부터 그렇게 빨리 변질될 줄 몰랐어. 사실 이번 일은 나도 몰랐는데 예과 때 같이 미팅했던 김철호가 알려주었어."

"그건 또 무슨 얘기야?"

"한영 형 사건 판결이 날 즈음 인철이 거액의 횡령으로 구속되었어. 근데 너무 거액이라 형량이 무거울 것 같다고."

"아…."

천천히 소파에 등을 기댄 혜은이 눈을 감고 심호흡을 했다. 지난 10년 세월의 고통이 하나둘 봄눈처럼 스러지기 시작했다. 이 결과는 시기가 다소 늦어졌을 뿐 어쩌면 예정된 일이었는지도 모른다.

"혜은아. 괜찮니?"

한참 동안 눈을 감고 있자 걱정스레 안색을 살폈다.

"으응… 괜찮아."

왜 그런지 인철이 구속되었다는 소식이 조금도 반갑지 않았다. 사필귀정이었지만 그저 그가 불쌍하다는 애처로움만 계속 머릿속을 맴돌았다. 이렇게 허무하게 끝날 인연에 매여 살았던 시간이 초라하고 안쓰러울 뿐이었다.

"미안해. 혜은아… 내가 무슨 말을 한들 니 상처가 다 아물겠냐만 이제 너도 맘 편하게 잘 지내."

"그래. 고맙구나…."

혜은이 두 손을 들어 아직 눈물이 채 마르지 않은 나경의 뺨을 닦아주었다.

이튿날 출근을 하자마자 요란하게 전화벨이 울렸다.

"부원장님 전화 받아보세요. 김한영 한의원이에요."

"네. 손혜은입니다."

"나야. 혜은아. 그간 너무 경황이 없어 연락이 늦었다."

"아녜요. 형… 별일 없으시죠?"

무슨 예감이라도 한 듯 쿵쿵거리며 심장이 뛰기 시작했다.

"오늘 근무 마치는 대로 우리 집으로 좀 올 수 있겠니?"

"네에?"

"어머니가 소고깃국 끓인다고 같이 먹자 하시네."

순식간에 눈앞이 뿌옇게 흐려졌다. 목이 잠겨 말이 나오지 않았다.

"혜은아 듣고 있니?"

"…네…."

너무 가슴이 벅차 겨우 한 음절의 대답밖에 할 수 없었다.

아무 생각도 들지 않고 어떻게 환자를 보는지 언제 하루가 지나갔는지 허둥대는 사이 서서히 어둠이 내려앉고 있었다. 퇴근길이 이렇게 행복하기는 처음이었다. 서둘러 택시를 잡아탔다.

"기사님. 양정초등학교 앞으로 가주세요."

버스를 타려 했지만 한시라도 빨리 가자고 두 다리가 말을 듣지 않았다. 헤드레스터에 머리를 기댄 혜은의 눈이 스르르 감겼다. 양정 집에서 지냈던 한 달간의 시간이 꿈결같이 되살아났다. 어느새 5년이라는 세월이 흘러갔지만, 행복했던 날들이 지금까지의 힘든 삶을 견디게 했던 버팀목이었다.

"손님. 도착했습니다."

집 앞에서 내리자 대문이 활짝 두 팔을 벌리고 반겼다. 조심스레 대문을 지나 계단을 걸어 올라가다 구름 위를 걷는 것만 같아 몇 번이나 헛디뎌 넘어질 뻔했다. 현관문 앞에 서자 집안에서 왁자지껄하는 소리가 문밖까지 들렸다.

'아… 이 정겨움.'

대가족이 한자리에 모여 있는 화목한 기운에 얼어붙었던 가슴이 따뜻하게 녹아내렸다. 초인종을 누르자 우당탕 소리가 나며 빠른 발걸음소리가 문 앞으로 달려왔다.

"하이고 혜은아. 어서 오이라!!"

맨 먼저 뛰어나온 사람은 어머니였다. 와락 소리가 나도록 혜은을 뜨겁게 껴안았다.

"어머니. 안녕하셨어요…?"

아버지를 비롯한 누나와 자형들이 모두 그녀를 빙 둘러섰다.

"아버지. 인사가 많이 늦었습니다."

"아니다. 내가 너를 잘 챙기지 못해 미안하구나…."

"그동안 심려 끼쳐 드려 죄송합니다."

"심려라니. 어처구니 없는 오해로 너를 힘들게만 했는데…"

"다들 문밖에서 이러지 말고 어서 들어가자."

어머니가 혜은의 손을 잡아 이끌었다. 거실에는 상다리가 휘어지도록 잔칫상이 차려져 있었다.

"오늘 무슨 날이어요?"

혜은의 눈이 동그래졌다.

"그럼~ 아주 대단한 날이지. 호호호"

좋아죽겠다며 작은누나가 좌우로 몸을 흔들며 몸부림을 쳤다.

"알라가 사흘에 피죽도 한 그릇 못 먹었나. 이리 말라비틀어져서 우야노…"

가느다란 손목을 매만지며 눈물을 훔쳤다.

"내가 그동안 니를 마이 아프게 했제…"

"아녜요. 어머니…"

어느새 그녀의 눈에서도 주르르 눈물이 흘러내렸다.

"내가 잘못했다. 참말로 잘못했다…"

헛기침을 하며 아버지가 돌아서셨고, 세 누나도 동시에 울음을 터뜨리며 혜은을 껴안았다.

"그런 줄도 모르고 우리도 얼마나 욕했는지 모른다. 정말 미안해."

어머니와 한편이 되었던 뒤 담화의 주인공들도 용서를 구했다.

"다 제 잘못인 걸요…"

눈물이 채 마르지 않은 눈으로 한영을 올려다보았다. 그는 팔짱을 끼고 고개를 끄덕이며 빙그레 웃고 서 있을 뿐이었다.

형산강(兄山江)

"대학 동기분이라는데 들어오시라고 할까요?"

퇴근하려고 가방을 챙기고 있는데 현정이 빠끔 고개를 디밀었다.

"형. 안녕하셨어요? 오랜만이라도 제 얼굴 잊으신 건 아니죠?"

선약도 없이 최나경이 원장실 문을 열고 들어섰다.

"어. 정말 오랜만이구나. 오늘 근무 안 했나?"

"형 만나려고 좀 서둘러 마치고 오는 길이에요."

상대방의 입장이나 일정을 무시하고 들이대는 행태가 예전 그대로였다. 또 무슨 꿍꿍이를 꾸미는지 알 수가 없었다.

"그래. 무슨 일 있어?"

애써 감정을 억제하며 소파에 앉으라고 손짓을 했다.

"아녜요. 저녁 시간인데 식사하러 가요. 제가 저녁 살게요."

나경이 팔을 잡아끌자 내키진 않지만 어정쩡하게 따라나섰다. 한의원 인근 식당에 자리를 잡고 앉았다. 바닥에 남은 술을 쥐어짜는 남자 둘이 앉아 있을 뿐 식당 안은 조용했다.

"뭐 드시고 싶으세요?"

"그냥 너 좋아하는 거 주문하렴."

낙지 볶음을 주문하던 나경이 술도 같이 시켰다.

"이모. 여기 소주도 한 병 주세요."

두 개의 잔에 술을 가득 따르고는 갑자기 눈물을 주르르 흘렸다.

"형… 그동안 저질렀던 제 잘못을 용서해주세요…. 흑흑."

무릎을 꿇고 머리가 땅에 닿도록 고개를 숙였다.

"너답지 않게 지금 왜 이러니?"

당황하지 않을 수 없었다. 아니 자신의 귀를 의심했다.

"혜은이에겐 며칠 전 사과하고 잘못을 빌었어요…."

'인제 와서 속죄를 한다고? 사과하고 용서를 빌면 상처가 치유될 것 같아?' 목젖까지 치고 올라오는 말을 꿀꺽하고 삼켰다. 유치한 입씨름으로 맞상대하려 했다면 학창시절에 이미 사달을 내고 말았을 것이다. 집채만 한 분노의 파도가 몰려왔지만, 말없이 소주 한 잔을 들이켰다.

"모든 게 형을 너무 사랑했던 제 잘못이에요. 저로 인해 두 분이 얼마나 고통받고 힘들었을 줄 잘 알아요. 나쁜 짓을 좀 많이 했어야죠…."

"지나간 일을 거론해서 뭐하겠나."

"아녜요… 분이 풀릴 때까지 때리셔도 좋고 어떤 질타를 하셔도 죗값을 달게 받겠습니다…."

자작으로 술을 따라 거푸 한 잔을 더 털어 넣었다.

"인철이 잘못도 사과드릴게요. 그놈도 나빴지만 끌어들인 제가 더 나빴어요."

"이제 그만해. 용서하고 말고 할 게 어디 있어. 이미 오래전 일인데…."

"말을 앞세워 죄송하지만 제가 잘못한 열 배 백 배 앞으로 두 분께 속죄하며 살겠습니다…."

"괜찮아. 너만 행복하게 잘 살면 돼."

미워해서는 아니 된다. 미워하는 것으로 지난 일들이 보상되지 않는다면 그 아픔은 영원히 벗어날 수 없는 것이다. 내 손에 남의 피를 묻히는 건 내가 해제할 수 없는 업이 될지 모르지만, 남의 손으로 흘리는 피는 내가 용서하면 되는 것이다. 나쁜 짓을 할 빌미를 제공한 사람도 공범이라 할 수 있다. 어쩌면 그런 여건을 제공한 잘못이 더 큰 죄가 될 수 있을지도 모른다.

아주 드문 예외의 인품이 있긴 하지만 기회만 주어지면 우리는 누구나 '검은 손'이 될 수 있다는 사실을 알아야 한다. 역할이 정반대였다면 김한영이나 손혜은도 어느 정도 검은 손이 되지 말라는 보장은 없는 것이다. 살인마도 엉겁결에 위험에 처한 사람의 목숨을 구하다 남을 대신해 거룩하게 죽을 수 있고, 성직자도 완벽한 기회가 제공되면 죄를 저지를 수 있는 것이다. 인간이 그렇고 삶이 그런 것이다.

인간은 누구나 여러 개의 캐릭터를 가지고 살아간다. 천사 같은 나와 에고와 욕심에 매여 있는 나, 그리고 셀 수 없이 많은 또 다른 나. 그런데 일상생활에 파묻혀 진정한 자아를 찾지 않으므로 내가 누구인지 제대로 알기가 지극히 어렵다. 그래서 모든 문제가 발생하는 것이다. 이제 우리는 내가 아닌 나, 착각 속의 나를 버려야 할 때가 되었다.

오로지 일상에만 초점이 맞아있는 우리네 삶은 본질과 기본으로부터 너무나 멀어져 있다. 내가 원하는 삶의 궁극적인 가치를 다시 점검해야 한다. 만약 그것이 돈과 부(富)와 명예의 틀에 갇혀있다면, 장담컨대 이루는 만큼 나를 위해 사용해야 할 소중한 시간을 대신 지불하고 결국은 '나'를 잃고 허황한 꿈속에서 헤매다 죽음을 맞이할 것이다.

더불어 우리의 삶이 얼마나 루틴한지도 알아야 한다. '흰 손' 또한 루틴이라는 걸 알게 된다면 어떤 자리에서 어떤 모습으로 살아간다 해도 궁극적인 자유로움에 큰 차이가 없을 것이다.

길고도 오랜 세월 우리는 루틴하지 못할까 두려워했고 자책했고, 인생의 성패를 저울질하느라 너무도 부질없는 노력과 희생을 감내하고 살았다. 나와 삶의 모든 의미와 가치가 재평가되어야 한다. 그래야 남은 시간이나마 제대로 된 '나의 삶'을 살게 될 것이다.

물의 해후

반가운 일이어요,
어디서 만난다 해도

기억할 수 있어요,
해맑은 그대 얼굴

좋은 일이어요,
어느 곳을 머물거나
어디로 떠나간다 해도

헤어짐은 두렵지 않아요,
투명한 살과 뼈 산산이 갈라져도
애태우지 않고
우린 만날 수 있어요.

바람에 휘몰리며
혹은 여울을 지나며

아! 들어요, 들어요,
귀 익은 그대 발걸음.

3월이 원장실 안으로 살며시 훈풍을 불어넣었다. 그러자 문득 형산강이 보고 싶어졌다. 바쁘다는 핑계로 참 오래도록 잊고 살았다.

'그래. 내 친구를 만나러 가자.'

"현정 씨. 오늘 급한 일로 경주를 좀 다녀와야겠어요."

3월 첫날 출근하자마자 허둥대는 원장을 보며 입을 딱 벌리고 말았다. 말려서 될 일이 아니라고 판단한 그녀는 프런트로 뛰어나갔다.

"오늘 원장님이 급한 일이 생겨 지금 바로 나가시게 되었어요. 죄송합니다."

발 디딜 틈 없이 환자들로 꽉 들어찬 대기실을 향해 절을 하고 또 했다.

"어허~ 오늘 또 헛걸음했구먼."

"기왕 만난 김에 우리끼리 놀다갑시다."

현정이 음료수와 과자를 내놓자 대기실이 사랑방으로 바뀌며 웃고 떠드는 소리가 넘쳐나기 시작했다.

휴진 공고문을 내걸고 나서자 같이 가자며 문 앞에서 봄이 먼저 와 기다리고 있었다. 잊고 살았던 봄이 4년 만에 품속으로 돌아왔다. 지난 4년간의 모든 어려움이 말끔하게 지워진 부푼 가슴 뜰에서 봄이 잎눈과 꽃눈을 싹 틔우고 있었다. 어서 형산강의 봄을 만나고 싶었다. 야생화가 만발하던 세심대와 강을 따라 펼쳐진 정겨운 오솔길을 걷고 싶었다.

'세월이 많이 흘렀는데 형산강은 지금도 나를 알아보고 반겨줄까…?'

양정역에서 지하철을 타고 사직동 고속버스터미널로 달려갔다. 지하철 동래역에서 내리면 오르막을 꽤 걸어가야 했지만, 학생이 된 기분을 내려면 자가용보다 택시보다 지하철을 타야 했다.

경주행 티켓을 받은 심장이 한의대 합격자 발표를 보러 가는 것처럼 두근거렸다. 학창시절 사직동 고속버스터미널에서 경주를 오르내리던 추억의 향기가 봄바람을 타고 코를 간질였다.

시내를 벗어나자 차창을 스쳐 지나가는 천성산의 파릇한 봄물이 한 번도 가본 적 없는 미지의 세계로 이끌어 가는 것만 같았다.

'그래… 그동안 너무 일상에 매여 나를 잃어버리고 있었어.'

시골 마을 꼬마들이 날리는 연들이 그의 소망을 담아 하늘 높이 날아올랐다.

'아… 얼마만의 휴식인가.' 경주 고속버스터미널에 도착한 한영이 버스에서 내려서 심호흡했다. 지난날의 수많은 상념들이 하나둘 되살아났다. 한참 동안 눈을 감고 있다가 터미널 앞을 흐르는 형산강 둑길을 뛰어올랐다.

"친구야. 안녕…"

형산강에게 손을 흔들었다.

혜은을 업고 뛰었던 그 날 이후 둑길을 걷는 게 얼마 만인지 셈이 되지 않았다. 무릎이 깨지고 온몸에 상처가 난 줄도 모르고 오로지 자기를 걱정하며 눈물로 범벅되었던 애처로운 눈망울이 떠올랐다.

"혜은아. 미안해. 그리고 고마워…"

눈을 지그시 감고 대화를 하듯 속삭였다. 고맙다는 말을 만 5년이 지난 다음에야 하게 될 줄은 몰랐다.

그 시각 경주에 와서 율맥국악원 문동옥 선생을 만나 차를 마시던 혜은의 귀에 거짓말처럼 한영의 육성이 들렸다. 출근하다 갑자기 경주를 가고 싶은 충동을 이기지 못하고 바로 고속버스터미널로 달려갔었다. 무단으로 지각이나 결근을 한 번도 하지 않던 그녀가 어떤 힘에 이끌려 결근을 한다는 것은 상상도 할 수 없는 일이었다. 얼마나 설레었으면 고속버스가 부산을 벗어나고서야 피치 못할 사정이 생겼다고 프런트 수현 씨에게 전화할 생각이 들었을 정도였다.

"혜은아. 미안해. 그리고 고마워…"

바로 옆에서 귓전에 대고 말을 하는 것처럼 선명한 속삭임에 자기도 모르게 의자에서 벌떡 일어섰다. 맞은편에 앉아 있던 문 선생이 의아한 눈으로 올려다보았다.

"선생님. 차 잘 마셨어요. 급히 가 볼 데가 있어서요…"

문 선생에게 인사를 하는 둥 마는 둥 서둘러 율맥국악원을 나섰다. 다급하게 큰길로 내달은 혜은이 전후좌우를 두리번거리며 찾았지만, 어디에도 그의 모습은 보이지 않았다. 잠시 멈춰졌던 발걸음이 저절로 건한대학교를 향해 내딛어졌다. 강제된 힘이 아니고 자신의 선택도 아닌 어떤 자연스러운 기운이 발길을 이끌고 있었다.

학창시절 6년을 살았던 하숙집 골목이 다가와 손목을 잡아끌었다. 골목 첫 집 담벼락을 따라가니 이내 파란 대문이 나타났다. 쪽문을 열고 드나들 때 자주 머리를 받쳤던 기억이 떠올라 절로 웃음이 나왔다. 하숙집 아주머니에게 인사를 하고 싶었지만 발길이 허락을 하지 않았다.

천천히 골목길을 걸어 나와 성언동 사거리 횡단보도를 지나자 저만치 강인철을 처음 만났던 경양식집 '겨울나그네'가 보였다. 10년 전의 아스라한 기억을 더듬으며 한 발 두 발 천천히 다가갔다. 쇠락한 간판은 색깔이 바랬고 비닐은 들고 일어나 너덜거렸다. 그때 일들이 현실감의 껍질을 벗고 재빠르게 기억 속을 가로지르며 사라졌다.

'아… 길고 긴 꿈을 꾸었던 걸까…'

왁자한 웃음소리의 뒤끝을 따라 갓 스물이 넘은 남녀 학생 서넛이 깡충거리며 계단을 뛰어 내려왔다.

'그때 우리도 저렇게 싱그러웠을까…' 흐뭇하게 미소를 지으며 가만히 눈을 감았다. 삼월의 훈풍이 살며시 머릿결을 어루만지고 지나갔다.

5년 전 국가고시에 불합격한 한영을 찾아 헤매던 허름한 막걸리 집은 현대식 편의점으로 바뀌어 흔적조차 찾을 수 없었다. 가벼운 발걸음은 다시 건대교 다리 입구에서 멈추어졌다. 한영을 부르며 뛰어 내려가다 미끄러져 넘어진 자리가 어제인 듯 정겨웠다. 5년 전으로 되돌아간 혜은이 건대교 다리 난간에 기대어 섰다.

간절히 한영이 보고 싶었다.

"한영 형…"

나지막하게 그를 불렀다.

그때 세심대에 서서 명상에 들었던 한영의 귀에 '한영 형…'하고 부르는 혜은의 목소리가 들렸다. 깜짝 놀라 주위를 둘러보았지만 아무도 없었다.

다시 형산강 기운에 이끌려 건대교를 건너고 건한대학교 한의학관 옆을 지나친 혜은은 해찬솔 우거진 길을 걸어 세심대로 향하고 있었다. 나지막한 언덕길을 천천히 걸어 올라가다 흠칫 놀라며 그 자리에 멈춰 서고 말았다. 도로 아래쪽 세심대 벼랑 위에 한영과 똑같이 생긴 사람이 등을 돌리고 서 있는 모습이 눈에 들어왔다.

"이 시각 여기에 계실 리가 없는데…"

눈을 닦고 또다시 쳐다보아도 그 남자는 김한영이 분명했다. 너무도 놀랍고 반가워 입이 떨어지지 않았다.

"형…"

긴장된 음성은 입안을 맴돌 뿐이었다. 바로 그 순간 한영이 뒤로 돌아서더니 전속력으로 달려왔다.

"혜은아~!!"

가쁜 숨을 몰아쉬며 달려온 한영이 으스러지도록 혜은을 껴안았다.

기다리지 않아도 찾아오는 사랑, 찾지 않아도 만나게 되는 운명적인 사람. 하나가 된 그들은 오래도록 떨어질 줄을 몰랐다. 두 연인을 추억의 장소로 소환한 형산강이 3월의 따사로운 햇살을 받아 잔잔하게 은 비늘을 반짝이고 있었다.

"오늘 진료는 어떻게 하고 왔니?"

"형은요?"

동시에 똑같은 질문을 던지고는 활짝 웃었다.

"형 사시던 하숙집 가보고 싶어요. 참 궁금했거든요."

그러고 보니 혜은은 학창시절 한 번도 그의 집을 방문한 적이 없었다.

"그럴까? 남자 혼자 사는 집이 다 구질구질했지 뭐. 하하."

팔짱을 끼고 오솔길 고갯마루를 넘어 하숙집을 향해 걸어 내려갔다. 언제 헐렸는지 하숙집은 현대식 어린이집으로 바뀌어 있었다.

"정말 세월이 많이 흘렀나 봐요."

"그러고 보니 처음 하숙을 정한 지 12년이 넘었구나."

강변에 나란히 서서 팔을 둘러 서로의 허리를 감쌌다. 혜은이 살며시 어깨에 머리를 기댔다. 푸근한 봄바람이 발그레한 볼을 쓰다듬고 지나갔다. 정지된 시간 속으로 찰박이는 잔물결 소리가 끝없이 다가오고 있었다.

에필로그

주말의 결혼식장 앞 도로는 차량과 하객들로 소란스럽게 북적였다.

결혼식 예정시각 두 시간도 전인데 송영섭 원장이 결혼식장 앞을 분주하게 서성이고 있었다. 오랜만에 꺼내 입었는지 양복은 꼬깃꼬깃 주름이 졌고 어설프게 동여맨 넥타이는 음식물 얼룩이 어지러웠다.

"어허~ 신랑 신부는 왜 아직 안 오는 거야? 주례가 먼저 오는 결혼식이 어디 있어?"

시계를 들여다보고 또 들여다보며 주위를 두리번거리기 바빴다.

그 시각 예복을 멋지게 갖춰 입은 한영은 오재수와 결혼식장 인근에 있는 로터리 당구장으로 들어서고 있었다. 학기 중이었음에도 오재수는 연가를 내고 결혼식 하루 전 인천에서 득달같이 달려 내려왔다. 주인이 바뀌었는지 인애 언니 부부의 모습은 보이지 않고 낯선 남자가 프런트에 앉아 당구공을 닦고 있었다.

"야. 노총각. 오늘도 지는 사람이 포차 사는 거다."

포장마차 자리에 고층건물이 들어선 지 몇 년이 넘었지만, 오재수는 언제나처럼 손가락으로 창밖을 찌르고 있었다.

"야. 너도 참 지독하다. 우예 평생 친구를 그렇게도 우려 먹냐?"

"내 인생에 호구가 너 말고 누가 또 있겠냐. 흐흐흐."

그때 박인애가 당구공을 들고 다가왔다. 두 사람은 너무 놀라 그만 그 자리에 얼어붙고 말았다. 놀랍게도 똑 닮은 아가씨가 당구 대위에 공을 내려놓았다.

"인애 씨?"

아가씨를 뚫어지게 바라보며 오재수가 이름을 불렀다. 입이 얼어붙은 한영은 숨소리조차 내지 못했다. 의아하게 바라보던 아가씨가 머리를 갸웃하더니 프런트로 돌아갔다.

"아이구! 놀래라."

오재수가 가슴을 쓸어내렸다. 아가씨가 사라지고도 한참 동안 한영은 큐대를 잡고 입만 떡 벌리고 서 있었다. 군 시절 말년휴가를 받아 내려왔다가 당구장에서 인애를 맞닥뜨린 날이 마치 어제 일인 듯 새로웠다.

"우리 편. 결혼 축하해요…."

어디선가 그녀의 들뜬 목소리가 들리는 것만 같았다.

예식이 시작되려면 한 시간 이상 여유가 있었지만, 결혼식장은 입구부터 발 디딜 틈 없이 하객들이 떠밀려 다녔다. 인도를 서성이고 있는 송 원장을 발견하고는 부리나케 뛰어가서 인사를 했다.

"스승님. 먼 길 오시느라 고생 많으셨죠?"

"아니? 오늘 같은 날 신랑이 이렇게 늦으면 어떻게 해."

스승과 제자가 굳게 손을 마주 잡았다.

"한영아. 아~ 아니지, 김원장 결혼 축하한다. 너 오늘 보니 아주 그럴듯하구나. 하하하… !!!"

너무 기쁜 나머지 입을 크게 벌리고 웃다가 그만 틀니가 덜커덕 빠져버렸다.

"어이쿠 이를 어째!!"

입 밖으로 반쯤 삐져나온 틀니를 황급히 입안으로 밀어 넣고는 우물거리며 제자리를 맞추었다.

"스승님. 괜찮으세요?"

"괜찮아. 으응 아주 흔한 일이니 걱정하지 말거라."

"아직 이르긴 하지만 식장으로 올라가시죠."

사제가 정겹게 손을 잡고 예식장으로 걸어 올라갔다.

"스승님이 계시지 않았다면 오늘 이 자리가 없었을지도 모릅니다. 이 모두가 스승님 덕분입니다."

"아니 내가 무얼 한 게 있다고. 올 때마다 고생만 실컷 시켰지. 하하하…"

호쾌하게 웃자 또다시 틀니가 빠지면 어쩌나 가슴을 졸였다. 그때 김우성과 이인도가 다가왔고 뒤이어 홍순규와 김범진이 손을 내밀었다. 박순재와 김용진 박병훈 이태열 그리고 오재수와 권덕호가 일제히 신랑을 에워쌌다.

"진심으로 결혼을 축하합니다!!"

"모두들 멀리서 오신다고 애쓰셨어요. 고맙습니다. 먼저 주례를 맡아주신 스승님께 인사부터 드리세요."

"선생님. 반갑습니다!!"

결혼식장이 떠나갈 듯 한목소리로 인사를 했다. 직접 간접으로 어느 누구 하나 송 원장의 임상적 도움을 받지 않은 사람이 없었다.

"다들 어엿한 한의사가 되어 이렇게 만나니 기쁘기 그지없습니다."

"선생님 은혜는 평생 잊지 않겠습니다!!"

일일이 악수를 하고 송 원장이 주례 대기실로 들어가자 일행들은 신부대기실로 우르르 몰려갔다. 새하얀 드레스에 리시안셔스 부케를 들고 있는 혜은의 모습은 천사보다 더 아름다웠다. 좌우에 이은주와 최나경이 앉았고 그 주위를 여자 동기생들 몇이 둘러서서 조잘대고 있었다.

"야~ 서울 촌놈 혜은이가 시집 간대요~"

이태열이 큰소리로 놀리자 두 볼이 빨개진 신부는 고개를 들지 못했다.

"하하하. 혜은아 축하한다."

"멀리서 이렇게들 와주셔서 너무 고마워요⋯"

하객들과 인사를 나누고 막 신랑 대기실로 들어가는데 저만치에서 고판출이 땀을 뻘뻘 흘리며 달려왔다.

"아니? 너 판출이 아니냐!!"

"성니임~!!"

지각을 할까 봐 쉬지 않고 달려온 판출은 숨도 고르지 않고 신랑을 와락 끌어 안았다.

"세상에. 그 먼 전주에서 여기까지 온 거냐?"

"예. 성님. 이 존 날 지가 빠지면 안 되지요."

덩치에 걸맞지 않게 두 눈 가득 눈물이 고였다.

"성님⋯ 겁나게 보고 잡었어요. 흑."

"축하하러 온 놈이 울기는⋯"

울컥 눈물이 솟구치기는 그도 마찬가지였다.

끝없이 줄을 서는 하객들을 맞이하느라 아버지와 어머니는 쉼 없는 악수로 손바닥 지문이 다 지워지고 너무 반겨 웃은 나머지 눈가 주름이 하회탈보다 더 깊어졌다. 한복을 곱게 차려입은 누나와 매형들도 벌떼처럼 몰려오는 하객들과 인사를 나누느라 탈진이 되어 사흘간 단체로 몸져눕는 대한민국 역사상 초유의 풍문을 완성시켰다나⋯

"자 이제 곧 김한영 군과 손혜은 양의 결혼식을 거행하겠습니다. 식장 바깥에 계신 분들은 모두 들어오셔서 착석해주시기 바랍니다."

사회를 맡은 박병훈의 우렁찬 음성이 예식장을 들었다 놓았다.

"잠시 후 신랑 신부 입장이 있겠습니다."

그 순간 피아노 사중주의 Mozart Piano Concerto No 21. 2악장 엘비라 마디간이 은은하게 울려 퍼지기 시작했다.

- The End -

참고서적 : 〈나는 누구인가?〉 라마나 마하리쉬, 청하, 〈동양의학혁명〉 금오 김홍경, 신농백초, 〈람림〉 초펠 편역, 하늘호수